国家卫生健康委员会"十四五"规划教材
全国中医药高职高专教育教材

U0644125

供针灸推拿专业用

推拿治疗

第5版

主　编　梅利民

副主编　杨　振　万　飞

编　委　（按姓氏笔画排序）

万　飞（重庆医药高等专科学校）

王　菁（北京卫生职业学院）

刘　琳（济南护理职业学院）

李　军（江西中医药大学）

杨　振（安徽中医药高等专科学校）

梅利民（芜湖医药卫生学校）

章　琴（江西中医药高等专科学校）

秘　书　马百玉（芜湖医药卫生学校）

人民卫生出版社
·北　京·

图书在版编目（CIP）数据

推拿治疗 / 梅利民主编. —5 版. —北京：人民
卫生出版社，2023.6（2024.11 重印）
ISBN 978-7-117-34917-8

Ⅰ. ①推… Ⅱ. ①梅… Ⅲ. ①推拿－高等职业教育－
教材 Ⅳ. ①R244.1

中国国家版本馆 CIP 数据核字（2023）第 114109 号

| 人卫智网 | www.ipmph.com | 医学教育、学术、考试、健康，购书智慧智能综合服务平台 |
| 人卫官网 | www.pmph.com | 人卫官方资讯发布平台 |

推 拿 治 疗
Tuina Zhiliao
第 5 版

主　　编：梅利民
出版发行：人民卫生出版社（中继线 010-59780011）
地　　址：北京市朝阳区潘家园南里 19 号
邮　　编：100021
E - mail：pmph @ pmph.com
购书热线：010-59787592　010-59787584　010-65264830
印　　刷：天津画中画印刷有限公司
经　　销：新华书店
开　　本：850×1168　1/16　印张：17
字　　数：480 千字
版　　次：2005 年 6 月第 1 版　　2023 年 6 月第 5 版
印　　次：2024 年 11 月第 3 次印刷
标准书号：ISBN 978-7-117-34917-8
定　　价：59.00 元
打击盗版举报电话：010-59787491　E-mail：WQ @ pmph.com
质量问题联系电话：010-59787234　E-mail：zhiliang @ pmph.com
数字融合服务电话：4001118166　E-mail：zengzhi @ pmph.com

《推拿治疗》
数字增值服务编委会

主　编　梅利民

副主编　杨　振　万　飞

编　委（按姓氏笔画排序）

万　飞（重庆医药高等专科学校）

王　菁（北京卫生职业学院）

刘　琳（济南护理职业学院）

李　军（江西中医药大学）

杨　振（安徽中医药高等专科学校）

梅利民（芜湖医药卫生学校）

章　琴（江西中医药高等专科学校）

修订说明

为了做好新一轮中医药职业教育教材建设工作，贯彻落实党的二十大精神和《中医药发展战略规划纲要（2016—2030 年）》《教育部 国家卫生健康委 国家中医药管理局关于深化医教协同进一步推动中医药教育改革与高质量发展的实施意见》《教育部等八部门关于加快构建高校思想政治工作体系的意见》《职业教育提质培优行动计划（2020—2023 年）》《职业院校教材管理办法》的要求，适应当前我国中医药职业教育教学改革发展的形势与中医药健康服务技术技能人才培养的需要，人民卫生出版社在教育部、国家卫生健康委员会、国家中医药管理局的领导下，组织和规划了第五轮全国中医药高职高专教育教材、国家卫生健康委员会"十四五"规划教材的编写和修订工作。

为做好第五轮教材的出版工作，我们成立了第五届全国中医药高职高专教育教材建设指导委员会和各专业教材评审委员会，以指导和组织教材的编写与评审工作；按照公开、公平、公正的原则，在全国 1 800 余位专家和学者申报的基础上，经中医药高职高专教育教材建设指导委员会审定批准，聘任了教材主编、副主编和编委；确立了本轮教材的指导思想和编写要求，全面修订全国中医药高职高专教育第四轮规划教材，即中医学、中药学、针灸推拿、护理、医疗美容技术、康复治疗技术 6 个专业共 89 种教材。

党的二十大报告指出，统筹职业教育、高等教育、继续教育协同创新，推进职普融通、产教融合、科教融汇，优化职业教育类型定位，再次明确了职业教育的发展方向。在二十大精神指引下，我们明确了教材修订编写的指导思想和基本原则，并及时推出了本轮教材。

第五轮全国中医药高职高专教育教材具有以下特色：

1. 立德树人，课程思政 教材以习近平新时代中国特色社会主义思想为引领，坚守"为党育人、为国育才"的初心和使命，培根铸魂、启智增慧，深化"三全育人"综合改革，落实"五育并举"的要求，充分发挥思想政治理论课立德树人的关键作用。根据不同专业人才培养特点和专业能力素质要求，科学合理地设计思政教育内容。教材中有机融入中医药文化元素和思想政治教育元素，形成专业课教学与思政理论教育、课程思政与专业思政紧密结合的教材建设格局。

2. 传承创新，突出特色 教材建设遵循中医药发展规律，传承精华，守正创新。本套教材是在中西医结合、中西药并用抗击新型冠状病毒感染疫情取得决定性胜利的时候，党的二十大报告指出促进中医药传承创新发展要求的背景下启动编写的，所以本套教材充分体现了中医药特色，将中医药领域成熟的新理论、新知识、新技术、新成果根据需要吸收到教材中来，在传承的基础上发展，在守正的基础上创新。

3. 目标明确，注重三基 教材的深度和广度符合各专业培养目标的要求和特定学制、特定对象、特定层次的培养目标，力求体现"专科特色、技能特点、时代特征"，强调各教材编写大纲一定要符合高职高专相关专业的培养目标与要求,注重基本理论、基本知识和基本技能的培养和全面素质的提高。

4.能力为先,需求为本　教材编写以学生为中心,一方面提高学生的岗位适应能力,培养发展型、复合型、创新型技术技能人才;另一方面,培养支撑学生发展、适应时代需求的认知能力、合作能力、创新能力和职业能力,使学生得到全面、可持续发展。同时,以职业技能的培养为根本,满足岗位需要、学教需要、社会需要。

5.规划科学,详略得当　全套教材严格界定职业教育教材与本科教育教材、毕业后教育教材的知识范畴,严格把握教材内容的深度、广度和侧重点,既体现职业性,又体现其高等教育性,突出应用型、技能型教育内容。基础课教材内容服务于专业课教材,以"必需、够用"为原则,强调基本技能的培养;专业课教材紧密围绕专业培养目标的需要进行选材。

6.强调实用,避免脱节　教材贯彻现代职业教育理念,体现"以就业为导向,以能力为本位,以职业素养为核心"的职业教育理念。突出技能培养,提倡"做中学、学中做"的"理实一体化"思想,突出应用型、技能型教育内容。避免理论与实际脱节、教育与实践脱节、人才培养与社会需求脱节的倾向。

7.针对岗位,学考结合　本套教材编写按照职业教育培养目标,将国家职业技能的相关标准和要求融入教材中,充分考虑学生考取相关职业资格证书、岗位证书的需要。与职业岗位证书相关的教材,其内容和实训项目的选取涵盖相关的考试内容,做到学考结合、教考融合,体现了职业教育的特点。

8.纸数融合,坚持创新　新版教材进一步丰富了纸质教材和数字增值服务融合的教材服务体系。书中设有自主学习二维码,通过扫码,学生可对本套教材的数字增值服务内容进行自主学习,实现与教学要求匹配、与岗位需求对接、与执业考试接轨,打造优质、生动、立体的学习内容。教材编写充分体现与时代融合、与现代科技融合、与西医学融合的特色和理念,适度增加新进展、新技术、新方法,充分培养学生的探索精神、创新精神、人文素养;同时,将移动互联、网络增值、慕课、翻转课堂等新的教学理念、教学技术和学习方式融入教材建设之中,开发多媒体教材、数字教材等新媒体形式教材。

人民卫生出版社成立70年来,构建了中国特色的教材建设机制和模式,其规范的出版流程,成熟的出版经验和优良传统在本轮修订中得到了很好的传承。我们在中医药高职高专教育教材建设指导委员会和各专业教材评审委员会指导下,通过召开调研会议、论证会议、主编人会议、编写会议、审定稿会议等,确保了教材的科学性、先进性和适用性。参编本套教材的1 000余位专家来自全国50余所院校,希望在大家的共同努力下,本套教材能够担当全面推进中医药高职高专教育教材建设,切实服务于提升中医药教育质量、服务于中医药卫生人才培养的使命。谨此,向有关单位和个人表示衷心的感谢!为了保持教材内容的先进性,在本版教材使用过程中,我们力争做到教材纸质版内容不断勘误,数字内容与时俱进,实时更新。希望各院校在教材使用中及时提出宝贵意见或建议,以便不断修订和完善,为下一轮教材的修订工作奠定坚实的基础。

人民卫生出版社有限公司
2023 年 4 月

前　言

为了更好地贯彻落实《中医药发展战略规划纲要（2016—2030 年）》，推动中医药高职高专教育高质量发展，培养中医药类高级技能型人才，本书编委会在总结汲取前 4 版教材成功经验的基础上，在人民卫生出版社组织规划下，按照全国中医药高职高专院校各专业的培养目标，确立本课程的教学内容并编写了本教材。

《推拿治疗》（第 5 版）供全国中医药高职高专院校针灸推拿专业使用。推拿治疗为临床应用型学科，掌握推拿临床诊察、施治的应用规律，是推拿治疗的核心。本次修订工作，遵循国家关于高职高专教育的最新精神和人民卫生出版社统一规划，努力突出中医理论体系的特点，适当兼顾推拿临床中对现代医学知识的需求，力求满足高职高专实践技能培养方面的要求，在保持第 4 版教材整体架构的基础上，从当前教学实际出发，对章节内容进行适当调整，部分章节略有删减，如内科病症部分新增类风湿关节炎疾病，以帮助学生更好地适应临床工作需要。本次修订除保持原有的二维码数字模块外，部分章节还新增思政元素，以加强学生理想信念教育，厚植爱国主义情怀。

本教材前三章介绍推拿在临床治疗中的基础知识与相关理论。第四章至第七章分别介绍伤科病症、内科病症、其他病症与康复病症的具体诊治内容，特别是在推拿治疗的总体把握、操作程序的合理运用等方面，紧扣病症机制，突出治疗的实用性，更加贴近临床，以使学生更好地掌握要领。第八章介绍了预防保健推拿知识。

本教材在修订编写过程中，得到了编委所在院校领导及人民卫生出版社的大力支持，在此谨致谢意。限于编者水平，本书恐有疏漏、不足之处，恳请同道批评指正！

《推拿治疗》编委会

2023 年 4 月

目 录

第一章 绪论 …………………………………………………………………………… 1

第一节 推拿治疗的研究对象与内容 ……………………………………………… 1
　　一、推拿治疗的发展进程 ………………………………………………………… 1
　　二、推拿治疗的研究对象 ………………………………………………………… 2
　　三、推拿治疗的内容 ……………………………………………………………… 3
第二节 推拿治疗的作用 …………………………………………………………… 5
　　一、调整脏腑，平衡阴阳 ………………………………………………………… 5
　　二、调和气血，行滞化瘀 ………………………………………………………… 6
　　三、疏经通络，温经散寒 ………………………………………………………… 8
　　四、理筋整复，滑利关节 ………………………………………………………… 9
第三节 推拿治疗的原则 …………………………………………………………… 11
　　一、辨病辨证，谨守病机 ………………………………………………………… 11
　　二、治病求本，缓急兼顾 ………………………………………………………… 12
　　三、扶正祛邪，防治并重 ………………………………………………………… 13
　　四、以动为主，调整阴阳 ………………………………………………………… 14
　　五、整体观念，三因制宜 ………………………………………………………… 14
第四节 推拿治疗方法的特点 ……………………………………………………… 15
　　一、推拿学的基本特点 …………………………………………………………… 15
　　二、推拿的治法特点 ……………………………………………………………… 16
　　三、推拿治疗的技能特点 ………………………………………………………… 18
　　四、推拿治疗的补泻特点 ………………………………………………………… 19
第五节 推拿治疗的注意事项 ……………………………………………………… 20
　　一、推拿治疗禁忌 ………………………………………………………………… 20
　　二、推拿意外情况 ………………………………………………………………… 21
第六节 推拿治疗的辅助配合 ……………………………………………………… 23
　　一、推拿介质的使用 ……………………………………………………………… 23
　　二、推拿治疗与其他疗法的配合 ………………………………………………… 24

第二章　推拿治疗的应用基础 …………………………………………………………… 26

第一节　解剖学基础 ……………………………………………………………………… 26
　　一、头面部 …………………………………………………………………………… 26
　　二、颈部 ……………………………………………………………………………… 28
　　三、躯干部 …………………………………………………………………………… 30
　　四、上肢部 …………………………………………………………………………… 35
　　五、下肢部 …………………………………………………………………………… 37
第二节　经络学基础 ……………………………………………………………………… 39
　　一、经脉 ……………………………………………………………………………… 40
　　二、经筋 ……………………………………………………………………………… 44
　　三、皮部 ……………………………………………………………………………… 44
　　四、腧穴 ……………………………………………………………………………… 44

第三章　推拿临床常用检查方法 ………………………………………………………… 57

第一节　中医四诊 ………………………………………………………………………… 57
　　一、望诊 ……………………………………………………………………………… 57
　　二、闻诊 ……………………………………………………………………………… 58
　　三、问诊 ……………………………………………………………………………… 59
　　四、切诊 ……………………………………………………………………………… 60
第二节　常用运动系统临床检查 ………………………………………………………… 60
　　一、关节活动度 ……………………………………………………………………… 61
　　二、脊柱部位的检查 ………………………………………………………………… 61
　　三、胸部、骨盆部的检查 …………………………………………………………… 65
　　四、上肢部的检查 …………………………………………………………………… 65
　　五、下肢部的检查 …………………………………………………………………… 68
第三节　神经功能检查方法 ……………………………………………………………… 73
　　一、感觉的检查 ……………………………………………………………………… 73
　　二、反射的检查 ……………………………………………………………………… 73
　　三、自主神经的检查 ………………………………………………………………… 74
　　四、肌肉运动功能检查 ……………………………………………………………… 75
　　五、脊髓损伤检查 …………………………………………………………………… 75
　　六、上、下运动神经元损害的主要体征 …………………………………………… 77
　　七、周围神经损伤的主要体征 ……………………………………………………… 77
第四节　影像学检查 ……………………………………………………………………… 78
　　一、概述 ……………………………………………………………………………… 78
　　二、骨骼肌肉系统影像学检查 ……………………………………………………… 79

第四章　伤科病症 ·· 83

第一节　脊柱病变 ·· 83
一、颈椎病 ·· 83
二、寰枢关节紊乱 ·· 88
三、胸椎后关节紊乱 ·· 90
四、腰椎间盘突出症 ·· 91
五、第三腰椎横突综合征 ··· 97
六、腰椎小关节滑膜嵌顿 ··· 98
七、退行性脊柱炎 ··· 100
八、强直性脊柱炎 ··· 101

第二节　脊周软组织病变 ··· 103
一、落枕 ··· 103
二、菱形肌损伤 ··· 105
三、背腰部筋膜劳损 ··· 106
四、急性腰扭伤 ··· 108
五、慢性腰肌劳损 ··· 110

第三节　上肢软组织损伤 ··· 112
一、肩关节周围炎 ··· 112
二、冈上肌肌腱炎 ··· 115
三、肩峰下滑囊炎 ··· 117
四、肱骨外上髁炎 ··· 119
五、肱骨内上髁炎 ··· 121
六、腕管综合征 ··· 122
七、掌指、指间关节扭挫伤 ·· 124

第四节　下肢软组织损伤 ··· 125
一、髂胫束劳损 ··· 125
二、髋周滑囊炎 ··· 127
三、梨状肌综合征 ··· 128
四、臀上皮神经炎 ··· 130
五、骶髂关节综合征 ··· 131
六、退行性膝关节炎 ··· 134
七、膝关节半月板损伤 ··· 136
八、髌下脂肪垫劳损 ··· 138
九、髌骨软化症 ··· 139
十、膝关节创伤性滑膜炎 ··· 140
十一、踝关节扭伤 ··· 141
十二、跖跗、跖趾关节半脱位 ··· 143
十三、跟腱、跖筋膜劳损 ··· 145

第五章　内科病症……………………………………………………………………148

第一节　头痛……………………………………………………………………………148
第二节　失眠……………………………………………………………………………150
第三节　眩晕……………………………………………………………………………152
第四节　类风湿关节炎…………………………………………………………………155
第五节　心悸……………………………………………………………………………157
第六节　感冒……………………………………………………………………………159
第七节　咳嗽……………………………………………………………………………161
第八节　哮喘……………………………………………………………………………163
第九节　糖尿病…………………………………………………………………………165
第十节　胃脘痛…………………………………………………………………………169
第十一节　伤食…………………………………………………………………………171
第十二节　呃逆…………………………………………………………………………172
第十三节　胃缓…………………………………………………………………………174
第十四节　泄泻…………………………………………………………………………176
第十五节　气腹痛………………………………………………………………………178
第十六节　肠郁…………………………………………………………………………179
第十七节　便秘…………………………………………………………………………181
第十八节　胆胀、胆石…………………………………………………………………183
第十九节　癃闭…………………………………………………………………………185

第六章　其他病症……………………………………………………………………188

第一节　痛经……………………………………………………………………………188
第二节　闭经……………………………………………………………………………190
第三节　绝经前后诸证…………………………………………………………………192
第四节　近视……………………………………………………………………………194
第五节　伤风鼻塞………………………………………………………………………195
第六节　喉痹……………………………………………………………………………197
第七节　阳痿……………………………………………………………………………198
第八节　口僻……………………………………………………………………………199

第七章　康复病症……………………………………………………………………202

第一节　中风后遗症……………………………………………………………………202
第二节　脊髓损伤后遗症………………………………………………………………204
第三节　四肢骨关节损伤僵直症………………………………………………………207

第四节　肌萎缩 ………………………………………………………… 211

第五节　截肢术后 ……………………………………………………… 213

第六节　烧伤后遗症 …………………………………………………… 215

第七节　周围神经病损 ………………………………………………… 216

第八章　预防保健推拿 …………………………………………… 220

第一节　全身保健推拿 ………………………………………………… 221

一、头面部保健推拿 ……………………………………………… 222

二、上肢部保健推拿 ……………………………………………… 223

三、胸腹部保健推拿 ……………………………………………… 224

四、下肢前侧部保健推拿 ………………………………………… 226

五、颈项及肩部保健推拿 ………………………………………… 227

六、背腰部保健推拿 ……………………………………………… 227

七、臀部及下肢后侧部保健推拿 ………………………………… 228

第二节　踩背保健按摩 ………………………………………………… 230

一、准备动作 ……………………………………………………… 230

二、踩背、腰部 …………………………………………………… 230

三、踩腰、臀部 …………………………………………………… 231

四、踩臀、背、肩部 ……………………………………………… 232

五、滑推背、腰、下肢部 ………………………………………… 233

六、踩下肢部 ……………………………………………………… 233

七、结束动作 ……………………………………………………… 234

第三节　足部保健按摩 ………………………………………………… 235

一、足部反射区 …………………………………………………… 235

二、足部按摩基本手法 …………………………………………… 240

三、足部保健按摩操作程序 ……………………………………… 241

四、足部保健按摩注意事项 ……………………………………… 243

第四节　运动保健按摩 ………………………………………………… 244

一、运动前按摩 …………………………………………………… 244

二、运动间歇按摩 ………………………………………………… 246

三、运动后按摩 …………………………………………………… 247

第五节　其他保健按摩 ………………………………………………… 248

一、美容保健按摩 ………………………………………………… 248

二、减肥保健按摩 ………………………………………………… 250

三、自我保健按摩 ………………………………………………… 251

主要参考书目 …………………………………………………………… 257

第一章　绪　论

ER 1-1

PPT课件

ER 1-2

知识导览

学习目标

掌握推拿治疗的作用；推拿治疗的原则；推拿疗法的技能特点；推拿治疗的禁忌证；推拿意外的预防与处理；推拿治疗的研究内容。

第一节　推拿治疗的研究对象与内容

推拿疗法是人类最古老的医疗方法之一。人类在运用这种方法的医疗实践中，不断认识、总结推拿的作用，逐渐形成了推拿治疗体系，使推拿成为中医临床学科中一种常用的、独具特色的外治法。推拿治疗是推拿学的重要组成部分，是在中医理论的指导下，结合西医学知识，运用推拿手法在人体特定部位和经穴进行诊察、治疗和调理，从而达到防治疾病目的的临床学科。推拿治疗突出了对手法技巧与机体特定部位结合应用的总结与研究，并以中医理论贯穿于实施的全过程，体现出中医治法和操作技能的特色。

一、推拿治疗的发展进程

推拿作为一种医疗方法，在人类几千年发展历史中，为人类的健康发挥了不可磨灭的作用。随着社会的发展，在人们重新认识非药物疗法的优越性时，推拿这一传统的、不药而愈的自然医疗方式，越来越受到重视，并逐渐形成了自己独特的学科体系。推拿学就是研究以手法、功法对人体进行诊察和防治疾病的一门中医临床学科。推拿所具有的简便、舒适、有效和相对安全的特性，为人们所推崇，这也是推拿历经久远而愈显繁荣的根本所在。

推拿这种在治疗学上极具特点的医学体系，产生于远古时代人类的生产劳动与生活实践中，是人类出于本能的自我救护或同伴间相助行为的需要，用手在身体体表进行无意或有意的扞摩揉按等动作，这是推拿疗法的最初起源。一般认为，推拿疗法的出现要早于药物疗法，并随着实践过程中的不断积累，人类逐渐认识到推拿按摩对人体的治疗作用。

从我国有文字记载的年代到汉代，推拿疗法应用广泛，且渐渐成为一门临床的科目。在殷商时期的甲骨卜辞中已有关于按摩的资料；扁鹊用按摩、针灸成功抢救尸厥患者；在马王堆三号墓出土的《五十二病方》记载了推拿手法及膏摩等内容；在《黄帝内经》这一中医学理论奠基著作中，首见"按摩"一词，首次明确地将按摩作为一种疗法、一门学科提出，记载了一些推拿手法，还阐述了推拿治疗的机制，诸如温经散寒、活血补血、舒筋通脉等作用；在太史公司马迁的《史记》中也明确记载了运用按摩治病的史实；《金匮要略》首次提到了"膏摩"，有机地将药物与手法相结合，并有了手法抢救自缢的首次详细记载。

三国到魏晋时期，推拿疗法在临床中又得到进一步发展，表现在按摩具体手法的丰富多样，膏摩法的广泛应用以及养生等方面的发展。如三国名医华佗的膏摩方、五禽戏；《刘涓子鬼遗方》中大量膏摩法的应用记载及用手法治疗皮肤病；《肘后备急方》中面部美容法及拈脊骨皮法（捏脊法)、抄腹法(颠簸疗法)等的记载;《养性延命录》与《太清道林摄生论》对自我按摩法的论述。

隋唐时期和明清时期,都是推拿疗法发展的鼎盛时期。最明显的标志是:隋唐时期,推拿按摩得到当时朝廷的认可,以及推拿按摩教学的兴起与开展。当时的太医署或太医院专门设置按摩科,确定按摩博士等施术者的等级。其成就反映在隋代巢元方《诸病源候论》、唐代孙思邈《备急千金要方》、唐代王焘《外台秘要》等医学著作中,它们均对当时的推拿疗法做了具体记载和全面总结。唐代蔺道人《仙授理伤续断秘方》还将推拿手法运用于骨伤科疾病治疗。明清时期,推拿疗法在儿科的应用取得了显著的成果,出现了诸如《针灸大成·按摩经》《小儿按摩经》《厘正按摩要术》《小儿推拿秘诀》《袖珍小儿方》等一大批小儿推拿著作,对小儿基本手法及复式操作法的记载,形成了独立的小儿推拿学体系;吴谦主修的《医宗金鉴》对"正骨八法"的详细论述,使推拿手法成为骨伤科治疗的重要手段。"推拿"名词也最早见于明代万全的《幼科发挥》,并逐渐被后世推拿医家广泛应用于学科的命名之中。

推拿治疗学在学术上的整体进步与发展,应该是在中华人民共和国成立以后。过去推拿治疗技术的发展过程,都秉承了中医师带徒的传统,且技不外流、世代相传。在封建社会的大背景下,出现的自我封闭、门派林立等现象,严重阻碍了推拿医学的学术总结、交流与发展。新中国的中医政策,为推拿医学全面进步与发展提供了保障。国家广开医院、广建学堂、广设研究会所、广发论著文集,推拿界消除隔阂,百家争鸣,采撷融通,交流创新,使推拿在临床、教学、科研、古籍整理、预防保健等方面都达到了新的高度。

二、推拿治疗的研究对象

中医学和西医学的整体发展,为推拿治疗领域开拓了空间。随着推拿治疗基础研究的深入,推拿治疗的疾病也越来越多,包括伤科病症、内科杂病、康复病症和预防保健性治疗等,并形成了推拿治疗中汇聚中医与西医理论内涵的状况。随着多学科、多领域的相互交叉,推拿治疗的研究出现了许多变化,在推拿临床实践中,一些中医基本理论认识存在局限,这就需要更新观念,转换角度,用新的理论和知识来充实这个领域,这也使得推拿治疗的研究对象更为广泛,有利于推拿治疗的进一步发展。

目前,推拿治疗的临床研究水平高于其基础研究水平。推拿治疗一些病症确有独到之处,这已被无数临床实践所证实。但推拿临床的疗效评定、治疗手法的安全性和准确性等,缺少规范的标准,且因人而异,而推拿施术者常常凭着自己的经验操作,容易造成推拿失误。鉴于此,推拿施术者既要充分掌握中医学和西医学的相关理论和技术,并将之融会贯通于临床应用中;又需要具备熟练运用推拿手法与功法的实践技能。应该强调的是,掌握了推拿手法的规范性动作,并不代表掌握了推拿治疗技能的全部。推拿技巧运用时,能够在中医学和西医学理论的指导下,与受术者机体状态有机结合,从而达到良好的治疗效果,其中的应用规律,正是推拿治疗研究内容的重点。

知识链接

脊柱推拿研究

近年来,有些专家利用生物力学方法和原理,开展了以颈椎旋转手法为代表的脊柱推拿手法的研究;利用CT扫描结合可视化技术对颈椎旋转手法作用下的颈椎椎管内部结构进行三维立体显示,可从任何角度和方位来观察椎管内结构;建立颈椎牵引和旋转手法的数学模型和简易方程。利用三维有限元分析腰椎间盘和腰椎小关节在各种状态下,压力和位移变化的规律,以及实时检测和显示外在结构位移和内在压力之间的变化规律。

三、推拿治疗的内容

推拿治疗研究的内容所涉及的范围很广，这是由推拿手法的作用决定的。不同的临床学科，如骨伤科、内科、妇科、神经科、儿科等，使用推拿手法确能改善其临床疾病的某些病理过程，缓解症状，因而会被毫无异议地采纳。推拿作为一种疗法，其适应证是广泛的，对于运动系统、神经系统、消化系统、呼吸系统、循环系统、泌尿生殖系统、内分泌系统等疾病都有一定疗效。

目前推拿在临床实践中治疗不同系统的病症时，所应用的理论呈现出多元现象。正是这种多元现象，使推拿治疗博采中医与西医之长。

（一）内伤杂病的应用

推拿关于内伤杂病的治疗内容，涉及内科、妇产科、五官科等相关疾病，包括中医心、肺、肝、脾、肾各系统适宜推拿的病症，如感冒、失眠、胸痹、风眩、肺咳、胃络痛、胆胀、癃闭、痛经、喉痹、尪痹等。

在针对内伤杂病实施推拿治疗的过程中，应注重平衡和顾护正气。人体是一个不断与外界进行能量或物质交换（新陈代谢），才能维持其稳定、有序的系统结构，它需要从外界吸取和消耗能量，同时又将代谢产物（如热）发散到外界去。人体的内伤杂病正是因这一系统结构的稳定、有序失常所致，推拿的施治就是对人体功能系统起伏和无序的平衡与调理。因此，推拿对内伤杂病的治疗，是以受术者的适应性为标准，既可对因施术，又可对症施术。实施治疗时应重培补、轻攻伐，时时顺应受术者的接受能力，配合受术者的节奏，使双方的功能与信息沟通形成交融契合，产生适宜的亲和力。这种推拿治疗方式，形成的是一种补益效果，达到的是一种培补正气的目的；而推拿治疗的祛邪功效，也多是通过增强正气以抗邪。

推拿对内伤杂病的治疗切忌硬性的操作，或使用刚猛甚至粗暴的手法。否则正应了明代张介宾提出过的告诫"专用刚强手法，极力困人，开人关节，走人元气，莫此为甚。病者亦以谓法所当然，即有不堪，勉强忍受。多见强者致弱，弱者不起，非惟不能去病，而适以增害"。这样会使患者痛苦不堪，甚至给患者机体带来损害。

（二）筋伤病症的应用

推拿对于筋伤病症的治疗，是推拿治疗的主要部分，其内容包括急、慢性软组织损伤和神经损伤病症。如四肢关节的扭伤、滑囊炎、腱鞘炎、急性腰扭伤、慢性腰肌劳损、肩关节周围炎、椎体后关节功能紊乱、颈椎病、腰椎间盘突出症等。对于筋伤病症的推拿治疗，有许多需要注意的地方，而重视整体和以通为用是两个重要环节。

1. 重视整体 筋伤主要是指因各种外力、劳损等造成的筋的损伤，为局部病症，但在认识上不能将其与人体脏腑、组织器官等割裂开来，而应重视整体，特别是应重视瘀滞不通所引发的诸多问题。人体的正常生理功能有一个调节范围，轻的损伤可表现为局部的组织损害，紧接着便是损伤的修复过程，全身性反应甚微或根本不被察觉。当损伤达到一定程度时，超过了人体的正常生理功能所能代偿的范围，必然表现出较明显的全身性反应，其病理生理过程也相对复杂。人体毕竟是一个有机整体，筋伤疾病的发生往往是内外综合的结果，人体全身性的内在因素与筋伤疾病的发生有密切关系，筋受到损伤亦可引起全身的变化。在运用推拿手法治疗筋伤病症时，一定要有整体把握的意识，不能只针对局部组织的损伤进行局部治疗，而忽略对整个机体相关部位的调理与治疗。因此，以维护整体的意识对待筋伤病症的推拿治疗应注重两个方面：一是通过手法施治，理顺损伤局部与其他相关部位组织的通路和联系；二是手法施术动员、调整相关组织器官以加强功能活动，为损伤组织的恢复提供保障。

2. 以通为用 推拿治疗筋伤病症强调"以通为用"。伤筋无论是急性还是慢性，疼痛往往是其主要症状。损伤后，由于血离经脉，经脉受阻，气血流行不通，"不通则痛"。推拿治疗的关键在于"通"，"通则不痛"。推拿治疗"通"的作用体现在三个方面：

（1）"松"的效果：推拿治疗可以直接放松软组织，解除软组织的紧张痉挛。其机制如下：一是通过推拿加强局部循环，使局部组织温度升高；二是通过适当手法刺激作用，提高局部组织痛阈；三是将紧张或痉挛的肌肉充分拉长，从而解除其痉挛状态，消除疼痛。

（2）"顺"的效果：推拿用于治疗骨缝开错、韧带损伤等症状，可达到拨乱反正的效果，令各守其位，有利于肌肉痉挛的缓解和关节功能的恢复。

（3）"动"的效果：推拿治疗"以动为主"的特点，使其在治疗过程中有以下作用：一是促进肢体组织的活动；二是促进气血的流动；三是肢体关节的被动运动。

中医"通则不痛"的理论，在伤筋的推拿治疗中可具体化为"松则通""顺则通""动则通"三个方面。三者有机地结合在一起，彼此密切关联，"松"中有"顺"，"顺"中有"松"，而"动"也是为了软组织的"松"和"顺"，三者结合以达到"通则不痛"的目的。

（三）病症康复的应用

推拿康复治疗针对的病症，包括各种疾病的后遗症，通过推拿治疗使病情稳定、减轻症状、减少并发症、缓解痛苦，从而达到康复目的。如偏瘫、脊髓损伤、骨与关节损伤、糖尿病、烧烫伤、肌萎缩等。推拿治疗在许多病症的康复应用中，更多的是追求症状的改善、生活质量的提高。临床上有许多病症康复常规的推拿施治要点，但推拿康复病症有两个概念必须树立，即预防化康复和心理康复。

1. 预防化康复　在各种病症康复的推拿治疗中，治疗师面临的主要问题是顽固的并发症，其严重地影响康复效果。常见的并发症有压疮、膀胱感染、挛缩畸形、肌肉萎缩、骨骼畸形、顽固性痉挛、心理变态、社交衰落等，这些情况应该是能够预防的。预防化推拿康复不但可防止病情的拖延，缓解、减轻患者症状；同时，还可提高患者的身体素质和抗病能力，如此也可使各种治疗简易化。推拿康复治疗的要点是要有思想准备，防患于未然，以及做长期持续的调理性、预防性施治，从而达到康复目标。

2. 心理康复　在手法按摩过程中，有机的心理治疗，称之为心理按摩。心理因素与疾病的发生、发展及治疗康复密切相关。任何用以祛除疾病的手段都受心理因素的影响，推拿治疗具有心理作用的基础，表现在两个方面。一是加于体表的手法作为一种外源性刺激，首先通过患者的感知，引起一定程度的心理活动，而且活动直接关系到下一步的治疗效果。二是手法的进一步刺激，可在局部引起生物物理和生物化学的变化，这种变化既能改善局部病理状态；又可产生全面调治的有关信息，作为内源性刺激的信号，经由各种传输系统，传输到高级中枢——大脑皮质，通过整合后发出指令，激发整体反应。在这一过程中，必然激发心理活动，如情绪变化、认知能力变化、疼痛时耐受性变化等。

局部治疗、整体调节加上心理作用，可促使病理状态转化，恢复到正常的心理生理状态。推拿治疗过程中包含的心理治疗作用有：抚慰作用，镇静催眠作用，暗示作用，反馈调节作用，行为矫正及躯体放松等。推拿治疗中的心理作用符合西医学调整生理和心理相结合的治疗要求。心理按摩是推拿医师根据患者病情与特有的心理素质，针对患者在心理层面上的病因病机对患者的心理探查、沟通、调节、暗示、引导、抚慰和镇静的治疗方式。心理按摩可以疏导患者的心理压力，减轻其心理负荷，排除其心理障碍，平衡其失常的心理状态，消除不利于病情好转的心理因素，也就是中医治疗七情失常的病症。心理按摩和手法按摩有机地结合，更有利于患者的病情治疗，使患者从身体上和心理上得到完全的康复。

推拿临床在运用手法治疗疾病的同时，通过对患者生存质量状况的了解与测定，充分发挥本科较其他临床科室每次接待患者时间长的优势，深入加强医患间的交流，使患者正确对待自己的病症，解除心理压力及不良情绪（如焦躁、抑郁、悲观及因疾病产生的恐惧等）的影响，戒除不良的生活习惯及行为方式，促进医患工作。

（四）预防保健的应用

预防性推拿是指推拿的受术者可以不是病人，而是亚健康或健康人；或是推拿的目的不是为了治疗明确的病症，而是以提高生活质量，提升身体素质，防患于未然为目的的一种推拿操作方法。预防保健性推拿的重点在于：自然舒适，强化功能。

1．自然舒适 对于不同人群，推拿方法的操作形式存在诸多不同，但施治操作的指导方针均要求自然流畅的按摩方式，舒适无痛的柔性刺激，使受术者身心愉悦。

（1）一般人：主要针对健康或亚健康人在紧张工作、劳累后，身心的松弛，精力的休养、调整与恢复。在推拿作用下，正常人身体功能状态得到良性调节，使机体阴阳平衡，从而达到防病养生的效果。

（2）儿童：针对小儿组织、脏腑功能低下的情况，采用合理的推拿手法，促进其健脾消食，强体益智；或保健眼部；或增强肢体灵巧性等。

（3）妇女：对妇女施用推拿按摩方法，常见的方式有美容保健按摩、健胸保健按摩、减肥保健按摩、孕妇保健按摩等。

2．强化功能 有针对性地采用补益性按摩操作方法，不断强化和调理细胞、组织、器官及系统的功能活动状态，提高受术者身体素质、抗病能力和机体功能的水平。

（1）老人：主要针对老年人脏腑组织功能退化的特点，辨证施术，以减缓衰老，促进代谢，提高代偿功能，增强抗病能力。

（2）体质虚弱者：持续合理的保健推拿手法，可提高脏腑功能，改善身体状况。

（3）运动员：主要针对运动员平时训练、调整状态、比赛前期、比赛间隙、比赛之后的不同情况，据情施术，从而达到不同而合理的提高成绩、促进恢复等保健目的。

知识链接

运动推拿在调整运动员的运动状态、提高运动员成绩、修复运动员损伤等方面有确切的作用与优势。

第二节 推拿治疗的作用

推拿手法是推拿治疗的主要手段，要取得理想的推拿治疗效用，绝不仅仅是单纯外力作用的结果，而是推拿效能的综合作用。因为推拿治疗的过程，是施术者对受术者做功的过程，是推拿能量从施术者传递到受术者的过程，也是生物体能量在机体内实现转换的过程，它绝不同于机械性外力对人体的作用。在推拿施治的过程中，这种生物体之间的能量传输与转换，所蕴藏的对受术者有利的作用和生物效应，称之为推拿效能。能够产生良好推拿效能的手法，应该是富有活力、形式规范、技巧熟练、运作合理的手法。这种手法与受术者机体的特定部位或经穴，及其具体病情、体质强弱等机体状态紧密结合，以中医学理论作为指导基础，灵活运用，从而对机体的生理、病理状态产生影响，发挥治疗作用。

一、调整脏腑，平衡阴阳

脏腑的生理功能是阴阳气血等协调配合作用的结果，阴阳气血失调是脏腑病理改变的基础。推拿治疗具有针对脏腑的阴阳气血失调的病理状态，进行平衡调整的作用，它主要是以特定的推拿手法刺激相应的体表经穴或特定部位（包括阿是穴、体表内脏的反射区等），并通过经络的内连脏腑与传导作用，对内脏功能进行调理，或强化脏腑阴阳气血协调配合的效果，达到治疗疾病、预防疾病、强健体质的目的。

　　临床实践证明，对某一脏腑系统实施的推拿操作，在相应部位和经穴上的弱刺激，能活跃、兴奋其生理功能；而强刺激能降低、抑制其生理功能。对脏腑系统而言，不论是虚证或实证，还是寒证或热证，也不论是阴虚、阳虚，还是阴盛、阳亢，只要选取适合的经穴与部位，采用合理的推拿手法进行治疗，对该脏腑功能均可达到不同程度的调整作用。例如，在眩晕病的推拿治疗中，针对肝阳上亢者的推拿操作方法，常重点使用推桥弓法，点按双侧太冲穴以平肝潜阳，推按足底涌泉穴，施用擦法透热以引火归原；针对气血亏虚者的操作方法，则重点采用推揉中脘、血海、足三里等，摩腹以调和脾胃，按揉心俞、膈俞、脾俞、胃俞，横擦脾俞、胃俞一线以强化脏腑功能。这种对脏腑功能偏盛偏衰状态，通过实施推拿治疗所达到的调整与平衡作用，主要是通过以下几个途径实现的：一是在人体体表相应的穴位上，施用推拿手法，依靠经络系统的介导发生作用；二是施展各种推拿手法的技巧和足够的刺激量，依靠做功对机体功能系统的调节发生作用；三是治疗部位与推拿手法刺激配合协调的应用，可以取得对脏腑功能的双向良性调节作用；四是推拿手法对柔软体腔的脏器，有直接促进和调整功能活动的作用。

　　良性的推拿施术，对机体脏腑阴阳的调理作用，可以体现在如下三大方面：其一，使存在病症的机体功能状态得到改善而趋向平衡，达到缓解或治愈病症的效果；其二，使机体的功能状态保持良好，并有利于激发机体内的潜能，强化抵抗病邪的能力，达到扶正祛邪的保健目的；其三，推拿不仅是一种很好的物理治疗方法，而且在心理治疗方面，也能取得良好效果。通过推拿施术的介入，配合言语的共同引导，使患者在生理和心理两方面都获得有益的调整，有助于精神焕发和身心放松，尤其可使慢性病患者感到宽慰，并增强信心，可消除焦虑悲观、增强乐观情绪。不论是治疗病症，还是康复保健，合理推拿治疗后的机体，相比推拿前，都有非常确定的身体与心理的松弛、舒适感，使机体达到"阴平阳秘，精神乃治"的状态。

　　不仅如此，适宜的推拿治疗还可使肌肉间的力学平衡得以恢复。在推拿实践中，常以补偿调节论解释软组织损伤的机制，如左侧腰肌紧张，引起右侧腰肌的补偿调节，此为某一侧部位的肌肉紧张痉挛，可引起对应肌肉的相应变化，称为对应补偿调节；再如腰背肌肉的紧张，又可引起腹肌的补偿调节，这种某一系列肌肉的紧张痉挛，从而引起相对应系列肌肉的相应变化，称作系列调节。对应调节和系列调节所产生的肌紧张、痉挛，同样可引起软组织的损伤反应。正如临床常常见到一侧腰痛日久不愈而引起对侧腰痛，腰痛日久又引起背痛或臀部痛的病例。推拿治疗能使肌肉间不协调的力学关系得到改善或恢复，达到一种动态平衡，从而使疼痛减轻或消失。

二、调和气血，行滞化瘀

　　气、血是构成人体和维持人体生命活动的基本物质。气、血是人体脏腑生理活动的产物，又为人体脏腑、经络及组织器官进行生理活动提供所必需的物质和能量。气与血相互资生、相互依存、相互为用。气对血具有温煦、推动、化生和统摄的作用；血对于气，则具有濡养和运载等作用。气与血在人体全身发挥着重要作用，机体在异常状况下，导致气血紊乱，不但在局部引起病症，也常常成为全身各种病机变化的基础。推拿作用于人体，对气、血的调和作用是非常显著的，这体现在多个方面，包括气血的生成、运行，以及气血功能的强化与调理等。

（一）促进气血生成

　　人体气的生成有赖于肾中精气、水谷精气和自然清气的结合，并通过气机的调畅，发挥气的生理功能；血的生成有赖于脾胃运化的水谷精气的化生，血与营气共行于脉中，流注于全身，达到濡养整个机体脏腑、四肢百骸的作用。气血的生成都需水谷精微的充分供给，这与胃的受纳腐熟和脾的运化升清功能密不可分。推拿施术就是通过健脾和胃，从而促进人体气血的生成。

实施推拿操作对脾胃的调节，主要是通过两个途径来完成：一是加强胃腑功能，调畅气机，来实现"胃以通降为顺"的效果。正如临床治疗中经常运用推鸠尾→中脘穴、摩腹法来促进胃的通降功能，以降为和，更好地配合胃功能的发挥。二是加强脾主运化、升清的功能，有助于将其运化的水谷精微，向上转输至心、肺，并通过心肺的作用化生气血，以营养全身。推拿临床治疗中，常在背部脾胃区施用横擦法，一指禅推或按揉脾俞、心俞、肺俞等穴位，擦背部督脉等方法，来促进脾的运化、升清功能，使之将胃受纳腐熟后的水谷吸收转化为精微物质，输布于心肺，变化而为气血。

（二）促进气血运行

推拿施治过程，是一个功力、能量传递过程。推拿施术者通过手法所产生的外力，在受术者体表特定的部位和穴位上做功，这种功是施术者根据受术者的机体状况，运用各种推拿手法技巧，所做的有用的功。这种功在受术者体内转换成各种能量，渗透到受术局部的组织中，并逐渐传递、散布、渗透到机体的其他部位。系统性的推拿施术，可使能量在机体内形成传输链条，产生极强的能量推进效果。由此看出，推拿施术者对受术者传输和转换的生物体能量，使之能够发挥对机体有利的作用，存在着实施技能和发挥作用的效率等问题。在推拿临床中，将这种能够对机体发挥有利作用的能量传输和转换的技能及其效率，称之为推拿功力。

推拿产生的这种功与能，在受术者体内转换、传递的过程中，最直接和最容易承受的组织是皮肤、筋肉和遍布于全身经络中的气血，特别是体表经络气血。皮肤、筋肉的固定和弹性状态，成就了经络中活动状态的气血，使气血成为推拿能量接收与传递最大的受益者和执行者。在推拿临床上可以看到，在四肢采用㨰法、推法、擦法等推拿手法后，肢体的血液运行速度、流量明显增强；一定刺激量的推拿治疗，使肢体温暖、肤色红润，局部发热甚至出汗，均说明推拿使气血运行的功能强大了。通过对推拿治疗的实践总结，推拿施术可以从三个方面促进气血的运行：一是推拿施术者直接的功力、能量的传输，推进气血的运行；二是合理的推拿施术对经络腧穴系统的刺激与信息传入，振奋、鼓舞经气，产生共振效果，加速经络之气的运行和推进作用；三是推拿施术对内脏功能的调整，可激发脏腑气机的产生与代谢速度，促进内脏的活动能力，以及兴奋、温煦作用，推动脏腑之气的运行。

由于推拿施术可以从多方面促进气血运行，特别是推拿能量与功力的传输，对气血推进作用的特殊性。因此，推拿治疗的行滞化瘀作用，显得尤为突出。这包括有形的瘀滞和无形的积滞，推拿施治均能产生活化通利的效果。如外伤引起的局部气血瘀滞、组织肿胀，采用适合的推拿治疗，可以活血行气以止痛，加快瘀血消散、肿胀平复；对于中焦胃气失于和降、阻滞上逆的呃逆，推拿治疗施用按揉缺盆、膻中、膈俞、胃俞等穴，叩击、拍打背部，搓擦两胁肋使之透热，化积消滞以降逆平呃；对于气滞血瘀的痛经和月经不调等病症，在气海、关元穴施一指禅推法或按揉法、小腹部摩揉法使腹内透热，按揉肾俞穴、骶部八髎穴推擦法等，具有很好的行气活血、化瘀止痛作用。

（三）强化气血功能

气血的生理功能包括推动、温煦、防御、固摄、气化、营养、滋润等，推拿施术可以对气血生理功能的充分发挥起到强化促进作用。推拿治疗的临床研究表明，推拿施术能够很明确地加快血液循环和水的代谢，可明显激发和改善脏腑的生理活动，对人体的生长发育具有良性作用，这都有赖于推拿的鼓舞、推动作用；推拿施术后的皮肤温度与组织深层温度均可升高，特别是优良的推拿手法，机体组织深层温度的升高更显著，热效应更明显，患者更舒适，这说明推拿治疗使气血的温煦作用得到更好的发挥；在面部皮肤接受合理推拿治疗后，以及对萎缩肌肉进行推拿治疗，都可以看到推拿施术使局部的毛细血管扩张，局部的皮肤和肌肉的营养供应增强，使肌肤更加红润，筋肉更有力量，体现了推拿强化气血营养、滋润的功能。经常接受推拿施术的人，身体体质有所加强，营卫气血调和，机体感染外邪的机会减小，这些均得益于推拿对气的防御功能的提升。推拿对食物消化、吸收功能的加强，推拿的利尿作用，推拿的消肿化瘀作用等，都说明机体在得到推拿施术的过程中，体内的物质转化和能量转化更加积极、充分，这也反映出推拿施术对机体气化作用的推进。

推拿对气血功能的强化作用，得益于推拿施术者生物能量的转化，能量转化的程度又受制于受术者机体的状况。因此，推拿取得强化机体气血功能作用的要点在于以下方面：一是推拿施术者与受术者之间机体状态的协调，施术者应细致地把握推拿施治的力度、角度、方向、时间和部位等技巧要素，使所产生的共振效果最大化；二是推拿施术者应充分发挥推拿功法的作用力，其有别于机械做功的生物能量与信息的传递，对气血功能的调动和调理更具亲和力。

三、疏经通络，温经散寒

经络是一个内属于脏腑，外络于肢节的系统，具有沟通表里，贯穿上下，运行气血以营养全身，抗御外邪以保卫机体的作用。它既能加强整体联系的系统网络，又具有调节脏腑功能和保持阴阳平衡的作用。对经络腧穴实施推拿治疗，可以疏通经络，行气活血，散寒止痛。其中的疏通作用涵盖三个方面：其一，推拿施治功力对人体经络腧穴的刺激，直接推进了经脉气血的运行；其二，通过手法对机体体表做功，产生热效应，从而加速了经脉气血的流动；其三，推拿施术的热能，可扩张机体组织器官的脉络，阻止与祛除寒邪及湿气之凝阻、收引、黏滞之性的危害，保障经络气血的通畅。

推拿治疗具有强大的疏通经络的能力，在临床中应用广泛。经络的经气是脏腑生理功能的动力，经气的盛衰，直接反映了脏腑功能的强弱。经络不仅包括经脉，还包括经别、络脉、经筋和皮部。因此，推拿具有疏通经络作用的意义非常广泛，可以概括为"经脉所至，主治所及"。如在肝胆之经所主的胁肋部实施搓摩法，可以疏肝理气，使胁肋胀痛缓解；点按合谷穴可止牙痛；拿揉、拍叩肩井穴部位，可以调理气血，松弛筋肉；按揉腰背部背俞穴、斜扳腰椎等，可以治疗下肢麻木、掣痛等。特别在风、寒、湿邪入侵机体，造成经络闭塞不通而产生疼痛麻木等一系列症状的病症中，推拿治疗的散寒止痛效果确实突出，《素问·举痛论》中推崇的治疗是："寒气客于背俞之脉则脉泣，脉泣则血虚，血虚则痛，其俞注于心，故相引而痛。按之则热气至，热气至则痛止矣。""寒气客于肠胃之间，膜原之下，血不得散，小络急引故痛，按之则血气散，故按之痛止。"目前在临床上，诸如寒湿冻结的肩关节周围炎、寒湿痹阻的退行性关节炎、血寒气滞的痛经和月经不调、寒凝气滞的慢性劳损等病痛，推拿治疗效果确切，并成为这些病症最主要的治疗方法之一。

推拿所产生的热效应在推拿治疗中起着非常重要的作用。推拿热效应是指受术者在接受推拿施术过程中，机体接受与转换生物效能所产生的对机体有益的热的效果。它对内可以温煦经络气血、脏腑器官，形成独具特色的补益作用，且温而不燥、补而不过；它对外具有以热驱寒、以热燥湿的能力，又可温煦组织、密实腠理，以抗御外邪的侵害。临床推拿治疗中一个很重要的内容，就是如何很好地取得推拿热效应并充分发挥其作用。这对推拿施术者有几个方面的要求：一是选择操作经穴与部位的准确；二是施用推拿治疗手法技巧的熟练；三是合理把握操作的刺激量；四是施术者辨病施治、辨证施治的正确性。

知识链接

热效应概念

热效应是指被生物系统接受的物理因子的能转化为热能后，由热能引起的生物效应。组织产热的原发性机制，与物理因子的性质和生物膜的分子排列及生物活性分子的量子力学特性等相关。生物能量学是研究生物系统能量的转换与利用其生物功能关系的学科。能量是生命所必需的。如生物膜的物质输运，细胞膜的离子泵功能，神经冲动的传递，细胞与机体的生长发育，保持机体温度的热的产生，机体组织和器官运动，生物发光及放电等均需能量。

四、理筋整复，滑利关节

筋肉、骨骼、关节是支撑人体、保护内脏以及进行运动的组织器官，也是人体受到外来暴力及劳损最易伤害的组织。人体是由脏腑、经络、气血、皮肉、筋骨等共同组成的整体，筋骨关节局部受损，必累及气血，导致脉络受损，气滞血瘀，为肿为痛，从而影响肢体关节的活动，也常可引起一系列全身反应。正如《正体类要•序》所说："肢体损于外，则气血伤于内，荣卫有所不贯，脏腑由之不和。"而推拿施展的外来功力，可以直接作用于受术者的筋骨关节，产生治疗作用。同时，推拿施治也对全身脏腑气血具有调理、平衡的功效。因此，在筋伤、骨错缝、关节不利等病症的治疗中，推拿方法常有独到的临床效果。

（一）调理经筋

筋又称经筋，是指与骨相连的筋络、筋膜、筋腱等组织的总称，与现代解剖学的软组织有相似之处，包括肌肉、肌腱、筋膜、韧带、关节囊、腱鞘、滑液囊、椎间盘、关节软骨盘等组织，甚至包括血管和周围神经。筋有联络骨骼，维持肢节活动的功能，基本特征是坚韧强劲、约束骨骼。凡因各种外来暴力或慢性劳损等原因所造成的筋的损伤，统称为筋伤。筋伤在临床中最主要的两个环节是：筋肉紧张或痉挛，以及由此造成的疼痛。紧张（痉挛）和疼痛互为因果，形成恶性循环。实施推拿治疗是舒缓筋肉紧张、痉挛，调理筋肉状态的有效方法，因为推拿治疗既可以直接放松筋肉，又可以消除引起筋肉紧张、痉挛的原因。

推拿直接放松筋肉的机制有三个方面：其一，加强局部循环，使局部组织温度升高，筋肉得到弛缓、松解；其二，适当的手法刺激，可以提高局部组织的疼痛阈值，或转移局部损伤的痛点，在思维意识上达到松弛效果；其三，将紧张或痉挛的筋肉充分拉长，从而解除其紧张、痉挛状态。充分拉长紧张、痉挛肌肉的方法是强迫伸展有关的关节，牵拉紧张、痉挛的肌束使之放松。例如，腓肠肌痉挛，可充分背屈踝关节；腰背肌群痉挛，可大幅度旋转腰椎关节或做与肌纤维方向垂直的横向弹拨，对于有些通过上法仍不能使之放松的患者，则可先令其将关节处于屈曲位，在肌肉放松的位置进行操作。以腓肠肌痉挛为例，可先充分跖屈踝关节，然后自上而下用力推、扳、按、揉腓肠肌的后侧。其他均可根据此理类推。上面两种方法，前者是直接牵拉肌肉，后者是先放后拉，目的都是为了让肌组织从紧张状态下解放出来，达到舒筋活络的目的。

知识链接

《灵枢•经水》说："审、切、循、扪、按，视其寒温盛衰而调之"，这是对经络部位进行诊察的方法，如审查、指切、推循、扪摸、按压，以及观察该部寒温和气血盛衰现象。《素问•三部九候论》说的"视其经络浮沉，以上下逆从循之"，也是同一意思。"切循而得之"，本身就是检查经络的基本方法。

推拿消除导致筋肉紧张（痉挛）的病因，有三个方面的机制：一是加强损伤组织的循环，增强组织气血供给，促进损伤组织的修复；二是在加强循环的基础上，促进因损伤而引起的血肿、水肿的吸收；三是对软组织损伤后有粘连者，通过松解粘连，解除造成筋肉紧张（痉挛）的因素。

在筋伤的推拿治疗中，抓住原发性压痛点是关键。《灵枢•经筋》中就提出了"以痛为腧"的观点，而在一般的筋伤病症中，损伤后的压痛部位可有肌纤维断裂、韧带剥离、软骨挫伤等病理变化，也有创伤性炎症所致的软组织粘连、纤维化、瘢痕化等病理变化。推拿施术通过各种手法技巧，给予恰当的治疗，这些病理变化大部分都能治愈。同时也证明，大多数压痛点是损伤的部位，也是推拿治疗的关键部位。因此，压痛点的寻找要认真仔细，力求定位准确，不要被大范围的扩散痛和传导痛所迷惑。临床推拿治疗的基本认识是：最敏感的压痛点往往在筋膜、肌肉的起止点，两肌交界或相互交错的部位，这是因为筋膜处分布的神经末梢比较丰富，肌肉起止点和交界、交叉部分则因所受应力大，长期摩擦容易发生损伤。通过对压痛点的治疗，消除筋肉紧张的病理基础，经筋舒缓，为恢复经筋的正常功能创造了良好的条件。

（二）归合整复

临床推拿施术，除以手法进行治疗、调理外，另一个重要方面就是按诊法的运用。临床中，按诊法是实施合理推拿手法治疗和调理的基础，为推拿施治部位的选择、度量的掌握提供依据。按诊法是指施术者在受术者体表以手的技巧动作（包括揣摩、捏拿、挤压、按揉等方法），依据经络学、解剖生理学知识，探索体表出现的异常反应，也称为摸诊法。在筋伤病症中按诊法应用广泛，对筋伤部位以手细心触摸，掂量忖度，通过摸诊所得到的形态、位置变化等，来了解损伤的性质。《医宗金鉴·正骨心法要旨》就强调"以手扪之，自悉其情"，还记载了筋歪、筋断、筋翻、筋转、筋走等各种病理变化，说明古人对推拿诊查的重视，并提出了明确的诊断认识。对于目前临床上常见的小关节紊乱，肌腱滑脱，肌肉、筋膜或韧带等部分纤维撕裂，关节错缝等病症，按诊法在临床上仍具有极其重要的意义。通过按诊法中发现的不同组织、不同形式的错位逆乱，及时回纳纠正，使经筋组织顺接，气血才能运行通畅。

肌肉、肌腱、韧带完全破裂者，须实施手术缝合才能重建，但部分断裂者仍可采用适当的理筋手法，如推法、擦法等，将断裂的组织抚顺、理直、归顺、结合，加以固定后可使疼痛减轻，并有利于断端生长吻合。

肌腱滑脱者，在疼痛部位常可触摸到条索样隆起，关节活动障碍明显，若治疗不当，可转化为肌腱炎，发生粘连等病理变化。推拿治疗则须及早施用弹拨法或推扳法等手法使其回纳，再以手法整合局部组织的状态，牢固局部组织结构。

关节内软骨板损伤者，多表现为软骨板的破裂或移位，造成关节交锁，不能活动，实施合理的推拿手法，使移位嵌顿的软骨板回纳，可以解除关节交锁，疼痛明显减轻。

腰椎间盘突出症患者，因突出物对神经根等组织的挤压，继发无菌性炎症，出现下腰痛与下肢放射性疼痛，腰部活动受限，行走不便。推拿施术应用按法、擦法、压法、扳法、摇法、拔伸法等手法，可促使炎症消散，减轻或解除突出物的压迫，使疼痛减轻或消除。

骨缝是指骨与骨连接处的间隙。骨错缝是中医伤科的传统名称，是指可动关节和微动关节在外力作用下发生的细微错动离位，也称骨缝开错。早在《医宗金鉴·正骨心法要旨》中就指出："因跌仆闪失，以致骨缝开错，气血郁滞，为肿为痛，宜用按摩法。按其经络，以通郁闭之气，摩其壅聚，以散瘀结之肿，其患可愈。"临床上对骨错缝的概念进行比较，它比关节脱位或半脱位要轻得多，但仍可引起关节功能活动障碍、局部疼痛、肿胀等症状。实施推拿治疗具有肯定的整复筋骨、滑利关节作用，这主要表现在以下三个方面：其一，推拿手法作用于损伤局部，可促进气血运行，消肿祛瘀，理气止痛；其二，推拿实施的整复手法，是通过力学的直接作用来纠正筋出槽、骨错缝，达到理筋整复目的；其三，运用合理的被动运动手法，能够达到松解粘连、滑利关节的作用。

对许多筋伤病症出现的解剖位置失常状态，推拿可使其回纳归位，这是其他治疗方式所不具备的特色治法。不是很明显的筋骨关节错动移位，对经络气血运行的阻碍有可能很明显，临床症状也较严重，不但有肌肉受损的断裂、痉挛、功能受限等表现，也有经络气血阻滞的疼痛、肿胀、瘀血等表现。推拿施以归顺、整复作用的手法，配合具有活血化瘀、疏经通络等作用的手法治疗，疗效较好。

（三）滑利关节

关节是骨与骨连接所形成的，靠筋肉的络缀连属，主司运动，是人体各部位各类形体活动的轴心，体现出以动为用的特性。关节正常的"动"，除与关节周围的筋肉密不可分外，还与关节面的平整、关节间隙的润滑息息相关。推拿治疗是以动为主的运动疗法，也体现"动"的一面。

在推拿临床常见的关节损伤病症中，由于主动和被动因素所致的关节"不动"是最为重要的，而推拿治疗可以消除或改善这些造成关节"不动"的因素。例如对瘀血阻滞的关节损伤者，推拿可调节肌肉的收缩和舒张，调节组织间的压力，以促进损伤组织周围的血液循环，增加组织灌流量，从而起到活血化瘀、祛瘀生新的作用；对关节或关节周围的炎症，合理的推拿治疗可以逐步控制炎症的范围和态势，促进组织对炎症代谢产物的吸收，消炎散肿；对关节粘连僵硬者，用推拿手法进行适当的被动活动，有助于松解粘连，活络筋骨，祛风散寒；对关节局部损伤的软组织变性者，推拿则可改善组织的营养供应，促进新陈代谢，增加肌肉的伸展性，使变性的组织逐渐得到改善或恢复；对关节骨质增生者，合适的推拿手法可降低增生的速度和程度，恢复关节面的平滑圆润；对关节干涩不利者，推拿使关节周围组织气血充盛，以滋养关节，填补关节腔隙的津液，使关节更为灵活。在许多引起关节功能受限的病症中，推拿施治过程的"动"，对受术者来说包括以下三个方面：一是促进了组织的活动；二是促进了气血津液的流动；三是促进了肢体关节的被动运动。就关节而言，推拿"动"的过程，保证了经络气血的畅通，起到了良好的润滑通利作用，促进了关节活动的强健态势，正如《灵枢·本脏》中所说："是故血和则经脉流行，营覆阴阳，筋骨劲强，关节清利矣。"

从现代科学的角度来看，推拿治疗是一种以力学为特征的物理疗法，主要涵盖了推拿功力与施术技巧两个方面。因此，在推拿治疗中，人体在施术与受术过程中功力的运动规律，是推拿治疗探究的目标，合理地运用和准确地把握这一运动规律，就能对人体的脏腑、经络、气血、筋肉、骨骼、关节等器官组织进行有效的良性化调理，取得满意的临床效果。

第三节　推拿治疗的原则

推拿治疗的原则是根据推拿在临床病症施治中的作用特点，依据中医基础理论所拟订的具有普遍意义的医疗指导思想，是推拿治疗疾病总的法则。临证之中，推拿施术者根据这一总的指导思想，再因人、因病、因症、因时、因地对推拿治疗的个例实施辨证，确定具体治法，依据变化加以分析、修改和变换，选取相应的手法和适合部位，组合成合理的操作步骤给予治疗。

目前推拿治疗的临床实践中，治疗不同系统疾病时所应用的理论有一种多元现象。例如对内科、妇科病症的治疗，采用的是中医脏腑学说、经络学说等理论；对运动系统疾病的治疗，多是应用现代解剖学、生理学、病理学等，结合中医学理论；对儿科病症的治疗，则以小儿推拿的特定穴位、小儿推拿复式操作法等独特的理论进行指导。所以，推拿治疗原则的理论内涵应该是多方面的，既与中医的治疗总则保持统一，也涵盖西医学的诊治要点，同时还体现推拿治疗的自身特点。

一、辨病辨证，谨守病机

辨病论治、辨证论治、对症治疗是医学体系中的三种手段，在推拿治疗中这三种手段均有使用。临床上，由于推拿治疗所涉及的病症种类繁杂，该病症是否为推拿所适宜或限制；各种疾病在发展过程中病理变化的不同，推拿治疗是否进行变换、调整等因素，使推拿治疗的临床中，辨病论治、辨证论治更受重视。

临床推拿受术者在施用推拿手法前，要对病情做充分全面的了解，从而明确诊断。诊断应以中医基础理论为指导，结合西医学的基本理论，既要望、闻、问、切四诊合参，又须结合必要的西医学检查方法，综合患者的全身情况和局部症状，对疾病进行科学分析，得出正确诊断。诊断不明确者，不宜随便实施推拿，应严格掌握推拿手法的适应证与禁忌证，特别是一些刺激量较大或运动幅度较大的整骨手法；腰背、胸腹部深层次的重手法，有加重病症的危害。例如脊柱结核患者、内脏有内出血倾向的患者、皮下深层组织的脓肿包块患者、感染性关节炎患者、严重的骨质疏松患者等，这些病症在诊断上的隐蔽性，对推拿临床辨病提出了很高的要求。推拿治疗临床上，一般要求中医学与西医学的双重诊断，既要辨病，又要辨证。

推拿的辨病施治是在确立病症后，根据病症确定治则。但在病症发展的过程中，存在不同的病机变化，形成不同的证。临床中辨证施治表现在将四诊所收集的资料、症状和体征，通过分析、综合，辨清疾病的原因、性质，以及邪正之间的关系，概括判断为某种性质的证。然后，根据这种辨证的结果，来确定具体的治疗方法，以辨病施治和辨证施治相结合的原则，选择相应的推拿经穴、部位和手法，合理编排操作程序进行治疗。推拿临床重在实施操作，辨证论治具体表现为辨证施术。推拿治疗的施术与中医内治疗法一样，均以中医基本理论为指导，遵循辨证论治的原则，正如《理瀹骈文》所述"外治之理即内治之理"。在以中医命名的病症或是按照西医学分类的疾病实施推拿治疗时，辨证施术的原则都表现了同病异治和异病同治的特点。不论同病异治或异病同治，强调的是以病机的异同为依据，从而形成治疗原则，即《素问•至真要大论》中"谨守病机，各司其属"之意。

（一）同病异治

同病异治，是指同一疾病采用不同的推拿手法治疗。如某些疾病，病位和症状虽然相同，但其具体的病机不同，所以在治疗上选用的推拿手法及经穴、部位就因证而异。例如颈椎病患者，神经根型的推拿治疗原则是解痉镇痛、活利关节，推拿手法以颈部旋转扳法、颈部拔伸牵引法、痛点及经穴点揉、弹拨法为主；椎动脉型的推拿治疗原则是清脑明目、镇静安神、舒筋活血，推拿手法以头颈分推法、经穴和特定部位的揉按、一指禅推法等调理性手法为主。再如肩关节周围炎患者，早期功能障碍不明显，疼痛部位较局限，治疗原则是祛风活络、强筋健骨，推拿手法以痛点按揉、㨰法、摇肩法为主；急性期疼痛剧烈、范围广泛，常伴肌肉痉挛，治疗原则是活血化瘀、解痉镇痛，推拿治疗以点穴、摩揉法、推擦法为主；粘连期功能障碍严重，疼痛减轻，治疗原则是滑利关节、舒筋活络，推拿手法以肩关节的多种摇法、扳法、弹拨法、㨰法、按揉法为主。

（二）异病同治

异病同治，是对不同疾病采用相同的推拿手法治疗。如某些疾病，病位和症状虽然不同，但其主要病机相同，所以在治疗上可以选用相同的推拿手法及经穴、部位。例如辨证为痰湿阻滞的病症，不论是咳喘病，或是眩晕病，或是胸痹病，或是闭经，或是失眠、头痛等，推拿治疗均重点采取按揉丰隆、手三里、足三里穴；按揉脾俞、胃俞穴，并横擦脾胃区以透热为度，达到健脾和胃、祛痰除湿的功效。

推拿治疗始终贯穿着辨证论治的思想，辨病、辨证是治疗的前提和依据，只有明确病症，辨明病变的阴阳、表里、虚实、寒热等属性，才能从复杂多变的疾病现象中抓住病变本质，把握病症的标本、轻重、缓急，采取相应的推拿手法施治，达到治疗疾病的目的。

二、治病求本，缓急兼顾

"治病必求其本"是中医推拿辨证施治的基本原则之一。疾病的发生、发展与变化，总是通过若干症状表现出来，但这些症状只是疾病的现象，并不都能反映疾病的本质，有的甚至是假象。所谓求本，就是治病过程中要辨别、掌握疾病的本质和主要矛盾，以便于针对其最根本的病因病机实施治疗。临床上只有充分了解病症的各个方面，包括症状表现、发展转归等全部情况，通过综合分析，才能透过现象看到本质，从而确定何者为标、何者为本，确定相应的治疗方法。如腰腿痛，可由椎骨错缝、腰肌劳损及腰椎间盘突出等原因引起，治疗时就不能简单地采取对症止痛的方法，而应根据病因、病位、病性、机体体质因素等全面综合分析，找出最基本的病理变化，有针对性地实施推拿手法进行治疗。例如用运动关节类的手法纠正椎骨错缝；用疏经通络、祛风散寒类的手法调理腰肌劳损；用舒筋活血、减压复位、调节脊柱平衡失调的手法促进腰椎间盘突出症的好转。这些相宜治疗，所能取得的满意疗效，正是"治病必求其本"的意义所在。

治病求本的内容很多，在推拿临床中，应在"治病必求于本"的原则指导下，做好治标与治本。在复杂多变的病症中，常有标本主次的不同，因而在治疗上就应有先后缓急之分。依据推拿治疗自身的特殊性，施治原则应该是标本同治、缓急兼顾。既要针对病症的主要矛盾实施治疗，又要注重对病症次要矛盾的处理；既要积极治疗病症的急性发作，又要兼顾病症慢性症状的处理。在推拿治疗临床中，正确地应用标本同治、缓急兼顾的治疗原则，不仅要制订推拿本身具体的治疗方法，还应该依据这一原则与其他治疗方法合理结合。如急性胆绞痛发作，在没有确定是急性胆囊炎或胆石症时，首先应以解痉止痛为主，采用抑制性手法，以短时、重刺激点按右侧背部压痛点及胆囊穴，或用胸椎定位扳法止痛，为其他治疗争取时间，其后可再对胆石症等进行常规的推拿手法治疗。再如临床常见的一些腰腿痛患者，腰背疼痛剧烈，腰背肌肉痉挛或挛缩，推拿治疗中一定要实施放松肌肉、缓急止痛的手法；同时，也应寻求和针对病症的关键所在，施用根除性的手法进行治疗，两者协同配合，达到合理的治疗效果。

病有标本缓急，治有先后顺序。标本缓急是从属于治病求本这一根本原则，并与之相辅相成。推拿临床面对的病症是复杂多变的，其标本关系也不是绝对的，在一定条件下可出现相互转化。因此，临证施治要掌握规律，抓住病症的主要矛盾，做到治病求本，标本同治、缓急兼顾。

三、扶正祛邪，防治并重

疾病发生、发展、转归的全过程，是正气和邪气相互斗争、盛衰消长的结果。"正气存内，邪不可干"，强调的是机体如果有充分的抗病能力，致病因素就不起作用；"邪之所凑，其气必虚"，则说明疾病之所以发生和发展，是机体的抗病能力处于相对劣势，邪气乘虚而入。根据人体后天之本的观点，脏腑的功能与人体正气有非常直接的关系。推拿的治疗作用表明，推拿施术是手法信息通过经络介导，振奋鼓舞了脏腑、经络之气；是生物能量或功力的传输、转换，提高了机体的整体功能水平；是手法技能的巧妙运用对组织结构的调理。推拿的相关作用特点，说明推拿施治对人体的影响不是单一的，但反映在对机体脏腑、经络、气血活动的扶持、协调、平衡等层面更为明显，体现出推拿施术对人体的补益能力、对正气的扶助作用，并通过正气的加强，提高机体的抗邪、祛邪能力。

推拿施治一般表现为：具有兴奋生理功能、作用时间长、手法轻柔的轻刺激施术，体现补益、扶正的效果；具有抑制生理功能、作用时间短的重刺激施术，体现泻实、祛邪的效果。扶正与祛邪，是相互为用、相辅相成的。扶正即强化正气，有助于抗御和祛除病邪；祛邪则排除了病邪的侵犯、干扰以及对正气的损伤，有利于保存正气和正气的恢复。例如咳喘患者，针对咳喘邪实之证，运用力量可稍重、速度可稍快的风门、肺俞穴按揉法，叩击、拍打肩背部，疏畅肺气、祛痰止咳；又兼顾伤气之虑，实施按揉脾俞、肾俞穴，横擦背上部、直擦背部胸椎 2～7 椎夹脊两侧透热为度的手法，以振奋、扶助肺气。再如对腰背椎骨错缝的病症，其疼痛剧烈、转侧不能，是谓邪实之征，推拿取经穴和压痛点的重刺激点穴法以泻实，解痉止痛后，施摇扳法、擦揉法以扶正，调运气血。推拿施治过程中，应注意观察、分析正邪消长盛衰的情况，根据正邪在不同阶段的偏重，决定推拿扶正与祛邪的主次先后，或重扶正，或重祛邪，或是扶正与祛邪并重，或是先扶正后祛邪，或是先祛邪后扶正。治疗切忌扶正留邪，祛邪伤正的情况，如对疼痛剧烈、转侧不能的椎骨错缝者，一味对椎骨施行摇扳法以及局部擦揉法，只会使患者疼痛更剧，以致大汗淋漓，徒耗气血，反损正气，正所谓"邪气盛则实，精气夺则虚"。因此，推拿治疗应注重"扶正而不留邪，祛邪而不伤正"的要点。

推拿施术的扶正作用，蕴涵了调理、预防之义，不论在病症的治疗中，或是在保健推拿里，都应时时注意对脏腑、组织功能的维护和协调，这才是正确推拿的关键。临证之中，推拿施治必定依据中医经络、脏腑理论，对机体上下、左右、前后、局部与整体，进行手法的配合操作，增进机体的沟通联系；即使在以偏重祛邪的推拿治疗里，祛邪施治过后，一定要施用调整组织状态、巩固治疗成果的整理手法，促进组织功能的修整，防止病邪的进一步扩展；还常常以具有通调全身气血作用的拿肩井法，作为推拿施治的收式手法。这种在治疗中顾及机体的未来状况，极力理顺机体，使之趋向正常的、自然的状态，体现了推拿施术中"治寓意于防，防寓意于治"的特性。正因为推拿具有顾护自然禀赋和顺应机体作用的特点，而被历代医家广泛运用于养生保健，临床也多用于五官保健、五脏保健和肢体保健等以强健体质、预防疾病。

四、以动为主，调整阴阳

推拿治疗是以动为主的运动疗法。不论是推拿施术的作用，或是推拿手法施于机体的形式，还是指导患者所进行的功法训练，都是在运动。推拿"以动为主"的治疗原则，是指在实施推拿手法操作时，或指导患者进行功法锻炼时，应根据不同的疾病、证候及病理状况，确定推拿施治功力的强弱、节奏的快慢、动作的缓急和活动幅度的大小；同时，也指受术者在接受推拿之后，机体脏腑、经络、气血功能的运行得到强化，机体达到了一种动态的平衡。因此，推拿施术"以动为主"的原则，是以受术者的适应性为标准。

值得注意的是，推拿的动具有属热、属阳的属性，实施之中更应注重调整阴阳，使之平衡。《景岳全书》曰："医道虽繁，可一言以蔽之，曰阴阳而已。"疾病的发生发展，从根本上说是阴阳的相对平衡遭到破坏，即阴阳的偏盛偏衰代替了正常的阴阳消长，所以推拿施治必须调整阴阳。阴阳是辨证的总纲，疾病的各种病机变化均可用阴阳失调加以概括。表里出入、上下升降、寒热进退、邪正虚实、营卫不调、气血不和等，无不属于阴阳失调的具体表现。因此，从广义上讲，解表攻里、越上引下、升清降浊、寒热温清、虚实补泻、调和营卫以及调理气血等治疗方法，也皆属于调整阴阳的范畴。

调整阴阳，是指纠正病症过程中机体阴阳的偏盛偏衰，损其有余而补其不足，恢复和重建机体阴阳的相对平衡。合理运用推拿"动"的能效，必须结合中医藏象、经络学说，辨别病症的属性而施治。例如阴虚阳亢之高血压患者，除给予常规的推拿手法外，常采用补肾经的自太溪穴沿小腿内侧面推至阴谷穴、按揉涌泉穴等方法，滋阴以制阳。再如脾肾阳虚之五更泄患者，多以按揉气海、关元穴，摩揉丹田致下腹温暖；横擦腰部肾俞、命门穴一线，推上七节骨和斜擦骶部八髎穴至热为度等温阳止泻的方法，温阳以制阴。由此可以看出，推拿通过对相关脏腑、经络功能的调动和影响，从而促进机体阴阳的动态平衡。另外，阴阳是相互依存的，推拿调整阴阳的治疗，还应注意"阴中求阳，阳中求阴"，也就是补阴时佐以温阳；温阳时配以滋阴；从而使"阳得阴助而生化无穷""阴得阳升而源泉不竭"。

体现"以动为主，调整阴阳"的原则，推拿治疗还必须注意"动静结合"的要领，它包含两层含义：一是在实施推拿操作时，要求推拿施术者和受术者都应该情志安静，思想集中，动中有静；二是推拿治疗及功法锻炼后，均应安静休息，使机体有一个自身调整恢复的过程。总之，推拿施术适宜的运动方式和所产生的运动效果，是取得临床理想疗效的关键。

五、整体观念，三因制宜

中医的整体观念认为，人体是一个有机的整体，人体的结构相互联系，不可分割；人体的各种功能是相互协调、相互为用的；在病理状况下，各部分也相互影响。另外，人与环境之间也是相互影响、不可分割的整体。这种思想方法贯穿于中医的生理、病理、诊法、辨证、治疗和养生等各个方面，推拿治疗中也同样重视这种思想方法。

推拿治疗中强调整体观念的原则，体现在分析局部病症时，既注意局部对机体整体的影响，又重视机体整体对局部的作用；还看重病症进程中的不同变化，以及各种因素的干扰，而临证变通。如对中风后遗症患者的治疗，既要重视偏瘫患侧的治疗，也考虑机体健侧平衡的施治；既对患肢关节实施重点手法，也注意改善头颈部血液循环的施治；还强调细致把握中风早、中、后期不同病程的推拿治疗要领，随病情的进行，主症与兼症的增减、消失和转化等，综合分析，进行推拿手法的加减。

三因制宜包括因时制宜、因地制宜、因人制宜，是指治疗疾病要根据季节、地区及人的体质、年龄等不同而制订相应的治疗方法。要注重整体观念，全面考虑，综合分析，区别对待，酌情施术。

（一）因人制宜

临床中，受术者的年龄、性别、体质、职业特点、生活习惯、痛阈值的大小等，均可能影响推拿治疗效果，关系到推拿手法的选择和临证具体的运用。如受术者体质强，手法可稍重，治疗部位在腰臀下肢，病位在深层等，施术手法刺激量稍重；患者体质虚弱，手法可稍轻，操作部位在头面胸腹，病位在浅层，或小儿等，施术手法刺激量稍轻。

（二）因时制宜

因时制宜是指推拿治疗时要考虑到时间和季节因素。如晚间的推拿治疗不宜采用兴奋性手法；又如秋冬季节，肌肤腠理致密，施术时手法力度应稍强，推拿介质多用葱姜水、麻油；而春夏季节，肌肤腠理疏松，施术力度要稍轻，特别是夏季多汗黏腻而涩滞，应少用摩擦类手法等，可用滑石粉、薄荷水等保护性介质。

（三）因地制宜

手法治疗亦应根据地理环境的不同而灵活地选择运用。如中国北方寒冷，北方人体格多壮硕，推拿施术时手法宜深且重才能有效；而南方多热多湿，南方人体型多瘦小，推拿施术时手法宜相对轻柔。另外，治疗环境也要注意，推拿施术之中及施术之后，受术者不可遭受风、寒的侵袭；施治环境要安静而不嘈杂，等等。

第四节　推拿治疗方法的特点

作为一种中医非药物疗法，推拿疗法在临床应用中，既不同于药物的内治法与外治法，也与针灸等外治方式不完全相同而独具特色。推拿疗法是以中医基本理论为指导，运用施术者的各种手法或借助相关器具，刺激受术者体表的经络、穴位或特定部位，对其机体产生作用和影响，从而防治疾病的一种治疗方法。推拿疗法形式上的独特之处，决定了推拿所特有的性质，确立了自己的风格与标志。

一、推拿学的基本特点

在推拿学中，最能够作为学科象征和标志的内容是推拿手法和推拿功法。

临床之中，推拿的施术者，以自身的手、肢体部分或其他部位，必要时也常常借助相关器具，以达到手功能的延伸，在受术者的体表上，寻循相应的经络、腧穴、特定的治疗部位，或相关的组织、器官等，做富有活力、技巧熟练、操作合理的规范性动作，通过对受术者功力和信息的传输，使机体的脏腑、经络、气血等组织功能发生良性转变，以达到预防疾病、治疗疾病的目的。这些实施于受术者体表上的规范性动作，操作形式有很多，其介入于特定部位或经络腧穴而产生的作用，既有外力的影响，也是推拿效能的综合发挥。同时，它也包含了相关联的内涵要素：第一，推拿手法施术是以医学理论为指导，特别是以中医学理论作为推拿治疗的基础，以预防、治疗疾病；第二，推拿手法施术是在受术者的体表上，是一种无创的自然疗法。

推拿功法，是指推拿施术者为优化临床施治，通过一系列方法，对体格力量和身体素质进行综合训练，所练就的功力和控制功的能力。练功是功力培养的关键，它包括由外向内和由内向外两种方法。由外向内的练功方法也称为推拿练功，是通过步形，裆势，肌肉的伸、缩、拧、转等相互平衡，以及相对静止性的用力等，练就"以意领气，以气贯力"的能力，达到外强而生精血，充养形体与脏腑的作用。由内向外的练功方法也称为传统养生功法，其动作柔和，强调意念、呼吸，重视养生摄身，内修意气，以充精血，包括"行气"、"吐纳"、"坐禅"、八段锦、太极拳等。对推拿施术者而言，推拿功法有两重意义：一是推拿施术者必须进行有助于自身的功法锻炼，这能够帮助施术者掌握推拿手法的技巧性；也有利于增强体质，强化长时间实施推拿而具有稳定力度的施术动作；还因其注重呼吸自然，避免施术过程中造成内伤，并加快疲劳的恢复，胜任连续施术。二是指导受术者进行合适的功能锻炼，既巩固和延伸推拿治疗的效果，又激发受术者机体的潜能以扶正祛邪。

二、推拿的治法特点

推拿治法与中医内治法一样，也是以中医基本理论为指导，遵循辨证论治的原则。正如《理瀹骈文》所云："外治必如内治者，先求其本，本者何也，明阴阳、识脏腑也。"辨证是治疗的前提和依据，在明确病变的阴阳、表里、虚实、寒热等属性后，才能从复杂多变的病证现象中抓住病变本质，确定病证的标本、轻重、缓急，实施相应的推拿手法以扶正祛邪、调整阴阳，使气血复归于平衡，达到治疗疾病的目的。推拿施治的作用取决于两个要素，一是推拿施术手法的性质和刺激量；二是受术部位或经穴的特异性。手法的性质，是指不同的手法区别于其他手法的根本属性；手法的刺激量，是指施术手法作用力的强弱，作用部位的深浅，作用时间的长短，手法频率的缓急等。受术部位或经穴的特异性，是指相应的部位和穴位，在推拿治疗时可以产生的特殊反应和功效。这两个要素采用不同的结合方式，所形成的治疗作用不尽相同，根据手法的性质和刺激量，结合受术部位或经穴，推拿治疗有以下治法。

（一）温法

推拿温法是具有温阳散寒功效，用于虚寒证的一种治法。一般选用摩擦类、挤压类、摆动类手法。施术手法应柔和，频率较缓慢，操作时间较长。对受术者产生的热效应，既能温煦经络气血、脏腑器官，又具有祛寒燥湿的效力，还可温煦组织、密实腠理，以抗御外邪的侵害。推拿手法中，擦法的热效应最强，特别是小鱼际擦法，热效提高快、热度大；而内功推拿流派的推拿手法，追求组织深层形成较深沉的、持久的温热效果。总之，选择推拿温法的治疗，就应取得温阳益气的作用，以适用于阴寒虚冷证。例如按、摩、揉中脘、气海、关元穴，擦肾俞、命门穴，能温补肾阳，健脾和胃，扶助正气，散寒止痛，以体现温法的功效；治疗五更泄，按中脘、关元，摩揉下腹丹田，以温中散寒，一指禅推、擦肾俞及命门以温肾补阳，均是温法的具体运用。

（二）通法

推拿通法是疏通经络，祛除壅滞之病邪的一种治法。《素问·血气形志》曰："形数惊恐，经络不通，病生于不仁，治之以按摩醪药。"实施推拿通法一般选用挤压类、摩擦类等手法。例如推、拿、搓擦四肢，则能通调经气；拿肩井能通调气机，行气活血；点、按背俞穴可通畅脏腑气血。操作中应刚柔兼施、刚柔相济，使推拿施治手法抑扬起伏，形成动能震荡，有助于荡涤阻滞；取得推拿通法的良好功效，还在于施术中必须充分利用好推拿功法；还应该注重提高推拿的热效应，扩张经络，提高组织气血的活动能力，共同达到通行的作用。

（三）补法

推拿补法是补养脏腑、气血、津液之不足，激发脏腑功能活动的一种治法。《素问·调经论》云："按摩勿释，着针勿斥，移气于不足，神气乃得复。"说明因气不足而导致疾病者，可用按摩的方法补气，使精神复原。在推拿临床中，补法应用的范围较为广泛，包括阴阳气血的虚衰之证，如气血两虚、脾胃虚弱、肾阴不足、虚热盗汗、阳痿遗精等，均可运用补法。一般选用摩擦类、摆动类、按压类手法。例如一指禅推法、摩法、揉法在腹部做顺时针方向操作，按揉中脘、天枢、气海、关元，按揉、擦背部膀胱经，擦胃俞、脾俞，都能健脾和胃，补中益气，即属补法。一指禅推、擦命门、肾俞、志室，按、摩关元、气海，能培补元气，温肾和阳，亦属于补法。补法操作的基本要求是：轻柔和缓，操作时间宜长。但同时还应根据临证情况，在经络气血循行，手法运行的方向、性质、频率，以及特定经穴等方面也有具体要求。一般而言，顺着人体经络走向、向心的推拿手法，刺激特定的募穴、背俞穴及其他配穴，能补益相应脏腑。推拿补法是治疗虚证的方法，其治疗途径体现在加强脾胃功能，促进气血生成，用于气血两虚证；可直接和间接地促进脏腑、经络等组织器官的功能活动，以改善脏腑经络功能低下的状态；其生物效能的传递转换，可直接扶助人体正气，提高抗病能力。掌握并灵活运用推拿改变虚证的作用途径，能够更好地发挥补法的效力。

（四）泻法

推拿泻法是通腑泻实，用于下焦实证的一种治法。推拿泻法主要用于治疗结滞实热引起的下腹胀满，或食积火盛，二便不通。一般选用摆动类、摩擦类、按压类手法。例如，一指禅推、摩神阙、天枢两穴，揉长强，以通腑泻实，治疗食积便秘，即是泻法的具体应用。实施操作的要求是：手法力量稍重，频率由慢而逐渐加快。但根据临证情况，也有一些具体要求，诸如顺时针摩腹法等。推拿泻法治疗病症的病位相对明确，但若推拿给予的能量不重、功力不持久，则不足以通下腑实腹满的有形实邪。推拿泻法虽然刺激较强，但只要合理运用，一般没有峻猛药物之弊端，泻实而不伤正，故体质虚弱、津液不足、气虚无力之便秘者宜经常使用，也体现了推拿泻法之所长。

（五）汗法

推拿汗法是通过推拿的发汗、发散作用，使病邪从表而解的一种治法。《素问·阴阳应象大论》云："其在皮者，汗而发之。"推拿汗法大致适用于风寒外感和风热外感两类病症。风寒外感者，一般选用点按法、拿法、擦法等挤压类、摩擦类手法。操作要求是先轻后重，加强刺激，步步深入，使机体汗液逐渐透出，外邪随汗而解，达到解表祛寒的目的。例如，点按风池、风府穴，拿揉颈项、拿肩井，直擦背部膀胱经，能发汗解表，祛风散寒。风热外感，一般选用摩擦类、挤压类、叩击类、摆动类手法。操作要求是手法柔和轻快，施治面积宽广，使患者腠理疏松，汗毛竖立畅通，肌表微汗潮湿，外感风热之邪疏散而不留恋，病体霍然而愈。例如按揉、拿揉合谷、外关穴，既可疏风清热，又可解一切表邪；一指禅推、按揉大椎穴能发散热邪，通三阳经气；一指禅推、按、揉风门、肺俞皆可祛风邪，宣肺气；颈项、肩背部大面积轻快的拍叩法，可开发腠理，疏散表邪。

（六）和法

推拿和法是以调和手法，治疗邪在半表半里或脏腑之间病症的一种治法。推拿和法有调理、和解、平缓之义，以调和阴阳为纲，以和脏腑、和经络、和气血、和营卫、和脾胃、和肝气、和脉气、和经血、和筋脉为常用之法。临床中，推拿和法主要用于脏腑不和、气血不调、经络不畅引起的肝胃气痛，月经不调，脾胃不和，情志不舒等证。一般选用振动类、摆动类、摩擦类、挤压类、运动关节类手法。施术要求是平稳圆滑，柔和贴切，富有节奏，操作动作要协调舒展、起伏有序、连绵不断。临床施用推揉背部膀胱经穴，点按俞募穴，振颤胸腹部等，可调和脏腑；推抹手足、前额，搓擦四肢及抖法等，可以调和经络；四肢及背部㨰法、一指禅推法、按法、揉法、搓擦法，拿肩井等，都具有调和气血的作用；胸腹部和背腰部的分推、合推法，直擦背腰督脉，捏脊法等，具有平衡阴阳、调和营卫等作用；分推腹阴阳法、摩腹法，横擦背部脾俞、胃俞一线以透热，可调和脾胃；按揉章门、期门穴，搓擦两胁部，可调和肝气；循经点穴，胸背部的横擦法和振颤法等，可以调和脉气；揉按、振颤关元、中极穴，摩运丹田，搓擦八髎穴等，可调和经血；运用各种整复法，拔伸、运摇关节等，可以调和筋脉。

（七）散法

推拿散法是使积滞、瘀结消散化解的一种治法。推拿散法的主要作用就是使结聚疏通，不论有形还是无形的积滞，可"摩而散之，消而化之"。推拿功力的施术，是生物能量的传输与转换，生物能量对作用目标具有识别能力；同时，它在体内形成的能量推进效果、经脉和组织共振的效果以及推拿热效应等，均有别于其他治疗方法，体现其独到之处。散法一般选用摩擦类、振动类、摆动类、挤压类手法。操作要求是轻柔而贴切，频率宜快捷，操作时间稍长。临床多用于气滞、血瘀、积聚等病症。例如肝气郁滞所致的胁肋部胀满疼痛，采用按揉章门、期门穴，推抹、搓擦两胁部等手法；饮食不节，脾不健运引起的胸腹胀满、痞闷，采用腹部一指禅推法、振颤法，摩腹法，按揉胃俞、脾俞穴及擦法等消食散结；外伤瘀血肿胀疼痛，采用摩揉法，循经推、抹、擦法，一指禅推法等手法，这些都是推拿散法的具体应用。

（八）清法

推拿清法是清解表里邪热的一种治法。推拿清法是推拿实施的功力，通过机体能量的转换，来化解气分、血分之热；通过促进气血流动，开发腠理肌表，疏散郁热；通过加强脾胃功能，促进津液滋生，改善燥热环境；通过顺降气机，宁心安神，以祛除烦热。因此，推拿清法无苦寒损伤脾胃之虑，一般选用摩擦类、挤压类手法。操作要求是着力偏重，刚中带柔。但在临证时，常需辨别病症是在表还是在里，是实热还是虚热，属气分还是属血分，应根据不同的病症而采取相应的操作手法。例如表虚热者，自上而下轻推背部膀胱经；表实热者，自下而上轻推背部膀胱经；气分实热者，自上而下轻推背部督脉，以清泄气分实热；有气血虚热者，轻擦腰部，以养阴清热；有血分实热者，自上而下重推背部督脉，以清热凉血。

推拿八法是推拿治疗的主要治法，但临床上特别是外伤科病症，还应根据具体疾病，坚持中医辨证论治和治病求本的原则，并注意辨证与辨病相结合，灵活运用，才能达到理想的治疗效果。

三、推拿治疗的技能特点

临床推拿治疗与内科用药不同，对于内科医师来说，诊断疾病、开出药方，诊疗过程就告一段落；但同一过程对推拿医师而言，还远没有结束，因为推拿施治的过程要靠推拿医师实施手法去执行。同一患者，不同推拿医师施治的疗效可能有较大差别，这是由推拿功力优劣来决定的，它与施术者的手法技巧相关联，也与治疗部位的选择相关联，还因临证施治环节的技能掌握上存在差异而有所不同。掌握推拿治疗中的技能特点，更好地理解推拿施术的要领，才能提高推拿临证治疗的功力。

（一）把握推拿施术的步骤

推拿手法直接施治于人体，是以功力为作用特征，施术分为三个步骤完成。第一步，施术者推拿功力的发动。这是推拿治疗的起始，从某种意义上说，它也决定了此次推拿治疗施用功力的方向、部位和要达到的目的。在强调合理运用推拿功法的实际中，充分发挥"以意领气，以气贯力"的潜力，就必须重视推拿施术的第一步。第二步，推拿功力所产生的能量传递。如何保证推拿施治的功力，高效率和流畅地进行传输，是第二步的关键。这一步骤可检验推拿者是否有熟练的施术技能，包括手法的娴熟和对机体组织结构、功能状态的敏锐感知。第三步，组织接受功力后产生生物效应，即推拿作用于机体所产生的应答。推拿治疗的过程是一个互动过程，也是一个寻求动态平衡的过程，受术机体对推拿的反应是必然的，迅速掌握这些信息，并正确、合理地调整治疗方法，是取得满意临床效果的保证。

（二）注重推拿施治的作用层次

中医认为，人体的组成由外而内依次为：皮部、络脉、经络、经筋、肉和骨，这与现代解剖学的认识相似，即皮肤、皮下组织、肌肉和骨组织构建了人体的基本框架，神经和血管穿行其中。机体的生命活动和生理功能，是以这些框架组织完整及功能正常为基础的。推拿治疗是要对人体的组织用力、做功，施展推拿手法用力和做功的成效，反映在是否达到了力和功的"渗透"。具有良好"渗透"性手法的治疗，不仅可以取得很好的疗效，而且操作时，受术者会感到非常舒适。治疗手法力和功的"渗透"程度，施术者可根据手法的选择、功力施用的大小、运力的方向等方面来控制；同时，也与不同层次组织的生物反应性密切关联，从而影响"渗透"的效果。

中医临证的理法方药，是在整体观念、辨证论治思想的指导下，按君臣佐使的原则进行整体调节，推拿治疗病症亦是如此。病症的产生，纵然有诸多原因和途径，但主要致病因素和发病途径往往是治疗的关键，并成为推拿治疗时手法施术的关键部位和层次。病症的多样性导致了人体组织在接受推拿治疗时，有治疗手法"最佳作用层次、次要作用层次、辅助作用层次、不适宜作用层次"的多样性。假如在对病症的推拿治疗过程中，随意地、无序地、不分组织层次地予以手法功力的释放，既大量消耗施术者的体力和时间，又无法集中手法功力形成最佳作用，还有可能引起各种干扰反应，从而达不到好的治疗效果，甚至发生推拿意外。因此，机体组织有不同层次之分，推拿手法亦应根据功力的"渗透"程度而有所区别。

作用于机体不同层次的推拿手法很多，基本的治疗手法一般包括：第一，表层作用手法，主要为作用于皮肤表面的手法。如摩法、擦法、推法等。第二，浅层作用手法，主要为作用于皮下组织的手法。如揉法、抹法、运法、捻法等。第三，深层作用手法，主要为作用于肌肉、筋膜组织，以及深入内脏的手法。如滚法、一指禅推法、按法、振法、拿法、搓法、弹拨法等。第四，运动关节类手法，主要为作用于关节及其周围组织的手法。如扳法、拔伸法、摇法、抖法等。在推拿治疗具体操作过程中，实施手法必须与临床实际结合而变化繁多，相对的层次概念可能比较模糊，但培养这种推拿施术层次的观念，有助于施术者在临证中更加合理地选择手法、掌握时间、分配体力，以达到最佳治疗效果。

（三）讲究治疗手法的组织配合

推拿治疗通常采用多种手法相互结合，协同施术，极少使用单一手法。因为大多数病症，用一种手法不易完成治疗任务。推拿治疗的技能，不只是单一手法的技巧，还包括施治手法的组织与配合。

目前在推拿治疗中，运用的治疗手法既有推拿流派和手法种类的区别，又有各式基本手法、复合手法、复式手法等花样，但根本的一点是：以达到治疗目的为准则。施术手法必须围绕治疗目的进行有效组合，临床施治要精选精用，选用的治疗手法要有主次和先后之分，究竟怎样组织手法？一般把能够治疗疾病主要症状或病因的手法，列为主要治疗手法；能治疗兼症，以及能为主要手法创造前提条件、强化治疗作用、减少副作用，增加协调、舒适感的手法，列为辅助治疗手法；然后依据作用及相互关系等因素，排列先后次序、施术部位、刺激强度与时间等，灵活运用。另外，治疗手法的配合还包含：施术者左、右手法的交替运用与合作运用，这是推拿施治环节的协调技能，也是提高推拿效能的一个要点。根据病情需要，把多种手法有秩序地、合理地组织在一起，称为手法的组合。它们在治疗上分工协作，相互配合，不但可以提高疗效，而且能够节省时间和人力。

四、推拿治疗的补泻特点

推拿在临床治疗时，需要根据患者的体质强弱和病症虚实，采取或补或泻的推拿方法。推拿对人体的经络穴位或特定部位的各种不同刺激，使机体内部得到调整，起到扶正祛邪的功效，这就是推拿补泻的含义。推拿施治虽无直接补或泻的物质进入体内，但临床实践证明确实有促进机体功能和抑制机体功能亢进的作用。

推拿的补泻作用是由多方面因素共同决定的,具体包括以下几个方面。

1. 经络循行 从经络的循行方向来说,顺经脉循行方向的推拿操作方式为补,逆经脉循行方向的推拿操作方式为泻。即所谓的"顺经为补,逆经为泻"。

2. 血流运行 从血流运行的方向来看,向心性推拿手法为补,离心性推拿手法为泻。

3. 刺激强度 就手法的刺激强度来讲,轻柔刺激的手法为补,强重刺激的手法为泻。即所谓"轻揉为补,重揉为泻"。

4. 手法频率 从施术手法的频率来看,操作频率快的手法为泻,操作频率慢的手法为补。即所谓的"急摩为泻,缓摩为补"。

5. 旋转手法 从手法的旋转方向来说,一般而言,顺时针方向施治的手法为补,逆时针方向施治的手法为泻,即所谓的"顺摩为补,逆摩为泻"。但在腹部旋转操作的摩腹法运用中,顺时针方向摩腹为泻,逆时针方向摩腹为补。

6. 操作时间 从手法施术的时间上讲,施术时间长的手法为补,施术时间短的手法为泻。即所谓的"长者为补,短者为泻"。

7. 运动方向 从对人体整体的施治运动方向来说,向上推行的手法为补,向下推行的手法为泻,即所谓的"推上为补,推下为泻";旋转性的手法为补,直线性推动的手法为泻。即所谓的"旋推为补,直推为泻"。

推拿治疗的补泻,在人体的特殊部位也存在差异,临床必须结合实际病症等情况。补和泻虽然是相反、对立的两种作用,但又相互联系,对立统一,其最终目的是调整机体功能,达到阴阳平衡。在临床上,应根据具体情况,灵活应用。

第五节   推拿治疗的注意事项

推拿治疗在临床上作为外治方法,对许多病症都具有良好的治疗效果,但有时对部分患者也会引发异常现象,造成不良反应。所以,在推拿治疗过程中,必须掌握推拿的禁忌证和针对不良反应的处理办法。

一、推拿治疗禁忌

1. 皮肤损害 各种皮肤病症受损的局部,包括烫伤、外伤和皮肤病。

2. 出血性病症 各种出血性疾病,包括有出血现象、出血趋势以及施术后极有可能引发出血的各种病症;有血液病的患者,均属推拿治疗禁忌之列。

3. 传染性病症 烈性传染病属推拿治疗禁忌;一般传染病,原则上均不宜实施推拿,特别是病症的病变局部;隐匿性的传染病要特别重视,诸如各种结核病、肝炎、白喉等。

4. 感染性病症 各种脓肿、败血症或脓毒血症等属推拿治疗禁忌;值得注意的是部分感染轻微的患者,推拿治疗如有加重病症感染的趋势,要谨慎施用或不用。

5. 肿瘤 任何有加速肿瘤细胞扩散的推拿治疗均属禁忌。

6. 严重的脏器功能衰退病症 严重的心、肺疾病,功能衰退者;血压起伏异常、波动较大的患者;精神失常的患者等。

7. 妇女妊娠期、月经期 妇女腰骶部和腹部在妊娠期禁做推拿治疗,月经期慎用;也不宜在四肢感应较强的穴位处取强刺激手法;其他部位确实需要手法治疗的,也应以轻柔手法为宜,以免出现流产和出血过多。

8. 急性损伤 急性的外伤和神经损伤，对较重的病症，除需整复错缝、远端实施点穴止痛等应急推拿手法外，一般24～48小时内，均不宜做推拿治疗，特别是在损伤局部；疑有筋肉断裂、骨或关节硬伤、脊柱脊髓损伤等，更需明确诊断，不可莽然施治；急性损伤中局部炎症反应明显者，也需慎用、禁用推拿手法治疗。

9. 病症波动 对某些病症的不稳定期，应禁用或慎用推拿治疗。如中风、脊髓损伤、烧烫伤等急性和亚急性期，或全身症状不稳定者，或血压起伏波动较大者。

另外，对于过劳、过饥、过饱和饮酒过量者亦要禁用或慎用推拿治疗。

二、推拿意外情况

推拿治疗作为一种自然疗法，治疗时没有太多环境和条件的制约，也没有药物的副作用，是一种无创性的治疗方法。但推拿治疗毕竟是对受术者的外力作用，在治疗实践中，如果施术者手法不熟练，操作失误，基础知识不熟悉等，都很容易引发异常情况，轻者影响疗效，重者可能出现对人体的严重伤害，甚至危及生命。这些推拿引起的异常情况称之为推拿意外。

对此，有必要对推拿意外中的常见问题，如软组织损伤，休克，骨、关节损伤，神经系统损伤，内脏损伤等的原因、临床表现、预防及处理的情况进行简要说明。

（一）软组织损伤

推拿对人体软组织造成的常见损伤有：皮肤破损、皮下出血和瘀斑、擦伤、扭捩伤等。

1. 原因 时间较长、力量较大的掐法，过久的指揉法，或施术者的指甲刺伤；使用蛮力，治疗手法生硬，不规范的急速不均匀擦法，热敷温度过高、时间过长，或在热敷时、热敷后再在局部施用手法，过度的运动关节类手法的施用等。

2. 临床表现 皮肤损伤者，患部常先有较明显的灼热感或剧痛，然后出现皮肤表层不同程度的破损；热敷后局部皮肤轻度红肿，无水疱，干燥，常有烧灼感，类似于Ⅰ度烫伤；若热敷后局部出现水疱，去表皮后创面湿润，创底鲜红、水肿，有剧痛和感觉过敏，这已类似于浅Ⅱ度烫伤；皮下出血可出现局部疼痛、微肿，皮下常见有大小不等瘀斑，出血局部皮肤张力增高，有压痛，关节运动可因疼痛而受限制。

3. 预防及处理

（1）提高治疗技能：加强推拿手法基本功的训练，正确掌握各种手法的动作要领，提高施术的熟练程度；适当使用介质。

（2）皮肤损伤：要保持皮肤伤口的清洁，局部可涂红药水或紫药水，一般不需要包扎，数日后可痊愈。

（3）控制热敷：在热敷时要注意对受术部位肤色的观察，以及注意受术者的反应，热敷时或热敷后，局部切忌再用任何手法；对烫伤的患部，可外涂治烧烫伤的药膏。

（4）皮肤出血：预防中控制施治手法的强度，由轻而重，以患者能忍受为原则。处理皮肤出血，可局部加压包扎或用冰袋冷敷，或用中药止血剂外敷、内服。

（二）休克

休克是一种因急性组织灌注量不足而引起的临床综合征，是临床各科严重疾病中常见的并发症。

1. 原因 受术者因过度疲劳、空腹或剧烈运动后即刻接受推拿治疗；或患者初次接受推拿，情绪紧张；或重手法的长时间刺激，如踩法等。

2. 临床表现 血压下降，收缩压降低至90mmHg以下，脉压差小于20mmHg，面色苍白，四肢湿冷和肢端发绀，浅表静脉萎陷，脉搏细弱，全身无力，尿量减少，烦躁不安，反应迟钝，意识模糊，甚至昏迷。

3．预防及处理

（1）预防：避免在受术者过度疲劳、空腹或剧烈运动后的状态下予以推拿治疗；施治时忌粗蛮用力，慎用重手法，遵循受术者在能忍受的范围进行推拿的要求；重强刺激手法的运用，要保证受术者体质能够承受，且密切观察，做到恰到好处而不过。

（2）处理：发生休克现象，立即终止手法的不良刺激，让患者取平卧位，不用枕头，腿部抬高30°，注意保暖和安静，尽量不要搬动；同时给予开天门、推坎宫、揉内关、掐中冲诸穴；做好患者抗休克治疗的准备，如吸氧和保持呼吸道畅通，建立静脉通道，维持水、电解质和酸碱平衡，应用血管扩张剂，维护心、肺、肾脏正常功能等；必要时尽快请内科会诊。

（三）骨、关节损伤

骨、关节损伤主要包括医源性骨折和脱位两大类。

1．原因　推拿手法过于粗暴；治疗手法的实施欠准确、不规范或超越正常关节活动度；因误诊进行推拿治疗，会造成病理性骨折和医源性骨、关节损伤。如骨结核被误诊时，治疗中易出现骨、关节的损伤。

2．临床表现　骨折患部出现疼痛、肿胀、功能障碍等症状，大多数患者有不同程度的移位，引起肢体或躯干外形改变，而出现畸形；因骨折端的相互触碰或摩擦而产生骨擦音；如造成骨干部无嵌插的完全性骨折，则可出现假关节活动。关节脱位患部出现肿胀、疼痛。因推拿因素而引起的脱位属外伤性脱位，伤后立即出现功能障碍，畸形明显，每一种脱位都可出现特有的畸形，且不能改变。若畸形可改变，多是近关节骨折或脱位合并严重骨折。

3．预防及处理

（1）排查：施治前应仔细检查、确诊受术者的病症，排除推拿治疗的禁忌病种，如骨结核、骨肿瘤等。

（2）提高技能：熟练掌握人体各部的解剖情况，尤其是关节的结构和正常运动幅度，在治疗过程中做到心中有数。

（3）手法运用：施治手法宜柔和，不要蛮横用力；运动关节类手法的施用，幅度应由小而大、循序渐进。

（4）处理：发生骨折、脱位，要立即复位、固定，必要时请骨科会诊；可用中药熏洗等方法，尽早进行功能锻炼。

（四）神经系统损伤

神经系统包括中枢神经系统和周围神经系统。临床中推拿治疗造成的伤害，轻者有周围神经、内脏神经的损伤；重者可见脑干、脊髓的损伤，甚至造成死亡。常见的神经系统损伤疾病有膈神经损伤、腋神经及肩胛上神经损伤、蛛网膜下腔出血等。

1．原因　颈部旋转复位法使用不当易造成颈部脊髓和脊神经损伤，或由此引起膈神经受损；强行做颈椎侧屈的被动运动，则易引起腋神经及肩胛上神经损伤；具有脊髓血管畸形的患者，在脊柱局部损伤处施术或手法过于粗暴，易引起畸形血管局部发生血液流变学改变，也可直接引起血栓形成或出血，出现蛛网膜下腔出血现象。

2．临床表现　膈神经损伤时出现膈肌痉挛、呃逆；一侧膈神经麻痹时，该侧膈肌失去活动能力，引起轻度呼吸功能障碍；双侧膈神经麻痹或不完全麻痹时可出现呼吸困难，咳嗽、咳痰也会发生困难；当膈肌麻痹时，其他呼吸肌与颈肌均被动参与呼吸；膈神经内有感觉神经，所以膈神经受刺激，可产生右侧肩部疼痛（牵涉性痛），因而可能被误诊为肩关节的病变。腋神经、肩胛上神经损伤时，立即出现单侧肩、臂部阵发性疼痛、麻木，肩关节外展功能受限，肩前、外、后侧的皮肤感觉消失，日久三角肌、冈上肌可出现失用性萎缩。蛛网膜下腔出血会出现突发性原有症状加重，双下肢乏力、麻木疼痛，继而可出现双下肢瘫痪；当蛛网膜下腔内出血未能及时控制，还会出现尿潴留和肢体感觉障碍平面上升，直至呼吸困难的危象出现。

3．预防及处理

（1）提升技能：提高手法的技巧和准确性，不要过度地屈伸、旋转、侧屈颈椎，以免颈部神经损伤；避免颈部侧屈的被动运动，尤其是猛烈而急剧的侧屈运动，侧屈幅度控制在45°。

（2）神经损伤处理：膈神经损伤时，应避免劳累和运动锻炼，通过增加腹式呼吸来弥补膈肌瘫痪；可口服维生素B_1 25～50mg，每日3次；腋神经、肩胛上神经损伤时，患者应充分休息，以便于神经功能的恢复；局部轻手法推拿受损肌群，被动活动各关节，尽量减少肌肉萎缩并预防关节挛缩；可口服维生素B_1 25～50mg，每日3次，ATP 20～40mg，每日3次。

（3）脊椎问题处理：对有出血倾向、凝血酶原缺乏或有动脉血管硬化的患者，要避免对其脊椎部位实施重手法治疗。蛛网膜下腔出血时，应减少搬动，避免加剧出血，尽可能就地抢救；在抢救的同时，应尽快请内科会诊。

（五）内脏损伤

推拿治疗不当造成损伤的内脏，包括位于胸、腹腔内的消化器官、呼吸器官、泌尿器官和生殖器官四个系统的器官，常见的内脏损伤疾病有：胃溃疡出血及穿孔，闭合性肾挫伤等。

1．原因 消化道溃疡患者在饱餐后，或在溃疡出血期接受了不当的推拿治疗，可引起胃壁的挫伤和黏膜裂伤；强大蛮力可间接作用于肾脏，使肾挫伤，以及在肾区使用不恰当的叩击、挤压类重手法，致肾脏造成闭合性损伤。

2．临床表现 消化道溃疡穿孔者，受伤初期可有全身症状和腹膜刺激症状，有剧烈腹痛、呕吐，呕吐物内可含有血液，易发生休克；体征可见腹肌强直，伴有压痛，肠蠕动音消失，肝浊音界也可消失；X线透视检查，可发现膈肌下有积气。单纯性闭合性肾挫伤临床症状较轻，仅有腰部疼痛和暂时性血尿，很少触到腰部肿块或血肿；较严重肾挫伤，表现为休克、血尿、腰部疼痛剧烈、患侧腰肌强直，并可触及包块，B超检查对本病有诊断意义。

3．预防及处理

（1）消化道溃疡：有出血及穿孔病史的患者，应避免在饱餐后做腹部推拿治疗；近期内有反复溃疡出血现象的患者，禁用推拿治疗；溃疡患者，龛影不规则，溃疡直径大于2.5cm，不宜采用推拿治疗。推拿引发消化道出血及穿孔时，应根据病情需要，观察血压、脉搏、体温、小便量，并请内科会诊；同时，可采用平卧位或头低足高位，预防脑缺血；有剧烈呕吐者，应禁食，并注意呼吸道通畅；有烦躁者，可酌情使用异丙嗪、地西泮等镇静剂。应积极准备输血、输液。

（2）肾挫伤：预防肾挫伤的方法，即在肾区禁用重手法和叩击类手法，尤其是棒击法的刺激；对腰痛要辨证论治，选择恰当的手法。出现肾挫伤时，应每日检查尿常规，连续观察对比，观察血尿变化，直至肉眼血尿停止，并请内科会诊；卧床休息，避免过早活动而再度出血。

第六节　推拿治疗的辅助配合

推拿治疗方法与其他医疗方法一样，都不是万能的。在临床实践中，推拿治疗部分病症可以独立完成，但仍然在许多病症的治疗中，根据病情需要，有针对性地选择相关方法，来加强推拿的治疗效果，或配合推拿治疗，共同达到治愈病症的目的。

一、推拿介质的使用

推拿介质也称为"媒质""递质"，就是介于施术者的手与受术者受术部位皮肤之间，对推拿施术起辅助作用的物质。推拿介质包括相关的各种液体、膏剂或粉末等。可以作为介质的物质较多，其性能的优劣存在差异，所起作用也不尽相同。在治疗时，让推拿介质充分地涂抹于暴露的治疗部位上,配合手法施术,使之最大限度地发挥治疗作用。

(一)推拿介质的作用与选择

推拿介质的作用:有利于推拿手法的操作;对皮肤具有保护作用;药物性的推拿介质可以与手法结合,发挥一定的药物功效。目前临床治疗中可选用的推拿介质很多,各种介质对人体的功效也有很大差异,如何选用和用好推拿介质?这要求推拿医师在临床中对推拿介质进行全方位比较、取舍,同时还必须注意以下几点:

1.辨证　临床中,根据病症的辨证分型,选择与之相应的推拿介质。例如寒证选用温热作用的冬青膏、舒和酒等;热证选用清凉作用的薄荷水、药醋等;虚证选用滋补作用的麻油及各种温补药膏等;实证选用清、泻作用的红花油、紫草油等。

2.辨病　依据不同类型的病症、病情,选用不同的推拿介质。例如筋伤病症常选用活血化瘀、透热性强的冬青膏、红花油、传导油等;小儿发热常选用清热性能较强的酒精或凉水等。

3.年龄　不同的年龄,各有不同的偏重。儿童治疗常选用滑石粉、薄荷水、葱姜汁、蛋清等;老年人常选用油剂、酊剂等介质;成年人的适应范围较广。

(二)推拿介质的种类

1.膏剂　为黏稠的糊状物,黏附性能较强。临床使用较多的是冬青膏,由冬青油、薄荷脑、凡士林和少量麝香配制而成,具有温经散寒的功效;还有凡士林以及各种中药膏药等。

2.粉剂　为极细的颗粒状细屑,有润滑、干燥作用。主要有滑石粉、松花粉、爽身粉等,多用于夏季,以及小儿推拿等。

3.酊剂　多为酒精浸泡、溶解各种药物制备而成,挥发性能较好,具有散寒除湿、通经活络的功效。包括白酒、舒和酒、正骨水、薄荷水、各种药酒等。

4.油剂　由植物、矿物或动物脂肪中提炼出来的油性脂质物,以及相应药物溶解其中的油溶剂,具有较好的润滑与渗透性能。包括麻油、松节油、红花油、万花油、紫草油、传导油和各种植物精油等。

5.水剂　包括清水和相关药物制作的水溶液,具有滋润和凉爽的性能。临床常用的是清水、葱姜汁、木香水、药醋等。

6.乳剂　是经过乳化工艺,含有相关药物成分的水和油的混合液,结合了油剂和水剂的性能。主要有按摩乳、按摩霜等。

二、推拿治疗与其他疗法的配合

在推拿治疗临床上,常常根据病症的需要,与其他疗法进行配合,并通过这种配合来加强疗效。配合的治疗方法有很多,是否需要配合,怎样配合,必须依据患者的个体情况,有针对性地选择。目前与推拿治疗相配合的常用疗法有中药湿热敷、体育运动疗法、针灸、火罐、外敷药膏等。

(一)中药湿热敷

中药湿热敷,古称"药熨"。推拿后配合中药湿热敷,可以加强祛风散寒、温经通络的作用。为保持湿热敷的一定温度,又不至于烫伤,常用数条毛巾交换使用,局部维持热敷时间10~20分钟,若需要局部快速而持久的充血,可先涂擦止痛防烫伤的油膏于皮肤上,再敷热毛巾,并用掌拍法在毛巾上拍打5~10次。但禁止在毛巾上用推、揉、按、拿等手法,以免局部皮肤破损。热敷的毛巾要拧干水分,温度以患者能忍受为度,防止烫伤和晕倒,尤其对于皮肤感觉迟钝的患者更应注意。

(二)体育运动疗法

一般认为推拿施术对受术者是被动运动,体育运动疗法是主动运动。体育运动疗法是在推拿医师的指导下,患者进行自我运动锻炼的一种方法,简称体疗。例如对损伤后肢体功能障碍的患者，开始可以推拿手法治疗为主，然后逐渐过渡为自我体育锻炼为主。有些疾病单靠推拿疗效很慢，与体疗结合，疗效就很显著。如手法治疗肩周炎，有无配合体疗，疗效差异很大。体育运动疗法能充分调动和发挥患者战胜疾病的积极性，增强其与疾病做斗争的信心和毅力，对于巩固疗效，恢复健康，保健防病，延年益寿等都有良好作用。

（三）针灸、火罐的配合

针灸与推拿的治疗，都是以经络理论作为临床施治最为重要的基础；都是由外及内、由局部到全身的治疗趋势。因此，临床上两种方法常配合运用。例如推拿在治疗各种疼痛病症时，为达到良好的止痛作用，常配合针刺治疗，如腰腿痛、肩周炎、胃脘痛等，推拿后配合实施针灸治疗，可以加强手法疗效，共同延长镇痛效果。推拿与针灸治疗的不同之处主要在于：治疗工具不同，操作方式不同，形成传感的效果不同。因此，在功能特点上也存在差异。但两者在治疗上的相互配合运用，正可以取长补短，相得益彰。

拔火罐也是中医临床常用的外治法，常与推拿治疗配合运用。中医学认为，拔罐可以使局部病灶区的湿热、风寒、邪毒等病邪排出体外，达到排出毒素、疏通经络、行气活血、扶正固本的功效。推拿施治后，为达到良好的局部效果，促进推拿整体功效，经常配合运用火罐疗法，使活血行气、强化气血功能的作用发挥得更好。

（四）外敷药膏

推拿临床中配合使用外敷药膏，主要在伤科病症中。常见的急慢性软组织损伤，推拿后常针对不同的病情，选用相应的药膏外敷。急性腰扭伤者，可用活血镇痛的药膏，如活血镇痛膏等；在损伤初期一般用消瘀止痛的药膏，如消瘀止痛膏等；中后期一般选用和营止痛、舒筋活络的药膏，如膜韧膏等；伴有寒湿痹痛者，一般选用消肿止痛、祛风湿、利关节的药膏，如三色敷药膏等；陈旧性软组织损伤，有寒湿伤筋、骨节酸痛、经络不利者，常选用温经通络的药膏，如温经通络膏等。

（杨　振　梅利民）

?　**复习思考题**

1. 什么是推拿效能？如何将推拿效能最大化？
2. 推拿施治过程中通过哪些途径来实现其调整脏腑、平衡阴阳的作用？
3. 推拿过程中出现意外，该如何处理？

ER 1-3

扫一扫，测一测

第二章　推拿治疗的应用基础

　　掌握与推拿治疗关系密切的经络腧穴学、解剖学的基础知识，特别是对推拿治疗起支撑作用的相关要点；人体各主要部位的体表标志、体表投影，常用穴位等；经络、经筋等相关知识。

　　以中医基础理论为指导，分析、阐释人体的各种生理功能、病理变化及二者内在相互的联系，从而确立治法治则，是中医临床各科施治的基础，推拿治疗也同样如此。但在推拿临床中，由于推拿医师是运用手法直接在受术者体表施术，治疗部位的经穴分布和解剖结构对推拿诊治有着重大意义。因此，经络学和解剖学是推拿治疗最为重要的基础和应用依据。

　　对经络学和解剖学的熟练程度，直接关系着推拿治疗的具体实施。手法只有实施在人体最合适的部位，才能取得最好的疗效，也才能体现出手法的优劣。因此，结合人体部位的推拿手法运用技巧，是极为重要的。推拿治疗中非常强调培养施术者的推拿手感，什么是推拿手感？就是推拿施术者通过手法的技巧，对受术者的机体状态（包括脏腑、气血、经穴、解剖生理、局部与整体等组织功能或结构的变化情况）进行感知，并将感知运用于施术治疗的能力，称之为推拿手感。与打球的球感、游泳的水感等其他技能操作形式一样，培养良好的推拿手感，是练就良好的推拿治疗技能的保证，也是多方面综合能力的结果。其中，对解剖学和经络学基础知识的掌握，是最直观、最基本和最具临床价值的。推拿施术必须将推拿手法与人体经络学和解剖学有机地结合，才能取得满意的推拿治疗效果。

第一节　解剖学基础

　　推拿施术者是运用手法技巧直接在患者体表进行施术，其对人体解剖熟悉与否，尤其是体表的解剖，对于推拿医师的临床检查与诊断，对操作手法应用机制和作用的理解，对施术部位的准确选择以及推拿手感的培养等，都有很大影响，也直接关系着推拿疗效。

　　推拿治疗对解剖学最基本的要求是掌握人体的体表标志和特征，例如骨性突起、肌性特征，以及组织器官的体表投影等。在推拿临床上，依据体表解剖来了解深部结构，对于诊断与治疗都有重要的临床意义。

一、头　面　部

　　头面部的软组织较少，多为骨性标志，大部分颅部均为头发所覆盖。推拿治疗中同样以头颅部生发处（发际）作为标志，但头发因年龄、疾病会出现脱落，故多采用骨度折量法。

（一）头面部的主要体表标志

1.头顶　前发际至枕骨粗隆延线及两耳郭以上。

2. 眉弓 眶上缘上方两眉毛所在处,颅骨上有弓形隆起。

3. 额部 前发际至两眉弓之间。

4. 眉心 两眉弓之间的凹陷处。

5. 额结节 位于两眉弓之上,发际之下,额部最突出之处。

6. 冠矢点 矢状缝与冠状缝的会合点,小儿未愈合时叫前囟门,可摸到跳动。

7. 乳突 耳郭后的圆丘状骨性隆起,胸锁乳突肌的终止处,头旋向对侧时很清楚;乳突根部前缘的前内方有茎乳孔,面神经由此出颅。

8. 枕外隆凸 头后正中线处的骨性隆起,沿项沟向上摸,为最明显的骨突;枕外隆凸两旁,向乳突基部延伸的骨性横嵴为上项线。

9. 颞颌关节 外耳道孔前 1cm 处。

10. 眼部

(1)眼睑:俗称眼皮,为眼眶入口处的皮肤皱褶,内有肌肉等结构,分为上下两部;上眼睑能上下移动,其动作为霎眼;眼睑之游离边缘为睫,生有睫毛;上眼睑的上方有眉毛。

(2)目内眦:上下眼睑游离缘内侧端会合处。

(3)目外眦:上下眼睑游离缘外侧端会合处。

(4)眶上缘:眶口上的骨性边缘;眶上缘中、内 1/3 处可摸到一凹陷处为眶上孔(眶上切迹),为眶上神经、血管出口。

(5)眶下缘:眶口下的骨性边缘。

(6)眶下孔:眶下缘的中点下方可摸到的凹陷处为眶下孔(正对四白穴),为眶下神经、血管出处。

(7)颧弓:位于耳前方的骨性横嵴。

11. 鼻部

(1)鼻翼:为鼻尖两侧由软骨组成的泡状隆起。

(2)鼻中隔:位于两侧鼻腔之间的组织。

12. 耳部

(1)耳郭:为突出于头颅外侧,以弹性软骨为支架的外耳;其上半游离缘为耳轮;与其相对的耳隆嵴为对耳轮,耳轮与对耳轮之间的沟为耳舟。

(2)耳垂:耳郭下部,不包含软骨而由脂肪组织所代替的部分。

(3)耳甲:耳郭最深的凹陷部分,其底部深入即为外耳道。

(4)耳屏:即耳甲前的瓣状隆起;耳甲之后与耳屏相对的瓣状隆起为对耳屏;耳屏下方与对耳屏之间为耳屏切迹。

13. 口部

(1)上下唇:上下唇由皮肤、黏膜及口轮匝肌等组成;上下唇之间为口裂;口裂的两端为口角。

(2)人中:上唇表面正中间的纵行凹陷。

(3)颊:口部的两侧壁,在咬肌以前的部分。

(4)鼻唇沟:在颊部前方的弧形曲沟,自鼻翼至口角的外下方。

(5)下颌骨:在面部的下界及后界的下半段;耳屏前、颧弓下可摸到下颌关节;面部后界(下颌支的后缘)与下界(下颌体的下缘)回合处形成的角为下颌角。

(6)下颌关节:耳屏前下方约 2cm 凹陷处,张口闭口时可感到其动作。

(7)颏:下颌体的中点,略微向前突出的骨性隆突部为颏。

(8)颏唇沟:在下唇与颏之间的横沟。

(9)咬肌:咬紧牙关时,下颌角前方的肌性隆起;其前缘的前方沿下颌骨体下缘处可摸到面动脉搏动。

(二)头面部的主要体表投影

1.腮腺管　在鼻翼与口角做一连线,自此线中点至耳屏间切迹连线的中三分之一段为腮腺管的体表投影;腮腺中心点位于耳垂前方约2cm处。

2.面动脉　下颌骨下缘和咬肌前缘的相交点为面动脉进入面部的起点,此处可摸到其搏动;先从此点引线至口角外侧约1cm处,再引线至内眦。

3.面神经　成人面神经由茎乳孔出颅,向前穿过腮腺到达面部,在面神经管内有膨大的膝神经节,在乳突前缘中点或乳突尖端上方约1cm,距皮肤深2~3cm处。面神经主干呈L形,自外耳道经乳突向前至耳垂前方约1.5cm处,分上、中、下三支,分别走向额、上颌及额部。

4.三叉神经　三叉神经半月节,出口位于眉弓外缘至外耳道孔连线的后三分之一处。分上、中、下三支,分别走向额、上颌及额部。

(1)三叉神经的眶上神经及血管:出眶上孔(眶上切迹),位于眶上缘内、中三分之一交界处,距正中线约2.5cm。

(2)三叉神经的眶下神经及血管:出自眶下孔,位于眶下缘中点下0.5~1cm处,其体表投影为自鼻尖至眼外角连线的中点,孔向后上外方通入眶下管。

(3)三叉神经的颏神经及血管:出自颏孔,在下颌骨体的外侧面,多位于下颌第一、二前磨牙之间或第三前磨牙的下方,下颌骨体上、下缘中点或稍上方,距正中线2~3cm,颏孔向后上方开口。

上述三孔恰位于一条直线上。

5.上颌窦　为倒置的三角形,中心点位于眶下缘中点下方1.5cm处。

6.额窦　为三角形,中心点位于眶上缘内1/4点上方1.5cm处。

二、颈　　部

颈部位于头部与胸部之间,其脊柱以后的部分称为项部,连于胸的部分称为颈根。颈部侧面观,其后缘较直,略向前弯曲;前缘自下颌体颏部起始几乎水平向后,转而垂直向下至胸骨上缘,其中包括喉、气管、食管、血管、神经等重要结构。

(一)颈部的主要体表标志

以斜方肌前缘为界将颈部分为前后两部分,前部为狭义的颈部,后部为项部。同时,也可分为四个区。

1.颈前区

(1)喉结:为喉部最明显的向前突出的部分,在甲状软骨的中间结合部的上端,男子成年后即显著突出;女子和儿童不明显,但可以摸到。

(2)甲状软骨:喉结向上可摸到甲状软骨的上缘;中部为一切迹,向下方及两侧可以摸到覆盖喉下部和气管上部的甲状腺。上缘平第4颈椎上缘,即颈总动脉分叉处。

（3）舌骨：于甲状软骨上方，用手指探向深部，可摸到舌骨，相当于第三颈椎高度。

2．胸锁乳突肌区的主要体表标志 胸锁乳突肌起于胸骨柄的前面、锁骨的胸骨端，止于颞骨的乳突，头旋向对侧时最明显；其深部有颈总动脉、颈内静脉、迷走神经、颈丛、副神经等，在推拿治疗上具有重要意义。

3．颈外侧三角的主要体表标志 该三角是由斜方肌前缘、胸锁乳突肌后缘及锁骨中段所组成，头转向对侧时更显著。锁骨上窝即颈外侧三角的下方，锁骨上方的明显凹陷；窝中央可触摸锁骨下动脉的搏动；窝的上外侧有臂丛通过。

4．斜方肌区的主要体表标志

（1）项肌隆起：自枕外隆凸向下，沿项后正中线至后项根部的一纵行沟，头向后仰时较明显，以手按捺可摸到此沟两侧纵行的项肌隆起。

（2）颈椎棘突：在枕外隆凸下项后正中线的纵行沟中，可以触摸到相关颈椎棘突。在项肌隆起间沟的上段近发际之处，深按可摸到的骨突，为第2颈椎棘突。项后正中线向下摸到的最明显骨性突起为第7颈椎棘突，其下为大椎穴。

课堂互动

第7颈椎的解剖特点有哪些？

5．甲状腺

（1）前后位：胸骨切迹至喉结。

（2）侧位：胸锁乳突肌前缘三分之一点至锁骨上缘。

6．颈部淋巴结

（1）颏下淋巴结：位于颏下。

（2）颌下淋巴结：位于颌下三角内。

（3）耳前淋巴结：位于耳屏前方。

（4）耳后淋巴结：位于胸锁乳突肌止点。

（5）颈浅淋巴结：位于胸锁乳突肌表面处。

（6）锁骨上淋巴结：位于锁骨上窝胸锁乳突肌后。

（二）颈部的主要体表投影

1．颈总动脉 取下颌角与乳突连线的中点，由此点至胸锁关节引一连线，此线平甲状软骨上缘以下的部分，相当于颈总动脉的体表投影。

2．颈动脉窦 胸锁乳突肌前缘平喉结。

3．颈外静脉 相当于下颌角至锁骨中点的连线。

4．锁骨下动脉 相当于自胸锁关节至锁骨中点凸向上的弧形线，该线的最高点距锁骨上缘1.2cm。

5．膈神经 自胸锁乳突肌后缘中点，向下做一垂线与锁骨相交，此垂线即为膈神经的体表投影。

6．臂丛 自胸锁乳突肌后缘中、下1/3交点至锁骨中、外1/3交点稍内侧的连线。

7．颈丛点 胸锁乳突肌后缘中点。

8．副神经点 胸锁乳突肌后缘中点上1cm处。

9．颈部皮神经 约在胸锁乳突肌后缘中点附近向上、向前、向下散开。

10．颈交感神经节 颈上节约在下颌角后1cm，相当于第2、3颈椎水平；颈中节约在胸锁乳突肌后缘，与环状软骨同高，相当于第6颈椎水平；颈下节（星状神经节）约在颈中节下2cm，锁骨上窝深部,相当于第7颈椎水平。

11. 胸膜顶及肺尖　相当于自胸锁关节至锁骨中点向上的弧形线,该线最高点在锁骨上方2～3cm处。

知识链接

椎动脉由锁骨下动脉第一段发出,左右各一,沿前斜角肌内侧上行,穿上六位颈椎横突孔,经枕骨大孔上升到颅内后,两条椎动脉在脑桥下缘汇合在一起,形成一条粗大的基底动脉,即我们通常所称的椎-基底动脉系统。

课堂互动

颈部周围的主要动、静脉有哪些?

三、躯 干 部

躯干部是人体主要内脏组织器官集中的部位,是推拿治疗中运用外力直接作用于内脏器官的区域。其腹侧可分为胸腹部,有肋骨支架的部分称为胸部;肋弓以下、骨盆以上的部分称为腹部;躯干背侧称为背部。

(一)胸部

前面上界为胸骨切迹,两侧为锁骨上缘;下界为两肋弓。后面上界为第7颈椎;下界为第12胸椎及第12肋。

1. 胸部的主要体表标志

(1)锁骨:位于胸部的上界,全长均可触摸到;内侧端组成胸锁关节,外侧端组成肩锁关节。

(2)胸锁关节:位于锁骨胸骨端、胸骨柄相应切迹及第1肋软骨上面结合部,上肢运动时可以触及其轻微活动并确定位置。

(3)胸骨:在胸部前正中线上,全长均可摸到,由上而下分为胸骨柄、胸骨体及剑突三部分。胸骨柄上缘可摸到颈静脉切迹;胸骨柄与胸骨体形成突向前方的,触摸较明显的横行隆起为胸骨角,平对第2肋软骨;胸骨的最下端为一形状不定的薄骨片,称为剑突;胸骨体与剑突结合部也可触及胸剑联合。

(4)肋骨:以胸骨角为计算肋骨的标志,第2肋软骨平对胸骨角;第7肋软骨平对胸剑联合;第8肋至第10肋的肋软骨,依次连于上一个肋软骨,形成一对肋弓;两侧肋弓在前正中线相交构成胸骨下角。

(5)胸大肌:覆盖在胸的上部的肌性隆起。

(6)锁骨下三角:该三角为一底边朝上的倒置三角形,又名三角肌胸大肌三角,在锁骨外侧1/3以下,胸大肌与三角肌之间的凹陷,其底部深按可摸到肩胛骨喙突。

(7)乳头:乳房最突出的部分,在男性相当于第4肋间隙。

(8)腋前襞:即腋窝前壁下缘的皮肤皱襞。

2. 人体纵轴线(图2-1)

(1)前正中线:相当于胸骨的正中垂线。

(2)胸骨线:沿胸骨两侧缘最宽处所画的垂线。

(3)锁骨中线:通过锁骨中点向下的垂线,男性乳头位于此线的外侧。

(4)胸骨旁线:位于胸骨线与锁骨中线连线中点的垂线。

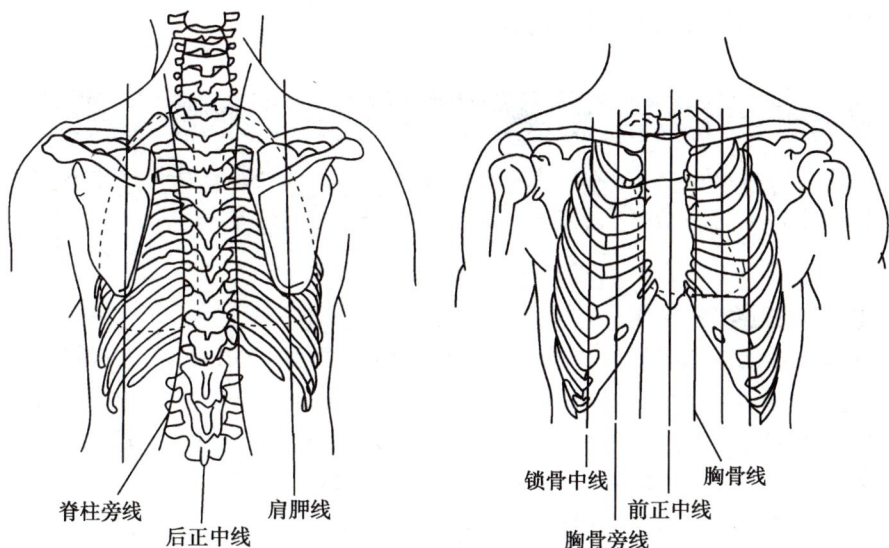

脊柱旁线　　　肩胛线
　　后正中线
锁骨中线　　　胸骨线
　　前正中线
胸骨旁线

图 2-1　躯干部纵轴线标志

（5）肩胛线：两臂下垂时，通过肩胛下角所画的垂线。

（6）脊柱旁线：沿各椎骨横突外端所画的略凸向内的连线。

（7）后正中线：沿各胸椎棘突尖所画的垂线。

3．重要脏器的体表投影

（1）气管及支气管：前：喉结以下至第 3 肋间分左右支；后：自第 4、5 颈椎至第 5 胸椎。

（2）食管：上界为环状软骨；下界为剑突。

（3）肺：①前面：上界为锁骨上 2～3cm，下界为锁骨中线第 6 肋，腋中线第 8 肋间，内界为胸骨缘，外界为体缘。②后面：上界为平第 1 胸椎上缘；下界为肩胛线第 10 肋（左肺底比右肺低 1 个肋），脊柱上平第 11 胸椎；内界为脊柱旁；外界为体缘。

（4）心：上界为左第 2～3 肋间；下界为左第 6 肋间；左界为左锁骨中线以内；右界为右胸骨体以内。

（5）肋间神经：第 2～11 肋下缘。

（二）腹部

腹部上界为剑突两肋弓；下界为两腹股沟，耻骨联合以上。由前正中线及脐水平可分为左右上腹和左右下腹。包括腹壁、腹膜腔、腹腔器官等。

1．腹部的主要体表标志

（1）腹白线：剑突至耻骨联合正中线，脐上部分为较宽的沟，脐下则为狭窄的线。

（2）腹直肌：腹白线两侧的纵行肌性微隆起；腹直肌的外侧缘为半月线。

（3）脐：腹白线中部凹陷的圆形腱环。

（4）髂嵴：为腹部外侧下方的骨嵴，最高点约平第 4 腰椎棘突；髂嵴的外缘向外突出形成髂结节，髂嵴前端为髂前上棘。

（5）腹股沟：位于髂前上棘水平线与腹直肌外缘和腹股沟韧带之间，即腹部与股部分界的沟。

（6）耻骨联合：在两侧腹股沟内侧端之间可摸到的骨性横嵴，其下为外生殖器。

2．腹部的分区（图 2-2）　一般以两条水平线和两条垂直线将腹部分为 9 个区（9 分法）。上水平线为经过两侧肋弓下缘最低点（相当于第 10 肋）的连线，下水平线为经过两侧髂结节的连线；两条垂线分别为左、右锁骨中点与腹股沟中点的连线。上述诸线将腹部分为 9 个区：

（1）上段：为腹上区及左右季肋区。

（2）中段：为脐区及左右外侧区。

（3）下段：为腹下区及左右腹股沟区。

3．腹部的体表投影（图2-2）

（1）肝：肝上界和膈穹隆一致，最高点为右锁骨中线，平第5肋；下界在右季肋区，为肋弓缘以上，在腹上区可凸出剑突约3cm。

（2）胆囊：右季肋区，相当于右侧锁骨中线与肋弓相交处，并以此处检查压痛。

（3）脾：位于左季肋区，与第9～11肋相对，脾的长轴与第10肋相一致。

（4）胰：位于腹上区，胰的上缘约平脐上10cm，下缘约相当于脐上5cm处，中心点在两肋弓最下缘连线中点。

（5）胃：居于腹上区、左季肋区及脐区三区内，中心点位于锁骨中线与肋弓的交点，其中贲门位于第1胸椎左侧，幽门位于第1腰椎右侧。

（6）小肠：起始段为十二指肠，全长5～7m，蜷曲于腹腔的中、下部。十二指肠球部位于两肋弓最下缘连线中点右侧约3cm。

（7）阑尾：脐与右髂前上棘连线的中、外1/3交界处。

（8）结肠：分为4个部分。升结肠大部分位于腹腔右外侧区，沿右侧腹后壁上升至肝右叶下，向左弯曲形成结肠右曲；横结肠起于结肠右曲，向左横行至脾下，向下弯曲形成结肠左曲；降结肠起于结肠左曲，沿腹腔左外侧区腹后壁下降至左髂嵴处，移行为乙状结肠；乙状结肠位于左髂窝内，呈"乙"字形弯曲，连接直肠。

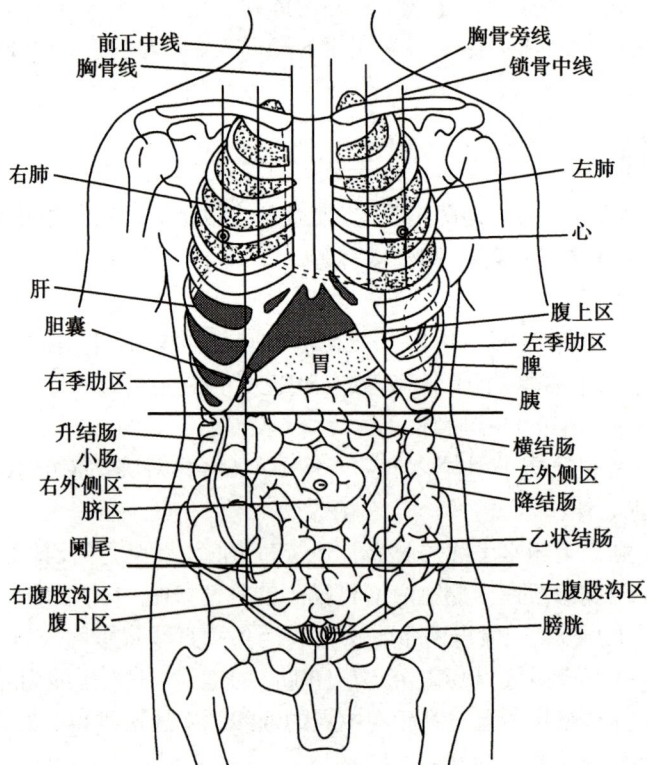

图2-2　胸腹腔标志线及投影

（9）膀胱：耻骨联合后方。

（10）前列腺：耻骨联合下缘后方（男性）。

（11）子宫：位于腹下区，耻骨联合上缘和膀胱的后方（女性）。

（12）卵巢：耻骨联合上缘距前正中线左右旁开约6cm，盆腔的侧壁（女性）。

（13）腹腔神经节：属交感神经的椎前神经节，中心点为剑突与脐连线中点。

课堂互动

推拿可以治疗哪些疾病引起的腹痛？

（三）背部

背部上与项相连，正中线以第7颈椎棘突为界；下方两侧以髂嵴为下界，中间部向下连于两臀部之间的骶骨；两侧以腋后线为界。背部的上半部为胸后壁，下半部为腹后壁。

1. 主要体表标志

（1）骨性标志

1）脊柱：在背部正中线，呈略微凹陷的纵沟，该沟与后项部正中纵沟相连续；在纵沟底部可摸到胸椎、腰椎、骶椎的棘突；胸椎棘突在直立时不甚明显，如身体向前弯曲时，则呈较明显的隆起，且容易按着；各腰椎棘突间稍呈凹陷，肌肉愈发达则各凹陷愈明显；骶部纵沟很浅，约至第3骶椎棘突处全部消失；再向下即为臀部的臀裂，于此可摸到骶角和尾骨尖。

2）肩胛骨：位于皮下的肩胛骨轮廓略可辨认，可摸到肩峰、肩胛冈、肩胛上角、脊柱缘及肩胛下角；肩胛上角及下角分别平对第2肋和第7肋之间；肩胛冈的上方为冈上窝，下方为冈下窝。

3）肋骨：背部的上部肋骨为肩胛骨所覆盖，肩胛骨以下可摸到第8以下诸肋骨；第12肋骨较短，其游离端可在第11肋以下，竖脊肌外侧缘摸到。

知识链接

人类脊柱由24块椎骨（颈椎7块，胸椎12块，腰椎5块）、1块骶骨和1块尾骨借韧带、关节及椎间盘连接而成。脊柱上端承托颅骨，下联髋骨，中附肋骨，并作为胸廓、腹腔和盆腔的后壁。脊柱具有支持躯干、保护内脏、保护脊髓和进行运动的功能。脊柱内部自上而下形成一条纵行的椎管，内有脊髓。

（2）肌性标志

1）竖脊肌：又称骶棘肌。背部正中纵沟的两侧，为竖脊肌形成的隆起。竖脊肌起于棘突两侧和骶骨、髂骨后面，止于枕外隆凸。

2）腹前外侧肌群：有腹外斜肌、腹内斜肌等，在腰部竖脊肌的外侧缘。

3）斜方肌：此肌自项部正中线及胸椎棘突向肩峰伸展作三角形的轮廓，动作时略可辨认。起于枕外隆凸、项韧带和胸椎棘突，止于肩峰、肩胛冈、锁骨外侧。

4）背阔肌：为覆盖腰部及胸部下方的扁肌，其外侧端为腋后缘的组成部分。起于下胸椎和腰椎的棘突，止于肱骨小结节嵴。

5）腋后襞：位于腋窝后壁的下缘，由大圆肌、背阔肌组成。

课堂互动

请说出腰大肌的起、止点。

2.背部标志线

(1)腰背部水平线(图2-3)

1)两肩胛上角的连线:相当于第2胸椎。

2)两肩胛冈的内侧端连线:相当于第3胸椎。

3)两肩胛下角的连线:相当于第7胸椎。

4)两肩胛下角与髂嵴最高点连线的中点:相当于第12胸椎。

5)两髂嵴最高点的连线:相当于第4腰椎棘突。

6)两髂后上棘的连线:相当于第2骶椎棘突。

(2)前后位水平线(图2-4)

1)胸骨柄的颈静脉切迹:相当于第2胸椎。

2)胸骨角:相当于第4胸椎。

3)胸剑联合处:相当于第9胸椎。

4)剑突与脐的中点:相当于第1腰椎。

5)脐:相当于第3腰椎。

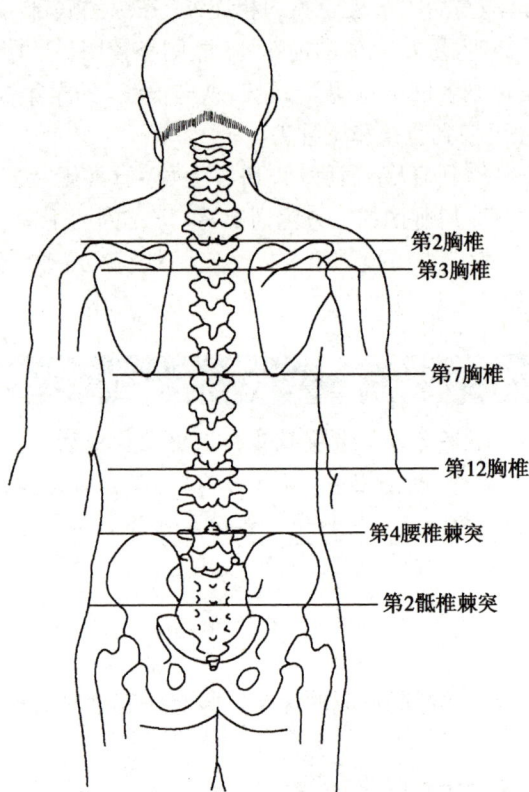

图2-3　腰背部水平线体表标志

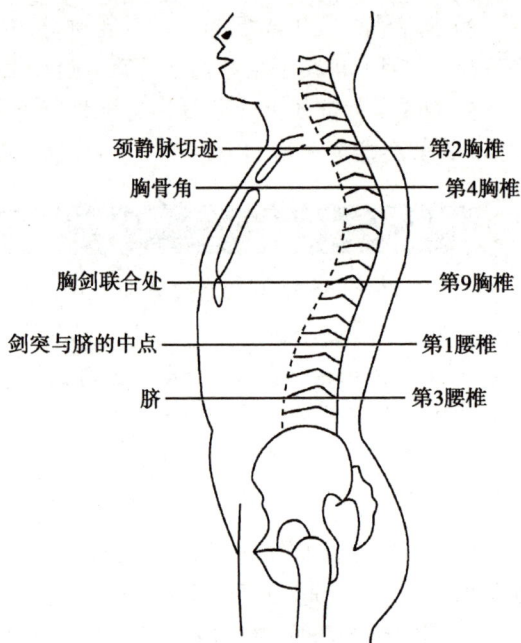

图2-4　前后位水平线体表标志

3.体表投影

(1)肾:上界是左侧肾平第11胸椎,右侧肾平第12胸椎;下界是左侧肾平第2腰椎,右侧肾平第3腰椎;内界距脊正中线4cm;外界为竖脊肌外缘。

(2)交感干:位于脊柱两旁,左右各一,由二十多个交感干神经节(椎旁神经节)和短的节间支相连而成。从颅底到尾椎,共分为四部。

1)颈部:3对神经节,即颈上、颈中、颈下节。

2)胸部:第11~12对神经节。

3）腰部：第4～5对神经节。

4）盆部：第4～5对骶神经节和1个尾神经节，即奇节。

（3）颈膨大：第2颈椎至第1胸椎棘突。

（4）腰膨大：第10胸椎至第2腰椎棘突。

（5）脊神经：脊神经共31对，与脊髓相连，即颈神经8对、胸神经12对、腰神经5对、骶神经5对和尾神经1对。脊神经出椎间孔后，分成前支与后支。后支较细，支配背部肌肉的运动和背部皮肤的感觉。胸神经的前支，沿着肋骨下缘形成肋间神经，支配胸腹壁的皮肤和肌肉。颈神经、腰神经、骶神经和尾神经的前支互相交织，形成神经丛，分别称为颈丛、臂丛、腰丛和骶丛等。

1）臂丛：发出的有正中神经、尺神经和桡神经等。

2）腰丛：发出的有腰神经和闭孔神经等。

3）骶丛：发出的有人体最粗大的坐骨神经、胫神经和腓总神经等。

（6）节段性感觉支配（表2-1）：每一脊神经后根的输入纤维支配一定的皮肤区域，此种节段性支配现象于胸髓段最为明显，如乳头相当于胸4，脐相当于胸10，但上、下肢的节段性感觉分布比较复杂。

表2-1 皮肤节段性感觉支配

脊髓节段	皮肤区域	脊髓节段	皮肤区域
$C_{1\sim2}$	枕部及颈部	T_8	季肋部平面
$C_{3\sim4}$	颈部及肩部	T_{10}	脐平面
C_5	臂桡侧面	$T_{12}\sim L_1$	耻骨部及腹股沟部平面
$C_{6\sim7}$	前臂和手的桡侧面	$L_{2\sim3}$	大腿前面
T_1	手和前臂的尺侧面	$L_{4\sim5}$	小腿内外侧面和足内侧
T_2	臂内侧面、腋窝、胸骨角平面	$S_{1\sim3}$	足外侧和腿后面
T_4	乳头平面	$S_{4\sim5}$	会阴部
T_6	剑突平面		

四、上 肢 部

上肢与颈部、胸部的分界线，其上为锁骨、肩峰；前为三角肌前缘；后为三角肌后缘；下方为腋前、后皱襞在胸廓上的连线。

（一）上肢部的主要体表标志

1.肩部

（1）肩峰：肩部上方可摸到肩峰；由肩峰向背部可摸到肩胛冈。

（2）肩锁关节：由肩胛骨肩峰关节面与锁骨肩峰端关节面构成。由肩峰向胸部，即可摸到肩峰与锁骨外侧端所形成的肩锁关节。游离上肢动作时可感到摩动，且可摸到骨缝。

（3）三角肌：肩部的轮廓主要由此肌构成；因其深部有肱骨大结节及肱骨头等结构，故呈球形隆起；起于肩峰、肩胛冈和锁骨外侧，此肌前后二束向下集中至肱骨外侧面的中点处即三角肌止点。

2.腋窝
腋窝为胸部外侧与上臂之间的凹陷。当上肢外展或上举时，腋窝的深度与形态即发生改变。当上肢下垂时，用手伸入腋窝可辨认其各壁及前后缘。顶由锁骨1/3段、第1肋外缘和肩胛骨上缘围成；底由皮肤、浅筋膜及腋筋膜构成；前壁由胸大肌、胸小肌、锁骨下肌和锁胸筋膜构成；外侧壁由喙肱肌，肱二头肌长、短头和肱骨结节间沟组成；内侧壁由前锯肌、上四位肋骨与肋间隙构成；后壁由大圆肌、背阔肌、肩胛下肌和肩胛骨构成；腋窝内有臂丛、腋淋巴管和淋巴结等。腋窝顶点可摸到腋动脉搏动。

3．上臂　肱骨在肘关节部分可摸到内外上髁，其余部分全为肌肉所包被。

（1）肱二头肌：为上臂前面的肌性隆起，屈肘时突出更明显。分别起于肩胛骨关节盂和喙突，止于桡骨粗隆。其两侧各有一条纵行沟，名为肱二头肌外侧沟及内侧沟。内侧沟为腋窝外侧壁的延续。

（2）肱三头肌：前臂伸直时，在上臂背侧可见到肱三头肌的三个头，其止于尺骨鹰嘴。

课堂互动

哪些锻炼可以增强肱二头肌？

4．肘部

（1）尺骨鹰嘴：肘部后面最明显的骨突为尺骨鹰嘴。肘关节屈伸时可见到鹰嘴的移动。伸肘时鹰嘴与肱骨的内外上髁在一横线上，屈肘时此三骨性突起构成三角形。

（2）肱骨内上髁：在肘部内侧的骨突。此髁与尺骨鹰嘴间的沟有尺神经通过，以手拨动沟内的索状物，有过电样感觉放射到小指和环指。

（3）肱骨外上髁：在肘部外侧的骨突。

（4）桡骨小头：在肱骨外上髁的下方，前臂旋转时可摸到。

（5）肘窝：为肘关节前方的三角形凹陷，其外侧界的肌性隆起主要为肱桡肌；内侧界的肌性隆起为旋前圆肌；上界为肱骨内外上髁的连线。在此窝内可摸到肱二头肌肌腱（肘半屈时呈坚韧的索状结构）及肱动脉（肱二头肌肌腱的内侧缘）的脉搏，临床测量血压即在此处进行。

5．前臂

（1）尺骨后缘：自鹰嘴向下延，纵行于前臂的背面，为前臂一明显骨性标志。

（2）尺侧腕屈肌：此肌在尺骨后缘内侧，为肌性纵行隆起。

（3）肱桡肌、桡侧腕长伸肌、桡侧腕短伸肌：这些肌肉在前臂上部最外侧，为构成该部肌性轮廓的主要部分。

（4）前臂屈肌：为肘窝内侧的肌性隆起。

知识链接

臂丛由第5～8颈神经前支和第1胸神经前支大部分组成。经斜角肌间隙穿出，行于锁骨下动脉后上方，经锁骨后方进入腋窝。臂丛五个根的纤维先合成上、中、下三干，由三干发支围绕腋动脉形成内侧束、外侧束和后束，由束发出分支主要分布于上肢和部分胸、背浅层肌，临床上常在此处做臂丛阻滞麻醉。

6．腕及手部

（1）尺骨小头及茎突、桡骨茎突：在腕部内侧可摸到显著的尺骨小头及茎突，腕部外侧可摸到桡骨茎突。

（2）桡骨背结节：在桡骨下端背面，可摸到如豆状的骨性突起。

（3）屈肌腱：为腕关节掌侧的屈肌腱。因动作不同，可使不同的肌腱特别明显，如手握拳，腕关节外展和微屈时，则桡侧腕屈肌肌腱特别明显；手指伸直并拢，腕略屈，则掌长肌腱最明显；握拳屈腕，则掌长肌深面的指浅屈肌腱亦可显露，同时尺侧腕屈肌腱亦可在前臂掌面尺侧单独显露。

（4）伸肌腱：将拇指伸直外展时，可显露手背桡侧缘的拇长展肌腱及拇短伸肌腱，二腱之间的深凹陷称为解剖鼻烟壶,舟骨骨折时,此凹陷内有压痛点。

(5)第一背侧骨间肌:拇食指并拢时,手背面第一、二掌骨间的第一背侧骨间肌呈隆起状,其近侧端有凹陷。

(6)大鱼际:为手掌桡侧的肌性隆起,由拇指短肌等组成。

(7)小鱼际:为手掌尺侧的肌性隆起,由小指短肌等组成。

(8)掌心:手掌中心凹陷的部分。

(9)腕部横纹:腕部前方(掌侧)有两条横纹,腕前远侧横纹在手掌皮肤与前臂皮肤交界处;腕前近侧横纹在前臂皮肤的下段,约与尺骨小头相平;腕部背侧也有一条横纹,手背伸时明显。

(10)掌骨头:握拳时于手背上,在第二至第五指根部显出的4个头状隆起,为第二至第五掌骨头;拇指屈曲时其根部也可见到第一掌骨头。

知识链接

　腕骨是短骨,位于手骨的近侧部,共有8块,分为两列,每列各4块,均以其形状命名。腕骨包括:与桡骨相连的近侧列的舟骨、月骨、三角骨、豌豆骨,以及与掌骨相连的远侧列的大多角骨、小多角骨、头状骨、钩骨。

(二)上肢部的主要体表投影

1. 腋动脉和肱动脉　将上肢外展90°,手掌向上,由锁骨中点至肘窝中点的连线,为此二动脉的体表投影。在臂中部肱二头肌内侧沟,可摸到肱动脉搏动。

2. 尺动脉　由肘窝中点稍下方至豌豆骨桡侧缘的连线。在腕部前方的尺侧腕屈肌和指浅屈肌腱间,可摸到搏动。

3. 桡动脉　由肘窝中点稍下方至桡骨茎突的连线为该动脉体表投影。在腕部前上方桡侧腕屈肌外侧可摸到搏动,为主要摸脉点。

4. 掌浅弓和掌深弓　手握拳时,中指尖所指的位置与掌浅弓的最高点一致;掌深弓在其近侧约2cm处。

5. 指掌侧固有动脉　位于手指的两侧缘。

6. 正中神经臂部的投影与肱动脉相同;前臂部为肱骨内上髁与肱二头肌肌腱连线的中点,向下到腕部桡侧腕屈肌腱与掌长肌腱之间的连线为正中神经的体表投影。

7. 尺神经在臂部为从腋窝顶至肱骨内上髁与鹰嘴连线中点(肘后内侧沟)的连线;在前臂部为从肱骨内上髁与鹰嘴连线中点至豌豆骨桡侧缘的连线。

8. 桡神经在臂部为自腋后皱襞的下方经臂部后方至臂部外侧中、下1/3处,再从该处至肱骨外上髁的连线。在前臂部自肱骨外上髁至桡骨茎突的连线为桡神经浅支的投影;自肱骨外上髁至前臂背侧中线的中、下1/3交界处的连线,为桡神经深支的体表投影。

知识链接

　臂丛神经在上肢的主要分支有:肌皮神经、正中神经、桡神经、尺神经、腋神经及胸长神经。

五、下　肢　部

下肢与躯干的分界,上界前为腹股沟韧带,后为髂嵴。

（一）下肢部的主要体表标志

1．臀部　臀部由臀裂分为左右两部，其上界为髂嵴，下界为臀沟。臀部的隆起轮廓为臀大肌及皮下脂肪所形成，故其深部结构不易被摸出。

（1）臀沟：一横形的沟，介于臀部与大腿后面之间，大腿伸直时产生的横皱襞。屈腿时，此部皮肤被拉紧，臀沟即消失。

（2）坐骨结节：端坐时，臀部两着力点之骨突为坐骨结节，常在屈曲大腿状态下触摸。

（3）股骨大转子：为股骨颈与股骨体交界处向上外侧的方形隆起，位于大腿外上部，易触知，髂前上棘至坐骨结节的连线跨过大转子，所以用手重按大转子，进行大腿屈伸动作时，更易摸到其位置。

2．大腿部（股部）　股骨大部分为肌肉所掩盖，故股部的表面标志，均为肌肉的标志。

（1）缝匠肌：起于髂前上棘，向内下方斜行，止于胫骨上端内侧面而形成带状肌性隆起；当大腿部做屈收等动作时，由于肌肉活动，其界线更为明显。

（2）股三角：在腹股沟下方，缝匠肌内侧，呈三角凹陷；其上界为腹股沟韧带，内界为长收肌；伸股时不明显，股部屈曲、外展、旋外时最显著。三角内有股神经、股动脉、股静脉、淋巴结等，靠近腹股沟外侧段可摸到股动脉的搏动。

（3）股四头肌：位于大腿前面的肌性隆起，有四个头，为股直肌、股内侧肌、股外侧肌与股中间肌；分别起于髂前下棘、股骨粗线、股骨体，四个头向下形成髌腱，包绕髌骨。

（4）长收肌、大收肌：起于耻骨、坐骨，止于股骨粗线；在大腿下 1/3，呈肌性隆起。

3．膝部　膝部的骨性基础为股骨下端、胫骨上端、髌骨及腓骨小头。前三者组成膝关节。除髌骨外，主要为肌腱及韧带所包围，故易于摸出各结构的轮廓。

（1）股骨内、外上髁：在膝关节上方的内侧和外侧的骨性突起。

（2）髌骨：为膝关节前方的骨块，屈膝、伸膝时可上下移动。

（3）髌韧带：髌骨尖下方可摸到的纵行粗索，向下至胫骨粗隆。两侧各有一个凹陷，称为内膝眼、外膝眼。

（4）胫骨内侧髁、外侧髁：膝关节内下方和外下方的骨性突起。

（5）腓骨小头：胫骨外侧髁后外方的骨性突起，位置稍高于胫骨粗隆。

（6）腘窝：为膝后区的菱形凹陷。外上界为股二头肌腱，内上界主要为半腱肌和半膜肌，下内和下外界分别为腓肠肌内、外侧头。腘窝顶（浅面）为腘筋膜，是大腿阔筋膜的延续，向下移行为小腿深筋膜。腘窝底自上而下为股骨腘面、膝关节囊后部及腘斜韧带、腘肌及其筋膜。腘窝底膝关节囊内，由浅到深为胫神经和腓总神经、腘静脉、腘动脉等。

👥　**课堂互动**

什么是胫骨平台？

4．小腿部

（1）胫骨前缘：自髌韧带附着的胫骨粗隆处，向下可摸到整个胫骨前嵴。

（2）胫骨内面：胫骨前缘的内侧面，亦在皮下，向下延伸至内踝。

（3）小腿前肌群：胫骨缘外侧的肌肉，为小腿前肌群，由胫骨前肌、短伸肌和趾短伸肌组成。

（4）小腿外侧肌群：覆盖于腓骨体（腓骨小头以下部分）的外侧面，主要由腓骨长肌和腓骨短肌组成。其前后方略可见一纵沟。

（5）腓肠肌：为构成小腿后面，小腿肚轮廓的浅层肌肉；其内、外侧头起自股骨内、外侧髁；腓肠肌的深面为比目鱼肌；合而向下汇集形成跟腱，止于跟骨结节。

5．踝部及足部

（1）内踝、外踝：为踝关节内侧、外侧的明显骨突。足背屈时可见足背与小腿下部交界处有横纹，相当于内外踝的连接线。

（2）足短伸肌、趾短伸肌：位于足背外侧的两个肌性隆起。

（3）距骨头：当足跖屈时，在内外踝之间，可摸到距骨头向前移动。

（4）第5跖骨：足外侧缘中段可摸到的骨突，为第5跖骨基部（第5跖骨粗隆）；向前可摸到第5跖骨体，伸小趾时第5跖骨头也可摸到。

（5）舟骨结节：足内侧，内踝前下方的骨突。

（6）足底：足站立时以足跟及跖骨头着地，承重与受摩擦最多；足底皮肤最厚，中间凹陷部为脚心。

（二）下肢部的主要体表投影

1．股动脉　腿外展外旋，自腹股沟中点至股骨内侧髁上方连一线，该线的上2/3为股动脉的投影。在腹股沟中点稍下方可摸到股动脉搏动。

2．腘动脉　位于腘窝深部；股动脉进入腘窝即更名为腘动脉，在腘窝下角处分为两个终支，即胫后动脉和胫前动脉。

3．胫后动脉　自腘窝稍下方至内踝和跟结节中点的连线。在内踝与跟结节之间，可摸到该动脉搏动。

4．胫前动脉和足背动脉　自胫骨粗隆与腓骨头连线中点起，经足背内、外踝中点至第1跖骨间隙近侧部连一线，此线在踝关节以上为胫前动脉，踝关节以下为足背动脉的投影。足背内、外踝连线中点，姆长伸肌腱外侧，可摸到搏动，为趺阳脉。

5．臀上血管、神经　由髂后上棘至股骨大转子做一连线，其上、中1/3交点，为臀上神经及血管出盆点的投影。

6．臀下血管、神经　由髂后上棘至坐骨结节做一连线，其中点为臀下神经及血管出盆点的投影。

7．坐骨神经　由坐骨结节与股骨大转子连线的中点稍内侧，向腘窝中点做一连线，其上2/3为坐骨神经干，再分为胫神经和腓总神经。

8．胫神经　为坐骨神经在腘窝上角处的粗大分支，沿腘窝中线下至小腿，与胫后动脉伴行；至内踝后方分为足底内侧神经、足底外侧神经。

9．腓总神经　发出后沿腘窝上外侧缘经股二头肌内缘下行，至腓骨头后方并绕过腓骨颈，向前穿腓骨长肌起始部，即分为腓浅神经及腓深神经两终支；腓浅神经行于腓骨长肌与腓骨短肌之间，分出肌支支配上述两肌；主干至小腿中、下1/3交界处穿深筋膜至皮下，分布于足背及趾背的大部分皮肤；腓深神经穿过腓骨长肌起端，进入前肌群，伴随胫前动脉下降，沿途分出肌支支配小腿前肌群和足背肌，皮支分布于第1、2趾相邻的皮肤。

第二节　经络学基础

推拿治疗施术部位的确定，是决定推拿疗效的要素之一，即选择不同的推拿施术穴区，其治疗的作用就有差异。推拿治疗部位的选择与确定，乃至具体应用，都是推拿临床的重要内容。经络系统是中医整体观念理论的重要基础，是推拿治疗部位选择与确定的依据，经络系统也因此成为推拿学的重要组成部分。推拿治疗病症讲究点、线、面的结合运用，从经络学上理解，点指相应腧穴，线指相应经络，面指相应的经筋及皮部。

经络系统是人体结构的重要组成部分，具有联络脏腑器官，沟通上下内外，运行气血，协调阴阳，调节功能活动的作用。经络系统的基本情况见表2-2：

表 2-2 经络的组成情况

经络系统	十二经脉	**内涵**：经络系统的主体；包括手三阳经，手三阴经，足三阳经，足三阴经 **作用**：运行气血的主要干道 **特点**：与脏腑连接，有表里相配，其循环自肺经开始至肝经止，周而复始，循环不息，各经均有专门的腧穴
	奇经八脉	**内涵**：与十二正经别道而奇行的八条经脉；包括任脉、督脉、冲脉、带脉、阴维、阳维、阴跷、阳跷 **作用**：加强十二经脉之间的联系，以调节十二经脉气血 **特点**：不直接连属脏腑，无表里相配，故称奇经；任督两脉随十二经组成循环的通路，并有专定的腧穴，其他六脉不随十二经循环，腧穴都依附于十二经脉
	十二经别	**内涵**：十二正经离入出合的别行部分；包括手三阳经别，足三阳经别，手三阴经别，足三阴经别 **作用**：加强表里经脉深部的联系，以补正经在体内外循环的不足 **特点**：循环走向均由四肢别出（离），经过躯干深入（入），再浅出体表上行至头、项（出），在头项部阳经经别合于本经经脉，阴经经别合于其相表里的阳经经脉（合）
	十二经筋	**内涵**：十二经脉所属的筋肉体系；包括手三阳经筋、足三阳经筋、手三阴经筋、足三阴经筋 **作用**：连接肢体骨肉，维络周身，主司关节活动 **特点**：循环走向自四肢末梢走向躯干，终于头身，不入脏腑，多结聚于四肢关节和肌肉丰富之处
	十二皮部	**内涵**：十二经脉所属的皮肤反应区；包括手、足三阳皮部，手、足三阴皮部 **作用**：加强十二经脉与体表联系；传导病邪，反映病候；保卫机体，抗御外邪 **特点**：分布基本上和十二经脉在体表的循行部位一致
	十五络脉	**内涵**：本经别走邻经而分出的支络部；包括十二经脉和任督两脉各有一个别络，加上脾之大络，共为十五别络 **作用**：加强表里阴阳两经的联系和周身经气的调节，补充正经循环的不足 **特点**：十二经的别络均从本经四肢肘膝关节以下的络穴分出，走向其相表里的经脉，即阴经别走于阳经，阳经别走于阴经；任脉、督脉的别络以及脾之大络主要分布在头身部
	浮络 孙络	浮络：浮行于浅表部位的络脉 孙络：络脉最细小的分支，网络全身

🌐 知识链接

　　经络是运行气血、联系脏腑和体表及全身各部的通道，是人体功能的调控系统，是中医学基础理论的核心之一，它们纵横交贯，遍布全身，将人体内外、脏腑、肢节连接成为一个有机的整体。

一、经　　脉

　　人体的经络系统中，十二经脉和奇经八脉中的任、督二脉常常合称十四经脉，是经络系统的主体与核心组成部分。在推拿临床上，可以依据十四经脉的循行进行辨证，多用电测定法和按诊法。施术者以手指及相应部位，循着经脉路线进行按压、揉动、捏拿等，以探索经络（包括经脉、腧穴、经筋、皮部等组织)上的异常反应(如结节、条索状物、张力变化、温度变化等),称为按诊法。探索时稍用力且均匀,并注意左右对比。

(一)十二经脉走向及交接规律

手三阴从胸走手,手三阳从手走头,足三阳从头走足,足三阴从足走腹(胸)。相为表里的阴经与阳经在四肢末端交接,同名手足阳经在头面部交接,足手阴经在胸部交接。这就构成了一个"阴阳相贯,如环无端"的循行经路(图2-5)。

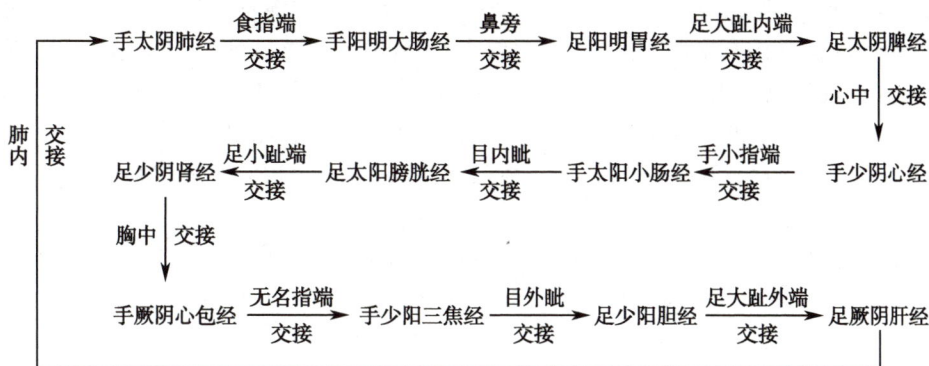

图2-5　十二经脉走向及交接规律图

(二)十四经脉体表的循行路线

推拿治疗中,要求推拿医师熟悉十四经脉的体表循行路线,尤其是各经脉的主干,以及重要的支脉和在体表走行的投影,从而保证临床推拿诊察、施治的正确性。

1.手太阴肺经　起于中焦,向下联络大肠,回绕循胃上口,通过横膈,属于肺脏,从肺与喉部相联系的部位横出至腋窝下,经过中府穴,向下沿上臂内侧前缘,走行于手少阴心经和手厥阴心包经的前面,下行到肘窝中,沿前臂内侧桡侧前缘进入寸口,经过大鱼际的边缘,到达拇指内侧端的少商穴而止。手腕后方的支脉,从腕后桡骨茎突的上方分出,向手背面到食指桡侧的末端与手阳明大肠经相接。

主干体表投影:锁骨肩峰端下方→喙突上方→腋前皱襞→肱二头肌外侧沟→肘窝内肱二头肌肌腱桡侧→腕前横纹桡侧→鱼际边缘→拇指桡侧末端(支脉:桡骨茎突上方→食指桡侧末端)。

2.手阳明大肠经　起于食指桡侧端的商阳穴,沿食指桡侧向上,通过第一、二掌骨之间的合谷穴,向上进入拇长伸肌腱与拇短伸肌腱之间的凹陷处,沿前臂外侧前缘至肘部外侧,再沿上臂外侧前缘,上走肩端的肩髃穴,沿肩峰前缘,向上出于大椎穴,再向前下进入缺盆部,联络肺脏,通过横膈,属于大肠。缺盆部的支脉,从锁骨窝向上到颈部,通过面颊,入下牙床中,再回转来夹嘴唇,经过足阳明经的地仓穴,然后交叉相会于人中穴。这样左边的经脉行到右边,右边的经脉行到左边,分别向上夹着鼻孔旁边。

主干体表投影:食指桡侧端→第二掌指关节桡侧→第二掌骨头→手背第一、二掌骨间隙→拇长、短伸肌腱之间→前臂桡侧缘→肘窝横纹桡侧端→肱骨外上髁→肱三头肌外侧缘→三角肌粗隆→肩峰与肩胛冈之间→上出于第7颈椎→喉结旁胸锁乳突肌后缘(支脉:过胸锁乳突肌→下颌体中段→环对侧口角→人中)。

3.足阳明胃经　起于鼻翼两侧的迎香穴,上行到鼻根部,与旁边足太阳膀胱经交会,向下沿鼻的外侧进入上齿龈内,回出环绕口唇,向下交会于颏唇沟承浆穴处,再向后沿口腮后下方,出下颌大迎穴,沿下颌角颊车穴上行耳前,经过上关穴,沿前发际到达前额。(面部支脉)从大迎前下走人迎,沿喉咙向下后行至大椎,折向前行进入缺盆,向下通过横膈,属于胃,联络脾脏。(缺盆部直行的脉)从缺盆部直行经乳头,向下夹脐旁,进入少腹两侧气冲穴。(胃下口部支脉)沿腹里向下到气冲会合。再由此下行至髀关,直抵伏兔部,下至膝盖,沿胫骨外侧前缘,下经足跗,进入第二足趾外侧端的厉兑穴。(胫部支脉)从膝下三寸足三里穴处分出,进入足中趾外侧端。(足跗部支脉)从跗背冲阳穴分出,进入足大趾内侧端隐白穴,与足太阴脾经相接。

主干体表投影:鼻翼旁→鼻根→鼻唇沟→口角旁→下唇下→咬肌止点前缘(面部支脉:咬肌→耳前→发际→额骨)→大椎→锁骨上窝→乳头→腹直肌→腹股沟中点→大腿前外侧→髌骨上方→髌韧带外侧→胫骨前缘外侧→内、外踝连线中点→第二足趾外侧端(胫部支脉:胫骨前缘外侧→足中趾的外侧;足跗部支脉:跗背→足大趾内侧端)。

4.足太阴脾经　起于足大趾末端的隐白穴,沿着足大趾内侧赤白肉际,经过第一跖趾关节后面,上行至内踝前面,再沿小腿内侧胫骨后缘上行,至内踝上8寸处,交出足厥阴肝经的前面,经膝股部内侧前缘进入腹部,属于脾脏,联络胃。通过横膈上行,夹咽部两旁,联系舌本,分散于舌下。胃部的支脉,向上通过横膈后,流注于心中,与手少阴心经相接。

主干体表投影:踇趾内侧端→足内缘→内踝前→小腿内侧(胫骨内侧缘后方)→胫骨内侧髁后→大腿内侧前缘→腹股沟韧带中点。

5.手少阴心经　起于心中,出属于心与其他脏器相联系的部位(心系),通过横膈,联络小肠。(从心系向上的脉)向上夹咽喉上行,经颈、颜面深部,联系于眼球及脑的部位。(从心系直行的脉)上行于肺部,再向下出于腋窝部的极泉穴,沿上臂内侧后缘,行于手太阴肺经和手厥阴心包经的后面到达肘窝,沿前臂内侧后缘,至掌后豌豆骨部,进入掌内,沿小指掌面桡侧缘至末端的少冲穴,与手太阳小肠经相接。

主干体表投影:腋窝中点→肱二头肌内侧沟→肱骨内上髁前方→尺侧腕屈肌腱→豌豆骨→掌尺侧→小指桡侧端。

6.手太阳小肠经　起于手小指外侧端的少泽穴,沿手背外侧至腕部,出于尺骨茎突,沿前臂外侧后缘直上,经尺骨鹰嘴与肱骨内上髁之间,沿上臂外侧后缘,出于肩关节,绕行肩胛部,交会于督脉的大椎穴,向下进入缺盆部,联络心脏,沿食管,通过横膈,到达胃部,属于小肠。(缺盆部支脉)从缺盆沿颈部上达面颊至目外眦,转入耳中的听宫穴。(颊部支脉)从面颊上行目眶下,抵于鼻旁,至目内眦的睛明穴,与足太阳膀胱经相接,而又斜行络于颧骨部。

主干体表投影:小指尺侧端→尺骨头→前臂后面尺侧→尺骨鹰嘴与肱骨内上髁之间→臂后外侧→腋后皱襞→肩胛冈内侧端→交会于大椎→锁骨上窝(缺盆部支脉:锁骨上窝→下颌角→耳中;颊部支脉:面颊→颧弓→目内眦)。

7.足太阳膀胱经　起于目内眦的睛明穴,上额交会于颠顶的百会穴。(颠顶部支脉)从头顶到颞颥部。(颠顶部直行的脉)从头顶入里联络于脑,回出分开下行项后,交会于大椎,分出沿肩胛部内侧,夹脊柱到达腰部,从脊旁肌肉进入体腔,联络肾脏,属于膀胱。(腰部的支脉)从腰部向下通过臀部,进入腘窝中。(后项的支脉)沿肩胛骨内缘直下,经过臀部的环跳穴下行,沿大腿后外侧,与腰部下来的支脉会合于腘窝中。从此向下,通过腓肠肌,出于外踝的后面,沿第五跖骨粗隆,至小趾外侧端的至阴穴,与足少阴肾经相接。

主干体表投影:目内眦→眶上切迹→颠顶正中→斜方肌外侧缘→竖脊肌→骶后孔→臀沟中点→腘窝中点→腓肠肌两肌腹之间→外踝与跟腱之间→足外侧缘→小趾外侧端。

8.足少阴肾经　起于足小趾之下,斜向足心的涌泉穴,出于舟骨粗隆下的然谷穴,沿内踝后进出足跟,再向上行于小腿肚内侧,出腘窝的内侧,向上行股内后缘。通过脊柱的长强穴,贯穿脊柱,属于肾脏,联络膀胱。从股内侧后缘分出,过大腿根部,向前夹阴部两侧,至下腹部,上行腹部正中线旁开0.5寸,胸部正中线旁开2寸,终止于锁骨下缘的俞府穴。(肾脏部直行的脉)从肾向上通过肝和横膈进入肺中,沿喉咙,夹于舌根部。(肺部支脉)从肺部出来,联络心脏,流注于胸中,与手厥阴心包经相接。

主干体表投影:足底前、中1/3交点→足舟骨粗隆下→内踝后→腓肠肌内侧→腘窝内侧→大腿内侧后缘→尾骨。

9. 手厥阴心包经　起于胸中，出属心包络，向下通过横膈，从胸至腹依次联络上、中、下三焦。（胸部支脉）从胸中分出于胁部，至腋下三寸处的天池穴，上行到腋窝中，沿上臂内侧中线，行于手太阴肺经和手少阴心经之间，进入肘窝中，向下行于前臂掌长肌腱与桡侧腕屈肌腱的中间，进入掌中，沿中指到指端的中冲穴。（掌中支脉）从掌心劳宫穴分出，沿环指尺侧到指端的关冲穴，与手少阳三焦经相接。

主干体表投影：乳房外侧第四肋间→腋前皱襞→肱二头肌长、短头之间→肘窝正中→前臂掌侧正中线→第二、三掌骨间→中指端正中。

10. 手少阳三焦经　起于环指末端的关冲穴，向上出于第四、五掌骨间，沿腕背，出于前臂背侧桡骨和尺骨之间，向上通过肘尖沿上臂外侧，上达肩部，交出足少阳胆经的后面，向前进入缺盆部，分布于胸中，联络心包，向下通过横膈，从胸至腹，属于上、中、下三焦。（胸中的支脉）从胸向上，出于缺盆部，上走项部，沿耳后直上，出于耳部，上行额角。再屈而下行至面颊部，到达眶下部。（耳部支脉）从耳后进入耳中，出走耳前，与前脉交叉于面颊部，到达目外眦的丝竹空穴处，与足少阳胆经相接。

主干体表投影：环指尺侧端→手背第四、五掌骨缝→腕背横纹中间→前臂后面桡、尺骨之间→鹰嘴窝→臂后外侧→肩峰后下方→锁骨上窝（支脉：锁骨上窝→平耳垂后胸锁乳突肌前缘→环耳郭后上→过耳→眉梢）。

11. 足少阳胆经　起于目外眦的瞳子髎穴，向上到达额角部，下行至耳后风池穴，沿颈部行于手少阳三焦经的前面，到肩上交出手少阳三焦的后面，向下进入缺盆部。（耳部支脉）从耳后经翳风穴进入耳中，出走耳前，到目外眦后方。（目外眦部的支脉）从目外眦处分出，下走下颌大迎穴，会合于手少阳三焦经，分布于面颊，复至目眶下，再下行下颌角经颊车穴，由颈部向下会合前脉于缺盆，然后向下进入胸中，通过横膈，联络肝脏，属于胆。沿着胁肋内，出于少腹两侧腹股沟动脉部，经过外阴部毛际，横行入髋关节部的环跳穴。（缺盆部直行的脉）从缺盆下行腋部，沿侧胸部，经过季胁，向下会合前脉于髋关节部，再向下沿大腿的外侧，出于膝外侧，下行经腓骨前面，直下到达腓骨下段，再下到外踝的前面，沿足背部，进入足第四趾外侧端的足窍阴穴。（足背部支脉）从足背部的足临泣穴处分出，沿第一、二跖骨之间，出于足大趾端，穿过趾甲，回过来到趾甲后毫毛部的大敦穴，与足厥阴肝经相接。

主干体表投影：外眦→发际→耳后→胸锁乳突肌与斜方肌上端之间→肩部（第7颈椎棘突下与肩峰连线中点）→锁骨上窝→腋前→腋中线→胸侧部→季胁区→腹外侧区→髋部（髂前上棘与大转子尖连线中点）→股外侧区（大转子尖与骶管裂孔连线的外、中1/3交点）→股骨外上髁→膝外侧→腓骨外侧前缘→外踝前下方→足背外侧→第四趾外侧端。

12. 足厥阴肝经　起于足大趾上毫毛部的大敦穴，沿足跗部向上，经过内踝前1寸处的中封穴，向上至内踝上8寸处，交出足太阴脾经的后面，上行膝内侧，沿股部内侧，进入阴毛中，绕过阴部，上达小腹，再上行至章门穴，循行于期门穴入腹，夹着胃旁，属于肝脏，联络胆腑。向上通过横膈，分布于胁肋，沿喉咙后面，向上进入鼻咽部，向上连接于眼球系于脑的部位（目系），向上出于前额，与督脉会合于颠顶百会穴。（目系的支脉）从眼球联系于脑的部位下行颊里，环绕口唇内。（肝部的支脉）从肝分出，通过横膈，向上流注于肺中，与手太阴肺经相接。

主干的体表投影：踇趾外侧端→足背第一、二跖骨间隙→内踝前→胫骨内侧面→膝内侧→股内侧区（长收肌外缘）→腹股沟区→外阴→腹下区→腹外侧区→腹季肋区。

13. 督脉　起于胞中，出小腹内，下会阴部，向后行于脊柱的内部。上达项后风府，进入颅内，络脑，上行颠顶，沿前额下行鼻柱，至上唇系带龈交穴处。从脊柱后面分出，属肾。

主干的体表投影：会阴→尾骨→背部后正中线→枕外隆凸→颠顶→前额→鼻→上唇。

14. 任脉　起于胞中，出小腹内，下出会阴部，向上行于阴毛部，沿着腹内向上经过关元等穴，到达咽喉部，再上行环绕口唇分行，经过面部进入目眶下。从胞中出，向后与冲脉偕行于脊柱前。

主干的体表投影:会阴→外阴→腹部前正中线→胸部前正中线→颈部前正中线→面部颏唇沟正中线。

二、经　筋

十二经筋是十二经脉之气结聚散络于筋肉关节的体系,是附属于十二经脉的筋膜系统。其功能活动有赖于经络气血的濡养,主要作用是约束骨骼,有利于关节的屈伸运动,保持人体正常的运动功能。十二经筋的分布与十二经脉的体表通路基本一致,其循行走向都是从四肢末端走向头身,行于体表,不入内脏,结于关节、骨骼部。其规律为:手三阳经筋起于手指,循臑外上行结于角(头部);手三阴经筋起于手指,循臑内上行,结于贲(胸部);足三阳经筋起于足趾,循股外上行,结于面部;足三阴经筋起于足趾,循股内上行,结于阴器(腹部)。另外,十二经筋在循行中,还在踝、膝、股、髋、腕、肘、臂、腋、肩、颈等关节或骨骼处结聚,特别是足厥阴经筋,除结于阴器外,还能总络诸筋。经筋的病变,多表现为拘挛、强直和抽搐。对于经筋的这些特点,临床上,推拿的作用是既能直接以外力根据其循行规律进行调整,通过力学原理改善经筋的病变状况;又对相关经络腧穴进行刺激,强化经络气血的功能活动。

三、皮　部

十二皮部是体表的皮肤按经络的分布部位分区,是十二经脉功能活动反映于体表的部位,是十二经脉所属的络脉之气散布所在。十二皮部与经脉、络脉的不同之处在于:经脉为线状分布,络脉为网状分布,皮部则着重于"面"的划分,显得更为广泛。推拿临床中,正是通过皮部的"面"来诊察机体内部,调理内部。故《素问·阴阳应象大论》说:"以我知彼,以表知里,以观过与不及之理,见微得过,用之不殆。"

十二皮部居于人体的最外层,是机体的卫外屏障,病邪入侵时,由皮部深入络脉、经脉、脏腑。当内脏有病时,又通过经脉、络脉反映于皮部。如脾脏病症(消化不良者),可见足太阴脾经的皮部出现皮损(真皮上部血管变化、血管周围炎性浸润等)。临床中,根据"欲知皮部,以经脉为纲纪"的理论,经络或内脏有病时可取相应皮部进行治疗。在皮部实施推拿刺激,可以通过络脉、经脉的渗入,对内脏起到调整作用,例如对手太阴肺经的皮部施用推拿手法,可有效地治疗胸闷、咳嗽等与肺脏相关的病症。

四、腧　穴

人体的经络和腧穴是密切相连的,腧穴通过经络与脏腑相互联系,这样使腧穴、经络、脏腑成为一个不可分割的整体。当人体的脏腑发生病理改变时,在人体的相应腧穴上就会有一定的反映;同样,通过推拿手法刺激人体的腧穴,使其信息通过经络传导到相应的脏腑,就可以改变脏腑的病理状态,达到治疗作用。推拿临床证明,当患者在接受推拿治疗时,不同的推拿手法在一定的穴位进行治疗时,常会使患者出现一些酸、胀、麻、痛、蚁行或流水等不同的感觉,并沿经络进行传导。因此,推拿治疗可以运用循经取穴的方法,即根据十二经脉循行部位,腧穴分布及其主治作用,取相应腧穴来治疗相关病症。推拿治疗的选穴原则有近部选穴、远部选穴、对症选穴等。

课堂互动

试述经络学说在推拿治疗中的应用。

（一）十四经穴

十四经穴除主治其经脉循行部位相关的病症外，各自还有本经、穴的主治特点（表2-3）。

表2-3　十四经常用腧穴主治

穴名	位置	穴位功用及主治	常用手法	类别
1. 手太阴肺经　主治呼吸系统和本经经脉所过部位的病症。例如：咳喘、咳血、胸闷、咽喉肿痛、外感风寒及上肢内侧前缘疼痛等				
中府	前正中线旁开6寸，平第1肋间隙处	止咳平喘，清肺泄热，补气健脾；咳喘，肺胀满，胸痛，肩背痛	一指禅推、按、揉、摩	肺之募穴，交会穴（手足太阴之会）
尺泽	肘横纹中，肱二头肌肌腱桡侧	滋阴润肺，止咳降逆；咳喘，咳血，胸胁胀满，肘臂挛痛，小儿惊风	按、揉、拿	五输穴之一（肺之合穴，属水）
列缺	桡骨茎突上方，腕掌侧远端横纹上1.5寸	祛风散邪，通调任脉；咳喘，头痛，项强，咽齿痛，口眼㖞斜	一指禅推、按、揉	肺之络穴，八脉交会穴（通任脉）
太渊	掌后腕横纹桡侧端，桡动脉桡侧凹陷中	止咳化痰，通调血脉，化痰益气；咳喘，咳血，胸痛，咽痛，腕臂痛，无脉症	按、揉、掐	五输穴之一（肺之输穴，属土），肺之原穴，八会穴之一（脉会）
鱼际	第1掌骨中点之桡侧，赤白肉际	疏风清热，宣肺利咽；咳嗽，咳血，咽喉肿痛，失音，发热	按、揉、掐	五输穴之一（肺之荥穴，属火）
少商	拇指桡侧指甲角旁约0.1寸	清热解表，通利咽喉，醒神开窍；咽喉肿痛，鼻衄，发热，昏迷，癫狂	掐	五输穴之一（肺之井穴，属木）
2. 手阳明大肠经　主治眼、耳、口、牙、鼻、咽喉等头面器官的病症，胃肠等腹部病症，热病和本经脉所经过部位的病症。如头痛、咽喉肿痛、各种鼻病、泄泻、便秘、痢疾、腹痛、上肢屈侧外缘疼痛等				
二间	微握拳，当食指桡侧，第2掌指关节前凹陷中	清热消肿，利咽止痛；热病、齿痛、手指活动不灵	掐	五输穴之一荥（水）穴
合谷	手背，第1、2掌骨之间，约平第2掌骨桡侧中点处	镇定止痛，通经活络，解表泄热；头痛，目赤肿痛，鼻衄，齿痛，牙关紧闭，口眼㖞斜，咽痛，汗症，指挛，腹痛，滞产	拿、按、揉	本经原穴
阳溪	腕背横纹桡侧，拇短伸肌腱与拇长伸肌腱之间凹陷中	清热散风，舒筋利结；头痛，目赤肿痛，耳鸣，齿痛，手腕痛	掐、拿、按、揉	五输穴之一（本经经穴，属火）
手三里	阳溪到曲池连线上，肘横纹下2寸	通经活络，清热明目，理气通腹；齿痛颊肿，上肢不遂，腹痛，腹泻	拿、按、揉、一指禅推	
曲池	尺泽与肱骨外上髁连线中点凹陷处	清热祛风，调和营血，降逆活络；咽痛，目赤，上肢不遂，手臂痛，高血压	拿、按、揉	五输穴之一（本经合穴，属土）
肩髃	肩峰前下方，肩峰外侧缘前端与肱骨大结节之间凹陷处	通利关节，疏散风热；肩臂挛痛，半身不遂，手背红肿，乳痈，瘰气	按、揉、一指禅推	
迎香	鼻唇沟中，与鼻翼外缘中点相平处	通窍祛风，理气止痛；鼻塞，鼽衄，口歪，面痒	掐、按、揉、一指禅推	

穴名	位置	穴位功用及主治	常用手法	类别
3. 足阳明胃经　主治胃肠等消化系统、神经系统、呼吸系统、循环系统和头、眼、鼻、口、齿等器官的病症，以及本经所经过部位的病症。如胃痛、腹胀、鼻塞、牙痛、口眼㖞斜、咽喉肿痛、热病、神志病及经脉循行部位疼痛等				
四白	目正视，瞳孔直下，眶下孔凹陷中	祛风明目，通经活络；目赤痛痒，目翳，口眼㖞斜，头痛眩晕	按、揉、一指禅推	
地仓	目正视，瞳孔直下，平口角（旁0.4寸）	祛风止痛，舒筋活络；口歪，流涎，眼睑䀮动，牙关不开，齿痛，胃脘痛	按、揉、一指禅推	交会穴之一（阳跷脉和手足阳明之会）
颊车	咀嚼时咬肌隆起最高点处，下颌角前上方一横指凹陷中	祛风清热，开关通络；口歪，齿痛，颊肿，口噤不语	按、揉、一指禅推	
下关	面部耳前方，颧弓与下颌切迹之间的凹陷中，合口有孔，张口即闭	消肿止痛，聪耳通络；耳鸣，齿痛，口噤，口眼㖞斜	按、揉、一指禅推	交会穴之一（足阳明、足少阳之会）
头维	头正中线旁开4.5寸，额角发际直上0.5寸	清头明目，止痛镇痉；头痛，目眩，口痛，流泪	抹、按、揉、扫散	交会穴之一（足少阳、阳维、足阳明之会）
缺盆	锁骨上窝中央，距前正中线4寸	宽胸利膈，止咳平喘；咳嗽，气喘，咽喉肿痛	按、弹拨	
梁门	脐中上4寸，前正中线旁开2寸	消痞散寒，健脾止呕；胃痛，纳少、呕吐等	揉、摩、一指禅推	
天枢	腹部平脐，脐旁2寸	调中和胃，理气健脾；腹胀痛，肠鸣便秘，泄泻，月经不调	揉、摩、一指禅推	大肠之募穴
水道	脐下3寸，前正中线旁2寸	利水消肿，调经止痛；小腹胀满，小便不利，痛经	揉、摩、一指禅推	
归来	脐中下4寸，前正中线旁开2寸	理气调经；小腹痛，月经不调，带下，痛经	揉、摩、一指禅推	
气冲	在腹股沟部，耻骨联合上缘，前正中线旁开2寸	调经血，舒宗筋，理气止痛；腹痛、阳痿、月经不调、下肢冷痛等	点、按	
髀关	髂前上棘与髌骨底外侧端连线上，平臀横纹，与承扶相对	强腰膝，通经络；腰腿疼痛，筋急不得屈伸，痿痹，下肢麻木，小腹隐痛	按、拿、弹拨	
梁丘	髂前上棘与髌骨底外侧端连线上，髌骨上缘上2寸	理气和胃，通经活络；胃痛，膝肿痛，下肢不遂	按、点、拿	足阳明之郄穴
犊鼻	屈膝，髌骨下缘，髌韧带外侧凹陷中	通经活络，消肿止痛；膝痛，下肢麻痹，屈伸不利，脚气	点、按	
足三里	胫骨前嵴外一横指，犊鼻穴下3寸	健脾和胃，扶正培元，通经活络，升降气机；胃胀痛，呕吐，噎膈，泄泻，便秘，下肢痹痛，水肿，癫狂，虚劳羸瘦	按、点、一指禅推	五输穴之一（本经合穴，属土），胃下合穴

穴名	位置	穴位功用及主治	常用手法	类别
上巨虚	胫骨前嵴外一横指，犊鼻穴下6寸	调和肠胃，通经活络；肠鸣，腹痛，泄泻，便秘，下肢痿痹	拿、按、揉	大肠下合穴
解溪	足背横纹中央，蹬长伸肌腱和趾长伸肌腱之间	舒筋活络，清胃化痰，镇惊安神；头痛，眩晕，腹胀，便秘，下肢痿痹	按、拿、掐、点	五输穴之一（本经经穴，属火）

4. 足太阴脾经　主治脾胃等消化系统病症，以及妇科病、前阴病等。如胃脘痛、善噫、嗳气、腹胀、便溏、黄疸、身重无力、月经不调、白带异常、下肢内侧肿痛及舌根疼痛等

穴名	位置	穴位功用及主治	常用手法	类别
隐白	足大趾末节内侧，趾甲角旁0.1寸	调经统血，健脾回阳；腹胀，便血，月经过多，多梦，惊风	掐	五输穴之一（本经井穴，属木）
大都	第1跖趾关节内侧前下缘赤白肉际凹陷处	泄热止痛，健脾和中；腹胀痛，呕吐，泄泻，便秘，热病	掐	五输穴之一（本经荥穴，属火）
太白	第1跖趾关节内侧后下缘赤白肉际凹陷处	健脾和胃，清热化湿；胃痛，腹胀，泄泻，便秘，痔漏，体重节痛	掐、按、揉	脾之原穴，五输穴之一（本经输穴，属土）
公孙	第1跖骨基底内侧前下缘赤白肉际处	健脾胃，调冲任；胃痛，呕吐，腹痛，泄泻，痢疾	掐、按、揉	本经络穴，八脉交会穴（通冲脉）
商丘	足内踝前下方凹陷处，舟骨结节与内踝尖连线中点处	健脾化湿，通调肠胃；腹胀，泄泻，便秘，黄疸，足踝痛	点、按、揉	五输穴之一（本经经穴，属金）
三阴交	内踝尖上3寸，胫骨内侧面后缘	健脾胃，益肝肾，调经带；肠鸣腹胀，泄泻，月经不调，带下，滞产，遗精，阳痿，遗尿，失眠，下肢痿痹	按、点、拿	交会穴之一（足三阴经之会）
阴陵泉	胫骨内侧髁后下缘凹陷处	清利湿热，健脾理气，益肾调经，通经活络；腹胀，泄泻，水肿，小便不利或失禁，膝痛	点、拿、按、一指禅推	五输穴之一（本经合穴，属水）
血海	屈膝，大腿内侧，髌骨内侧端上2寸，股四头肌内侧	调经统血，健脾化湿；月经不调，崩漏，经闭，瘾疹	拿、按、点	
大包	在侧胸部腋中线上，当第6肋间隙处	宽胸利胁；胁肋痛、全身疼痛、四肢无力		脾之大络

5. 手少阴心经　主治心、胸、循环系统病症，神经精神方面病症及本经所过部位的病症。如心痛、心悸、失眠、癫狂、手心发热及上肢内侧后缘疼痛等

穴名	位置	穴位功用及主治	常用手法	类别
神门	在尺侧腕屈肌腱的桡侧缘，腕掌横纹尺侧端	镇静安神，补益心气；心悸，失眠，盗汗，耳鸣	拿、点	输穴；心之原穴
极泉	腋窝顶点，腋动脉搏动处	宽胸理气，通经活络；心痛，咽干，胁肋痛，肩臂冷痛麻木	拿、弹拨、点	
少海	屈肘，肘横纹内端与肱骨内上髁连线中点处	理气通络，宁心安神；心痛，肘臂挛痛，头项痛，胁痛	拿、弹拨	五输穴之一（本经合穴，属水）

6. 手太阳小肠经　主治腹部小肠与心、胸、咽喉病症，以及热病、神志病和本经所过部位的病症。如头痛、目病、耳病、咽喉肿痛、癫狂及肩臂外侧后缘疼痛等

穴名	位置	穴位功用及主治	常用手法	类别
少泽	小指末节尺侧指甲角旁0.1寸	清热通乳，散瘀利窍；头痛，咽喉肿痛，昏迷，热病	掐	五输穴之一（本经井穴，属金）

续表

穴名	位置	穴位功用及主治	常用手法	类别
后溪	握拳，第5掌指关节后尺侧，赤白肉际处	清头明目，安神定志，通经活络；头项强痛，目赤，耳聋，咽痛，腰背痛，手指及肘臂挛痛	掐	五输穴之一（本经输穴，属木），八脉交会穴（通督脉）
腕骨	手掌尺侧赤白肉际，第五掌骨基底与三角骨间的凹陷中	利湿退黄，通窍活络，增液消渴；头项强痛，耳鸣，黄疸，热病，指腕痛	掐	本经原穴
阳谷	手掌尺侧赤白肉际，当尺骨茎突与三角骨之间	清心明目，镇惊聪耳；头痛，目眩，耳鸣，热病，腕痛	掐	五输穴之一（本经经穴，属火）
养老	以掌向胸，腕背横纹上1寸，当尺骨茎突桡侧缘凹陷中	明目清热，舒筋活络；目视不明，肩、背、肘、臂酸痛	掐、按、揉	手太阳郄穴
小海	屈肘，尺骨鹰嘴与肱骨内上髁之间凹陷中	清热祛风，宁神安志；肘臂疼痛、麻木，颈部肿痛，癫痫	拿	五输穴之一（本经合穴，属土）
肩中俞	大椎旁开2寸	宣肺解表，活络止痛；咳嗽，气喘，肩背疼痛，目视不明	一指禅推、按、揉	

7. 足太阳膀胱经　主治泌尿生殖系统、神经系统、呼吸系统、循环系统、消化系统和相关脏腑病症，神志病，以及本经所经过部位病症。如小便不利、癫、鼻病、头痛、昏迷、高热及下肢后侧疼痛等

穴名	位置	穴位功用及主治	常用手法	类别
睛明	目内眦角稍上方凹陷中	明目退翳，祛风清热；目赤肿痛，视物不明，目眩，近视，夜盲	点、按	交会穴（手足太阳，足阳明，阴跷、阳跷）
攒竹	眉头凹陷中，眶上切迹处	清热散风，活络明目；头痛，口眼㖞斜，目赤肿痛，近视，眉棱骨痛，眼睑下垂	一指禅推、按、揉	
大杼	第1胸椎棘突下旁开1.5寸	清热散风，强健筋骨；咳嗽，发热，项强，肩背痛	一指禅推、按、揉	八会穴（骨会），交会穴（手足太阳之会）
肺俞	第3胸椎棘突下旁开1.5寸	清热解表，宣理肺气；咳嗽，胸闷、气喘，盗汗，鼻塞，背肌劳损	一指禅推、按、揉、弹拨	肺之背俞穴
厥阴俞	第4胸椎棘突下旁开1.5寸	活血理气，清心宁志；咳嗽，心痛，胸闷，呕吐	一指禅推、按、揉	心包之背俞穴
心俞	第5胸椎棘突下旁开1.5寸	调气血，通心络，宁心神；心痛，惊悸，心烦，咳嗽，失眠，盗汗	一指禅推、按、揉	心之背俞穴
膈俞	第7胸椎棘突下旁开1.5寸	理气降逆，活血通脉；呕吐，呃逆，喘咳，吐血，盗汗	一指禅推、按、揉	八会穴（血会）
肝俞	第9胸椎棘突下旁开1.5寸	疏肝理气，利胆解郁；胁痛，目赤，目眩，脊背痛	一指禅推、按、揉、弹拨	肝之背俞穴
胆俞	第10胸椎棘突下旁开1.5寸	疏肝利胆，养阴清热，和胃降逆；口苦，肋痛，潮热，脊背痛	一指禅推、点、按、揉	胆之背俞穴
脾俞	第11胸椎棘突下旁开1.5寸	健脾统血，和胃理气；腹胀，呕吐，泄泻，水肿，背痛	一指禅推、点、按、揉、弹拨	脾之背俞穴

续表

穴名	位置	穴位功用及主治	常用手法	类别
胃俞	第12胸椎棘突下旁开1.5寸	和胃健脾，消食利湿；胸胁痛，胃脘痛，呕吐，腹胀，肠鸣	一指禅推、点、按、揉、弹拨	胃之背俞穴
三焦俞	第1腰椎棘突下旁开1.5寸	调三焦，利水道，益元气，强腰膝；肠鸣，腹胀，呕吐，泄泻，水肿，腰背强痛	一指禅推、点、按、揉、弹拨	三焦之背俞穴
肾俞	第2腰椎棘突下旁开1.5寸	益肾强腰，壮阳利水，明目聪耳；遗尿，阳痿，月经不调，水肿，腰背痛	一指禅推、点、按、揉、弹拨	肾之背俞穴
大肠俞	第4腰椎棘突下旁开1.5寸	疏调肠胃，理气化滞；腹胀，泄泻，便秘，腰腿痛	一指禅推、按、揉、弹拨	大肠之背俞穴
秩边	平第4骶后孔，骶正中棘旁开3寸	舒筋通络，强健腰膝，疏调下焦；腰腿痛，下肢痿痹，小便不利，便秘	按、拿、弹拨	
委中	腘横纹中点，股二头肌腱与半腱肌腱中间	清暑泄热，凉血解毒，醒脑安神，舒筋活络；中风，昏迷，暑病，背腰骶部疼痛	点、拿、按、揉	五输穴之一（本经合穴，属土），膀胱之下合穴
承山	委中与昆仑之间，腓肠肌两肌腹之间凹陷的顶端	舒筋活络，调理肠腑；痔疾，便秘，腰腿拘急挛痛等	按、拿、点	
昆仑	外踝尖与跟腱之间的凹陷中	舒筋活络，清头明目；头项强痛，目眩，腰骶疼痛，脚跟疼痛	按、拿、点	五输穴之一（本经经穴，属火）
申脉	外踝直下凹陷中	活血理气，宁心安神；头痛，眩晕，腰腿麻痛，目赤痛，失眠	掐、点、按	八脉交会穴（通阳跷脉）

8. 足少阴肾经　主治泌尿生殖系统、神经精神方面病症，以及呼吸系统、消化系统、循环系统病症和本经所过部位病症。如带下、遗精、阳痿、月经不调、咳喘、咽喉肿痛、水肿、泄泻、腰痛及下肢内侧疼痛等

穴名	位置	穴位功用及主治	常用手法	类别
涌泉	足底中，足趾跖屈时凹陷处	滋阴益肾，平肝息风，醒脑开窍；头顶痛，头晕，舌干，小便不利	擦、按、拿	五输穴之一（本经井穴，属木）
太溪	内踝尖与跟腱之间凹陷处	滋阴益肾，培土生金；头痛，目眩，耳鸣，月经不调，阳痿，小便频数，腰脊痛，内踝肿	一指禅推、拿、按、揉	本经原穴，五输穴之一（本经输穴，属土）
照海	内踝尖直下凹陷中	滋阴调经，息风止痉，利咽安神；咽喉干燥，失眠，月经不调，小便频数	点、按、揉	八脉交会穴之一（通阴跷脉）
复溜	太溪穴直上2寸	发汗解表，温阳利水；水肿，盗汗，身热无汗，泄泻，足痿	点、按、揉	五输穴之一（本经经穴，属金）

9. 手厥阴心包经　主治胸部、心血管系统、神经系统、消化系统、精神系统等方面的病症和本经所过部位的病症。如心痛、心悸、心胸烦闷、癫狂、呕吐、热病、疮疡及肘臂挛痛等

穴名	位置	穴位功用及主治	常用手法	类别
曲泽	肘横纹上，肱二头肌肌腱尺侧缘	清暑泄热，补益心气，通经活络，清热解毒；心痛，心悸，胃疼转筋，热病，烦躁，肘臂痛	拿、按、揉	五输穴之一（本经合穴，属水）

穴名	位置	穴位功用及主治	常用手法	类别
间使	掌长肌腱与桡侧腕屈肌腱之间，腕横纹上3寸	截疟，安神，宽胸；心痛，心悸，胃痛，烦躁，肘挛，臂痛	拿、按、揉	五输穴之一（本经经穴，属金）
内关	掌长肌腱与桡侧腕屈肌腱之间，腕横纹上2寸	宁心安神，和胃降逆，宽胸理气，镇静止痛；心痛，心悸，胸痛，胃痛，呃逆，失眠，癫，郁证，眩晕，中风，哮喘，偏头痛，肘臂挛痛	掐、拿、按、揉	本经络穴，八脉交会穴之一（通阴维脉）
大陵	腕横纹中央，掌长肌腱与桡侧腕屈肌腱之间	清热宁心，宽胸和胃，通经活血；心痛，心悸，胃痛，惊悸，癫，胸胁痛，腕关节疼痛，喜笑悲恐	按、揉、弹拨	本经原穴，五输穴之一（本经输穴，属土）
劳宫	掌心，第二、三掌骨间，握掌，中指尖下是穴	解表除烦，清心泄热，醒神开窍；中风昏迷，中暑，心痛，癫狂，口疮	按、揉、拿	五输穴之一（本经荥穴，属火）

10. 手少阳三焦经　主治热病，头、耳、目、咽喉病症和本经所过部位的病症。如头痛、耳聋、耳鸣、目赤肿痛、颊肿、水肿、小便不利、遗尿、肩臂外侧疼痛等

穴名	位置	穴位功用及主治	常用手法	类别
阳池	腕背横纹中，指总伸肌肌腱尺侧凹陷处	和解表里，益阴增液；肩臂痛，腕痛，消渴	一指禅推、按、揉	本经原穴
外关	前臂外侧，桡、尺骨之间，腕背横纹上2寸	解表清热，舒筋活络；热病，头痛，眩晕，落枕，耳鸣，胁肋痛，肘臂屈伸不利	一指禅推、按、揉	本经络穴，八脉交会穴（通阳维脉）
支沟	前臂外侧，桡、尺骨之间，腕背横纹上3寸	理气清热，降逆通便；便秘，耳鸣，胁肋痛，呕吐，热病	按、揉	五输穴之一（本经经穴，属火）
翳风	平耳垂后下缘，乳突与下颌角之间凹陷中	通窍聪耳，祛风泄热；耳鸣，耳聋，口眼㖞斜，齿痛，颊肿，牙痛	点、按	交会穴（手足少阳之会）
耳门	耳屏上切迹前方，下颌骨髁状突后缘张口凹陷处	开窍益聪，祛风通络；耳鸣，齿痛	点、按	

11. 足少阳胆经　主治头面五官病症、神志病、热病以及本经所过部位的病症。如头痛、目疾、牙痛、口苦、癫狂、腋下肿、胸胁痛、下肢外侧疼痛等

穴名	位置	穴位功用及主治	常用手法	类别
听会	耳屏间切迹前，下颌骨髁状突后缘，张口呈凹陷处	开窍聪耳，活络安神；耳鸣，齿痛，口歪	点、按、揉	
风池	胸锁乳突肌与斜方肌之间凹陷中，平风府穴处	清头明目，祛风解毒，通利官窍；头痛，眩晕，目赤肿痛，鼻渊，耳鸣，颈强项痛，癫，中风	按、拿、一指禅推	交会穴（足少阳、阳维之会）
肩井	大椎与肩峰连线的中点	理气降逆，散结补虚，通经活络；头项强痛，肩背疼痛，上肢不遂	拿、一指禅推、按、揉、弹拨	交会穴（手足少阳、足阳明与阳维之会）
环跳	股骨大转子高点与骶管裂孔连线的外1/3与内2/3交界处	祛风湿，利腰腿；下肢痿痹、腰痛	点、按、压	交会穴（足少阳与足太阳之会）
风市	大腿外侧中线，股外侧肌与股二头肌之间，腘横纹水平线上7寸	祛风湿，调气血，通经络；下肢痿痹、遍身瘙痒、脚气	点、按、压	

续表

穴名	位置	穴位功用及主治	常用手法	类别
阳陵泉	腓骨小头前下方凹陷中	疏肝利胆,强健腰膝;胁痛,口苦,呕吐,惊风,下肢痿痹	拿、点、按、揉	八会穴(筋会),五输穴之一(本经合穴,属土)
光明	外踝高点上5寸,腓骨前缘	疏肝明目,通经活络;目痛,夜盲,下肢痿痹	按、揉	本经络穴
悬钟	外踝高点上3寸,腓骨后缘	益髓生血,舒经活络;半身不遂,颈项强痛,胁肋痛	拿、按、揉	八会穴(髓会)
足临泣	第4跖趾关节后方,小趾伸肌腱外侧凹陷处	疏肝解郁,息风泻火;目赤肿痛,胁肋痛,月经不调	掐、点、按	五输穴之一(本经输穴,属木)
12. 足厥阴肝经 主治肝胆病,泌尿生殖系统、神经系统病症,眼病及本经所过部位的病症。如胸胁痛、少腹疼痛、疝气、遗尿、小便不利、遗精、月经不调、头痛目眩、下肢痹痛等				
太冲	足背,第1、2跖骨结合部前凹陷中	平肝息风,疏肝养血;头痛,眩晕,月经不调,遗尿,癫痫,胁痛,腹胀,呕逆,咽痛,目赤肿痛,膝股内侧痛	拿、按、揉	本经原穴,五输穴之一(本经输穴,属土)
曲泉	屈膝,膝关节内侧横纹上方,半腱肌和半膜肌止端前缘凹陷处	疏肝理气,调经止痛;腹痛,小便不利,痛经,膝痛	点、拿、按、揉	五输穴之一(本经合穴,属水)
章门	第11肋游离端下方	疏肝健脾,降逆平喘;腹胀痛,泄泻,呕吐,神疲肢倦,胸胁痛	摩、按、揉	脾之募穴,交会穴(足厥阴、足少阳之会),八会穴(脏会)
期门	乳头直下,第6肋间隙	平肝潜阳,疏肝健脾;胸胁胀满疼痛,呕吐,呃逆,腹胀	摩、按、揉	本经募穴,交会穴(足太阴、足厥阴、阴维之会)
13. 督脉 主治神经系统、呼吸系统、消化系统、泌尿生殖系统病症和本经所过部位的病症。如昏迷、惊厥、癫狂、热病、疟疾、头痛、项强、腰脊强痛等				
长强	尾骨尖下,尾骨尖端与肛门连线的中点	育阴潜阳,益气固脱;泄泻,便秘,脱肛,癫狂	点、按	络穴
腰阳关	当后正中线,第4腰椎棘突下凹陷处	补益下元,强壮腰肾;月经不调,阳痿,腰骶疼痛,下肢痿痹	一指禅推、按、揉、擦、扳	
命门	当后正中线,第2腰椎棘突下凹陷处	固精壮阳,培元补肾;阳痿,月经不调,泄泻,腰脊强痛	一指禅推、按、揉、擦、扳	
脊中	当后正中线,第11胸椎棘突下凹陷中	祛风利湿止痛;胃痛,腹泻,腰脊强痛,癫痫	一指禅推、点、按、擦	
身柱	当后正中线,第3胸椎棘突下凹陷处	清热宣肺,醒神定痉,活血通络;咳嗽,气喘,胸中热,惊厥,中风,身热头痛,腰脊强痛	一指禅推、按、扳	
大椎	当后正中线,第7颈椎棘突下凹陷处	解表散寒,镇静安神,肃肺调气,清热解毒;热病,喘咳,盗汗,头痛项强	一指禅推、按、揉	交会穴(足三阳、督脉之会)

续表

穴名	位置	穴位功用及主治	常用手法	类别
哑门	当后发际正中直上 0.5 寸，第 1 颈椎下	开喑通窍，清心宁志；暴喑，舌强不语，头痛，项强	点、按、拿	交会穴（督脉、阳维之会）
风府	当后发际正中直上 1 寸，枕外隆凸直下，两侧斜方肌之间凹陷处	清热息风，醒脑开窍；头痛，项强，眩晕，咽痛，失音，中风	点、按、揉	交会穴（督脉、阳维之会）
百会	在头部，当前发际正中直上 5 寸	头痛，眩晕，不寐	按、揉、一指禅推	交会穴（督脉、足太阳之会）

14. 任脉　主治神经系统、呼吸系统、消化系统、泌尿生殖系统等病症及本经所过部位的病症。如胸痛、遗尿、小便不利、遗精、月经不调、腹痛、疝气、泄泻、呕吐、癫狂等

穴名	位置	穴位功用及主治	常用手法	类别
会阴	前阴与后阴中间凹陷处	醒神开窍，通利下焦；月经不调，遗精，小便不利	点、按	交会穴（冲、任、督脉之会）
中极	前正中线上，脐下 4 寸	清利湿热，益肾调经，通阳化气；小便不利，阳痿，月经不调，痛经，水肿	一指禅推、摩、揉、按	膀胱募穴，交会穴（足三阴、任脉之会）
关元	前正中线上，脐下 3 寸	培元固脱，温肾壮阳，调经止带；虚劳冷惫，少腹疼痛，脱肛，小便不利，遗精，阳痿，月经不调，痛经，消渴，眩晕	一指禅推、摩、揉、按	小肠募穴，交会穴（足三阴、任脉之会）
气海	前正中线上，脐下 1.5 寸	补气健脾，培元固本，调理下焦；腹痛，泄泻，便秘，遗精，水肿，痛经，虚脱	一指禅推、摩、揉、按	
神阙	腹中部，脐中央	温阳救逆，利水消肿；中风虚脱，四肢厥冷，绕脐腹痛，泻利，便秘	摩、揉、按	
中脘	前正中线上，脐上 4 寸	和胃健脾，温中化湿；胃脘痛，腹胀，呃逆，痞积，泻利，便秘，失眠	一指禅推、摩、揉、按	交会穴（手太阳、手少阳、足阳明、任脉之会），胃募穴，八会穴（腑会）
鸠尾	前正中线上，脐上 7 寸	宽胸利膈，宁心定志；心胸痛，反胃等胃肠不适病症	揉、按	络穴
膻中	前正中线上，平第 4 肋间隙，两乳头连线中点	理气宽胸，平喘止咳；咳喘，胸痛，胸痹，心痛，心悸，心烦，噎膈	一指禅推、摩、揉、按	八会穴（气会），心包募穴
天突	前正中线上，胸骨上窝中央	宣肺平喘，清音止嗽；咳喘，胸闷，咽痒痛，咳痰不畅	按、压	交会穴（阴维、任脉之会）
承浆	面部颏唇沟的中点	祛风通络，镇静消渴；口眼㖞斜，齿痛，流涎，暴喑不言，癫	按、揉、掐	交会穴（足阳明、任脉之会）

（二）特定穴

特定穴是指十四经中具有特殊治疗作用，并有特定称号的腧穴。特定穴不仅具有一般腧穴的主治特性，还有独特的主治作用，推拿治疗中对十四经特定穴的运用非常广泛。推拿治疗中常用的十四经特定穴有：五输穴、募穴、俞穴、原穴、络穴、八会穴、八脉交会穴、郄穴等。

1. 五输穴　十二经脉从四肢末端至肘或膝方向各有井、荥、输、经、合五个特定穴，总称"五

输穴"。这是以水流的大小来形容各经脉气由小到大、由浅入深的特点。"所出为井，所溜为荥，所注为输，所行为经，所入为合，二十七气所行，皆在五输也。"(《灵枢·九针十二原》)意指经气自四肢末端向上作用于头面躯干，像水流一样由小到大，由浅入深，经气初出，如水的源头，所以称"井"，多位于四肢爪甲之侧。经气稍盛，如水成微流，所以称"荥"，多位于指(趾)掌(跖)部。经气渐盛，如较大水流灌注，所以称"输"，多位于腕(踝)关节附近。经气充盛，像水流之长行，所以称"经"，多位于腕(踝)或臂(胫)部。经气充盛深入处，宛如水流汇合，所以称"合"，多位于肘(膝)部附近。五输穴每经 5 穴(见相关前表)，十二经共有 60 穴，是人体十二经脉之气出入之所，具有治疗十二经脉和五脏六腑病变的作用。五输穴的主治病症各有特点：

井穴：开窍醒神，用于神志昏迷、心下烦闷、急惊气绝、人事不省。

荥穴：清泄脏腑之热，用于热病，清热效果好。

输穴：主体重节痛，用于关节病变、软组织损伤性疼痛，止痛效果好。

经穴：宣肺解表，用于寒热、喘咳、咽喉病症。

合穴：主腑病，用于肠胃病及六腑的病症。

十二经脉五输穴气血流注与时辰的变化密切相关。古代医家总结出以五输穴配属五行为基础，运用天干地支配合脏腑，按时取穴的方法，即子午流注针法，具有一定的理论价值和应用价值。

2. 募、俞穴(表 2-4)　募穴是脏腑之气汇集在胸腹部的腧穴，为阴；俞穴是脏腑之气输注于背部的腧穴，为阳。每一脏腑都有各自所属的募、俞穴，由于是脏腑之气所输注、结聚的部位，最能反映脏腑功能的盛衰，推拿治疗常常运用其诊治相应脏腑的疾病，并同时配合应用，提升治疗效果。在临床上，"背俞穴"偏于主治阴性病症，"腹募穴"偏于主治阳性病症。当脏腑器官发生病变时，相应的俞、募穴上可以表现出某些异常的变化，如皮肤变色，凹陷，突起，按压有结节、条索状、半球状的异物。临床上，"俞募穴"不仅对脏腑病症有良好的治疗作用，而且对各脏腑络属的器官及皮肉筋骨病亦有一定的治疗作用。如肝俞，为肝脏之气直接输注之处，有疏肝养血之功，主治肝脏病变；因肝"开窍于目"，故取肝俞可以养肝明目；又因"肝在体为筋"，还可以治筋脉挛急病。

表 2-4　十二脏腑募、俞配穴与原、络配穴

脏	募穴	俞穴	原穴	络穴	腑	募穴	俞穴	原穴	络穴
肺	中府	肺俞	太渊	列缺	大肠	天枢	大肠俞	合谷	偏历
心包	膻中	厥阴俞	大陵	内关	三焦	石门	三焦俞	阳池	外关
心	巨阙	心俞	神门	通里	小肠	关元	小肠俞	腕骨	支正
脾	章门	脾俞	太白	公孙	胃	中枢	胃俞	冲阳	丰隆
肝	期门	肝俞	太冲	蠡沟	胆	日月	胆俞	丘墟	光明
肾	京门	肾俞	太溪	大钟	膀胱	中极	膀胱俞	京骨	飞扬

3. 原、络穴(表 2-4)　原穴，是脏腑原气经过和留止的腧穴。十二经脉在腕、踝关节附近各有一个原穴，合为十二原穴。当脏腑发生病变时，会在原穴表现出来。推拿临床也常常根据原穴部位出现的异常变化，推测判断脏腑功能的盛衰、气血盈亏的变化。同时，推拿取用原穴施治，使机体三焦通达，激发原气，调动体内的正气以抗御病邪，达到调整与治疗脏腑经络虚实病变的目的。络穴，是络脉由经脉别出部位的腧穴。推拿对络穴的施术，既可主治本络病候，又由于十二经脉的络脉分别走向与之相表里的经脉，故络穴还可治疗表里两经的病症。原穴与络穴，推拿临床中既单独选用，又相互配合。其配合应用时，遵循"主客原络配穴"，即先病脏腑为主，取

其经的原穴;后病脏腑为客,取其经的络穴。

4.八会穴　是指脏、腑、筋、脉、气、血、骨、髓精气分别所会聚之处的八个腧穴。八会穴除各自腧穴原有的功能外,与其所属的八种脏器组织的生理功能有着密切关系。即:脏会章门,腑会中脘,气会膻中,血会膈俞,筋会阳陵泉,脉会太渊,骨会大杼,髓会绝骨(悬钟)。推拿施治选取八会穴,主要针对各自相关的脏器组织病症进行治疗。如治疗胃肠病症,必选腑会之中脘穴,采用推按、摩揉等手法。

5.八脉交会穴　是指奇经八脉与十二正经脉气相通的,分布于四肢肘膝关节以下的八个特定经穴。推拿治疗中取八脉交会穴,不但能治疗本经病症,还能治疗与之相通的奇经八脉的病症(表2-5)。

表2-5　八脉交会穴

经属	八穴	通八脉	会合部位
足太阴	公孙	冲脉	胃、心、胸
手厥阴	内关	阴维	
手太阳	后溪	督脉	目内眦、项、耳、肩胛
足太阳	申脉	阳跷	
足少阳	足临泣	带脉	目外眦、颊、项、耳后、肩
手少阳	外关	阳维	
手太阴	列缺	任脉	肺、胸、膈、喉咙
足少阴	照海	阴跷	

(三)奇穴

在人体有一些既有穴名,又有明确的位置,但尚未列入十四经系统的腧穴,称为奇穴。这类腧穴主治范围比较单一,但多数对某些病症具有特殊疗效,故推拿治疗中常常采用(表2-6)。

表2-6　常用奇穴主治

穴名	位置	功能及主治	常用手法
太阳	眉梢与目外眦之间,向后约一横指的凹陷中	清热祛风,解痉止痛;感冒、头痛、眩晕、失眠、目疾	按、揉、抹、一指禅推
鱼腰	瞳孔直上,眉毛正中,当眶上切迹处	清肝明目,通络止痛;感冒、头痛、眩晕、失眠	抹、一指禅推、按
安眠	翳风与风池连线中点	镇静安神;失眠、眩晕、头痛、心悸、癫狂	按、揉、点
牵正	耳垂前0.5寸,与耳垂中点相平处	祛风清热,通经活络;口歪、口舌生疮、腮腺炎	按、揉、点
血压点	第6、7颈椎棘突间,旁开2寸	调血活血;高血压、低血压	擦、按、揉、点
定喘	第7颈椎棘突下,旁开0.5寸	平喘止咳,通宣理肺;咳嗽、哮病、喘病	擦、擦、按、揉、点
夹脊	第1胸椎至第5腰椎,各椎棘突下旁开0.5寸	调理脏腑,通利关节;胸1~3:上肢病症,胸1~8:胸部病症,胸6~腰5:腹部病症,腰1~5:下肢病症	擦、擦、压、推、一指禅推
腰眼	第4腰椎棘突间,旁开约3.5寸凹陷中	强腰补肾;腰腿疼痛、遗尿、月经不调、消渴	擦、按、拿、擦

续表

穴名	位置	功能及主治	常用手法
十宣	手十指尖端,距指甲游离缘0.1寸	泄热救逆;急救、昏迷、高热、癫痫、喉咙肿痛	掐
落枕	手背第二、三掌骨间,掌指关节后约0.5寸	舒筋通络;落枕、肩臂疼痛、胃痛	点、按
鹤顶	髌骨底中点上方凹陷处	通利关节;膝痛、两腿无力	按、点
膝眼	屈膝,髌韧带两侧凹陷中	除湿活络,通利关节;膝痛、腿脚重痛	按、点
胆囊	阳陵泉直下约2寸	利胆通腑;胆囊炎、胆石症、下肢痿痹	按、揉、点
阑尾	足三里下约2寸,胫骨前缘旁开1横指	清热化邪,通利腑气;阑尾炎、消化不良、下肢瘫软	按、拿、揉、点

(四)小儿推拿特定穴

小儿推拿特定穴位是古人在长期医疗实践中,根据小儿的生理和病理特点总结出的具有特异疗效的穴位,有的还可作为望诊使用(如山根、年寿等穴),在小儿推拿治疗中十分重要。这些穴位表面形态不仅有"点"状,还有"线"状及"面"状。且分布以两手居多,正所谓"小儿百脉汇于两掌"。部分推拿特定穴,在成人推拿治疗与保健中也仍然广泛应用(表2-7)。

表2-7 小儿推拿常用特定穴

穴名	位置	功能及主治	常用手法
天门	眉心至前发际	疏风解表,开窍醒脑,镇静安神;治外感、头痛	直推、抹、一指禅推
坎宫	两眉弓	疏风解表,醒脑明目,止头痛;外感发热、头痛	分推、捏提
天柱骨	项部,后发际正中至大椎穴成一直线	降逆止呕,祛风散寒;外感发热、项强	直推、刮、擦
桥弓	翳风至缺盆成一直线,胸锁乳突肌前缘	平肝息风,醒脑明目,舒筋活络;高血压、头痛、失眠、肌性斜颈	揉、拿、抹、推、擦
腹	腹部	健脾和胃,理气消食;腹胀、腹泻、呕吐、便秘	抹、揉、拿、按
丹田	小腹部,脐下2~3寸之间	培肾固本,温补下元,分清别浊;腹痛、遗尿、脱肛	抹、揉、拿、点
肚角	脐下2寸,旁开2寸之大筋	健脾和胃,理气止痛;腹痛	拿、按、弹拨、揉
总筋	仰掌,腕横纹中点	清心经热,通调气机,镇惊止痉;口舌生疮、夜啼、高热、惊风	掐、揉
天河水	前臂内侧,腕横纹中点至肘横纹中点成一直线	清热解表,泻火除烦;五心烦热、口燥咽干、唇舌生疮、夜啼、烦躁不安、口渴、发热	推、揉、拿
七节骨	从尾椎骨端到第四腰椎成一直线	温阳止泻,泄热通便;虚寒腹泻、痢疾、便秘	

(杨 振)

思政元素

大医精诚

孙思邈《大医精诚》："凡大医治病，必当安神定志，无欲无求，先发大慈恻隐之心，誓愿普救含灵之苦。若有疾厄来求救者，不得问其贵贱贫富，长幼妍媸，怨亲善友，华夷愚智，普同一等，皆如至亲之想。"提出了医生要有慈悲心、同情心，有治病救人的仁爱心，不论患者贵贱、美丑、长幼、愚智，都应一视同仁，当做至亲之人治疗。

复习思考题

1. 简述头面部主要体表标志，以及人体躯干部纵轴线标志。
2. 简述经络系统的组成。
3. 简述头项部常用推拿奇穴。

扫一扫，测一测

第三章　推拿临床常用检查方法

学习目标

　　掌握运动系统各部位常用检查法操作要点及临床意义;神经功能检查方法;骨骼、肌肉系统的影像学检查;中医四诊在推拿治疗中的运用要点。

　　推拿治疗在临床中涉及骨伤、内、外、妇、儿、五官等各科疾病,如何运用正确的推拿手法进行治疗,首先必须明确诊断。因此,在临床中必须运用中医四诊方法,并结合西医学的解剖学、生理学、病理学及诊断学方面的知识,合理应用一般检查方法获得临床第一手资料,并结合其他特殊检查方法,如神经功能检查方法、影像学检查方法(X 线、CT、MRI、B 超)、实验室检查等,对疾病进行综合分析,明确诊断,以便选择恰当的治疗方法。

第一节　中　医　四　诊

　　中医四诊即望、闻、问、切,是临床诊断疾病的重要手段,其详细内容,在中医学基础中已做过论述,这里仅就四诊在推拿治疗中的特点分述如下。

一、望　　诊

　　望诊包括望全身情况中的望神色、形体、姿态;望局部情况中的望皮肤、创口、五官、头与毛发、舌苔、小儿指纹及排泄物等。但尤其应注意以下几个方面。

(一)望神色

　　神色是脏腑气血显示于外的标志。从神色的变化,可以帮助了解疾病的虚实、气血的盛衰和疾病的转化。如表情轻松,面色正常往往病情轻;表情痛苦,面色少华往往病情重。

(二)望舌象

　　舌象的变化能较客观地反映人体气血的盛衰、病邪的性质、病位的深浅、病情的进退以及判断疾病的转归及预后。望舌主要是观察舌质和舌苔两个方面的变化。《辨舌指南》说:"辨舌质,可诀五脏之虚实;视舌苔,可察六淫之浅深。"如淡白舌主虚寒证,为阳气虚弱、气血不足之象;红舌主热证,若舌鲜红起芒刺,可见于里实热证。舌苔由薄变厚,为病邪由表入里,病情由轻到重,为病进;舌苔由厚变薄,为邪气得以内消外达,病邪由里出表,病情由重变轻,多属病退。

(三)望形态

　　形态正常是人体气血、筋骨、脏腑、经络的生理功能正常、协调的基本反应,形态的改变则反映了各种不同的疾病,尤其是伤科病症与诸痛症。如小儿肌性斜颈,头多向患侧歪斜;腰部扭伤,身体多向患侧伛偻,且用手支撑腰部;下肢损伤,多不能站立行走等。这些形态的改变,为临床诊断提供了重要依据。

（四）望畸形

畸形是肢体的外形出现异常改变，为伤科病症的典型症状之一。如骨折与脱位后肢体所出现的各种畸形；腰椎间盘突出症所造成的脊柱侧凸；脊髓灰质炎所引起的患肢肌肉萎缩，膝关节过伸以及小儿先天性马蹄内翻足等，故望畸形对临床诊断有很大价值。同时要注意与一些先天发育不全，或因某些疾病而引起的发育障碍相鉴别。

（五）望肿胀

肿胀是伤科病症的主要症状。损伤往往表现出肿胀，肿胀较轻，多属轻伤；肿胀较重，往往有骨折或断筋存在；而陈旧伤，虽然肿胀轻，但往往皮肤青紫带黄。故临床检查时，需观察肿胀的程度与色泽的变化，以便了解损伤的轻重与时间长短。

（六）望肢体功能

肢体的活动功能正常与否，是反映人体健康状况的一个方面。肢体活动功能的障碍，是由于肢体某一部位受到损伤所致，因此，认真观察肢体的活动功能情况，查明肢体活动功能障碍的程度，是十分重要的。如反关节活动，往往有骨折和脱位等。

二、闻　诊

闻诊包括嗅诊和听诊两方面。这里只介绍软组织损伤中听诊的筋响声。筋响声是伤科病症中部分伤筋疾病在临床检查时出现的一种特殊的摩擦音或弹响声，常见的有以下几种：

（一）关节摩擦音

一手放在关节上，一手移动关节远端的肢体，可检查出关节摩擦音或有摩擦感。

1. 慢性或亚急性关节疾患，可听到柔和的关节摩擦音。

2. 骨性关节炎可听到粗糙的关节摩擦音。

3. 关节内有移位的软骨或游离体时，在关节活动到某一角度时，可听到关节内有一个尖细的声音。

（二）腱鞘炎的摩擦音

拇屈与指屈肌腱通过狭窄的腱鞘时，如做屈伸手指的检查，可听到"咯噔"的弹响声。

（三）腱周围炎的摩擦音

有炎性渗出液的腱周围，在检查时可听到如捻干燥头发时所发出的一种声音，即"捻发音"。

（四）关节弹响声

半月板损伤时，在做膝关节屈伸旋转活动时，常可发出较清脆的弹响声。正常的关节有时亦可发生单一清脆响音，需与关节疾病的摩擦音相鉴别。

（五）皮下气肿声

在伤科病症中，当创伤后发现皮下组织有不相称的弥漫性肿起时，或在严重的胸部损伤时，应注意检查有无皮下气肿，即在检查时把手指分开如扇形，轻轻揉按患部，即可感到有一种特殊的捻发音或捻发感。另外，在开放性骨折合并气性坏疽和手术创口周围、缝合裂伤的周围，如有空气残留在切口中，亦可发生皮下气肿。

🌐 **知识链接**

腱鞘炎在指、趾、腕、踝等部均可发生，但以桡骨茎突部和第一掌骨头部最为常见。由于腱鞘积劳损伤而发生纤维变性，使腱鞘变厚，引起鞘管狭窄，肌腱在鞘管内活动受到限制，所以称为腱鞘炎。腱鞘炎的一般症状大体如下：①患者屈指不便，尤以早晨最为明显，但活动几下即见有好转。②局部有压痛和硬结。③严重时可产生弹响，患指屈而难伸或伸而不能屈。

④在桡骨茎突处有疼痛、压痛和局部肿胀，有时可触及硬块。⑤手指活动困难，以早晨较为明显，偶尔有弹响。

三、问　诊

问诊是收集病史资料，对疾病的发生发展过程进行调查研究的重要手段，为历代医学家所重视。明•张景岳称问诊为"诊病之要领，临证之首务"。问诊除已经讨论过的"十问"内容外，必须重点询问以下几方面：

（一）病因

询问发生疾病最主要、最根本的原因，了解疾病发展的经过及变化规律，对于临床诊断是极其重要的；尤其是伤科病症，不同的受伤原因和体位，可以引起不同性质的损伤，须详细询问。如跌伤易造成骨折，扭伤多为软组织损伤。

（二）发病时间

询问发病时间的长短，既可判断疾病的轻重及变化规律，也可分析疾病的性质，还可判断是新伤还是陈旧伤。

（三）疼痛的情况

伤科患者最常见的感觉障碍是疼痛。详细询问疼痛的起始日期、程度、部位、性质及伴随的症状。诸如是胀痛、剧痛、酸痛，还是麻木、刺痛；有无放射痛或游走性疼痛；疼痛是间歇性还是持续性，是时轻时重，反复发作还是呈进行性加重。服药或其他因素，如天气变化、各种不同的活动等对疼痛有无影响，休息与劳累、白昼与黑夜，疼痛的程度有无明显的改变等。疼痛常伴有心理改变，如焦虑、烦躁、经常器质性疼痛和心因性疼痛并存。

课堂互动

疼痛的问诊程序如何？

询问医治经过和治疗效果，以及目前存在的问题，掌握病情的变化，排除一些不必要的怀疑，分析以往所做的治疗是否妥当。最终判断出患者病位归何经络、何神经支配，判断出责任肌群，以便采取正确的治疗措施。

（四）职业

询问职业，了解职业改变的情况及其从事职业的工作性质，分析疾病的发生是否与其职业有关。如长期从事低头工作的人易患颈椎病，久坐和长期重体力劳动的人易患腰椎间盘突出症。

（五）过去史

了解过去疾病可能与目前疾病的有关内容，如外伤史、结核病史和肿瘤，有无类似发作，既往用药情况等。

（六）家族史

了解家庭成员和经常与其接触的人中，有无遗传性疾病和有无慢性传染病等，如强直性脊柱炎有遗传史。

（七）个人史

了解个人的生活习惯、嗜好、家务劳动等。

其他如生活环境以及女性的月经、生育史等各方面的情况也应做必要的询问。

四、切　诊

切诊主要包括切脉与触诊两方面,在诊法中占有重要地位。有关切脉的部位与方法,已在中医学基础中做了介绍,故在此不做论述。这里仅介绍推拿临床中的触诊,即按诊法,是指施术者在受术者体表以手的技巧动作,依据经络学、解剖生理学知识,探查体表出现的异常反应,又称摸诊法。临床上按诊法的用途极为广泛,作用十分重要,特别是对伤科病症的诊断尤为突出,《医宗金鉴·正骨心法要旨》云:"以手扪之,自悉其情。"

(一)触诊的主要用途

1.摸压痛点　压痛点是病变在体表的集中表现,根据压痛点的部位、范围、程度和压痛点的反应,来辨别疾病的性质、部位等。另外,还应注意对穴位和反射区的触摸。

2.摸肤温　触摸局部皮肤的冷热程度,是了解受伤局部血液循环情况的一种方法。摸肤温时一般用手背测试最为合适。

3.摸肿胀、肿块　触摸肿胀、肿块的位置、大小、深浅、质感、硬度、形态,以及边界是否清楚、推之能否移动等,判断肿胀或肿块的性质。

4.摸畸形　触摸体表骨突变化,可判断骨折、脱位或伤筋等,以及骨折的性质、部位和骨折移位方向。

5.摸异常活动　检查时,从肢体或关节出现原来不可能出现的一些活动,以此来分析损伤的程度。

6.摸弹性固定　受伤后,当关节保持在特殊的位置上时,摸诊时手中有弹力感。此点是关节脱位的特征之一。

(二)触诊的常用方法

1.触摸法　用手细心地触摸肢体,了解局部的压痛、肤温、肿胀、畸形和感觉等,即所谓"手摸心会"。

2.挤压法　用双手在躯干、肢体的前后、左右、上下做对称用力挤压,以鉴别伤骨与伤筋,了解伤骨的具体部位。

3.叩击法　利用人体骨的力传导,通过对人体不同部位纵向叩击所产生的冲击力来检查有无骨折的一种方法,是伤科疾病检查中的常用方法之一。如检查下肢损伤时,多采用叩击足跟;检查脊柱损伤时,多叩击头顶等。

4.旋转法　用两手分别握住肢体的远近两端,做轻轻的旋转动作,以观察有无疼痛和功能障碍。本法常与屈伸法配合应用。

5.屈伸法　用两手分别握住关节的远近端,做关节的屈伸活动,并根据屈伸的度数,作为测量关节活动功能的依据,本法和旋转法常与患者主动的屈伸与旋转活动进行对比。

应用中医四诊进行诊断时,经常采用"对比"的方法,如望诊、摸诊等都极其重视患侧与健侧在形态、长短、粗细及活动功能等方面的对比。

第二节　常用运动系统临床检查

运动系统的临床检查需要通过一般检查确定初步诊断,为选择其他特殊检查方法以及明确诊断做准备。要合理应用一般检查方法,首先要熟悉与此相关的解剖、生理学知识,通过形态学特点和运动生理功能特点,对其病理学的演变就会有更清楚的认识,是指导临床检查、诊断和治疗的依据。

一、关节活动度

关节活动度即关节活动范围,是指正常关节活动时可达到的最大幅度,有主动和被动之分。关节活动范围的检查是骨伤科中极为重要和常用的检查方法之一,也是判断肌肉、骨骼、神经病变的基本步骤。各种原因引起的肢体功能障碍,除在治疗前进行关节活动度检查外,还需在治疗中多次复查,以判断治疗效果及患者最终的功能状态(表3-1)。

表3-1 人体各关节活动度

关节	中立位	冠状轴	矢状轴	垂直轴
颈椎	面部向前,双眼平视	前屈 35°~45° 后伸 35°~45°	左右侧屈 45°	左右旋转 60°~80°
腰椎	站立位,腰部伸直	前屈 90° 后伸 30°	左右侧屈 20°~30°	左右旋转 30°
肩关节	上臂自然下垂	前屈 180° 后伸 45°	中立位 内收 20°~40° 外展 180° 水平位 内收 135° 外展 50°	内旋 80° 外旋 30°
肘关节	前臂伸直,掌心向前	屈 135°~150° 伸 0°~10°		前臂旋前、旋后 80°~90°
腕关节	手与前臂成直线,掌心向下	掌屈 50°~80° 背伸 35°~60°	桡偏 25°~30° 尺偏 30°~40°	
髋关节	髋关节伸直,髌骨向前	屈 130°~140° 伸 40°	内收 20°~30° 外展 30°~45°	(屈膝)内旋、外旋 40°~50°
膝关节	膝关节伸直,髌骨向前	屈 120°~150° 伸 0°~10°		(屈膝)内旋 10°、外旋 20°
踝关节	足外缘与小腿成 90°	跖屈 40°~50° 背伸 20°~30°	内翻 30° 外翻 30°~35°	

二、脊柱部位的检查

1. 压顶试验(图3-1) 又称椎间孔挤压试验(foraminal compression test)。患者正坐,检查者双手重叠放于其头顶,控制颈椎在不同角度向下按压,如引起项痛和上肢放射痛为阳性,提示颈神经根受压。

🌐 知识链接

神经根型颈椎病的临床症状有以下几个方面:①颈肩部疼痛和手指麻木感,其中疼痛为根性病变的主要症状。臂丛神经根部的不同病变部位会引起不同的疼痛区:颈 5 神经根病变的疼痛区为三角肌分布区;颈 6 神经根病变,疼痛向三角肌、前臂桡侧及拇指放射;颈 7 神经根病变,会沿上臂及前臂后方向中指放射;颈 8 神经根病变,沿上臂及前臂内侧向环指、小指放射;而胸部的神经根病变引起上臂内侧疼痛。②肌力减弱。③颈部肌肉紧张。

2．引颈试验　又称椎间孔分离试验。患者正坐,检查者两手分别托住患者下颌和枕部,或站在患者背后,术者前胸紧靠患者枕部,双手同时用力向上牵拉颈椎。如患者感到颈部和上肢疼痛减轻或有轻松感,即为阳性,提示神经根型颈椎病。若于椎动脉综合征发作期进行此试验,眩晕、耳鸣等症状亦常能暂时减轻或消失。

3．叩顶试验（图 3-2）　患者正坐,检查者一手掌面放于其头顶,用拳隔手掌叩击患者头顶,如引起颈痛并有上肢窜痛和麻木感,提示颈神经根受压;如引起患侧腰腿痛,提示腰神经根受压。

4．臂丛神经牵拉试验（图 3-3）　患者坐位,颈部稍前屈,检查者立于患侧,一手抵住患侧头部,另一手握患肢腕部,做相反方向牵拉。若患肢出现放射性疼痛或麻木感,则为阳性,提示臂丛神经受压,临床多见于神经根型颈椎病。

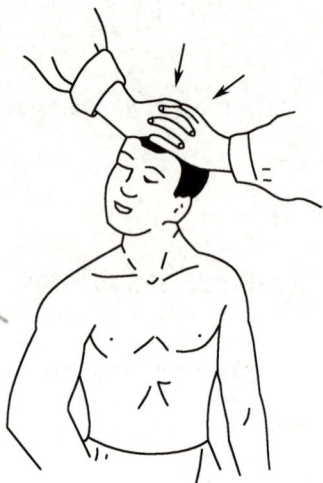

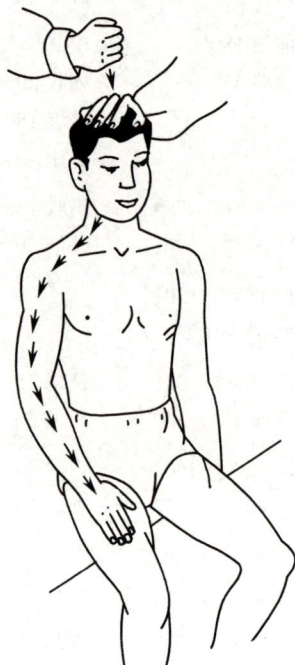

图 3-1　压顶试验　　　　图 3-2　叩顶试验　　　　图 3-3　臂丛神经牵拉试验

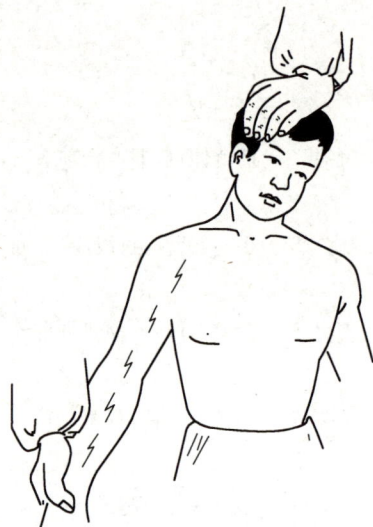

5．屈颈试验（图 3-4）　又称奈利征。患者仰卧,两下肢伸直,检查者一手按住其胸骨,另一手托于其枕后,缓缓用力使头前屈至下颏抵到胸部,持续 1～2 分钟。如引起腰痛或下肢放射痛者为阳性,提示腰神经根受压,临床多见于腰椎间盘突出症。

6．颈静脉压迫试验（图 3-5）　又称压颈试验。患者站立或端坐,检查者用双手指同时将其两侧颈静脉做短时间压迫,如患者颈部及上肢疼痛加重,提示神经根型颈椎病;如患者腰痛或患肢放射痛,提示腰椎间盘突出症。

7．挺腹试验（图 3-6）　患者仰卧,令其将腹部挺起,腰部及骨盆离开床面。同时嘱患者咳嗽一声,如引起腰腿痛者,即为阳性,提示腰神经根受压。

8．抬腿试验（图 3-7）　又称克尼格征。患者仰卧,两下肢伸直,检查者将一侧下肢髋、膝关节各屈 90°,再慢慢伸直小腿,如有腰部神经根病变或脑膜刺激症状,则下肢肌肉极为紧张,伸膝受限并出现疼痛,即为试验阳性。

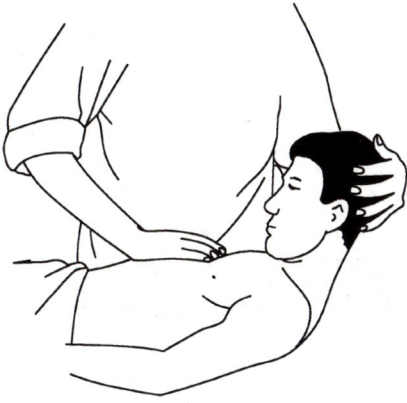

图 3-4 屈颈试验

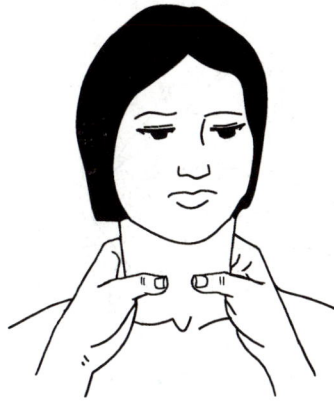

图 3-5 颈静脉压迫试验

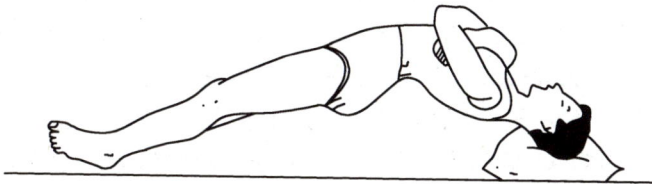

图 3-6 挺腹试验

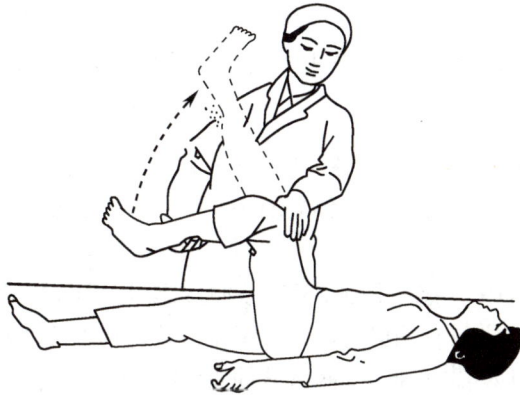

图 3-7 抬腿试验

9. 双膝双髋屈曲试验（图 3-8） 患者仰卧，双腿并拢，检查者将其屈曲的两下肢同时压向腹部，如出现活动受限和疼痛，提示腰椎间关节或腰骶关节有病变。如将一侧屈曲的下肢压向对侧腹部，出现骶髂关节疼痛，提示骶髂关节病变或骶髂韧带损伤。

10. 直腿抬高试验和加强试验（图 3-9） 又称拉塞格试验。患者仰卧，两下肢伸直，检查者一手托足，另一手压于膝上方，使患肢保持伸直位缓缓抬高，如抬高不到 70°，即出现腰痛和患肢后侧放射性疼痛，为试验阳性，这是腰椎间盘突出症的重要体征；当患肢抬高到出现疼痛的角度时，降低 5°～10°，再做足背伸，又引起疼痛，为直腿抬高加强试验阳性，可排除股后肌群紧张引起的直腿抬高阳性。

11. 健腿直腿抬高试验 检查健侧腿直腿抬高试验时，如引发患肢坐骨神经放射性疼痛者，为阳性，提示较重的腰椎间盘突出症，或中央型腰椎间盘突出症。

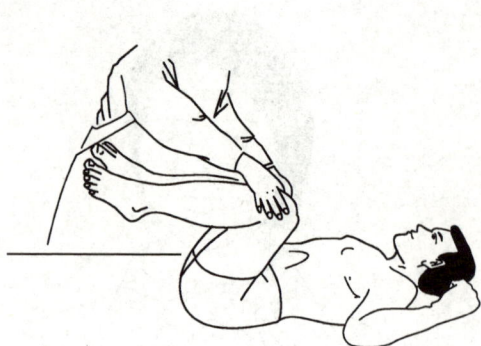

图 3-8　双膝双髋屈曲试验

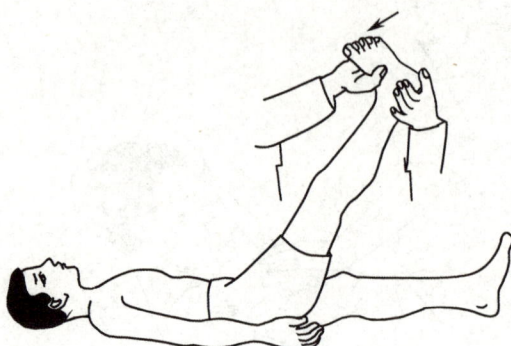

图 3-9　直腿抬高试验和加强试验

🌐 **知识链接**

　　中央型腰椎间盘突出症是指髓核从椎间盘后方中央突出，髓核和纤维环碎块聚集在后纵韧带下或进入椎管内刺激或压迫马尾神经而引起临床症状者。一般认为发病率在10%～15%，突出病变以腰4～5最多。病程自数年至数天不等，病程长者多有反复腰痛或腰腿痛发作史，最后突然加重而瘫痪，病程短者多在扭伤或劳累后突然发病，2～3天即发生马尾神经障碍。患者脊柱常变平或后凸，呈强迫体位，截瘫重者卧床不起。直腿抬高试验虽可双侧皆阳性，但疼痛不如后外侧突出者重。感觉运动障碍涉及两侧下肢及臀部，跟腱反射消失，伴有大小便功能障碍。脑脊液检查对高位者可出现梗阻征，低位者意义不大。髓腔造影可见梗阻处前方压迫、中断或变淡，或哑铃状中部变细。CT扫描和MRI对中央型椎间盘突出症具有重要价值，可显示受累的部位、突出物大小及马尾神经的受压程度。

---

　　12. 趾背伸试验(图 3-10)　患者仰卧，两下肢伸直，踇趾用力背伸，与此同时检查者用手指按压趾甲部以相对抗，测定其肌力大小，并将两侧做一对比。患侧趾背屈力量明显减弱为阳性，提示腰4～5神经根受压。

　　13. 趾跖屈试验(图 3-10)　患者仰卧，两下肢伸直，趾用力跖屈，检查者以手指顶住趾掌侧，用力对抗，测试其肌力大小，并进行两侧对比。趾跖屈力减弱为阳性，提示腰5～骶1神经根受压。

　　14. 跟臀试验(图 3-11)　患者俯卧，两下肢伸直，肌肉放松。检查者握住其一足，使足跟接触臀部，如腰椎或腰骶关节有疾患，则引起腰痛，而且骨盆甚至腰部也随之抬起为试验阳性。

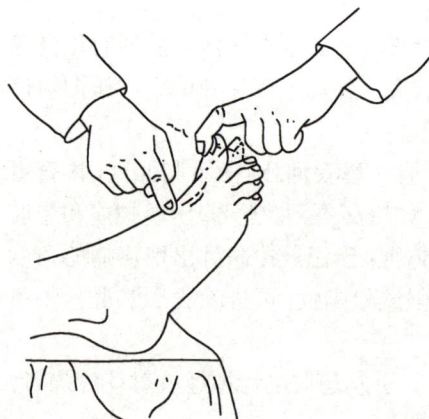

图 3-10　趾背伸及跖屈试验

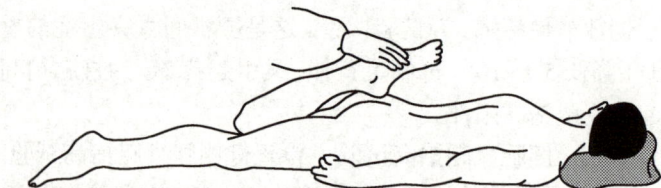

图 3-11　跟臀试验

15.股神经紧张试验　患者俯卧，髋、膝关节完全伸直，检查者一手固定患者骨盆，另一手握患侧小腿下端，将大腿强力后伸，如出现大腿前方放射痛，即为阳性，提示可能有股神经根受压，临床见于高位腰椎间盘突出症（腰2～3或腰3～4），需排除腰、髋屈肌紧张引起的假阳性。

三、胸部、骨盆部的检查

1.胸廓挤压试验（图3-12）　患者端坐或站立，检查者一手按住其胸骨，另一手按于其背部正中，双手前后对应相互挤压，如有肋骨骨折，则骨折处会出现疼痛。

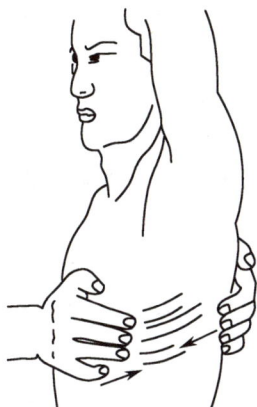

图 3-12　胸廓挤压试验

2.骨盆分离和挤压试验（图3-13）　患者仰卧，检查者两手分别压在左右髂前上棘处，向内挤压或向外分离骨盆（骨盆挤压试验也可用侧卧位，检查者双手重叠放于上侧髂骨处向下按压）。如骨盆某处出现疼痛，提示该处有骨折；如出现骶髂关节处疼痛，则提示该关节有病变。

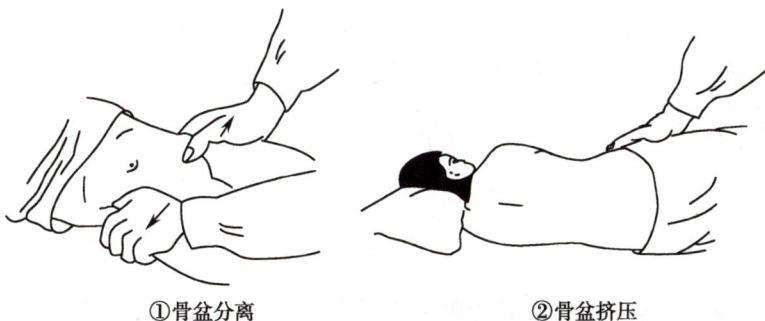

①骨盆分离　　　　　②骨盆挤压
图 3-13　骨盆分离和挤压试验

四、上肢部的检查

1.肩关节外展试验（图3-14）　此试验对于肩部疾病的鉴别诊断有重要意义。

（1）肩关节功能丧失或只能轻微外展,并伴有剧烈疼痛者,可能为肩关节脱位或骨折。

（2）肩关节从外展到上举过程均有疼痛者,提示为肩周炎。

（3）肩关节在外展开始时不痛,越接近水平位时越痛,可能为肩关节粘连。

（4）肩关节在外展过程中疼痛,但在上举时反而不痛,可能为三角肌下滑囊炎。

（5）肩关节从外展到上举60°～120°的范围内有疼痛,超过这个范围反而不痛或痛减,又称肩疼痛弧试验,多为冈上肌肌腱炎。

（6）肩关节外展动作小心翼翼,并有突然疼痛者,可能为锁骨骨折。

2. 落臂试验　患者站位,先将患肢被动外展90°,然后令其缓慢地下放,如不能慢慢放下,出现突然直落体侧则为阳性,提示有肩袖破裂。

3. 搭肩试验（图3-15）　又称杜加斯征。正常人手搭在对侧肩上,肘关节能紧贴胸壁。若肩关节脱位,则患侧手搭在对侧肩部时,肘部不能紧靠胸壁;或肘紧贴胸壁时,手不能搭于对侧肩部,均为试验阳性,提示肩关节脱位。

4. 直尺试验（图3-16）　正常时肩峰位于肱骨外上髁与肱骨大结节连线的内侧。检查者用直尺贴于患者上臂外侧,一端接触肱骨外上髁,另一端接触肱骨大结节。如另一端同时能接触到肩峰,为试验阳性,提示有肩关节脱位。

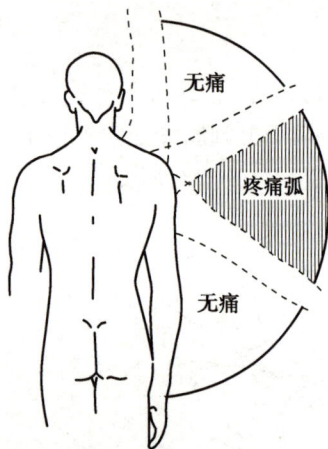

图 3-14　肩关节外展试验　　　　图 3-15　搭肩试验　　　　图 3-16　直尺试验

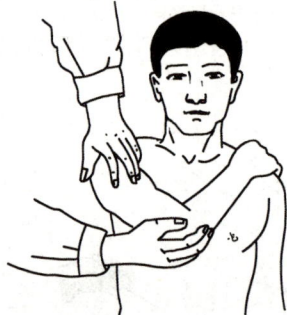

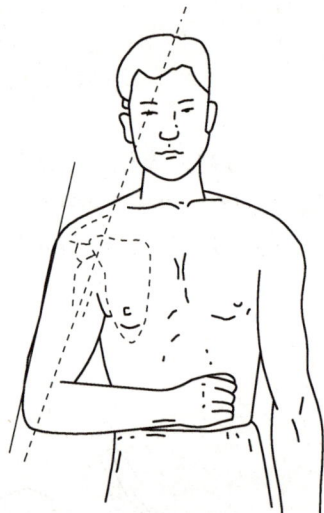

5. 肩胛胸壁关节的检查　嘱患者松弛肩部肌肉,医者一手推肩胛骨外缘,另一手手指自肩胛骨内缘插到肩胛胸壁间隙,检查肩胛骨的活动度。如手指不能插入并有压痛和活动受限,提示该关节有粘连。

6. 肱二头肌抗阻力试验（Yergason test）　患者屈肘90°,检查者一手扶其肘部,一手扶其腕部,嘱患者用力做屈肘及前臂旋后动作,检查者给予阻力,若出现肱二头肌肌腱滑出,或结节间沟处产生疼痛为阳性,前者为肱二头肌长头腱滑脱,后者为肱二头肌长头肌腱炎。

7. 肘三角检查（图3-17）　肱骨内上髁、肱骨外上髁与尺骨鹰嘴突三点关系,在屈肘90°时,呈一底边在上的等腰三角形,称"肘三角";在肘关节伸直时,三点在一直线上。如肘关节脱位或组成肘三角的骨骺发生骨折并移位时,这种正常的三点关系被破坏。可用此鉴别肘关节脱位与肱骨髁上骨折。

8. 网球肘试验(图3-18)　又称密尔试验。患者前臂弯曲,手半握拳,令其前臂旋前并将腕关节屈曲,再伸直肘关节,此时桡侧腕长伸肌张力较大,如引起肱骨外上髁处疼痛,即为阳性,提示肱骨外上髁炎。

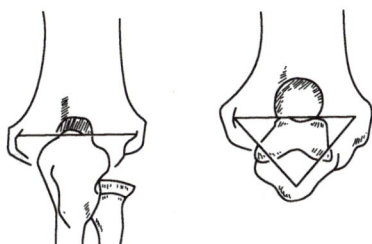

剧痛

图3-17　肘三角检查

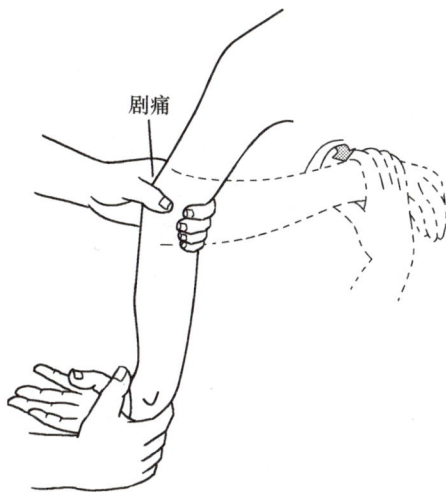

图3-18　网球肘试验

9. 前臂收展试验　本试验用于判断是否有肘关节侧副韧带损伤。患者与检查者相对而坐,上肢向前伸直。检查者一手握住肘部,一手握腕部并使前臂内收,握肘部的手推肘关节向外,如有外侧副韧带断裂,则前臂可出现内收运动。若握腕部的手使前臂外展,而拉肘关节向内,若前臂出现外展运动,则为内侧副韧带损伤。

10. 腕伸、屈肌紧张试验　令患者握拳、屈腕,检查者按压患者手背,患者抗阻力伸腕,如肘外侧疼痛则为阳性,提示肱骨外上髁炎;反之,如令患者伸手指和背伸腕关节,检查者以手按压患者手掌,患者抗阻力屈腕,肘内侧疼痛为阳性,提示肱骨内上髁炎。

11. 握拳尺屈试验(图3-19)　又称芬克尔斯坦试验。患者前臂中立位,将拇指屈曲包在掌心中握拳,腕关节再主动或被动向尺侧偏斜,如桡骨茎突处发生疼痛,为试验阳性,提示桡骨茎突狭窄性腱鞘炎。

12. 腕三角软骨挤压试验(图3-20)　嘱患者屈肘90°,掌心向下。检查者一手握住前臂下端,另一手握住手掌部,使患手向尺侧被动偏斜,然后伸屈腕关节,使腕关节尺侧发生挤压和研磨,如有明显疼痛加重即为阳性,提示三角软骨损伤。

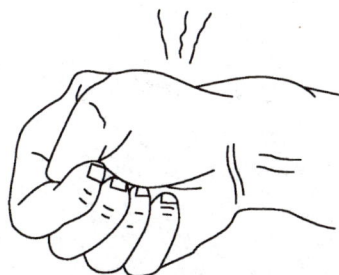

图3-19　握拳尺屈试验

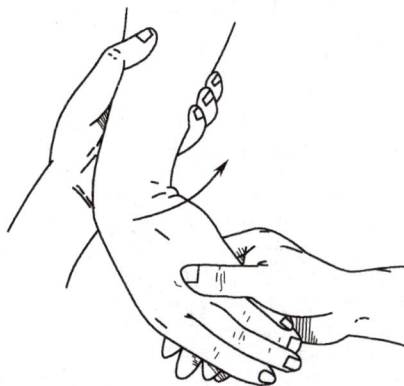

图3-20　腕三角软骨挤压试验

五、下肢部的检查

1. 髋关节承重功能试验（图3-21）　又称特伦德伦堡试验（Trendelenburg test）。患者先以健侧下肢站立，患侧屈髋屈膝，正常时单腿站立后对侧骨盆上升。然后以患侧下肢站立，健侧屈髋屈膝，对侧骨盆反而下降，即为患侧试验阳性。此征阳性提示患侧臀中肌麻痹、髋关节脱位、陈旧性股骨颈骨折等。

2. 髂前上棘与坐骨结节连线试验（图3-22）　患者侧卧，患侧在上方，屈髋90°～120°，将髂前上棘与坐骨结节连成一直线，在正常情况下，大转子的尖端应在此线以下，最多也不高过此线1cm，超过以上限度时，应认为大转子向上移位，提示股骨颈骨折或髋关节脱位。

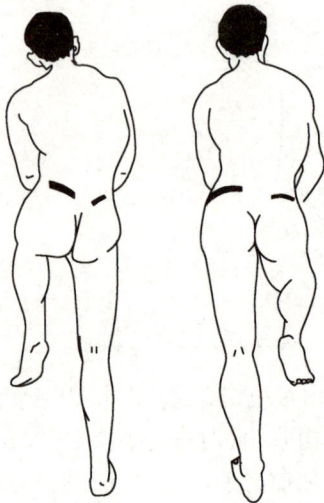

图3-21　髋关节承重功能试验

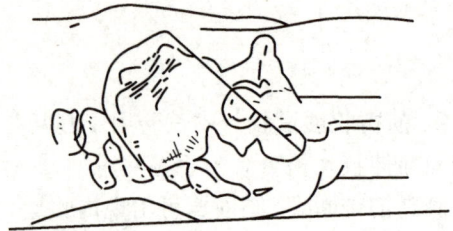

图3-22　髂前上棘与坐骨结节连线试验

3. 掌跟试验（图3-23）　患者仰卧，下肢伸直，足跟放在检查者的掌面上，在正常情况下，足直竖在掌面上。如有股骨颈骨折，髋关节脱位或截瘫患者的髋关节松弛时，则足向外侧呈外旋位。

4. 髋关节后伸试验（图3-24）　患者俯卧，患膝屈曲90°。检查者一手压住其髂后部固定骨盆，另一手提起患侧小腿，使患侧髋关节过伸，如有腰大肌或股直肌痉挛，则不能后伸。若用力后伸，骨盆也随之抬起，臀部疼痛，即为阳性，提示髋关节或骶髂关节有病变。在髋关节结核早期，此征有时比髋关节屈曲试验出现得早。此试验如骨盆不固定，后伸时出现腰痛，可能为腰骶关节有病变。

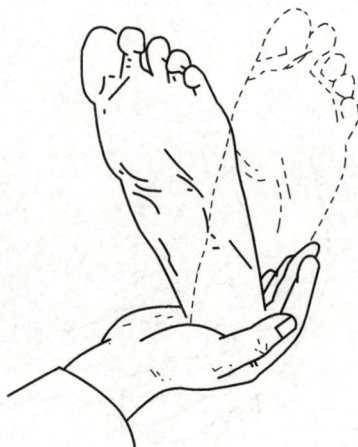

图3-23　掌跟试验

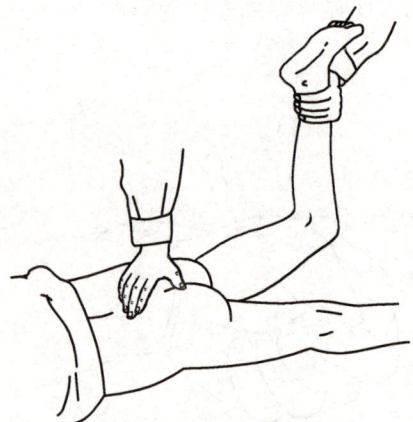

图3-24　髋关节后伸试验

5. 髋关节屈曲试验 又称托马斯征。患者仰卧，检查者尽力将健侧下肢屈髋屈膝，使大腿贴近腹壁，腰部紧贴床面，并固定其骨盆。如患髋不能伸直即为阳性，提示该髋关节有屈曲挛缩畸形。常见于髋关节结核、髂窝脓肿、增生性关节炎或骨性强直等，也可见于髂腰肌、阔筋膜张肌或股直肌痉挛。

6. 足跟叩击试验（图3-25） 患者仰卧，两下肢伸直，一手托起患肢，使髋、膝关节伸直，另一手用拳叩击其足跟。如髋关节发生疼痛，提示髋关节有病变；如患肢某处发生疼痛，则提示该处有骨折或骨病。

7. 屈髋屈膝分腿试验（图3-26） 又称蛙式试验。多用于幼儿。患儿仰卧，检查者手扶患儿两侧膝部，使双膝、双髋均屈曲90°，再将其双髋外展外旋，两足底相对呈蛙式位。如大腿不能完全分开，若被动分开即发生疼痛，为试验阳性，提示先天性髋关节脱位或股内收肌综合征。

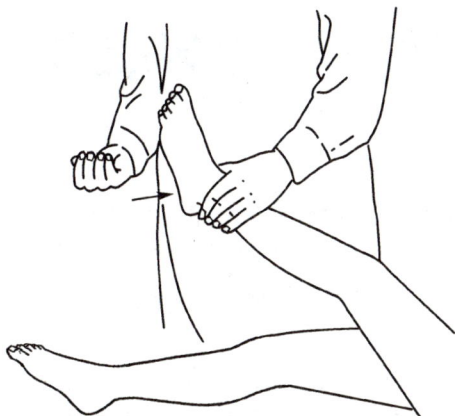

图3-25 足跟叩击试验

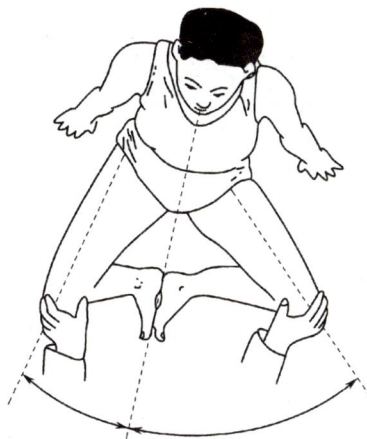

图3-26 屈髋屈膝分腿试验

8. 骶髂关节分离试验（图3-27） 又称4字试验。患者仰卧，健侧下肢伸直，患侧髋关节稍外展，屈膝，将外踝置于健侧膝部上方，形成"4"字；检查者一手压住健侧髂前上棘以固定骨盆，另一手在患侧膝部向下压，如产生疼痛，为试验阳性，提示患侧骶髂关节或髋关节病变，需排除股内收肌群紧张引起的假阳性。

9. 床边试验（图3-28） 又称骶髂关节扭转试验。患者仰卧于床边，患侧下肢悬垂于床外，健侧下肢尽量屈髋屈膝。检查者一手按住其膝，以固定脊柱，另一手将患肢尽量后伸，使骶髂关节牵引和转动，此时如发生疼痛，即为试验阳性，提示骶髂关节有病变，而腰骶关节病患者，则不会发生疼痛。此试验须在排除髋关节病变的基础上进行。

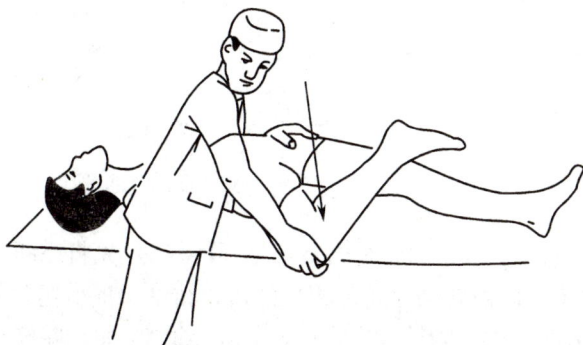

图3-27 骶髂关节分离试验

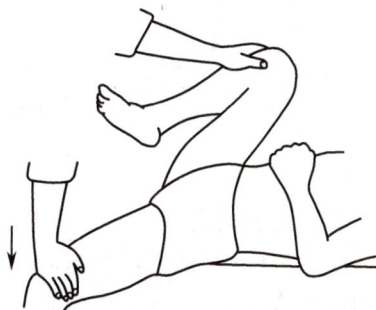

图3-28 床边试验

10. 斜扳试验（图 3-29）　患者仰卧，健腿伸直，患腿屈髋屈膝各 90°。检查者一手扶住膝部，一手按住同侧肩部，然后用力使大腿内收，向下按在膝部，如骶髂关节发生疼痛为阳性，提示骶髂关节病变。

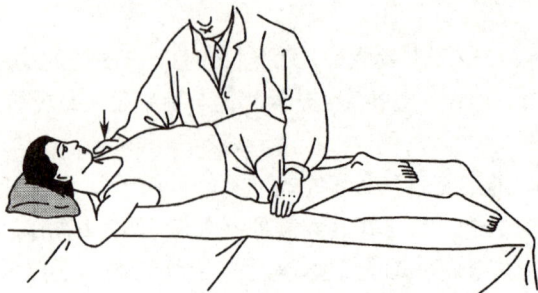

图 3-29　斜扳试验

课堂互动

试述 4 字试验的检查方法及临床意义。

11. 浮髌试验（图 3-30）　患者仰卧，患肢膝部伸直放松，检查者一手虎口卡于患膝髌骨上方，加压将髌上囊内液体挤入关节腔，另一手食指按压髌骨，一压一放，反复数次，如关节腔内有积液，则食指可感到髌骨叩击于股骨髌面的冲击感；如关节内多量积液，则按压髌骨时，有明显的浮动感，即为试验阳性。

12. 侧向活动试验（图 3-31）　又称膝关节侧副韧带侧方加压试验。患者仰卧，患膝伸直，股四头肌放松。检查内侧副韧带时，检查者一手在膝外上方向内侧推压，另一手拉小腿外展，如膝内侧疼痛为阳性，提示内侧副韧带损伤；检查外侧副韧带时，一手在膝内上方向外拉，另一手推小腿内收，如膝外侧疼痛，提示外侧副韧带损伤。

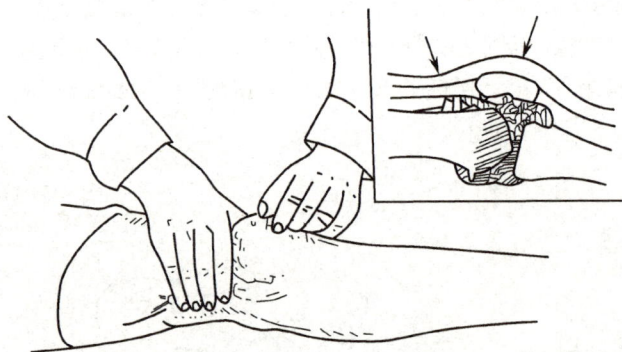

图 3-30　浮髌试验

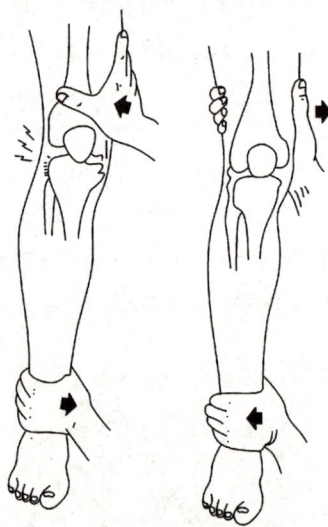

图 3-31　侧向活动试验

13. 抽屉试验（图 3-32）　患者仰卧，患膝屈曲 90°，检查时固定其足不使移动，先将小腿上端放在正常位置，然后再检查，否则可能产生前、后抽屉试验完全相反的错误结论。将小腿向前拉和向后推，如小腿上端能向前拉动，即为前抽屉试验阳性，提示前交叉韧带断裂；如小腿能后移，即为后抽屉试验阳性，提示后交叉韧带断裂。

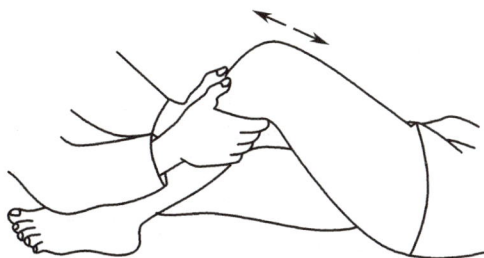

图 3-32　抽屉试验

知识链接

膝交叉韧带

膝交叉韧带为膝关节重要的稳定结构，呈铰链式连于股骨髁间窝及胫骨的髁间隆起之间，可防止胫骨沿股骨向前后移位。膝交叉韧带又可分为前后两条，前交叉韧带起自股骨外侧髁的内侧面，斜向前下方，止于胫骨髁间隆起的前部和内、外侧半月板的前角；后交叉韧带起自股骨内侧髁的外侧面，斜向后下方，止于胫骨髁间隆起的后部和外侧半月板的后角。当膝关节活动时，两条韧带各有一部分纤维处于紧张状态。因此，除前交叉韧带能防止胫骨向前移位，后交叉韧带能防止胫骨向后移位外，还可限制膝关节的过伸、过屈及旋转活动，交叉韧带损伤常与胫侧副韧带或半月板损伤同时发生。

14. 回旋挤压试验（图 3-33）　又称麦氏征，为检查半月板是否损伤及定位的最常用方法。患者仰卧，健肢伸直，患肢髋、膝关节屈曲成角，检查者一手握其足部，另一手压住膝部固定大腿。检查内侧半月板时，将小腿内收外旋，然后逐渐伸直膝关节，此时如膝关节内侧疼痛或有响声，提示内侧半月板损伤；检查外侧半月板时，将小腿外展内旋后再伸膝，如膝关节外侧疼痛或有响声，则提示外侧半月板损伤。膝关节伸直角度越大时出现疼痛或响声，提示其损伤部位越近半月板前缘。

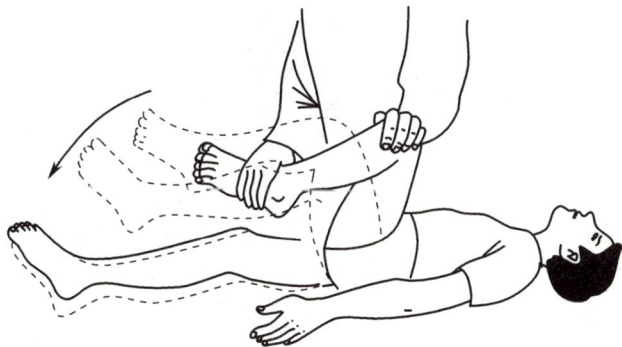

①仰卧位

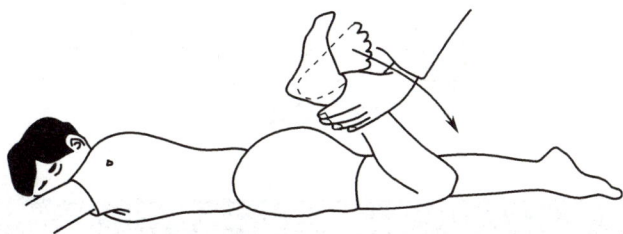

②俯卧位

图 3-33　回旋挤压试验

15. 半月板旋转试验　患者坐位，小腿自然下垂，检查者以拇指压在膝眼处，另一手旋转小腿数次，有时可触及一鞭条状的半月板碎片在拇指下滑动。

16. 膝过伸试验（图3-34）　患者仰卧，患肢伸直，检查者左手压住膝部，右手抬起小腿使膝过伸，此时半月板前缘受股骨与胫骨挤压，如其前角损伤，则膝关节的前缘处出现疼痛。

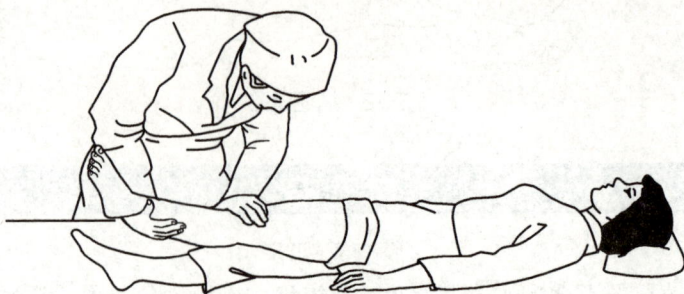

图 3-34　膝过伸试验

17. 研磨试验（图3-35）　此试验为鉴别侧副韧带损伤与半月板破裂的方法。患者俯卧，健肢伸直，患膝屈曲90°，由助手将大腿固定不使移动，检查者两手握住患足，做下列三个试验。

（1）旋转试验：将小腿向内、外旋转，侧副韧带损伤与半月板破裂均可产生疼痛。

（2）研磨试验：先将小腿向下压，使侧副韧带松弛而半月板承受挤压，然后旋转小腿，如半月板破裂，则会出现剧痛，侧副韧带损伤，则不会疼痛。

（3）提腿旋转试验：先将小腿提起，然后再旋转，此时侧副韧带处于紧张状态，如有损伤，外旋时会引起疼痛，而半月板因关节间隙增宽不受挤压，故不引起疼痛（内侧副韧带撕裂时，常合并内侧半月板破裂或移位）。

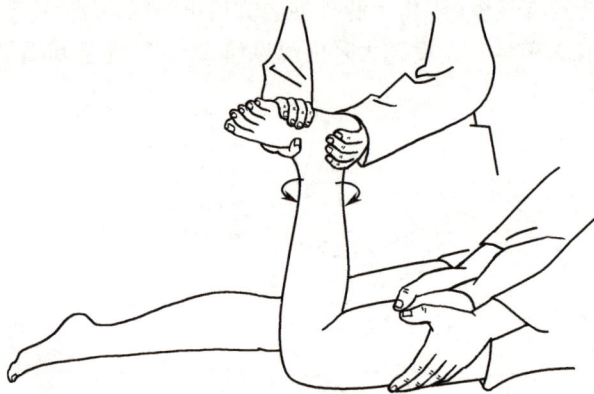

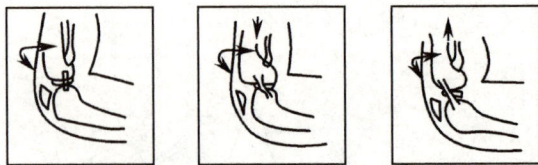

图 3-35　研磨试验

👥　**课堂互动**

检查半月板损伤的试验及其方法有哪些？

第三节　神经功能检查方法

一、感觉的检查

感觉包括浅感觉，即痛觉、温度觉、触觉；深感觉，即位置觉、震动觉和运动觉；皮质感觉，即实体觉、皮肤定位觉、体表图形觉、两点辨别觉。临床上以痛觉检查为首，最为常用。检查时应从感觉障碍区开始，逐渐移向正常区，若有感觉障碍，应注意其程度（减退、消失、过敏）、性质及范围，反复核准后做详细记录，以利于分析判断损害神经节段的定位。感觉障碍根据病变部位及特征，可分为周围神经型和脊髓型。

二、反射的检查

反射是神经系统对内、外环境的各种适宜刺激做出的反应，是神经活动的最基本方式。反射由反射弧完成，反射弧包括：感受器、传入神经、中枢、传出神经和效应器五个部分。反射包括生理反射和病理反射，根据刺激部位的不同，将生理反射分为浅反射和深反射两类。反射的程度可用消失、迟钝、正常、活跃、亢进等表示。正常人不应有的各种反射称为病理反射，它是由于锥体束或皮质运动区的病变，使反射活动失去抑制而出现反射亢进，是锥体束损伤的标志，亦称锥体束征。检查反射时均要两侧对比，一侧的改变往往具有十分重要的临床意义。

（一）浅反射

刺激皮肤、黏膜或角膜引起的肌肉快速收缩反应称为浅反射。

1. 腹壁反射　患者仰卧，两侧下肢略屈曲以使腹壁松弛，检查者用钝头竹签轻划两侧腹部皮肤，分别沿肋缘下划至剑突、外侧脐平划至脐、腹股沟划至耻骨联合方向。正常反应为局部腹肌收缩。①上腹壁反射消失见于胸髓7～8节病损，中腹壁反射消失见于胸髓9～10节病损，下腹壁反射消失见于胸髓11～12节病损；②一侧上中下腹壁反射同时消失见于一侧锥体束病损；③双侧上中下腹壁反射均消失见于昏迷和急性腹膜炎患者。应注意肥胖、老年人、经产妇患者由于腹壁过松也可出现腹壁反射减弱或消失。

2. 提睾反射　自下而上轻划股内侧皮肤，可引起同侧提睾肌收缩，睾丸上提。双侧反射消失见于腰髓1～2节病损，一侧反射减弱或消失见于锥体束损害。局部病变如腹股沟疝、阴囊水肿等也可影响提睾反射。

3. 提肛反射　用钝头竹签轻划肛门附近皮肤，肛门外括约肌收缩。反射障碍见于骶髓4～5节或肛尾神经病损。

4. 角膜反射　检查者以细棉絮轻触患者一侧角膜，正常反应为双侧眼睑迅速闭合。双侧反射均消失，见于被测侧三叉神经病损；被测侧反射消失，对侧反射存在，见于被测侧面神经瘫痪。

（二）深反射

刺激骨膜、肌腱经深部感受器完成的反射，称为深反射，又称腱反射。

1. 肱二头肌反射　患者前臂屈曲呈90°，用叩诊锤叩击置于肱二头肌肌腱上的检查者的拇指，表现为前臂屈曲，神经节段定位在颈5～6。

2. 肱三头肌反射　患者前臂屈曲呈90°，用叩诊锤叩击尺骨鹰嘴上方的肱三头肌肌腱，表现为前臂伸直，神经节段定位在颈6～7。

3. 桡骨膜反射　患者前臂半屈曲旋前位，检查者左手托其腕，右手持叩诊锤叩击桡骨茎突，可引起肱桡肌收缩，表现为屈肘和前臂旋前，神经节段定位在颈5～6。

4. 膝反射　患者端坐，使其两小腿完全放松下垂，与大腿呈直角，或取仰卧位，检查者以左手托其腘窝，使小腿屈曲呈 120°，然后叩击髌骨下缘股四头肌肌腱处，表现为小腿伸直，神经节段定位在腰 2～4。

5. 跟腱反射　患者仰卧，下肢半屈曲且外展，检查者一手推其足底背屈呈直角，然后轻叩跟腱，表现为足部跖屈，神经节段定位在骶 1～2。

（三）阵挛

阵挛是深反射极度亢进的表现，见于锥体束病损。常见的有以下两种：

1. 髌阵挛　患者仰卧，下肢伸直，检查者用拇指与食指捏住髌骨上缘，将髌骨由上向下迅速连续推动数次后，维持适当的推力，可见髌骨发生连续的上下运动，此为髌阵挛。

2. 踝阵挛　患者仰卧，髋膝关节微屈，检查者一手托住患者腘窝，另一手握足掌前部，骤然背屈踝关节，并持续压足底，踝关节呈交替性上下屈伸的运动，称为踝阵挛。

（四）病理反射

1. 巴宾斯基征　用叩诊锤柄的尖端自患者足底外缘由后向前划至小趾根部，再转向内侧，正常出现足趾向跖面屈曲。阳性者表现为拇趾背屈，余趾扇形分开。

2. 奥本海姆征　检查者以拇、食二指用力沿患者胫骨前缘自上而下滑压，阳性表现同巴宾斯基征。

3. 戈登征　检查者以手捏压患者腓肠肌，阳性表现同巴宾斯基征。

以上三种病理反射阳性征的病理意义相同，均提示锥体束损伤。其中以巴宾斯基征最常用、最典型，价值最大。

4. 霍夫曼征　检查者左手持患者腕部，右手以食、中指夹住患者中指稍向上提，使其腕关节背伸，其他各指半屈放松，然后检查者用拇指迅速向下弹刮其中指指甲，如引起其余四指掌屈运动为阳性。神经节段定位在颈髓 7 节～胸髓 1 节。

（五）反射的临床意义

1. 浅反射特别是腹壁反射和提睾反射，除了脊髓反射弧以外，尚有另一条皮质通路，冲动经脊髓、脑干达皮质运动区，其传出冲动经锥体束下行至前角细胞。因此，除脊髓反射弧本身病变外，锥体束病损也能引起浅反射减弱或消失（反射弧中断）。此外，在腹部皮下脂肪过多或腹壁松弛时，腹壁反射常不能引出，无病理意义。

2. 深反射减弱或消失，是由反射弧径路的任何部位病变所引起，如周围神经、前根、后根，脊髓前角、后角等的病变；是下运动神经元瘫痪的重要体征。深反射亢进，是指在正常情况下反射弧受上运动神经元的调节或抑制；而当皮质运动区或锥体束发生病变时使反射弧失去控制，故而反射活动加强或亢进，是上运动神经元损害的重要体征。

3. 病理反射表示锥体束或皮质运动区病变所引起的功能障碍，但 1 岁半以内小儿出现病理反射是由于神经系统发育未完善，不属于病理性；昏迷患者出现病理反射不存在定位价值。

课堂互动

检查反射的临床意义。

三、自主神经的检查

周围神经损伤可引起自主神经损伤，出现一系列功能障碍。

1. 局部无汗，皮脂腺不分泌，皮肤干燥、粗糙、脱屑。

2. 毛发过多或脱落，指甲变得厚而脆且变形，甲沟有上皮增生。

3．血管舒缩障碍，肢体苍白，或有花斑。皮肤变薄而亮，或有水肿，严重者可出现局部神经营养性溃疡。神经不全损伤或受刺激，可出现皮肤潮红、多汗、瘀血或灼痛。

4．皮肤划纹试验　为刺激皮肤引起的毛细血管反射。白色皮肤划纹反应是指用钝头竹签加适度压力在皮肤上划压，数秒以后皮肤就会出现白色划痕，正常持续1～5分钟即消失，如果持续时间较长，提示有交感神经兴奋性增高。若经竹签划压后很快出现红色条纹，持续时间较长（数小时），而且逐渐增宽或皮面隆起，则提示有副交感神经兴奋性增高，此现象称为皮肤红色划纹反应。周围神经损伤或脊髓损伤时，节段以下皮肤划纹反应减弱或消失。

5．颈椎病变时，检查有无患侧眼睑下垂、瞳孔缩小、眼球轻度下陷、面部无汗等霍纳综合征的表现，即颈交感神经麻痹综合征。如有上述表现应考虑颈交感神经节或颈8、胸1脊髓病变。

6．脊髓损伤或病变时，须检查控制二便的括约肌功能及性功能的情况，有无尿潴留或尿失禁，是否有便秘或大便失禁。

四、肌肉运动功能检查

1．**肌容量的检查**　观察肌肉有无萎缩、肥大。测量时用皮尺在双侧肢体相对应的同一水平分别测量，并对比。肌肉萎缩可见于下运动神经元损伤或病变，失用性萎缩或可继发于某些骨关节病变。肌肥大可见于进行性肌营养不良或先天性肌强直等。

2．**肌张力的检查**　肌张力是指在静止状态时肌肉保持一定程度的紧张度。检查时让患者静止并放松患肢，观察肌肉的外形并触摸其软硬程度。可配合测定其被动运动时肌肉的阻力，以及关节运动幅度。肌张力减低时，表现为肌肉不能保持正常外形，触诊时松软无弹力，被动活动时阻力减小或消失，关节活动幅度增大，常见于下运动神经元损害、低血钾、肌肉疾患及深昏迷等。肌张力增高时，肌肉坚硬，被动活动时阻力加大，关节活动幅度减小，常见于上运动神经元损害。

3．**肌力的检查**　肌力是指肌肉运动时的最大收缩力。检查时令患者主动运动其各部分肌肉，同时检查者加以相反的动作做对抗，以了解其力量情况，用于判断有无肌肉瘫痪及其程度。注意两侧比较。一般将肌力分为6级。

0级：完全瘫痪，肌肉无收缩。

1级：可见肌肉收缩，但不能产生动作。

2级：在去除地心引力的影响后，肢体可做主动运动，即肢体可在床上水平移动，但不能抬离床面。

3级：肢体能抬离床面，但不能对抗外来阻力。

4级：能对抗外来阻力，但肌力较弱。

5级：正常肌力。

课堂互动

肌力检查如何分级？

五、脊髓损伤检查

（一）不同平面脊髓完全横断损害的临床表现

1．**颈1～4脊髓节段完全横断损伤**　表现为颈肌麻痹，头部主动运动明显受限，四肢肌肉麻痹，呼吸肌麻痹。

2. 颈 5～6 脊髓节段完全横断损伤　表现为肋间肌麻痹，四肢痉挛性麻痹。典型姿势是患者仰卧，躯干和四肢不能运动，上肢后举，上臂外展、外旋，前臂屈曲。

3. 颈 6～7 脊髓节段完全横断损伤　表现为肋间肌麻痹，下肢痉挛性瘫痪，肱二头肌反射存在，肱三头肌反射消失。典型姿势是患者仰卧，躯干和下肢完全不动，上臂外展，肘关节屈曲，前臂置于胸前，手指微屈。

4. 颈 8～胸 1 脊髓节段完全横断损伤　表现为肋间肌麻痹，上肢运动部分保留，上肢反射存在，下肢痉挛性麻痹，并有颈交感神经麻痹综合征的表现，如眼睑下垂，瞳孔缩小，眼球轻度下陷，面部无汗等。

5. 胸 1～7 脊髓节段完全横断损伤　出现受伤节段的肋间肌麻痹，膈肌运动正常。腹部和下肢痉挛性麻痹，腹壁反射完全消失。

6. 胸 9～10 脊髓节段完全横断损伤　表现为下肢痉挛性瘫痪。腹直肌上半部正常，下半部麻痹，上腹壁反射存在，下腹壁反射消失。

7. 胸 12～腰 1 脊髓节段完全横断损伤　表现为下肢痉挛性瘫痪，腹直肌正常，腹横肌与腹斜肌下部麻痹，腹壁反射存在，提睾反射减退或消失。

8. 腰 3～4 脊髓节段完全横断损伤　表现为股内收肌和股四头肌弛缓性麻痹，下肢其余肌肉痉挛性麻痹，膝反射减退或消失，跟腱反射亢进。

9. 骶 1～2 脊髓节段完全横断损伤　表现为髋关节屈曲、内收运动，膝关节伸直及踝关节背屈运动无障碍，但髋关节其余肌肉及膝关节屈肌无力，腓肠肌和足内小肌呈弛缓性麻痹。膝反射存在，跟腱反射及跖反射消失。

10. 骶 3～5 脊髓节段即圆锥完全横断损伤　主要表现为大小便潴留，肛门反射消失，阳痿及马鞍区皮肤感觉丧失，但躯干和四肢的运动及各种反射正常。

11. 马尾神经损伤　主要表现为其所支配的肌肉呈弛缓性瘫痪，损伤平面以下各种感觉全部丧失，两下肢可产生严重疼痛，受累部位多不对称，膝腱反射及跟腱反射消失，阴茎勃起及射精减退或消失。

（二）脊髓部分受压或不完全横断损伤的表现

1. 脊髓不完全横断　临床上给患者检查时，若发现下列体征之一即说明脊髓不完全横断：一块肌肉或一个足趾仍有主动运动；感觉未完全消失或一侧感觉平面较另一侧低；仅一侧下肢麻痹；重压跗趾时患者感觉疼痛。

2. 脊髓前角、后角损害　前角损害的神经组织相应区域，表现为肌肉无力，肌萎缩，但感觉不受影响，如脊髓灰质炎；慢性前角损害常出现肌纤维震颤。脊髓后角损害时，受损害的相应区域出现节段性疼痛、温度觉障碍，但触觉仍存在，即出现分离性感觉障碍。出现双侧对称的节段性分离性感觉障碍，痛温觉减弱或消失，而触觉保存，称为脊髓灰质前联合损害。

3. 感觉传导束受损害　节段平面以下的全部范围感觉发生障碍（图 3-36）。后索损害时，患侧受损平面以下本体感觉消失或减退，出现感觉性共济失调；侧索损害时，其对侧损伤平面 2～3 节段以下的皮肤痛，且有分离性感觉障碍。半侧脊髓横断性损害时，损害平面以下同侧深感觉消失，痉挛性瘫痪，对侧皮肤痛、温觉消失，但两侧触觉仍存在。

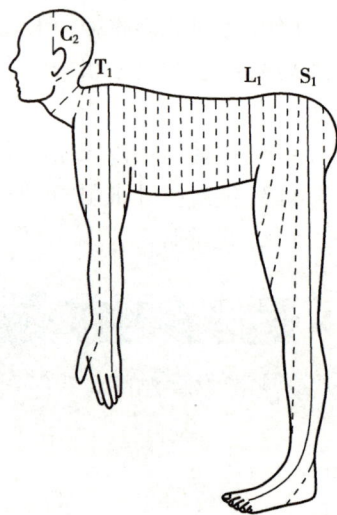

图 3-36　体表节段性感觉分布图

六、上、下运动神经元损害的主要体征

上运动神经元损害是由于大脑皮质运动区或锥体束病变所致，又称为中枢性瘫痪，主要体征是：以整个肢体为主的痉挛性瘫痪，肌张力增强，深反射亢进，浅反射减弱或消失，出现病理反射，没有肌肉萎缩，但病程长者可出现失用性肌肉萎缩，有轻微的自主神经症状，肌电反应无变性反应。

下运动神经元损害是由于脊髓前角细胞或脊神经的破坏性病变所致，又称为周围性瘫痪。其主要体征是：出现以肌群为主的弛缓性瘫痪，肌张力减退或消失，深反射减退或消失，浅反射存在，无病理反射，肌肉萎缩，有显著的自主神经症状，肌电反应有变性反应。

七、周围神经损伤的主要体征

（一）臂丛神经损伤

臂丛神经由颈5～8神经前支及胸1神经前支大部分组成，多为牵拉性损伤，或者由于直接暴力、局部挤压伤，因损伤的平面及神经不同而有不同的临床表现。

1. 上部神经根被牵拉撕脱时，患侧大、小菱形肌和前锯肌同时瘫痪；下部神经根被撕脱时，可出现霍纳综合征的表现；此两者的损伤形式称为椎孔内损伤，这种损伤常伴有同侧下肢运动障碍和膀胱、直肠括约肌的短暂功能障碍。

2. 上臂型损伤　受伤的部位在颈5～6神经根合成的上干。主要表现为肩及上臂麻痹，运动功能丧失，肘关节屈伸障碍，腕及掌指关节背伸障碍，大鱼际肌和桡侧腕屈肌麻痹，上肢外侧皮肤感觉障碍。

3. 下臂型损伤　为颈8、胸1神经根受伤。主要表现为手内侧肌瘫痪，腕及前臂运动功能部分或完全丧失，小指及环指屈伸功能障碍，上肢内侧皮肤感觉障碍，上臂及肩部肌肉影响不大。

4. 全臂型损伤　表现为整个上肢呈弛缓性麻痹，肌肉严重萎缩，皮肤感觉丧失，肩关节向下半脱位，患肢因长期下垂出现水肿，皮肤出现脱毛、变薄、发亮的现象。

5. 正中神经损伤　正中神经由颈6～8及胸1神经根组成，切割伤、肩关节脱位、肱骨髁上骨折、桡骨下端骨折、腕部损伤等均可引起正中神经损伤。正中神经损伤时表现为患侧上肢桡侧三个半手指掌面及背侧1～2节皮肤感觉障碍，部分损伤时可出现烧灼痛，拇指对掌功能丧失，大鱼际萎缩，拇、食、中指不能屈曲，呈"猿手"畸形，桡侧腕屈肌及旋前圆肌麻痹。

6. 桡神经损伤　桡神经由颈6～8及胸1神经根组成，多于肱骨中下段骨折或髁上骨折时最易发生损伤。临床上桡神经损伤主要表现为伸腕肌及伸指肌麻痹，出现腕下垂，前臂背侧肌肉萎缩，若损伤平面位于桡神经沟之上，则出现肱三头肌麻痹，不能主动伸直肘关节。同时还出现第1、2掌骨背侧皮肤感觉障碍。肱三头肌反射及桡骨膜反射消失。

7. 尺神经损伤　尺神经由颈8及胸1神经根组成，肘部及腕部损伤时常合并尺神经损伤。尺神经损伤时，运动障碍主要表现为屈腕力减弱，小指及环指远节指关节不能屈曲，各掌指关节过伸，骨间肌及小鱼际萎缩，拇指不能内收，各指不能相互靠拢，呈现"爪形手"畸形。且有尺侧一个半手指及尺侧手掌手背感觉障碍。

课堂互动

试述正中神经、桡神经、尺神经三者损伤时各自的临床表现。

（二）腰丛神经损伤

腰丛神经由第12胸神经前支的一部分、1～3腰神经前支和第4腰神经前支的一部分组成。

股神经损伤：股神经由腰2～4神经根组成，临床上多见于骨盆骨折、股骨上段骨折、髂腰肌脓肿手术等合并损伤。股神经损伤主要表现为屈髋与伸膝功能障碍，大腿前面和小腿内侧面皮肤感觉障碍，部分损伤可出现膝部疼痛，且可见膝腱反射消失。

（三）骶丛神经损伤

骶丛神经由第4腰神经前支的一部分，第5腰神经以及全部骶神经和尾神经的前支组成。腰骶丛神经损伤临床较为少见，骨盆后环骨折移位、骶髂关节脱位、骶骨骨折时可牵拉、压迫致腰骶丛神经损伤。

1．坐骨神经损伤　坐骨神经由腰4～5至骶1～3神经根组成，它由坐骨切迹处出骨盆，经过梨状肌下孔进入大腿后侧，走行于股骨大粗隆与坐骨结节之间。骨盆骨折、髋关节脱位、臀部不正确的肌内注射等均可造成坐骨神经损伤。其损伤后可表现为膝关节屈曲无力，小腿及足部肌肉麻痹，呈足下垂畸形；踇趾屈伸及踝关节背伸、跖屈运动功能丧失；小腿后外侧及足部皮肤感觉障碍，部分损伤时有疼痛症状。

2．腓总神经损伤　腓总神经是坐骨神经的两大分支之一，至腓骨颈处分成腓深、腓浅两大神经支及膝关节返支。腓总神经越过腓骨颈时走行表浅，易受损伤，如切割伤、骨折刺伤、胫骨结节骨牵引时穿刺伤、夹板或石膏压迫损伤等。

临床上，腓总神经损伤后，由于小腿前、外侧肌群功能丧失可见到：足及趾不能背屈，足不能主动外翻，足下垂且内翻，呈"马蹄内翻足"畸形。小腿前、外侧及足背皮肤感觉障碍。如只损伤腓浅神经，腓深神经正常，表现为足不能主动外翻，无垂足现象；如只损伤腓深神经，骨切迹处腓浅神经正常，表现为足下垂，足可以主动外翻，感觉障碍也仅局限于足背第1、2趾间小面积皮肤。

3．胫神经损伤　胫神经是坐骨神经的另一大分支，多由于小腿损伤时合并损伤。由于小腿后肌群收缩无力，表现为足不能跖屈、内收、内翻，趾不能屈曲、内收、外展，日久使足呈背屈和外翻位，呈"钩状足"畸形。足底皮肤感觉障碍，部分损伤时可出现灼痛，跟腱反射消失。

第四节　影像学检查

一、概　　述

医学影像诊断技术主要包括X线、超声、核素、CT及MRI（磁共振成像）。本节仅介绍骨骼肌肉系统常用的影像学检查：X线、CT及MRI。

1895年德国科学家伦琴发现X线，很快就被用于人体疾病诊断，并形成了放射诊断学。X线计算机体层成像（CT）是1971年应用于临床的一种医学成像技术，目前已发展至电子束CT（EBCT），又称超速CT（UFCT）及多层螺旋CT（MSCT）。磁共振成像（MRI）从20世纪80年代初应用于临床后发展迅速，磁共振血管成像（MRA）、功能磁共振成像（fMRI）和磁共振波谱（MRS）等新技术的应用，使MRI成为包括形态学、功能成像和分子成像在内的综合性检查手段，开创了影像诊断的新纪元。

目前医学影像已从显示宏观结构发展到反映分子、生化方面的变化；从显示形态改变到反映功能变化；从单纯诊断向治疗方面全面发展。利用影像检查诊断疾病时，应避免主观片面的思维方式，养成客观分析的习惯，一般应掌握"全面检查、具体分析、结合临床、综合诊断"的16字原则。

二、骨骼肌肉系统影像学检查

　　骨骼肌肉是全身支持、运动的重要器官。骨骼肌肉系统病种繁多。常表现如下：①创伤、感染、肿瘤等常见骨病，因其发病部位和发展阶段不同而表现各异；②遗传性骨软骨发育障碍疾患表现奇特；③营养、内分泌、代谢及医源性疾病可累及全身骨骼，这是骨骼肌肉系统区别于其他系统的特殊性。骨组织含有大量钙质，X线平片对骨结构的显示具有高分辨性能，因此X线平片检查目前仍是骨、关节疾病最有效和最简单的首选影像检查方法。不仅能显示病变的范围和程度，而且还可做出定性诊断；对于软组织疾病，X线平片多不能显示病变。CT检查的密度分辨率高、无影像重叠，显示骨和软组织改变明显优于X线平片。MRI有良好的软组织分辨率且可任意方位成像，对骨、骨髓、关节和软组织的显示较X线和CT更具优势，是骨髓病变的最佳影像检查法。

（一）脊柱及脊髓

　　脊柱及脊髓的影像学检查方法常有X线片、CT、MRI等，各有其优点，并有互补性，分述如下：

　　1. X线片检查　X线片常规采用脊柱正位及侧位，必要时可加照左、右斜位片。摄片范围应包括椎体周围的软组织。

　　（1）脊柱正位片：显示椎体及其附件骨质情况并能显示双侧椎弓根间距，了解脊柱有无侧弯及椎旁软组织情况。

　　（2）脊柱侧位片：显示脊柱生理曲度，椎体形态，椎间隙的宽度等。

　　（3）脊柱左、右斜位片：显示椎间孔的大小及其附件等。

　　X线片（图3-37）能清晰显示脊椎骨的数目、形态、位置的变异或异常，因其良好的空间分辨率，能直观、整体地显示脊柱的骨折、脱位情况而成为脊柱创伤的首选影像检查。缺点是密度分辨率不如CT，对于脊柱内外软组织改变提供的信息不多，且因重叠投影可能导致漏诊，如上、下关节突骨折以及椎体裂缝骨折等。同时，传统正侧位X线检查需要搬动患者，可能加重病情。

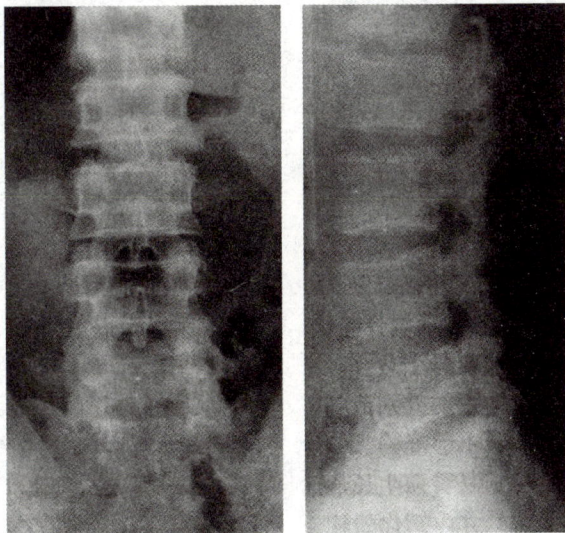

图3-37　成人正常腰椎平片

　　2. CT检查　CT扫描及其多平面重建图像，亦能显示各种脊椎骨畸形及细小结构的变化，CT的优点是具有良好的密度分辨率，可用骨窗和软组织窗观察骨骼和软组织损伤情况，图像无重叠，对于了解骨的细节及椎管内外软组织损伤情况（图3-38），有着平片无可比拟的优势。CT冠、矢状位重建图像可以发现轴位像遗漏的横行骨折和半脱位,且可以代替多轨迹断层,摄影无须改变患者体位,不增加照射剂量。

CT 的不足是层厚较大时轴位像易漏诊一些横行骨折及小关节半脱位,薄层扫描和重建图像可以明显减少漏诊机会,但薄层扫描范围受限。另外,CT 常难以将硬膜下血肿与硬膜外血肿相区分。

脊柱及脊髓 CT 检查主要用于:

(1)脊柱外伤:明确椎管内有无碎骨片,椎管有无变形,椎管有无狭窄及狭窄的程度;能够清楚地显示胸腔或腹腔血肿量。

(2)脊柱退行性变:能明确椎管狭窄,椎间盘突出或膨出,黄韧带的厚度。

(3)脊柱感染性疾病:CT 显示椎体、附件、椎旁软组织情况及椎管内病变,具有明显的优越性,对脊柱的炎症、结核及肿瘤具有鉴别诊断价值。

(4)脊柱肿瘤。

(5)脊柱先天性疾病。

(6)脊柱矿物质的测定。

3. MRI 检查   MRI 在显示脊椎及脊髓方面与椎管造影和 CT 相比有许多优越性:它没有电离辐射,是完全无损伤的检查;MRI 能提供直接的矢状、横断及冠状图像,与 CT 不同,MRI 可更直观地显示长范围的脊髓。MRI 同样可清晰显示脊柱骨折和滑脱的多种征象,特别是 MRI 可直接做矢状面和冠状面成像,对于显示脊柱滑脱情况较 CT 重建图像更为满意。另外,MRI 因其有良好的软组织分辨率及多平面成像,对显示椎管内部结构的变化,尤其是脊髓异常具有独特的优势。MRI 可以显示脊髓损伤的各种改变,在显示脊髓受压、椎间盘损伤、髓内病变和椎管内出血方面明显优于 CT,矢状面成像可直接观察脊髓损伤的全貌和周围结构受损的程度(图 3-39)。对于外伤后脊髓空洞症、损伤晚期脊髓萎缩、蛛网膜粘连的显示,MRI 亦明显优于 CT,但 MRI 对于骨折的细节显示不如 CT。

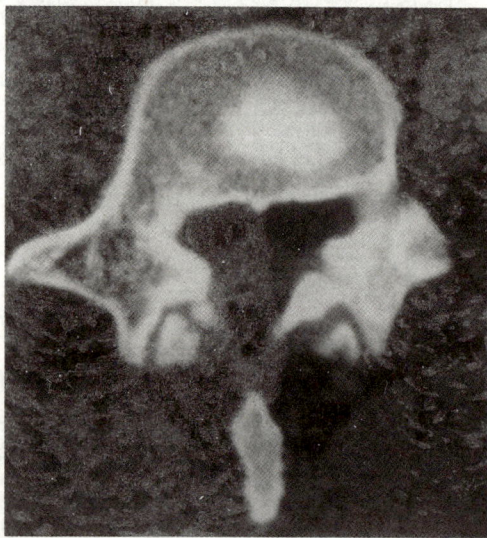

图 3-38   椎弓峡部断裂

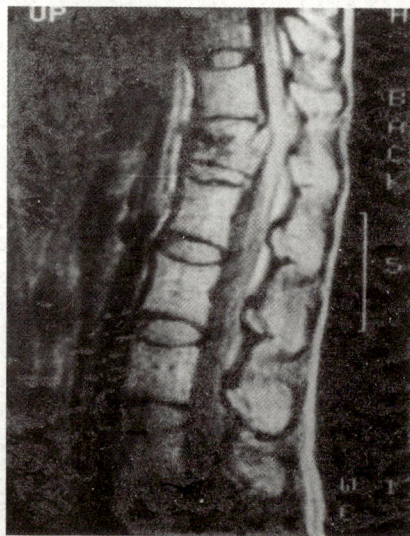

图 3-39   胸椎骨折

矢状 SE T_1 加权像,T_{12} 椎体呈楔形,其中的低信号区为压缩的骨小梁,椎体后部的大骨片因含骨髓而呈高信号,脊髓受压

MRI 检查适应证:

(1)除了观察钙化、骨折碎片外,CT 的适应证也是 MRI 的适应证。

（2）椎管内病变：MRI 能够明确病变的部位、大小、形态、病变与周围组织的关系，尤其是在硬膜内、髓内外病变的检查上，明显优于 CT。

（3）椎间盘病变：MRI 具有三维成像特点，能清晰地显示椎间盘突出的方向、脊髓或硬膜囊受压的程度及椎间孔情况等。

（4）脊柱、脊髓外伤：与常规的影像检查相比，MRI 能直接显示脊髓损伤及韧带的撕裂。

（5）脊柱肿瘤：MRI 能显示早期轻微的骨质破坏，肿瘤向邻近组织侵犯等情况。

（6）先天性畸形：MRI 在诊断 Chiari 畸形，脊髓纵裂症，脊膜膨出及背部皮毛窦等疾病上，明显优于 CT。

课堂互动

试述 X 线片、CT、MRI 在对脊柱及脊髓检查时各自的优缺点是什么。

（二）胸部、骨盆部的检查

这里主要指的是胸部和骨盆部的骨性外伤检查。绝大多数通过胸部和骨盆部的 X 线片检查即可基本确定有无病变及病变部位、性质。若有条件也可选择胸部和骨盆部的 CT 检查。

（三）四肢骨和关节检查

X 线被发现以后，很快就用于骨骼系统疾病的诊断，一个多世纪以来，X 线平片检查仍然是诊断骨骼系统疾病的主要方法，但对于某些疾病的诊断，CT、MRI 检查有着不可替代的关键作用。

四肢骨骨折的影像学检查一般只需要 X 线平片就可以满足要求了，但累及关节的骨折或关节脱位应进行 MRI 检查，以排除关节软骨、软骨下骨质、关节囊以及关节韧带损伤，如 MRI 对半月板撕裂的显示直观、简便、无创伤，其敏感性及准确性均高，所以说 MRI 是显示肌肉、肌腱及韧带撕裂等软组织和关节疾病的最佳方法（图 3-40）；而 CT 对显示较复杂部位肌腱、韧带损伤引起的撕脱骨折（图 3-41），明显优于 X 线平片和 MRI，也能显示急性期肌肉损伤引起的肿胀、肌肉内外软组织血肿，以及慢性损伤引起的病灶内钙化。但 CT 多只能横轴位成像、软组织对比度差、空间分辨率低、不能反映肌纤维的连续性，限制了其在显示软组织本身病变中的作用。

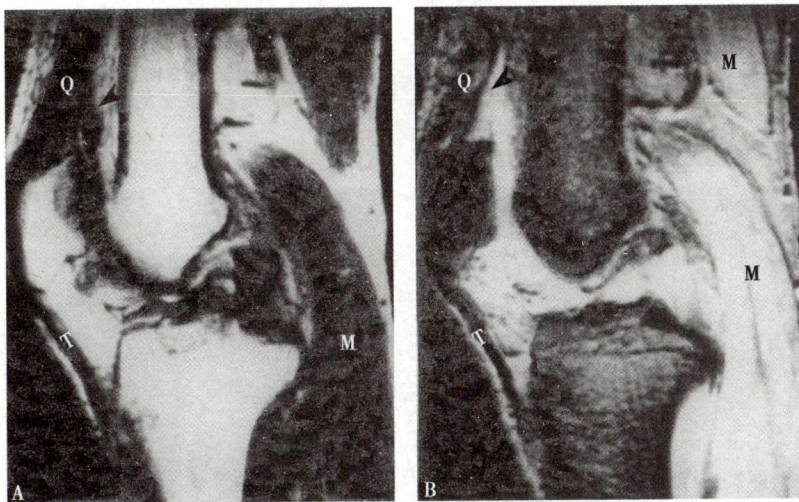

图 3-40　MRI 显示肌肉和韧带、关节囊

右膝矢状位，A 图为 T_1WI 上呈低信号强度，在梯度回波像上呈高信号强度，髌韧带（T）、股四头肌腱（Q）在 T_1 和 T_2WI 上均呈低信号强度。髌上关节囊在 T_1WI 上呈低信号（黑箭头），在梯度回波序列呈高信号强度（黑箭头）

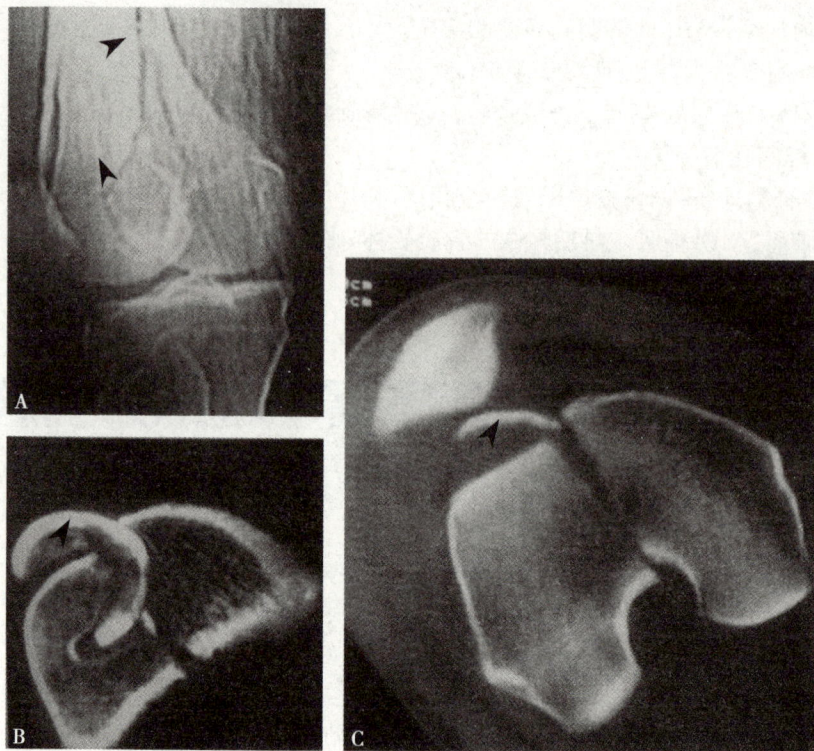

图 3-41 股骨髁骨折

A 图：右股骨髁纵行劈裂骨折（小黑箭头）；B、C 图：CT 扫描显示股骨纵行骨折，有一个碎骨折片（小黑箭头），并见脂血平面

（章 琴）

? 复习思考题

1. 推拿触诊的常用方法和主要用途是什么？
2. 简述 X 线平片、CT、MRI 检查在骨骼肌肉系统中应用的特点。
3. 试述肩关节外展试验的临床意义。
4. 分述直腿抬高及加强试验、膝回旋挤压试验的操作及意义。

第四章 伤科病症

第一节 脊柱病变

学习目标

掌握颈椎病临床分型及各型临床表现与诊断,推拿治疗操作要领;寰枢关节紊乱、胸椎后关节紊乱、腰椎间盘突出症、第三腰椎横突综合征、腰椎小关节滑膜嵌顿、退行性脊柱炎、强直性脊柱炎临床表现与诊断,推拿治疗操作要领。

一、颈 椎 病

颈椎病是由于颈椎椎间盘退行性改变及其继发病理改变,累及其周围组织结构,即神经根、椎动脉、脊髓、交感神经、软组织等,并出现相应的一系列症状。一般认为,颈椎病的发生与颈部组织的退行性改变(简称退变)密切相关,退变也成为颈椎病发病学的一大特征。颈椎病是临床多发病,发病率占成人的 17.6%;多发于中、老年人,从事伏案工作的人群发病率最高,性别差异不明显;颈椎病好发部位依次为颈 5~6 节段、颈 6~7 节段、颈 7~胸 1 节段。

【病因病理】

引起颈椎病的原因较多,常将其概括为内因和外因两个方面。

1.内因 椎间盘、椎间关节退变,椎旁软组织慢性劳损,以及颈椎先天性病变是颈椎病发病的内在基础。

(1)椎间盘、椎间关节退变:随着年龄增长,椎间盘自身的变性,椎间关节亦发生变化,加之颈椎的活动度大,椎间盘内和颈椎骨关节囊内的压力常处于不均衡状态,微细结构容易受到损伤,促进椎间盘及椎间关节发生退行性变。

(2)颈椎软组织慢性损害:人体颈椎关节在日常生活中活动度很大,具有屈伸、旋转、侧移的功能,由于大量活动、劳损的积累,日久形成颈椎周围软组织慢性损害。

(3)颈椎的先天性变:常见发育性颈椎椎管狭窄及先天性畸形。

2.外因 颈椎的急性外伤、慢性劳损、咽部感染及风寒湿侵袭是引起颈椎病的外因。

(1)急性外伤:临床上 5%~15% 的颈椎病患者有急性外伤病史。青少年时代的颈椎外伤或某些体育活动,如:顶立后滚翻、前滚翻等活动,极易损伤颈椎,这些是中年后发生颈椎病的重要原因。

(2)慢性损伤:①不良的工作姿势和生活习惯,如长期低头位工作者、枕头高,靠在床上看电视、看书,长时间低头打牌、玩手机等。②不适当的体育锻炼和不恰当的医疗行为,如大幅度转颈摇颈、头着地倒立,较大力量的按摩、牵引、扳颈等,可导致颈部肌肉反应性紧张和颈椎关节囊的松弛,诱发或加重颈椎间盘、颈椎关节及颈部软组织的损伤。

(3)咽部感染:咽后壁邻近颈椎的前纵韧带,咽部的炎症可沿淋巴扩展到关节囊,产生关节肿胀充血;炎症也可直接刺激邻近的肌肉韧带使韧带松弛,肌张力减低,椎节内外平衡失调,上下失稳。颈椎椎体及小关节因此受到损害,促进退变的发生和发展。

（4）风寒湿侵袭:导致颈部肌肉痉挛,增加颈椎关节内部的压力,促使关节退变。

【临床表现】

颈椎病的临床表现颇为复杂,但由于病理改变的性质和程度不同,受损的组织及其所产生的症状也有所区别。临床上可按病变损害组织及其症状表现的重点,将其相对地分为几种类型:颈型、神经根型、脊髓型、椎动脉型、交感神经型、混合型。

1. 颈型颈椎病　颈型颈椎病的特点在于患者的椎间盘退变属于早期阶段,X线检查可见颈椎退行性改变,颈椎生理曲度改变。突出表现是颈项疼痛,反复发作,时轻时重,持续数月或数年;多在睡眠、晨起受寒、颈部突然扭转后诱发;疼痛可因头颈部活动而加剧,可累及或扩散至颈部、肩部、上背部、后头部、上肢部等,并不沿周围神经干的走向传导;常常伴有颈部僵硬感以及颈部易于疲劳。慢性病程者,常以头颈转动时有异响为主诉。神经系统检查时,不能发现明确的定位体征。

2. 神经根型颈椎病　神经根型颈椎病的特点是颈神经根受刺激或压迫所致。多局限于一侧的单根或少数几根颈神经根性痛。

（1）放射性神经痛:为神经根型颈椎病的典型症状。颈肩臂痛,向前臂或手指放射,呈烧灼样、刀割样或钻痛性质。常常为急性起病,也可为慢性疼痛急剧加重的表现;咳嗽、喷嚏、上肢伸展、头颈过伸过屈等活动,往往可诱发或加剧疼痛。

（2）伴见症状:常见颈枕部或肩背呈阵发性或持续性的隐痛或剧痛;上肢发沉无力,麻木或虫爬等异常感,持物不稳或失落现象;颈部发硬、发僵,活动受限,颈部呈痛性斜颈畸形;或患者找到某一减痛姿势,如提肩、收臂、头颈固定于某种位置等。

（3）检查:摸诊大多可在颈椎棘突、横突等找到明显的压痛点,或放射性压痛;压头试验、叩顶试验、引颈试验、直臂抬高试验、臂丛神经牵拉试验等常为阳性。

3. 脊髓型颈椎病　脊髓型颈椎病的特点是各种病理改变形成的突出物对脊髓造成的压迫。颈椎病性脊髓的损害一般为不完全性的,常常累及两或三个节段;即使一个节段受损也可能波及相邻节段;损害也可能偏于一侧。因此,临床症状与体征并非完全相同;上、下肢或左、右侧的体征常有程度上的差异。一般起病缓慢,逐渐加重或时轻时重,外伤可引起突然加重,或引起急性发病;如果属于发育性椎管狭窄并存者,往往为逐渐加重。

（1）主诉:手、足或肢体麻木,僵硬不灵活,握物不稳;写字、持筷不方便或行走不稳,足下踩棉花感等是常见的主诉。

（2）大小便障碍:有些患者有尿急、尿频或排尿困难,胸或腹部束带感,或便秘等症状。

（3）瘫痪:下肢常呈不完全痉挛性瘫痪,即肌力减弱、肌张力增强、腱反射亢进、踝髌阵挛及病理反射阳性等。

（4）检查:痛、温觉减退;下肢运动与感觉障碍呈不完全性。MRI显示椎间盘突出、骨赘、变性的黄韧带、后纵韧带骨化压迫硬膜囊和脊髓。

4. 椎动脉型颈椎病　椎动脉型颈椎病的特点是椎间关节退变压迫并刺激椎动脉,引起椎-基底动脉供血不足。本型颈椎病临床表现比较复杂,有时与交感型颈椎病很难区别。

（1）眩晕:为最常见的症状。典型表现为头颈活动、体位改变时突发眩晕、天旋地转,四肢无力,共济失调,甚至倾倒,但意识清醒;卧床休息数小时,多至数日症状可消失;常常伴见恶心、呕吐、耳鸣等症状。

（2）颈性偏头痛:表现为一侧的颈枕部、枕顶部痛;与眩晕相同,都在头颈活动、体位改变时呈发作性出现,持续时间与剧烈程度不等;多呈跳痛、灼痛性质;症状严重者或病程长久者,可因脑干供血不足,出现进食呛咳、咽部异物感、说话吐字不清等症状。

（3）其他症状:一过性耳聋,发作性视力减退,眼前闪光或有暗点,视野缺损,也可有幻视、复视、乏力嗜睡等症状。

（4）检查：旋颈征阳性，MRA 显示一侧血管扭曲、变细，颈部血管 B 超显示血管顺应性减退，血流速度变慢。

> **知识链接**
>
> 　　脑的血液由颈动脉系统和椎 - 基底动脉系统供应，颈动脉系统主要通过颈内动脉及其分支眼动脉、后交通动脉、前脉络膜动脉、大脑前动脉及大脑中动脉供应眼球及大脑半球前 3/5 部分的血液。椎 - 基底动脉系统主要通过两侧椎动脉、基底动脉、小脑上动脉、小脑前下动脉、小脑后下动脉和大脑后动脉供应大脑半球后 2/5 部分（枕叶和颞叶底部），丘脑后半部、脑干、小脑的血液。

5. 交感神经型颈椎病　交感神经型颈椎病的特点是颈椎的退变使交感神经受到直接或反射性刺激所致。因此，可引起体内相应区域的腺体、血管、内脏功能活动失调。本型颈椎病的主观症状多，客观体征少。头昏沉、晕痛，颈肩背酸困钝痛，呈弥漫性扩散倾向；面部麻木或半身麻木，发凉感，无汗或多汗，针刺觉迟钝；眼窝胀痛，干涩或流泪，视物不清或彩视；耳鸣或耳聋；胸前区憋闷，心动过速或过缓，心律不齐；情绪不稳定，睡眠不好，对疾病恐惧多虑等均为常见的临床表现。体检时，患者皮肤常显示界线模糊的痛觉过敏与异常，深部痛觉较敏感，如颈椎及上胸椎棘突压痛，肌腱、韧带、筋膜等处痛觉敏感。

6. 混合型颈椎病　具有前面两种以上类型的症状者。通常是以某型为主，伴有其他型的部分表现。

【诊断】

颈椎病的影像学检查，是颈椎病诊断的重要依据，目前应用的检查主要为 X 线片、CT、MRI 等，其中 X 线片、MRI、颈部血管 B 超最为常用。

1. X 线片　检查颈椎病 X 线片的改变，依据病变程度可分为四度。

（1）轻度：颈脊柱生理性前凸平直。

（2）中度：颈脊柱生理性前凸消失，椎间隙稍变窄，椎体前、后缘及钩突轻度骨赘形成。

（3）重度：上述改变均显著，另外尚可显示颈椎半脱位及椎间孔缩小等。

（4）极重度：椎体后缘骨赘严重，椎间孔显著缩小，椎管狭窄，在颈 5~6 段的前后径小于 12mm。

2. 诊断原则　确立颈椎病诊断，必须具备以下 3 个条件。

（1）具有相关类型颈椎病比较典型的症状和体征。

（2）颈椎 X 线片，磁共振，颈部血管 B 超检查，证明退变，压迫神经、血管、硬膜囊和脊髓。

（3）影像学检查存在神经、血管、硬膜囊和脊髓压迫与刺激，同临床表现具有相对明确的因果关系。

【鉴别诊断】

1. 颈型颈椎病　应与落枕相鉴别。落枕系胸锁乳突肌痉挛所致，其发病与颈型颈椎病相似，多系睡眠中体位不良所致。主要鉴别在于：

（1）压痛点不同：颈型颈椎病压痛点见于棘突部，程度也较强，落枕压痛点在损伤肌肉，急性期疼痛剧烈，压之难以忍受。

（2）落枕者可摸到条索压痛肌肉，而颈椎病只有轻度肌肉紧张。

（3）牵引反应：对颈部牵引时，颈型颈椎病患者的症状多可缓解，而落枕症状加剧。

（4）对封闭疗法的反应：用 1% 普鲁卡因 5ml 作痛点封闭，颈椎病患者对封闭疗法无显效，而落枕者其症状在封闭后缓解或消失。

2．神经根型颈椎病

（1）应与尺神经炎鉴别：尺神经由 $C_{7\sim8}$ 和胸脊神经根组成，易与 C_8 脊神经受累的症状相混淆。两者均可造成小指麻木和手内侧肌萎缩，但长时间神经根炎患者多有肘部神经沟压痛，且可触及条索变性的尺神经，而且二者感觉障碍分布不尽相同，C_8 神经支配范围较大，常有前臂尺神经麻木，而尺神经炎无前臂麻木。

（2）应与胸廓出口综合征鉴别：由于臂丛、锁骨上动脉、锁骨上静脉在胸廓上口或在胸小肌喙突止点区受压可引起上肢麻木、疼痛、胀痛；锁骨上窝前斜角肌有压痛并反射至手。两者鉴别在于胸廓出口综合征 Adson 试验阳性，使患肢过度外伸，肩抬平，出现桡动脉音减弱或消失，即是阳性体征，X 线检查可发现颈肋或 C_7 横突过大。

（3）应与肺癌鉴别：肺癌早期或中期出现的癌性疼痛，以颈肩痛常见，多是来自颈部的神经，肿瘤一旦发生扩散，就会引起上肢的疼痛、乏力。肺部 CT 可确诊。

（4）应与心肌梗死鉴别：典型心肌梗死发作时可见剧烈而持久的胸骨后或心前区压榨性疼痛，可向左上肢放射，服硝酸甘油不能缓解，心电图检查可排除。

3．脊髓型颈椎病

（1）应与脊髓肿瘤鉴别：脊髓肿瘤可出现感觉障碍和运动障碍，病情呈进行性加重，对非手术治疗无效。应用磁共振成像可鉴别两者，脊髓造影显示倒杯状阴影，脑脊液检查可见蛋白含量升高。

（2）应与肌萎缩型侧索硬化症鉴别：肌萎缩型侧索硬化症是以上肢为主的四肢瘫为主要特征，易与脊髓型颈椎病混淆。目前尚无有效疗法，预后差，本病发病年龄较脊髓型颈椎病早 10 年左右，且稍有感觉障碍，其发展速度快，很少伴有自主神经症状，而颈椎病病程缓慢，多有自主神经症状。另外，侧索硬化症的肌萎缩范围较颈椎病广泛，可发展至肩关节以上。

4．椎动脉型颈椎病

（1）应与耳源性眩晕鉴别：耳源性眩晕即梅尼埃病，系内耳淋巴回流受阻引起。本病有三大临床特点：发作性眩晕、耳鸣、感应性进行性耳聋。而颈椎病性眩晕症同头颈转动有关，耳鸣程度轻。

（2）眼源性眩晕：可有明显屈光不正，眼睛闭上后可缓解。

（3）耳石症：耳石症是一种良性阵发性位置性眩晕，女性多见，发作时常与某种头位或体位变化有关，可伴恶心及呕吐，眩晕持续 1 分钟之内。变位试验及滚转试验可鉴别。

5．交感型颈椎病　应与冠状动脉供血不足鉴别。冠状动脉供血不足患者发作时心前区疼痛剧烈，伴有胸闷气喘，且只有一侧或两侧上肢尺侧的反射痛而没有上肢脊神经根刺激的其他体征。心电图可有异常改变，服用硝酸甘油类药物时，症状可减轻或缓解，无颈椎病的 X 线改变或其他神经根、脊髓受累症状，应用药物治疗有一定疗效。需长期观察、反复检查才能鉴别。

【治疗】

颈椎病除脊髓型容易因治疗不当，加重症状外，整体上属于一种良性疾病，具有自限性倾向，预后良好。绝大多数的神经根型、交感型、椎动脉型及部分脊髓型颈椎病可以保守治愈。不同类型的颈椎病，治疗原则有所不同。由于颈椎病的病因复杂，症状体征各异，而且治疗方式多种多样，因此在治疗时，应根据不同类型颈椎病的不同病理阶段，选择相应的治疗方案。神经根型颈椎病出现严重的手部骨间肌萎缩者不宜推拿治疗。脊髓型颈椎病患者应严格掌握推拿治疗的适应证。

（一）治则

推拿治疗的作用包括镇痛，消除炎症、组织水肿，减轻粘连，解除痉挛，改善局部组织与脑、脊髓的血液循环，调节自主神经功能，延缓肌肉萎缩并促使肌肉恢复。中医总的治疗原则是舒筋活络，解痉止痛，整复错位。治疗前对患者的病情应有全面了解，手法要得当，切忌粗暴。

推拿治疗应由三部分组成：一是松解，二是调整，三是整理。

（二）取穴与部位

风池、风府、肩井、天宗、曲池、手三里、合谷等穴，以及颈、肩、背和患侧上肢部。

（三）基本操作方法

1. 松解手法　患者取坐位。

（1）一指禅法：术者用一指禅松解颈项两旁的软组织，由上而下操作5分钟左右。

（2）捏拿法：施术者用单手或双手捏拿颈后、颈两侧及肩部的肌肉，反复3～5次；随后用㨰法放松患者的颈肩部、上背及上肢的肌肉5分钟左右。

（3）点穴止痛法：施术者用拇指点按风池、风府、肩井、天宗、曲池、手三里、合谷等穴，以酸胀为度。

2. 理筋整复

（1）端提运摇法：施术者双手置于颈项部，缓缓用劲向上提颈，并慢慢用力使头部向左右两侧旋转30°～40°，重复8～12次（图4-1）。使椎间隙增宽，以扩大椎间孔。

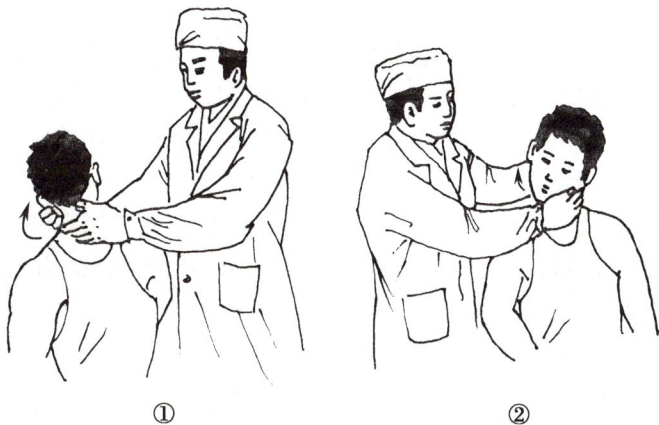

（2）颈椎旋转定位扳法：患者取坐位，颈项放松。术者站于其侧后方，以一手拇指顶按住某一病变颈椎棘突旁，另一手托住对侧下颌部，令患者屈颈，至术者拇指下感到棘突活动，关节间隙张开时，再使其向患侧侧屈至最大限度，然后慢慢旋转其头颈，当旋转至有阻力时稍停顿一下，随即用巧力寸劲做一个快速有控制的、稍增大幅度的突发性扳动（图4-2）。此时常可听到"咔哒"的弹响声，同时拇指下亦可有棘突回位的跳动感。

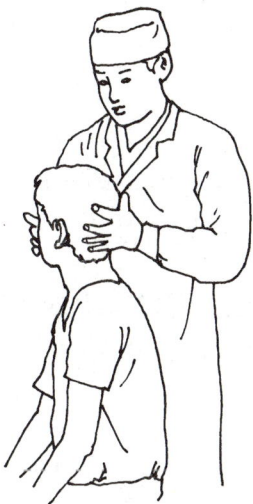

图4-1　端提运摇法　　图4-2　颈椎旋转定位扳法

3. 整理手法

（1）拿风池、肩井穴以酸胀为度，以搓法搓双上肢5～8遍。

（2）拍打叩击法：施术者分别在项背部及肩胛部用手掌或双手握拳进行拍打叩击，反复3～5次，使组织舒展和缓解。

知识拓展

脊柱相关疾病与整脊疗法

脊柱相关疾病广义的概念是指：由于脊柱及周围软组织力学失衡引起的疾病。它不仅涉及大家所熟悉的颈、肩、腰、腿痛，还涉及循环、呼吸、消化、神经、内分泌、免疫等系统的70多种病证。脊诊、整脊可以通过脊椎触诊、观察分析脊椎X线片，客观、精确地判断一个人的健康状况，并运用整脊手法矫正脊椎错位，达到治疗目的。

【附注】

1. 颈型和神经根型颈椎病急性期疼痛较重者，可使用 20% 甘露醇 + 地塞米松 10mg 静脉滴注 3 天，口服消炎止痛药；肢体麻木较重者可使用甲钴胺、腺苷钴胺等营养神经药物。椎动脉型颈椎病和交感神经型颈椎病可选用盐酸氟桂利嗪及安定治疗。

2. 注意用枕的合理性；纠正平时的不良习惯姿势；注意肩颈部的保暖，立足于预防。

3. 枕颌带牵引治疗（图 4-3），又称颈牵引，患者大多采用坐位枕颌布带牵引。主要适用于椎间盘突出或膨出的神经根型颈椎病，可以缓解肌肉痉挛，扩大椎间隙，流畅气血，缓解症状。牵引中除保证安全外，必须掌握好牵引角度、牵引时间和牵引重量三个要素，这样才能达到牵引治疗的最佳效果。

4. 其他方法，如中药熏蒸、红外线治疗等效果更佳。脊髓型颈椎病保守治疗 2～6 周以上症状仍不减轻，或上肢无力、萎缩仍有发展趋势者，建议手术治疗。

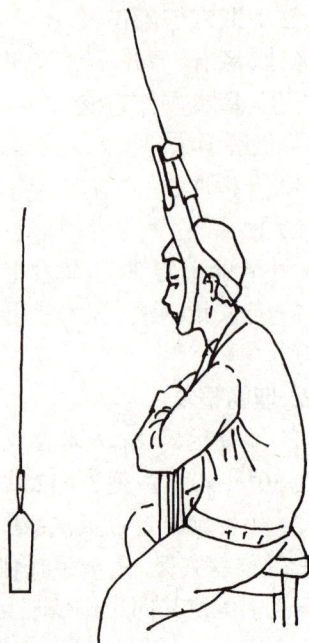

图 4-3　枕颌带牵引

二、寰枢关节紊乱

寰枢关节紊乱，是指寰枢关节的急、慢性损伤引起寰椎与枢椎之间因内外力失衡、解剖位置移动超过生理限制范围后，不能自行回到正常状态，引起以关节运动障碍和颈项上部疼痛，甚则牵掣头额疼痛为主要临床表现的病症，严重者可有脊髓和 / 或椎动脉压迫症状。

【病因病机】

当寰枢关节遭受外力的牵拉、体位变换不当或扭转时，寰枢关节不能随所分担的拉应力和压应力做出及时改变，则有可能引起寰枢关节错缝病变，引起后枕部相关肌肉、关节、筋膜及 C_2 神经损害。

【临床表现】

症状：颈项上部疼痛，颈部旋转时疼痛加重，头颅有向前下坠感，往往合并有轻重不同程度的偏头痛或后头痛、前额痛；部分患者可因椎动脉血流障碍而出现眩晕，转头时多有加重，可伴有恶心、干呕、头胀；少数移位严重的患者因脊髓受压而出现四肢无力，走路不稳，手不灵活，二便异常，躯干、四肢的麻木、针刺感甚至烧灼感等。

体征：部分患者出现头颈倾斜；颈肌痉挛，活动不利，以旋转或前屈功能受限最为突出；触诊可触及颈 1、2 关节突和横突凹凸不平，棘突偏歪，压痛，与 X 线片检查所见一致；脊髓受压者低头时可出现项背下肢放射性麻木或触电样疼痛；严重者出现锥体束征。

【诊断】

1. 病史　有外伤史或长期不良姿势病史，部分儿童患者可在发病前有上呼吸道感染史，部分老年患者也可隐匿起病。

2. 临床症状及体征　具有上述较典型的临床症状和体征。

3. X 线片　为诊断本病的基本依据。

（1）水平旋转型：寰椎两侧的侧块与枢椎齿状突之间隙（简称齿侧间隙）左右基本对称，上下距离基本相等，唯枢椎棘突偏向一侧。

（2）侧偏型：左右两侧齿侧间隙一宽一窄，枢椎棘突偏向窄侧。

（3）侧偏旋转型：左右两侧齿侧间隙一宽一窄，枢椎棘突偏向宽侧。

（4）向前型：寰齿前间距增大，成人>2mm，小孩>3mm（多见于寰椎横韧带断裂，或过度松弛所致）。

4. 怀疑有寰枢关节失稳、寰枕畸形、寰枢椎骨折、高位脊椎占位性病变及脊髓受压迫的患者，可拍摄上颈椎 CT 或 MRI 片；合并剧烈眩晕患者可做 TCD 或 DSA 检查，以观察椎动脉血流情况。

【鉴别诊断】

1. 寰枢关节失稳 发生于头颈外伤后，或见于儿童咽喉部感染后，造成横韧带和附属韧带损伤或松弛，使寰椎失稳，造成脊髓和／或椎动脉受压。除出现寰枢关节损伤的一般症状外，突出的表现是同时出现颈 2 神经根、脊髓和椎动脉受压症状和体征，如枕顶部放射性疼痛、麻木，上肢麻木无力，下肢走路不稳，眩晕及颈部活动时的猝倒发作。X 线片检查显示有明显的结构性失稳，如侧位片寰齿前间隙>5mm，或在前屈时出现明显增大的倾向；或齿突尖至枕骨大孔前缘距离成人>5mm，小儿>10mm。

2. 寰枢关节紊乱还需与寰枕畸形、寰枢椎骨折、高位脊椎占位性病变、梅尼埃综合征、三叉神经痛、脑桥小脑角病变、急性缺血性脑血管病及局限性脑梗死鉴别。

【治疗】

（一）治则

舒筋通络，理筋整复。整复寰枢关节的错缝，要针对病症根本治疗，施治手法要弛张有度，注意适应证，必要时对整个胸椎或脊柱及其周围组织进行推拿调理治疗，防止寰枢关节错缝的再次发生。

（二）取穴与部位

病变部位及其周围软组织等，以天柱、风池、风府、枕上项线与枕下项线之间的区域为重点。

（三）基本操作方法

1. 松弛手法 施术者以寰枢关节及其周围为重点，对后枕部、颈项部等部位，采用点揉、滑拿、一指禅推法和弹拨法，操作约 5 分钟，对颈枕部项韧带、枕下肌、斜方肌、斜角肌等软组织进行松解。

2. 两点一面复位法 以枢椎棘突偏右为例：患者仰卧，医生左手托住患者后枕部，右手托扶于下颌处，一助手拉压住患者双肩，进行对抗牵引约 1 分钟后，医生突然加大拉力，左手拇指推顶住枢椎左侧横突，食指勾住枢椎棘突，嘱患者慢慢将头转向右侧，医生移动右手用掌部于患者脸的左侧向右侧按压，待转到最大限度时，双手协调用力，左手食指向左侧勾拉枢椎棘突，左拇指用力将枢椎横突向颈前右上方推顶，右手弹压患者左脸，然后将患者头扶正，再对抗牵引一下即可。

此法适用于水平旋转型、侧偏旋转型寰枢关节紊乱。

3. 定点复位法 以枢椎棘突偏右为例：患者坐位，术者在其右后方，医生左手拇指扣在枢椎棘突顶部，嘱患者微低头至左手拇指下有感觉，再将医生左拇指移动到患者枢椎棘突右侧，余四指自然附于患者左侧耳颞部，嘱患者向左侧微偏头，然后右手掌托住患者左侧下颌，两手协调用力，右手向右边旋转，用左拇指拨正即可。

此法适用于水平旋转型、侧偏旋转型寰枢关节紊乱。

4. 整理手法 手法对寰枢关节调整成功后，可酌情配合施用局部的揉按法、点压法，操作2～5分钟。

【附注】

1. 部分因胸椎后关节紊乱导致的寰枢关节紊乱宜先调整胸椎。

2. 部分因胯骨错缝（骶髂关节紊乱症）导致的寰枢关节紊乱宜按序调整骨盆 - 腰椎 - 胸椎 - 颈椎等整个脊柱。

三、胸椎后关节紊乱

胸椎后关节紊乱又称胸椎后关节错缝，中医称为胸椎错缝，是指胸椎小关节的急、慢性损伤引起小关节错缝而导致的胸椎相关肌肉、关节、筋膜及相邻神经损害的脊背疼痛、沉重感，甚则牵掣肩背疼痛，或胃区、胆囊区等脊柱水平面脏腑反射性疼痛等一系列症状。胸椎后关节即关节突关节，由于胸椎后关节突关节面近似冠状位，两侧有肋骨支撑，胸椎的稳定性相对于颈椎和腰椎为强，发生后关节错缝的机会相对于颈椎和腰椎为少。

【病因病机】

当胸椎突然遭受外力的牵拉、体位变换不当或扭转时，胸椎后关节不能随所分担的拉应力和压应力做出及时改变，则有可能引起胸椎后关节急性错缝病变，引起肌肉、关节筋膜及相邻神经损害。

【临床表现】

在人体正常的生理呼吸运动中，胸椎后关节的活动范围很小，但挤压或用力不当的扭挫伤，甚至咳嗽、打喷嚏等也可引起关节错位。典型患者在发病时往往可闻及胸椎后关节在突然错位时的小关节弹响声，轻者发生关节劳损，表现为错位节段局部明显疼痛不适、胸闷、胸部压迫堵塞感，入夜翻身困难，以及相应脊神经支配区域组织的感觉和运动功能障碍。

急性胸椎后关节紊乱，患者呈痛苦面容，头颈仰俯、转侧困难，常保持固定体位（多见前倾位），不能随意转动；受损胸椎节段棘突有压痛、叩击痛和椎旁压痛，深吸气疼痛更甚，棘突偏离脊柱中轴线，后突隆起或凹陷等。受损节段椎旁软组织可有触痛，可触及痛性结节或条索状物。

【诊断】

1. 有外伤史或长期不良姿势病史。

2. 具有上述较典型的临床症状和体征。

3. 触诊错位节段胸椎棘突有明显压痛、叩击痛；错位节段胸椎棘突摸诊有棘突偏歪征象；棘旁软组织可有不同范围和程度的张力升高，肌肉筋膜等组织紧张，甚至痉挛，触之常可感觉有条索样物，压痛明显。

4. 由于胸椎后关节错位乃解剖位置上的细微变化，故 X 线片常不易显示，可出现脊柱侧弯、棘突偏歪等，但 X 线检查可除外胸椎结核、肿瘤、骨折、类风湿关节炎等疾病。

【治疗】

（一）治则

舒筋通络，理筋整复。整复胸椎后关节的错缝，要针对病症根本治疗，施治手法要弛张有度，不可强力施行整复，且中病即止；纠正关节错缝后，还应注意对整个胸椎或脊柱及其周围组织进行推拿调理治疗，防止后关节错缝的再次发生。

（二）取穴与部位

病变部位及其周围软组织；脊柱上下的背俞穴、夹脊穴等。

（三）基本操作方法

1. **松弛手法**　施术者沿胸椎棘突两旁，以错位病变节段为中心，对脊柱两侧的背俞穴、夹脊穴和竖脊肌、背阔肌等部位，采用一指禅推法、按揉法和弹拨法，操作 10～15 分钟，对椎旁上下的软组织进行松解。

2. **俯卧推按（整压脊柱）法**　患者俯卧，自然放松。施术者右手掌根按压患椎棘突，左手叠放于右手背上协助施力；嘱患者深呼吸，施术者两手掌根随呼气渐用力，于呼气末，右手掌根向下方给予一小幅度推冲动作，此时可闻及关节整复的响声。此法适用于中下段胸椎的调整。

3. **旋转按压法**　患者俯卧，自然放松。施术者一手掌根按压病变椎体同侧，另一手掌根按压椎体对侧,两手掌根上下交错,向脊柱纵轴相对用力做以下操作。

(1)旋:施术者一手掌根按在病变椎体同侧的上一节段,给予柔和的、向对侧的逆时针方向旋转用力;其后,另一手掌根按在病变椎体下一节段的对侧,给予柔和的、向对侧的顺时针方向旋转用力。施术者再调换左右手进行操作。

(2)压:施术者两手掌根分别向患者脊柱的前上和前下方向,相反用力迅速按压3～5次,再左右交换操作。

旋与压的动作尽量一气呵成,施术者两手掌根随呼气渐用力,于呼气末时完成,可闻及关节整复的响声。此法适用于全段胸椎的调整。

4. 端坐顶推法 患者端坐于矮凳上,双下肢自然屈曲,双上肢下垂或置于胸前。

(1)施术者端坐于患者身后高凳上,双手自患者两肩外侧环抱患者上胸部,双掌交叉相握置于患者胸骨上端。嘱患者略后仰,上身背靠施术者膝顶部,头置于施术者右肩。施术者上身略前俯,右膝顶住患椎棘突,在患者呼气末,施术者双手用力往后下压,右膝往前上方顶推。此时可闻及关节复位响声。此法适用于中上段胸椎的调整。

(2)患者双手十指交叉握于颈项部。施术者坐于其后,双手自患者两腋下绕过并握住患者两腕关节,用膝盖垫薄枕顶住患椎棘突。嘱患者低头并略挺胸,施术者双手向后上方向提拉,膝部同时用力向前顶推,上下肢协同用力,以闻及关节复位响声为佳。

此法适用于上段胸椎的复位。

5. 整理手法 手法对胸椎调整成功后,可酌情配合施用局部的揉按法、拍叩法,操作2～5分钟;可以冬青膏为介质实施推擦法,以皮肤透红、温热为度。

【附注】

1. 可配合使用20%甘露醇＋地塞米松10mg静脉滴注3天,口服消炎止痛、活血化瘀药物。

2. 睡硬板床,适当休息,避免劳累,注意保暖。

3. 嘱患者平时适当进行体育运动,如上肢肩部的运摇、扩胸、躯干的旋转等运动。

4. 对于有骨质疏松的患者,手法应轻柔,以免造成医源性压缩性骨折。

四、腰椎间盘突出症

腰椎间盘突出症,主要是指腰椎,尤其是腰4～5、腰5～骶1、腰3～4的纤维环破裂和髓核组织突出,压迫和刺激相应水平的一侧或双侧腰脊神经根所引起的一系列症状和体征,简称"腰突症"。本病好发于20～50岁的体力劳动者,男性多于女性。由于下腰部负重大、活动多,腰椎间盘突出症大多发于腰4～5、腰5～骶1之间的椎间盘,占90%以上;随年龄的增大,腰3～4、腰2～3发生突出的危险性增加。

临床上根据腰突症髓核突出的位置、程度、方向、退变程度与神经根的关系及不同的影像学检查,有多种分型方法。目前病理上常将其分为退变型、膨出型、突出型、脱出后纵韧带下型、脱出后纵韧带后型和游离型。前三型为未破裂型,约占73%,后三型为破裂型,约占27%。前四种类型做推拿等非手术治疗,可取得满意疗效。正确应用分型,能提高治疗效果,防止发生意外损伤。有严重的马尾神经压迫症状如鞍区麻痹,二便困难,或足下垂的患者不能用推拿治疗。

【病因病机】

(一)内因

1. 解剖结构因素 腰椎间盘纤维环后外侧较为薄弱,后纵韧带纵贯脊柱全长,加强了纤维环的后面,但自第1腰椎平面以下,后纵韧带逐渐变窄,至第5腰椎和第1骶椎间,宽度只有原来的一半。腰骶部是承受静力最大的部分,故后纵韧带的变窄,造成了自然结构的弱点,使髓核易向后方两侧突出。

2. 椎间盘的退变和发育上的缺陷　椎间盘随年龄的增长，可有不同程度的退变，一般认为20岁以后髓核的变性就开始了。由于负重和脊柱运动的机会增多，椎间经常受到来自各方面力的挤压、牵拉或扭转应力，因而容易使椎间盘发生脱水、纤维化、萎缩、弹力下降，致使脊柱内外力学平衡失调，稳定性下降，最后因外伤、劳损、受寒等外因导致纤维环由内向外破裂。这是本病发生的主要原因。

（二）外因

1. 损伤和劳损　积累性损伤是导致该病的重要因素。由于腰椎的生理性前凸，其椎间盘前厚后薄，人体在弯腰搬运重物时，因受到体重、肌肉和韧带等张力的影响，髓核可产生强大的反抗性张力。因此，当腰部过度负重或扭伤，很可能使髓核冲破纤维环而向侧后方突出，造成脊神经根、马尾、脊髓的刺激或压迫症状。

椎间盘在弯腰活动时，因受压而变形，其椎间盘吸水能力将会降低，直至压力解除后，其变形和吸水能力才能恢复。由于从事长期弯腰工作或积累性的腰部劳损，使髓核长期不能正常充盈，纤维环的营养供应不足，加之腰背肌肉张力增高，导致椎间盘内压力升高，即使轻微的外力，也能使纤维环破裂而导致髓核突出。

2. 寒冷刺激　长期受寒冷的刺激，使腰背肌肉、血管痉挛、收缩，影响局部血液循环，进而影响椎间盘的营养供应。同时，由于肌肉的紧张痉挛导致椎间盘内压力升高，特别是对于已变性的椎间盘，可造成进一步的损害，致使髓核突出。

【临床表现】

（一）症状

1. 疼痛　表现为腰痛和一侧或双侧下肢的放射痛。大多先有时间不等的反复腰部疼痛，休息后减轻，劳累后加重；以后在外力"扭伤"的情况下，出现较剧烈的腰痛，向一侧臀、大腿外侧、小腿后外侧及足部触电样放射；严重者不能久坐久立，翻身转侧困难；咳嗽、喷嚏或大便等腹压增高时疼痛加重。

2. 麻木感　久病患者或神经根受压严重者常有患侧下肢麻木；中央型髓核突出可见鞍区麻痹，二便困难，双下肢坐骨神经痛。

3. 其他症状　患肢不温、怕冷、无汗或下肢水肿，此与腰部交感神经根受刺激有关；严重者患肢肌肉萎缩等。

（二）体征

1. 腰部运动障碍　患者腰部各方向活动均受限，尤以后伸和前屈为甚，常见腰背笔直，触按可感知腰背肌紧张。

2. 跛行　又称减痛步态，是疼痛较重者行走时尽量缩短患肢的支撑期，使重心迅速转移到健侧下肢，并常以足尖着地的行走动作。

3. 腰椎脊柱姿势改变　脊柱姿势的改变有脊柱侧弯、腰椎前凸增大、腰椎曲度平直或后凸四种形式，尤以脊柱侧弯最多见，占80%以上。

4. 压痛点　多见于突出的椎间隙、棘上韧带、棘突旁，受损神经干在臀部、下肢后侧的体表投影部位，其中腰4、5椎病侧有明显压痛、叩击痛，以及放射性疼痛，其诊断意义极大；慢性患者触摸棘上韧带可有指下滚动感，对诊断有价值。

5. 神经牵拉征　直腿抬高及加强试验阳性，踇趾背伸或跖屈试验肌力减弱或消失，屈颈试验、挺腹试验、下肢后伸试验等阳性。

（三）影像学征象

本病的影像学检查，是目前临床诊断中不可缺少的部分。其最大优点不仅是为腰突症的诊断提供依据；更重要的是可除外腰椎的各种感染、骨肿瘤、强直性脊柱炎、椎弓崩裂及脊椎滑脱等引起腰腿痛的其他疾病。

1. 腰椎 X 线片 这是本病目前临床最常用的检查方法。其征象有：

（1）脊柱腰段外形的改变：正位片上可见腰椎侧弯，椎体偏歪、旋转，小关节对合不良。侧位片腰椎生理前凸明显减小、消失，甚至反常后凸，腰骶角小。

（2）椎体外形的改变：椎体下缘后半部浅弧形压迹。

（3）椎间隙的改变：正位片可见椎间隙左右不等宽；侧位片椎间隙前后等宽，甚至前窄后宽。

2. CT 扫描 由于分辨率高，可清楚地显示椎管内的各种软组织结构，因此在诊断腰突症及椎管其他病变中普遍受到重视。其征象有：

（1）突出物征象：突出的椎间盘超出椎体边缘，与椎间盘密度相同或稍低于椎间盘的密度，呈结节或不规则样。当碎块较小而外面有后纵韧带包裹时，软组织块影与椎间盘影相连续；当突出物较大时，在椎间盘平面以外的层面上也可显示软组织密度影；当碎块已穿破后纵韧带时，会与椎间盘失去连续性，除了在一个层面移动外，还可上下迁移。

（2）压迫征象：硬膜囊和神经根受压变形、移位、消失。

（3）伴发征象：黄韧带肥厚、椎体后缘骨赘、小关节突增生、中央椎管及侧隐窝狭窄。

3. MRI 椎间盘退行性变后，髓核变成干燥的纤维团块。MRI 的图像可显示椎间隙变窄，对椎间盘退变的诊断较佳。有以下表现：

（1）椎间盘突出物与原髓核在几个相邻矢状层面上，都能显示分离影像。

（2）突出物超过椎体后缘，重者呈游离状。

（3）突出物顶端缺乏纤维环形成的线条状信号区，与硬膜及其外方脂肪的界线不清。

（4）突出物脱离原椎间盘，移位到椎体后缘上方或下方。如有钙化，其信号强度明显减低。

【诊断】

1. 病史 有腰部外伤、慢性劳损或受寒湿史。大部分患者在发病前有慢性腰痛史。

2. 典型临床表现 腰痛和下肢放射痛，腰部运动功能障碍，脊柱侧弯等。

3. 压痛点 在腰 4～5 或腰 5～骶 1 间隙，棘突旁有明显压痛并向下肢放射。

4. 直腿抬高试验或加强试验阳性。

5. 影像学检查 X 线片、CT、MRI 等检查可进一步确诊。

推拿治疗腰突症，诊断要明确，应排除骨、关节疾病及推拿禁忌证。

【鉴别诊断】

1. 急性腰扭伤和小关节紊乱 有明显外伤史，腰痛剧烈，活动受限，腰肌痉挛。有固定压痛点及下肢牵扯痛，但按压痛点时，无下肢坐骨神经放射痛，无感觉和反射性改变。

2. 第三腰椎横突综合征 由于第三腰椎横突较长，附近有血管、神经束经过，有较多肌筋膜附着点，是承受力学传递的重要部位。在频繁外力作用下，可出现腰部疼痛，一般为牵扯样的钝性疼痛，久站或久坐后症状加重，第三腰椎横突处有明显压痛。

3. 椎管狭窄症 本病可引起神经根压迫症状，表现为神经性间歇性跛行。站立、行走时症状加重，卧床、下蹲时症状减轻。直腿抬高不受限。无知觉改变。X 线可见椎间隙变窄，关节突肥大而靠近中线，椎管矢状径和冠状径缩短。

4. 梨状肌综合征 主要表现为臀部深层疼痛，向下肢放射，患者呈"鸭步"步态，直腿抬高试验阳性，但超过 90° 为阴性，梨状肌紧张试验阳性，影像学检查无异常。

5. 臀上皮神经炎 臀上皮神经炎主要表现为患侧臀部刺痛、撕扯样痛，并有患侧大腿后部牵拉样痛，多不过膝，弯腰起坐时活动受限，在臀部外中 1/3 交界处可触及条索状结节，髂嵴中点下 2cm 处有压痛。

【治疗】

（一）治则

舒经通络，活血镇痛，消瘀退肿，松解粘连，理筋整复。

推拿治疗要根据病情的轻重、病位、病程、体质等因素,选择适宜的手法,并确定其施用顺序、力量大小、动作缓急等。

1.急性期疼痛较剧者,施以肌肉松弛类手法。施治中应遵循急则治其标、缓则治其本的原则。可先下肢后腰骶,先健侧后患侧,先周围后患处和痛点,循序渐进,且轻柔缓和。

2.初次发病但症状较轻和恢复期疼痛缓解者,继肌肉松弛类手法后可施以牵引、整复类手法;对病程迁延日久者,可适当增加整复类手法。手法施治应尽量降低椎间盘的内压力,增加椎间盘的外压力,促进突出物的回纳,为纤维盘的修复创造有利条件。

3.推拿施治还应注重改善局部的气血瘀滞状态,促进受损神经根恢复正常功能。通过手法的功力,缓解软组织的紧张、痉挛状态,改变突出物的位置,达到解除或减轻对神经根压迫的变位与松解粘连的作用。

4.推拿施治过程,不能仅强调整复和松解粘连手法的运用,还需注重推拿手法可以扩张毛细血管,加速淋巴回流,促进炎性介质的吸收、排泄,以减轻或消除神经根周围炎症和水肿的消炎止痛作用。

(二)操作部位及腧穴

主要选取督脉、膀胱经循行部位;选用背俞穴、夹脊穴、腰眼、腰阳关、环跳、承扶、委中、承山、昆仑、阳陵泉、悬钟等腧穴,以及腰、臀和整个下肢部的软组织。

(三)基本操作方法

1.放松手法　患者俯卧位。

(1)㨰法:施术者用㨰法沿背腰部督脉和膀胱经,自上而下,直至下肢承山穴以下,反复操作5分钟,重点在下腰部。

(2)按揉法:施术者以双手拇指交叉重叠或手掌重叠,自第1胸椎开始,沿督脉向下按揉至腰骶部,重点在腰骶部,反复2~3遍。此法作用在于改善血液循环,缓解腰背肌肉痉挛,促进炎症的吸收。

2.解痉止痛法　患者俯卧位。

(1)点按法:施术者先用拇指点按腰阳关、肾俞、志室、大肠俞、腰眼、环跳、委中、承山、阳陵泉、昆仑等穴及痛点,以酸胀感为度,可解痉止痛。

(2)弹拨法:施术者用拇指或肘尖拨揉手法,施用于腰骶部痛点、环跳穴或其他压痛点,每处拨揉3~5次,可缓解局部肌肉痉挛,有良好的止痛效果。

3.理筋整复法

(1)斜扳法(图4-4):患者侧卧,在上侧的下肢屈髋屈膝,在下侧的下肢自然伸直。施术者站在患者前面,以一肘或手抵住其肩前部,另一肘或手压于臀部。做推肩向后、压臀向前的反向用力,使腰部扭转至有阻力时,施快速而协调的腰部扳动,常可闻及"咔哒"响声。

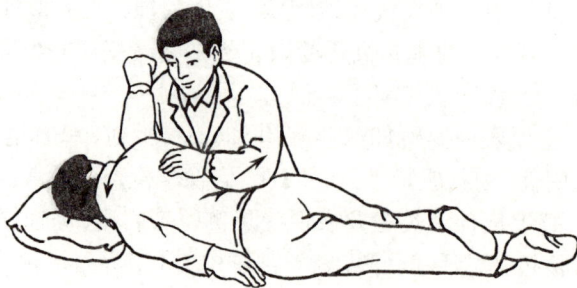

图4-4　斜扳法

(2)俯卧扳腿法(图4-5):患者俯卧位。施术者一手按住腰部,另一手托住患者对侧膝关节上部,使该下肢尽量后伸至阻力较大时,双手协同做扳腿与压腰的瞬间扳动,可听到有弹响声;

左右各做一次。此法可增加椎间盘外压力,改变突出物与神经根的位置。

(3)俯卧运腰法(图4-6):患者俯卧位。施术者一手按住腰部,一手托住双下肢膝关节部,将两下肢左右各摇动2～3圈(此时腰部随之摇动),然后做腰过伸的扳腰动作2～3次。

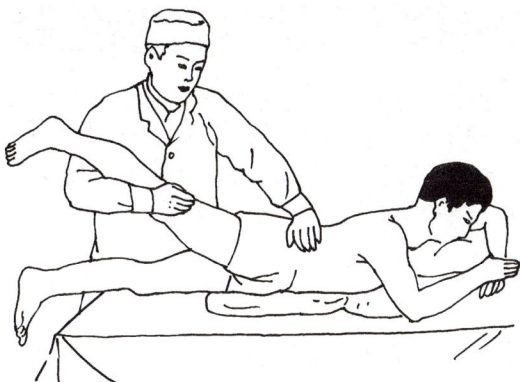

图4-5　俯卧扳腿法　　　　　　　　　图4-6　俯卧运腰法

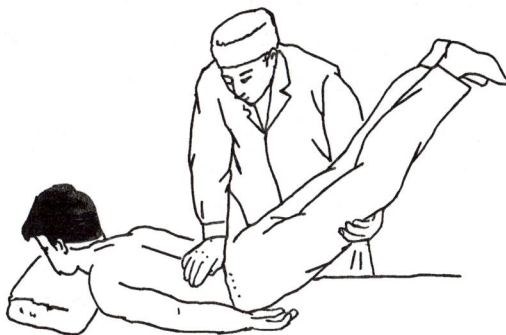

(4)直腿抬高加强法(图4-7):患者仰卧位。一助手一手扶住膝关节,使其膝关节伸直,另一手握住踝部并徐徐将之抬高;同时,另一助手固定骨盆及对侧下肢膝关节,将下肢伸直抬高,并在最高位时,术者双手用力使踝关节做背伸动作;左右各做3～5次轻重不等的踝背伸,使下肢后侧有牵拉感,以患者能忍受为度,可起到松解粘连的作用。

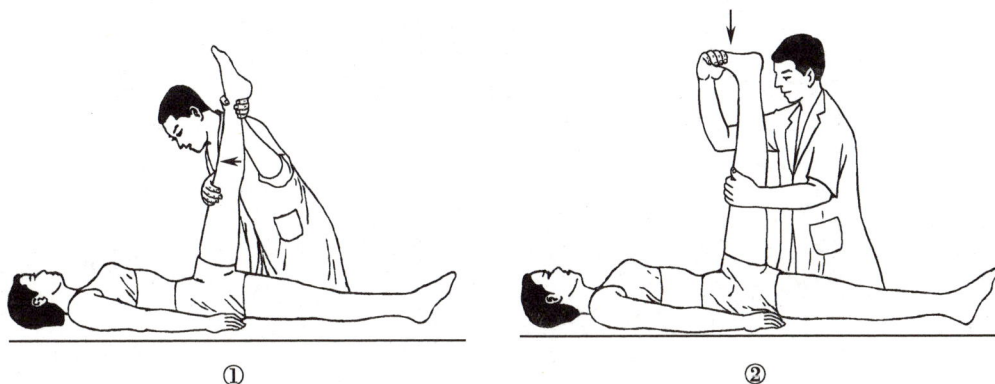

①　　　　　　　　　　②

图4-7　直腿抬高加强法

(5)俯卧对抗牵引按压法(图4-8):患者俯卧位。助手2～3人做腰部持续的拔伸;在充分拔伸的同时,施术者用掌根较重地按压第4、5腰椎棘突部2～3次,每次约1分钟。

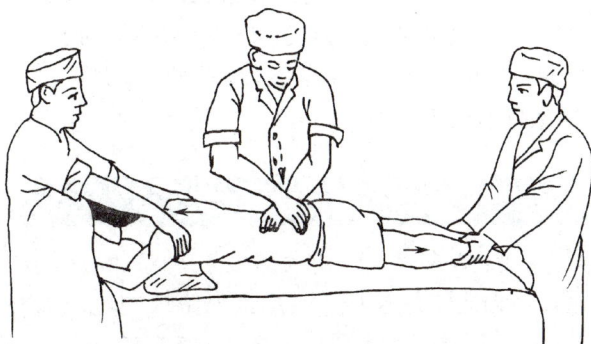

图4-8　俯卧对抗牵引按压法

4．整理手法　患者用擦法、拿法、按揉法、弹拨法等，沿腰部及患侧坐骨神经分布区施术3～5分钟；在腰部施用擦法，以患处透热为佳。手法的作用在于改善血供，加速炎症吸收，进而使肌肉和神经逐渐恢复其功能。

知识链接

骶管冲击疗法

　　患者俯卧，先找到骶管裂孔，做标记，常规消毒，铺洞巾，抽取2%利多卡因5ml＋生理盐水10ml＋曲安奈德2ml组成混合液，用9号针头沿骶管裂孔穿刺，有脱空感，回抽无回血，推注混合液无阻力，嘱患者休息1小时。一周一次，四次一疗程。

【附注】

1．卧床休息是进行非手术治疗的基础。床铺以足够宽大的硬床上铺褥垫为宜，这样平卧后可使脊柱得到充分放松；并特别注意保暖。

2．腰椎牵引（图4-9）。目前临床上施行腰椎牵引的重量多用体重的7%，一般不超过体重的10%。每次牵引时间为20～40分钟，牵引重量和时间应结合患者具体情况而定，或用电动牵引床牵引。此法可使椎间隙增宽，降低盘内压力，同时可扩大椎间孔，减轻突出物对神经根的压迫。

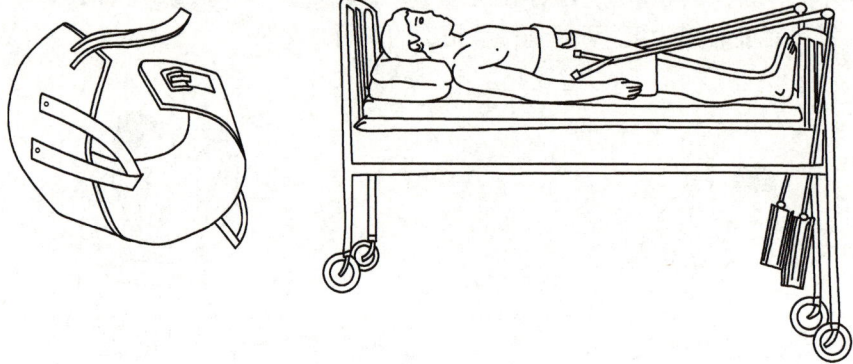

图4-9　腰椎牵引

3．急性期可使用20%甘露醇＋地塞米松10mg静脉滴注3天，口服消炎止痛药；肢体麻木较重者可使用甲钴胺、腺苷钴胺等营养神经药物及活血化瘀药物。

4．可配合各种具有镇痛、消炎作用的物理治疗，如直流电药物离子导入、电脑中频、超短波、红外线、石蜡、温水浴等疗法。

5．病情好转后，应积极配合运动疗法，以提高腰背肌肉张力，改变和纠正异常力线，增强韧带弹性，活动椎间关节，维持脊柱正常形态。早期可采用仰卧位的五点支撑法，或三点支撑法，俯卧位的飞燕式等。恢复期可采用站立位的体前屈，体后伸，体侧弯，弓步行走，后伸腿练习；仰卧位的提髋，蹬足练习；半悬拉单杠等训练。

案例分析

　　患者，男性，45岁，主诉：腰部疼痛伴有左下肢放射痛20天，查体：腰部活动受限，腰4～5棘突旁有明显压痛，并向左下肢放射。屈颈试验阳性，挺腹试验阳性，直腿抬高试验阳性，CT示：$L_{4～5}$椎间盘突出。根据患者上述临床表现，简要写出诊断、推拿操作要领。

五、第三腰椎横突综合征

第三腰椎横突综合征是指第三腰椎横突以及周围软组织的急慢性损伤、劳损，及感受风寒湿邪导致腰三横突发生无菌性炎症，粘连，变性，以及组织增生、增厚等，从而刺激腰脊神经引起腰臀部疼痛的综合征。本病好发于青壮年体力劳动者，男性多于女性，是推拿临床常见的腰腿痛等疾病之一。

【病因病机】

1．外伤　腰椎具有生理性前凸，第三腰椎位于其前凸顶点的中间位置，为 5 个腰椎的活动中心，是腰椎前屈、后伸及左右旋转活动的枢纽。第三腰椎横突较其他腰椎横突长，所以此处承受拉应力最大，横突上附着的肌肉、韧带及筋膜等所受到的拉力亦大，故此处构成了最易受到损伤的解剖学基础。

正常状态下，两侧横突附近的肌肉、筋膜及韧带相互拮抗或协同作用，以维持人体的动态平衡。若因一侧腰部肌肉韧带和筋膜收缩或痉挛时，其同侧或对侧均可在肌力牵拉的作用与反作用下遭受损伤。尤其是腰部在前屈或侧屈活动时，因外力牵拉，使附着在第三腰椎横突上的肌肉、筋膜超过其承受能力而致损伤。严重时可并发腰三横突撕脱性骨折。

2．劳损　由于腰三横突过长，抵触腰背筋膜后叶，使之在长期弯腰动作中，肌筋膜产生慢性牵拉性损伤，造成多处小肌疝；或因急性损伤后，未能及时治疗或治疗不当；或因反复多次损伤导致横突周围发生水肿渗出，产生纤维变性；或形成瘢痕粘连、筋膜增厚、肌肉挛缩等病理改变，致使穿过肌筋膜的血管神经束受到刺激和压迫，影响神经的血供和营养，可使神经水肿变粗而出现腰三横突周围乃至臀部、大腿后侧及臀上皮神经分布区域的疼痛。

【临床表现】

1．腰痛或腰臀部疼痛　多数为单侧，少数为双侧。部分患者的疼痛范围可波及股后、膝下及股内侧肌等处；有的可沿大腿向下放射到膝部或小腿外侧。弯腰及旋转腰部时疼痛加剧，劳累后明显加重，稍微活动疼痛减轻。疼痛多呈持续性。

2．腰部活动受限　腰部俯仰转侧活动受限，尤以健侧侧屈或旋转时尤甚。

【诊断】

1．腰部有负重或不同程度的外伤、劳损史，多见于从事体力劳动的男性青壮年。

2．腰臀部疼痛与腰部活动受限。

3．局部压痛　患侧腰三横突处有局限性压痛，有时可触及纤维性的条索状硬结，按之常可引起同侧臀部及下肢后外侧放散或放射痛。

4．局部肿胀　早期横突尖端部肥厚，呈现轻度肿胀。

5．直腿抬高试验可为阳性，但加强试验为阴性。

6．X 线检查　可见第三腰椎横突明显过长、肥大，左右腰三横突不对称，余无特殊征象。

【治疗】

（一）治则

舒筋通络，消肿止痛，活血散瘀。对于病程短的患者，重点在于缓解腰三横突周围肌肉的紧张痉挛，施治手法应刚柔并济。病程长的患者，施治应缓缓图之；重在消除局部慢性炎症和水肿，改善损伤部位气血瘀滞的状态，促进组织修复，避免施用力量过重的手法，以免加重对局部的伤害。实施推拿手法，还应注意两侧平衡的协调手法操作。

（二）操作部位及腧穴

主要选取第三腰椎横突的压痛部位及周围腰臀部软组织，选用肾俞、大肠俞、秩边、环跳、委中、承山等腧穴。

（三）基本操作方法

1. 局部松解法　患者俯卧位。施术者先在患侧腰三横突周围施柔和的㨰法、按揉法，操作3～5分钟；配合点按肾俞、大肠俞，以酸胀为度，可缓解肌肉紧张痉挛。

2. 弹拨搓揉法　施术者用双手拇指在腰横突尖端做与条索状硬块垂直方向的弹拨，约3分钟。弹拨要由轻到重，由浅入深，手法要柔和深透；并配合搓揉以解痉止痛，松解粘连。

3. 揉法　沿患侧腰部、臀部、大腿后外侧、小腿外侧施揉法3～5遍；配合点按腰眼、环跳、秩边、委中、承山等腧穴，以舒筋通络、活血散瘀。

4. 整理手法　沿腰部两侧膀胱经施揉法3～5分钟；待肌肉放松后，配合腰部后伸被动运动；拿肩井；直擦腰背两侧膀胱经，横擦腰骶部，均以透热为度。常常配合中药湿热敷。

🌐 知识链接

注射疗法

找到第三腰椎横突外侧位置并做标记，抽取2%利多卡因5ml＋碳酸氢钠5ml＋曲安奈德10mg组成混合液，常规消毒，铺洞巾，用9号针头斜刺至第三腰椎横突，做星状注射。每周一次，四次一个疗程。

【附注】

1. 腰部束宽皮带护腰，对防止过度损伤有一定作用。
2. 注意局部保暖防寒，防止过度劳累。病重者，避免腰部过多地屈伸和旋转活动。
3. 进行合理的体疗，如俯卧位的飞燕式等。

六、腰椎小关节滑膜嵌顿

腰椎小关节滑膜嵌顿，亦称腰椎后关节紊乱或腰椎间小关节综合征，是指因椎间小关节的解剖位置改变，导致脊柱功能失常所引起的一系列临床症候群。中医称为"闪腰""弹背"。多由于轻度的急性腰扭伤或弯腰后猛然起立，可能导致关节突扭动，使滑膜嵌插于小关节间隙，脊柱活动受限。伤后腰部立即发生难以忍受的剧痛，其疼痛程度远远超过一般的急性腰扭伤。以往由于对其发病机制的认识不十分清楚，多被误诊为急性腰肌筋膜扭伤或急性腰肌纤维织炎等，从而延误治疗，产生慢性腰痛。

本病是临床上的一种常见病，是引起急性腰痛的常见原因之一。其发病年龄以20～40岁为多见，男性多于女性。

【病因病机】

腰椎后关节为上位椎骨的下关节突与下位椎骨的上关节突所构成。每个关节突面是互成直角的两个面。一呈冠状位，一呈矢状位，所以侧弯和前后屈伸运动的范围较大。在腰骶关节，小关节面成为介于冠状和矢状之间的斜位，由直立面渐变为近似水平面，上下关节囊较宽松，可做屈伸和旋转等各种运动，其活动范围更为增大。当腰部突然闪扭，或患者突然无准备地弯腰前屈和旋转，腰椎后关节后缘间隙张开，使关节内产生负压，吸入滑膜。此时，腰脊椎再突然后伸时，滑膜就可能来不及退出而被嵌夹在关节面之间，形成腰椎后小关节滑膜嵌顿；或关节突关节面的软骨相互错位，从而引起腰部剧烈疼痛。若有先天性腰骶关节突不对称，一侧关节突发生斜向运动，则骨膜更易嵌入或使关节突错位。

【临床表现】

1. 伤后腰部立即发生难以忍受的剧烈疼痛，表情痛苦，不敢活动，特别惧怕他人的任何搬动，甚至轻轻移动下肢或轻整床褥时都可引起无法忍受的疼痛。全部腰肌处于紧张和僵板状态，腰部的活动功能几乎完全丧失，站立时髋、膝关节常取半屈位，两手扶膝以支撑。待嵌顿解除后，剧痛亦自行缓解或转为一般扭伤后的腰痛。

2. 本病需与急性腰肌筋膜扭伤鉴别。急性腰肌筋膜扭伤时，腰部各方面的活动均受限制，并引起疼痛加剧，在棘突旁竖脊肌处、腰椎横突或髂嵴后部有压痛，压痛点较表浅。急性腰椎后关节滑膜嵌顿，腰前屈尚可，但不能过度前屈，腰部被动旋转活动和后伸受限，并使疼痛加剧，其疼痛程度超过腰肌筋膜扭伤，腰肌痉挛或僵硬，棘突两侧有深处压痛。

【诊断】

1. 多有腰部扭伤、闪腰或弯腰后立即直腰的病史。

2. 腰痛剧烈，无法忍受。

3. 腰肌紧张，腰部功能活动完全丧失。

4. 检查腰部呈僵直屈曲位，后伸活动明显受限，一般无神经根刺激性体征。触诊时常常发现患椎棘突偏歪，棘突间隙无变化，多在腰4～5或腰5～骶1棘突间和椎旁有明显压痛。

5. X线检查有时可显示后关节排列方向不对称，或有腰椎后突和侧弯，椎间隙左右宽窄不等。但主要诊断依据是临床症状和体征。

【治疗】

（一）治则

解除滑膜嵌顿，缓解腰肌痉挛，纠正小关节功能紊乱，迅速消除疼痛，恢复正常功能。如果诊断明确，施行手法治疗，临床症状会迅速得到消除或缓解。临床上除采用一般的行气活血、解痉止痛的腰部推拿手法外，还可选用以下手法解除滑膜嵌顿。

（二）操作部位及腧穴

督脉、膀胱经循行部位，局部阿是穴、人中、阳陵泉、委中、承山、昆仑等腧穴。

（三）基本操作

1. **点穴镇痛法**　掐人中穴，点按阳陵泉、委中、承山、昆仑穴，寻找腰局部的阿是穴并点按，手法由轻渐重，每穴持续1～2分钟。

2. **牵抖法**　患者俯卧位。一助手双手拉住患者腋下，或患者自己双手抓住检查床的床头，施术者握患者双侧踝关节，做对抗牵引，持续1～3分钟后，再慢慢松开；如此重复数次，然后用力将下肢快速地上下抖动数次，使牵引力传递至腰部。嘱患者慢慢起床，一般都可使腰部伸直，必要时第2天可重复牵抖治疗，使腰部能够完全伸直。

3. **斜扳法**　患者侧卧位，患侧在上，髋、膝关节屈曲，健侧髋、膝关节伸直。施术者立于背侧，一手推臀，一手扳肩，两手相对用力，使上身躯干旋后，骨盆旋前，嘱患者腰部放松，活动至最大范围时，用力做快速而稳定的推扳动作。此时往往可听到清脆的弹响声，疼痛可随之缓解；也可用背法操作，以解除滑膜嵌顿。

临床选用何种手法进行治疗，主要是根据患者病情，采用患者易于接受的体位，以及与其相适应的手法进行治疗，这样可缓解患者的恐惧心理，使腰部的肌肉易于放松，治疗中能得心应手，易于获得成功。也可采用坐位脊柱旋转复位法。

4. **整理手法**　肌肉放松后以两拇指压紧脊柱两侧，沿督脉循行推进，操作2～3遍；沿腰部两侧膀胱经施揉法3～5分钟；配合缓和的腰部后伸被动运动；直擦腰背两侧膀胱经，均以透热为度；拿肩井。

🌐 知识链接

　　滑膜是血管丰富的关节囊内膜，贴于非关节部分，覆盖于关节囊内的骨面上。滑膜呈粉红色，湿而滑润，有时可呈绒毛状，内含胶原性纤维。滑膜能分泌黏液，叫滑液，这是一种清晰、无色或黄色黏液，微带碱性的液体，能润滑关节，减少运动时关节面间的摩擦，并有营养关节软骨面的作用。

【附注】

1. 休息与固定　急性期应适当卧床休息，睡硬板床，并注意保暖；症状缓解后，工作时应用腰围或宽布带固定。

2. 练功疗法　急性症状解除后，适当地锻炼腰背肌和腹肌，但避免过快的动作。

七、退行性脊柱炎

退行性脊柱炎又称肥大性脊柱炎、脊柱骨关节炎、增生性脊柱炎、老年性脊柱炎等，是指椎间盘退变狭窄，以椎体边缘增生和小关节肥大性变化为其主要特征和依据。是中年以后发生的一种慢性退行性疾病，好发于 40～50 岁，临床上多发于腰椎，男性多于女性，长期从事体力劳动者易患此病，是引起腰背痛的常见病。

【病因病机】

1. 内因　退变是发生本病的主要原因。椎体边缘增生与椎间盘退变有着密切联系，也与年龄、压力及创伤有关。腰椎间盘在人体直立时负重最大，是活动最多的地方，在日常生活和劳动中受损伤的机会较其他组织为多。加之椎间盘缺乏直接的血液供应，故损伤、退变后修复较慢。椎间盘退变后，失去应有的弹韧性，厚度变薄，椎间隙变窄，从而减弱了椎体对压力的抵抗，椎体和小关节不断受到震荡冲击和磨损，因而渐渐产生了骨刺。

2. 外因　损伤和劳损是导致本病的外部因素。由于腰部长期负重和过度活动，因此损伤和劳损机会增多，进一步加速椎间盘退变，弹性减弱，同时引起周围韧带松弛，关节不稳定，导致椎体不断受到创伤刺激，日久形成骨刺。

骨质增生乃至形成骨刺，严重者可伸入椎间孔，直接刺激或压迫神经根等组织。

中医学认为本病是由于人过中年而肾气渐衰，复感风寒湿邪，留滞经络；或因为强力劳作，伤及气血，使气血瘀阻，经脉凝滞不通所致。

【临床表现】

1. 早期典型症状　患者出现腰背部钝痛、酸痛不适，僵硬板紧，不能久坐久立，晨起或久坐起立时症状加重，稍加活动后减轻，但过度活动或劳累后加重；疼痛常与天气变化有关；疼痛一般不十分严重，时轻时重。

2. 腰部俯仰活动不利，但被动运动基本正常。

3. 急性发作时，腰痛较剧；少数刺激或压迫神经根者，可牵扯到臀部、大腿等；若骨刺压迫马尾神经时，可出现下肢麻木无力、感觉障碍等症状。

【诊断】

1. 有长期从事弯腰劳动和负重的工作史，或有外伤史。

2. 患者多为 40 岁以上的体质肥胖者，起病缓慢。

3. 有早期典型症状，腰部俯仰活动不利。

4. 腰椎生理曲度减小或消失，甚或出现反弓。

5. 局部肌肉痉挛，有轻度压痛，一般无放射痛。

6. 下肢后伸试验常呈阳性。直腿抬高试验一般可接近正常。

7. X 线检查可见椎体边缘有不同程度增生，如唇形变、骨刺或骨赘；或有椎间隙变窄，生理弧度改变。老年人可见脊柱骨质疏松，同时要排除腰椎等部位破坏性疾病。

【治疗】

（一）治则

补肾益气，活血通络，舒筋止痛。本病推拿治疗的目的是减缓退变，改善脊柱周围的组织状态。对于不可逆转的增生骨刺、骨赘，推拿治疗只能缓解其所造成的病痛；治疗还应突出温补手法的操作，施术面积应宽大，力量宜柔和。并强调对骨刺部位的施力应谨慎，避免造成不必要的损害。

（二）操作部位及腧穴

脊柱及其周围组织，选取督脉、膀胱经、肾经的循行部位，以及肾俞、命门、腰阳关、夹脊、气海俞、关元俞、委中、阳陵泉、承山等腧穴。

（三）基本操作方法

1. 松解法 术者用㨰法、掌根揉沿背腰部两侧竖脊肌，自上而下，反复操作 5 分钟，重点在病变节段，以缓解肌肉痉挛。

2. 斜扳法 患者侧卧，在上侧的下肢屈髋屈膝，在下侧的下肢自然伸直。术者站在患者前面以一肘抵住其肩前部，另一肘压于臀部。做推肩向后、压臀向前的反向用力，使腰部扭转至有阻力时，施快速而协调的腰部振动，常可闻及"咔嗒"响声。

3. 弹拨止痛法 施术者用拇指在腰背疼痛的部位上做与肌纤维垂直方向的弹拨，以松解粘连，再结合局部痛点按压肾俞、大肠俞、阳关、居髎等穴，以达解痉止痛之目的。

4. 整理手法 以㨰法、掌根揉法松解两侧腰肌 3～5 分钟，直擦腰背两侧膀胱经，均以透热为度，可达到温经通络之目的。

5. 拍叩法 患者俯卧位。施术者按揉风府穴、风池穴，各 1～2 分钟。拿揉风池及颈项部；在整个背、腰、臀及下肢部，顺经脉循行路线施用拍叩法，由上而下，缓和密集地操作 3～5 遍；拿揉肩井。

【附注】

1. 避风寒，卧硬板床，避免过劳，注意休息及腰部保暖。加强腰部功能锻炼，每日早晚各 1 次。

2. 功能锻炼是本病重要的辅助治疗方法，可嘱患者进行以下操作。

（1）腰部摇摆功：患者自然站立，两足比肩稍宽，两手叉腰，然后腰部轻缓地左右摇摆 2～3 分钟。再顺、逆时针方向环转各 32 次，幅度可由小到大。

（2）腰部左右侧屈：患者自然站立，两足与肩同宽，一手叉腰，另一手侧上举，然后腰部向叉腰侧尽量侧屈 32 次，再换手向相反方向做 32 次。

八、强直性脊柱炎

强直性脊柱炎是一种以中轴关节慢性炎症为主的风湿性疾病，多见于青少年，男性多于女性。主要临床表现为腰背疼痛，颈腰椎、胸廓活动受限。我国发病率为 0.24%，发病多为 16～30 岁的青壮年，40 岁以后及 8 岁以下发病者少见。

【病因病理】

本病病因和发病机制迄今未明。一般认为是由遗传因素和环境因素相互作用所致，其中90% 以上的患者与 HLA-B27 阳性相关。病理特征是滑膜、关节囊、韧带或肌腱骨附着点的复发性自身免疫性炎症，其中骶髂关节最早受累，表现为滑膜炎、血管翳形成以及炎症细胞浸润等，后期纤维骨化导致骶髂关节封闭。炎症在关节囊、韧带或肌腱骨附着点反复发作，导致椎体变形，韧带钙化，出现颈、胸、腰活动受限。本病也可累及其他系统。强直性脊柱炎的疼痛与炎症刺激和器质性病变引起的活动受限有关。

【临床表现】

早期常有腰骶部不适或臀部、腹股沟和下肢酸痛；中期主要表现为腰背部疼痛，晨僵，腰椎各方向活动受限，胸廓活动度减少；晚期出现脊柱自下而上的强直，脊柱后凸，骨质疏松等。患者静止时疼痛加重，活动后症状减轻。早期症状多与附着点炎症有关，中晚期出现颈、胸、腰椎疼痛，进行性脊柱活动受限，甚至畸形。主要特点和症状：①男性占大多数，男：女为10∶1。发病多为16～30岁之间的青壮年。②下腰疼痛及腰僵，臀部或髋部疼痛及髋关节活动受限。③胸部疼痛及胸廓活动受限。④颈部疼痛及颈椎活动受限。⑤膝、踝关节肿胀及疼痛。⑥单侧或双侧坐骨神经疼痛。⑦大转子、坐骨结节、跟骨结节、耻骨联合处疼痛。⑧驼背畸形，髋、膝、踝关节畸形及强直。

体格检查：常见体征有骶髂关节压痛阳性，脊柱前屈、后伸、侧弯、转动均受限，胸廓活动度减低。4字试验阳性、枕墙距>0等。

影像学检查：可见骶髂关节炎症性破坏、硬化，关节间隙改变，脊柱竹节样改变等，但早期可无异常。X线骶髂关节摄片具有特征性，表现为关节边缘模糊、骨质糜烂、骨硬化、关节间隙变窄及关节融合等，脊柱X线早期有椎体方形变，椎小关节模糊和轻度椎旁韧带钙化，晚期椎间盘钙化，纤维环及前后韧带钙化、骨化，并有骨桥形成，形成"竹节样改变"。

【诊断】

强直性脊柱炎的诊断主要依靠临床表现和X线检查。诊断要点：

1. 临床标准

（1）腰痛、晨僵3个月以上，活动缓解，休息时加重。

（2）腰椎额状面和矢状面活动受限。

（3）胸廓活动度低于相应年龄、性别的成年人。

2. 放射学标准　双侧≥Ⅱ级或单侧Ⅲ～Ⅳ级骶髂关节炎。

骶髂关节X线分级：0级：正常；Ⅰ级：可疑；Ⅱ级：轻度异常，可见局限性侵蚀、硬化，但关节间隙正常；Ⅲ级：明显异常，存在侵蚀、硬化、关节间隙增宽或狭窄，部分强直等至少1项改变；Ⅳ级：严重异常，完全性关节强直。

3. 实验室检查　红细胞沉降率多增快，类风湿因子阴性。HLA-B27测定90%阳性。

诊断标准：肯定强直性脊柱炎：符合放射学标准和1项以上临床标准者。可能强直性脊柱炎：符合3项临床标准者或符合放射学标准而没有任何临床标准者。（应除外其他原因所致骶髂关节炎）

【鉴别诊断】

退行性脊柱炎：多见于60岁以上老人，体力劳动者多见，晨起腰痛，活动后症状减轻，腰椎关节活动受限、不灵活。酸胀症状明显。X线可见椎体关节退行性改变、增生形成。

【治疗】

本病采取综合性治疗。治疗目的在于解除患者疼痛，最大限度恢复部分骶髂关节和脊柱功能。治疗原则：早期抓住治疗时机，中期控制疾病发展，晚期改善后遗症状。治疗要结合"休息和锻炼二者不得偏废"的方针。对患者进行教育、早期诊断和早期治疗是治疗成功的关键。推拿对强直性脊柱炎有一定的治疗作用，尤其对早期患者效果明显。

（一）治则

舒筋通络，活血止痛，滑利关节。

（二）取穴与部位

颈腰背及双下肢，取穴：风池、风府、肩井、天宗、曲池、手三里、合谷、背俞穴、夹脊穴、腰眼、腰阳关、环跳、承扶、委中、承山、昆仑、阳陵泉、悬钟等穴位。

（三）操作程序

1. 颈部推拿。患者取坐位，术者以一指禅手法松解颈部肌肉5～10分钟，医者站于后方，用拿法施于颈项两侧及肩胛部。同时配合颈部旋转及俯仰活动。然后按揉或一指禅推颈椎两侧，上下往返数次，再拿风池及两侧肩井穴。

2．胸背腰部推拿。患者俯卧位，中晚期患者胸部垫一枕头，术者以擦法、掌根揉法松解胸背部 10～15 分钟。嘱患者两肘屈曲，抱于后脑枕部，两手指交叉握紧，医者站于背后，以膝部顶住患者背部，再以两手握住患者两肘，做向后牵引及向前俯的扩胸俯仰运动。在进行这种被动活动时，患者要配合呼吸运动（前俯时呼气，后仰时吸气），俯仰 5～8 次。用指按法按压脊柱两侧膀胱经及臀部秩边、环跳、居髎穴。

3．患者仰卧，用擦法治疗髋关节前部，配合关节的外展、外旋被动活动，再用拿法施于大腿内侧肌肉，搓大腿。

4．整理手法。术者用擦法、拿法、掌根揉法、弹拨法等，沿胸背腰部及双下肢操作 15 分钟左右；再以双手掌根直擦胸腰背部督脉及膀胱经，横擦腰背骶部，以透热为度。

知识链接

体育运动疗法治疗强直性脊柱炎疗效较好。定时进行关节功能活动，特别是游泳锻炼，可保持脊柱的生理弯曲，防止畸形；保持胸廓活动度，维持正常的呼吸功能；保持骨密度和强度，防止骨质疏松和肢体失用性肌肉萎缩等。具体可做以下运动：

1．深呼吸 每天早晨、工作休息时及睡前均应常规做深呼吸运动，以维持胸廓最大的活动度，保持良好的呼吸功能。

2．颈椎运动 头颈部可做向前、向后、向左、向右转动以及头部旋转，以保持颈椎的活动度。

3．五禽戏、八段锦、太极拳等均可酌情选用。

【附注】

1．本病虽然现阶段不能治愈，但多数患者生活质量较好。对患者进行有关疾病科普教育，有利于控制病情。

2．早期诊断非常重要，尤其是对关节外表现的早期认识和治疗更是如此。

3．本病使用非甾体抗炎药疗效较好。甲氨蝶呤、柳氮磺胺吡啶片等药物可控制病情发展。

4．每日进行体疗有益于保持良好的生理曲度，减少畸形，维持良好的胸廓扩张度。

第二节 脊周软组织病变

学习目标

掌握落枕、菱形肌损伤、背腰部筋膜劳损、急性腰扭伤、慢性腰肌劳损的病因病机、临床表现与诊断、推拿治疗操作要领。

一、落 枕

落枕又称失枕，是颈项部软组织常见的损伤之一，多见于青壮年，男多于女，冬春季节发病率较高，临床上以急性颈部肌肉痉挛，强直酸胀，疼痛以致转动失灵为主要症状。轻者 1 周左右即可痊愈，严重者可延至数周不愈，影响工作、学习和生活，成年人若经常发作，常系颈椎病的前驱症状。

【病因病机】

落枕多由睡眠时枕头过高，过低或过硬，以及睡姿不良，使颈部一侧肌肉在较长时间内处于过伸或过屈状态,导致颈项部肌肉,尤其是胸锁乳突肌和斜方肌及肩胛提肌发生痉挛。平素缺乏肌肉锻炼,身体衰弱,气血不足,舒缩活动失调,或夜寐肩部外露,颈肩复受风寒侵袭,致使气血凝滞,肌筋不舒,经络痹阻,不通则痛。此外,有少数患者因颈部突然扭转或肩扛重物,致使部分肌肉扭伤,发生痉挛性疼痛,而致本病。

【临床表现】

1. 疼痛 颈项部疼痛,动则痛甚,严重者疼痛可向肩背部或一侧上臂放射。

2. 颈项部活动明显受限 头部被迫采取强迫体位,不能自由左右旋转、前屈与后伸、左右侧弯等,头常偏向患侧。

3. 肌痉挛伴压痛 胸锁乳突肌痉挛者,在胸锁乳突肌处有肌张力增高和压痛;斜方肌痉挛者,在锁骨外 1/3、肩井穴处或肩胛内侧缘有肌紧张感和压痛;肩胛提肌痉挛者,在上 4 个颈椎棘突旁和肩胛骨内上角处有肌紧张感和压痛。

4. 外感风寒 由外感风寒所致者有恶风怕冷感,风寒刺激后症状加重。

【诊断】

1. 落枕是一种急性发作的症状,多在睡眠后出现一侧颈项部疼痛。

2. 头项活动受限。

3. 颈项部肌肉紧张,胸锁乳突肌、斜方肌或肩胛提肌痉挛,可触及条索状肌束,有明显压痛,压痛点常分布在肩中俞、秉风、肩井及肩胛内上缘。

4. 颈项检查 各项试验无神经根性压迫症状。

5. X 线检查 一般无特殊发现。同时可对本病与颈椎半脱位、颈椎病、颈椎结核等疾病加以区别。

【治疗】

（一）治则

舒经活血,温经通络,理筋整复;针对本病所施手法,要求轻柔缓和;被动运动要在生理范围内进行;扳法是治疗落枕的有效手法,操作时要求稳妥,用力适度,不可强求弹响声,谨防粗暴施术的严重后遗症。

（二）取穴与部位

选取阳明经循行部位,患部,以及风池、风门、肩中俞、秉风、肩井、天宗、肩外俞、合谷、落枕穴等。

（三）基本操作方法

1. 松解放松手法 患者坐位。施术者以轻柔的捏拿和揉法施于患侧颈项部 2～3 分钟,然后颈项及肩背部 2～3 分钟,手法强度以患者感到患处酸胀、微痛为宜。缓解肌肉的紧张痉挛,同时做颈部轻微屈伸和侧屈运动。

2. 解痉止痛法 施术者用拇指点按揉风池、肩中俞、肩井、秉风、天宗、合谷、落枕等穴,手法由轻到重,逐渐发力,每穴要求点按 1 分钟,以酸胀为度;并弹拨痉挛处,以达到解痉止痛、松解粘连的作用。

3. 理筋整复法 嘱患者颈部放松,施术者站于其身后,一手托住下颌,一手扶其后枕部,使头颈略前屈,下颌内收。施术者双手同时用力向上拔伸,并做缓慢的屈伸和左右旋转运动 5～10次,以活动颈椎小关节。最后,待颈部充分放松后,再用斜扳法向患侧做快速而稳妥的扳动。此时若发出弹响声,即表明整复成功(运用此手法时,动作要轻柔,用力要适当,切忌暴力蛮劲,以防发生意外)。

4. 整理手法 拿揉患侧颈项部肌肉,拿肩井,用大鱼际揉肩胛内缘,2～3 分钟,然后拍击肩、颈项、背部 4～6 次,最后用擦法擦热颈项及肩背部。

　　落枕是颈项部的一个常见病症,往往因睡眠时头部姿势不良而发病,但临床不少患者并非都是在睡眠后发病,如扭挫、受寒、肾虚等都可引起颈项强痛。疼痛多位于胸锁乳突肌、斜方肌等部位。推拿治疗效果显著,但所施手法要求轻柔缓和,否则患者会拒绝治疗。被动运动应在生理范围内进行,不可强求弹响。

【附注】

　　1. 睡眠时枕头要高低适中,不宜睡高枕、硬枕。注意颈部保暖,不过度疲劳。

　　2. 推拿治疗本病疗效显著,一般 1～2 次即可痊愈,痊愈后配合颈部功能锻炼可提高颈部肌力,减少复发机会。

二、菱形肌损伤

　　菱形肌损伤属于中医"背部伤筋"范畴。菱形肌位于斜方肌深面,起于颈 6 至胸 4 棘突,止于肩胛骨脊柱缘。该肌肉受肩胛背神经支配,收缩时牵拉肩胛骨向脊柱靠拢。

【病因病机】

　　1. 外伤不愈　患者多因上肢用力不当,过度牵拉,以及扛抬重物等使菱形肌受到急剧的挤压和牵拉损伤,引起局部创伤性炎症,迁延日久,出现肌肉挛急现象而见条索状结节。

　　2. 劳损　长期保持伏案姿势,使肩胛骨外移,菱形肌长时间受到牵拉,形成慢性劳损。

　　3. 寒湿侵袭　背部受凉、潮湿或感受风寒湿邪,痹阻经络,均可导致本病。

　　4. 多由于用手持物向前抛掷、举重及经常用肩扛抬、搬运重物,或长期处于肩胛骨外旋位工作,引起该肌急、慢性损伤。

【临床表现】

　　1. 急性损伤　肩背部疼痛难忍,肩胛骨内缘与脊柱之间有明显压痛,筋肉僵硬,其疼痛牵掣颈肩部;重者可出现局部肿胀隆起,或出现条索状结节,咳嗽及深呼吸时疼痛加剧。伤侧上肢活动受限,不能持重。

　　2. 慢性劳损　肩胛骨附近肌肉一般无疼痛,但在肩胛骨活动时,可出现酸痛无力。若肩关节剧烈活动,则肩胛骨内缘出现明显疼痛,以致肌肉痉挛和活动受限。

　　3. 部分病久患者,肩胛骨活动时可听到"咯噔"声。

【诊断】

　　1. 急性损伤　肩背部疼痛难忍,肩胛骨内缘有明显压痛、肿胀、结节。

　　2. 慢性劳损　一般无疼痛,但肩胛骨活动时出现酸痛无力。

　　3. X 线摄片无异常。

【治疗】

(一)治则

　　舒筋通络,活血化瘀。针对本病多为慢性劳损和寒湿侵袭造成,治疗应予以调理、疏导类型的手法,柔和缓慢地操作;给予较强的温热效应的手法。

(二)操作部位及腧穴

　　背部以及肩中俞、肩外俞、曲垣、天宗、阿是穴等。

(三)基本操作方法

　　1. 患者取坐位。施四指推法于患侧背部,作用 4 分钟,以疏经通络。

　　2. 施拇指按揉法于阿是穴、肩中俞、肩外俞、曲垣、天宗等穴以解痉止痛。

3. 施拇指弹拨法弹拨菱形肌，自上而下治疗 15 次以松解粘连。

4. 施用拇指指端或食、中、环三指指端插向肩胛骨内侧缘里层，时间约 1 分钟。

5. 施术者以两手握住上臂，做肩部的环摇，特别是上肢的上举、后伸动作，前后各摇 5～10 圈，可嘱患者深呼吸，以配合肩部的运摇。

6. 施小鱼际揉法于患侧肩胛骨内侧缘，作用 3 分钟，活血化瘀；再施局部的拍叩法。

7. 施小鱼际擦法自上而下直擦肩胛骨内侧缘，以透热为度，达到温经通络之目的。

【附注】

加强功能锻炼，可多做扩胸展背、引体向上等运动。

三、背腰部筋膜劳损

背腰部筋膜劳损，是指腰背部肌肉纤维、筋膜的一种急慢性损伤引起的非细菌性炎症，亦称为"腰背肌纤维炎"，属于中医"背部伤筋""痹证"范畴。局部酸沉乏力是本病的主要症状。颈肩部、腰背部为好发部位。本病随年龄增长和在体质虚弱人群中多发，女多于男，发病多在外伤、劳累、风寒湿侵袭或感染性疾病之后。

【病因病机】

大多因慢性劳损，扭闪、跌挫，损伤筋膜、肌肉；或因劳累受凉，风寒侵袭，导致气血瘀滞。加之治疗不当，致使筋膜肌肉痉挛粘连、僵硬，时时作痛；或因年老肝肾亏损，筋骨肌肉失于条达，结节粘连，挛缩发僵而致。

身体的姿势不良，使背部的背阔肌、菱形肌、斜方肌和筋膜紧张，导致局部血液循环减慢，出现疲劳，产生炎症。

【临床表现】

本病的主要症状是局部酸沉乏力，典型表现为：背部或腰部酸胀、疼痛、发凉，早晨起床时症状较重，稍活动后症状减轻，劳累、受凉后症状又加重，阴雨天或天气变化时症状亦加重；病程可持续数月或数周，好转后受寒冷潮湿、病毒感染或遇外伤劳累等可致复发，呈现反复发作，长期慢性的病痛过程。

【中医辨证】

1. **气聚凝筋证**　腰背僵板不适，酸软无力，久卧重坠，疼痛难忍，夜不得眠，黎明尤重，晨起适度活动后疼痛略减；动之太过，腰背筋肌牵拉拘挛而疼痛加重。

2. **血瘀凝筋证**　腰背沉痛，筋拘不能仰卧，痛处固定而重着，脊节粘连硬直，活动痛掣尤甚，触按筋肌弦紧僵硬。

3. **寒湿凝筋证**　腰背酸痛重坠，仰卧不利，腰背筋肌板结僵硬，重坠不适，遇劳累或阴雨天气加重，不能久卧、久立、远行，喜温热、畏寒冷，寒则气血凝聚，筋肌拘挛痛甚。

【诊断】

1. 有劳损病史或受寒病因，具有比较典型的临床症状。

2. 检查受累部位有压痛，较局限，皮肤麻痹，肌肉轻度萎缩，有时可触及肌筋膜结节、肌紧张，重压有酸痛感。

3. X 线摄片，以排除骨与关节疾病。

【治疗】

（一）治则

温经散寒，解痉止痛，舒展经筋。气聚凝筋证，治宜疏通气机；血瘀凝筋证，治宜活血、化瘀、通络；寒湿凝筋证，治宜祛湿散寒，散瘀镇痛。

（二）操作部位及腧穴

主要在背、腰、臀部的皮下筋肉组织，脊柱两侧的夹脊穴，膀胱经的背俞穴，肩胛骨、髂骨的筋膜附着点，以及环跳、承扶、委中、承山等腧穴。

（三）操作程序

1. 背腰整压法　患者俯卧位。施术者以两手掌分别按压同侧的肩部与对侧的臀部，在对称拉紧背腰的情况下，用力向下快速整压，交替整压两侧各3～5次；再叠掌从上胸段向腰骶部，逐级进行脊柱及其周围部位的快速整压，掌握好动作节奏，配合好患者的呼吸，整压用力时机是患者呼气的时候。

2. 分推背腰法　施术者以两手掌由肩背部起始，沿膀胱经循行路线压推，并逐段向两侧分推，施用力量稍重，但注意协调与平衡，反复操作3～5遍。

3. 弹筋法　施术者将背腰部皮肤纵向捏起，做快速的提拉弹放动作，可听见筋肉的弹响声，由上而下逐段操作各2～3遍。

4. 依据中医辨证进行操作

（1）气聚凝筋证：患者俯卧位。施术者用双手掌着力，反复揉按腰背脊柱两侧肌肉，3～5遍，对其拘挛结节僵硬之处，重点多揉数遍。再用双手四指着力，反复点揉脊柱两侧肌肉及华佗夹脊穴和膀胱经腧穴。再用拇指着力，反复拨揉拘挛僵硬的条索状结节，促其逐渐缓解，并点揉承扶、委中、承山等穴。借助棒子、拍子等推拿工具，拍打腰背及下肢后侧肌肉，力量适度，反复3～5遍；或施拍叩法进行拍打。

（2）血瘀凝筋证：患者俯卧位。

1）施术者先用手掌着力，反复按揉腰背脊柱两侧肌肉3～5遍。用双手捏拿法，反复捏拿腰背脊柱两侧肌肉，边捏拿边向下移动，对其腰背肌肉拘挛之处，反复捏拿数次（图4-10）。

2）用拳揉法，反复按揉脊柱两侧腰背肌肉3～5遍；对有拘挛僵硬的条索处，用拳尖着力，反复拨揉（图4-11），以活血化瘀、缓解痉挛。

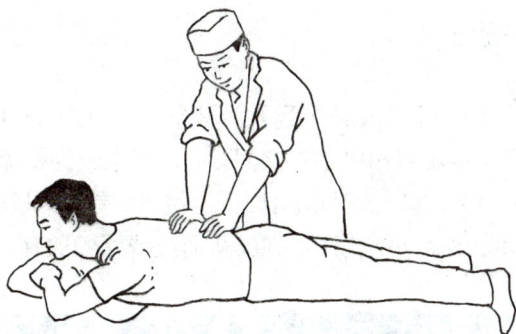

图4-10　捏拿按揉腰背部肌肉

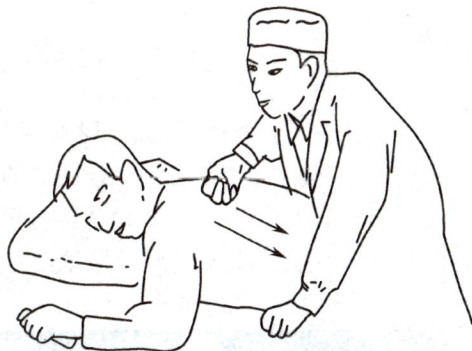

图4-11　拳头拨揉患处

3）用双拇指按揉两侧委中、承山穴。借助棒子、拍子等推拿工具，拍打腰背及下肢后侧肌肉，力量适度，反复3～5遍；或施拍叩法进行拍打。

（3）寒湿凝筋证：患者俯卧位。

1）施术者用手掌着力，反复搓摩腰背脊柱两侧肌肉，以其皮肤温热为度，对其拘挛僵硬之处要进行重点搓摩（图4-12）；用右肘尖着力，反复点揉腰背两侧肌肉，对其拘挛结节僵硬之处，进行重点拨揉，促其缓解；用直擦法，擦揉腰背脊柱两侧肌肉3～5遍。

2）用肘尖点揉环跳、委中等穴；借助棒子、拍子等推拿工具，拍打腰背及下肢后侧肌肉，力量适度，反复3～5遍；或施拍叩法进行拍打。

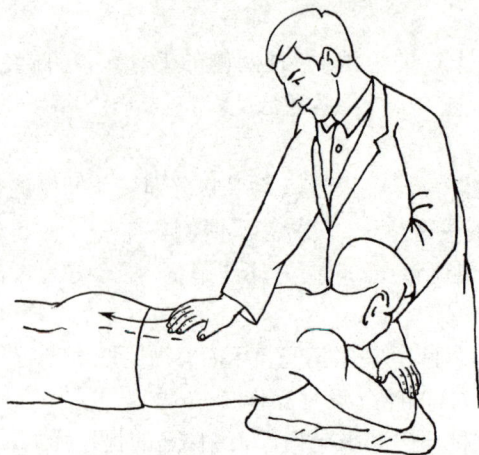

图 4-12　搓摩腰背肌肉

技能要点

1. 寒湿凝筋型可在压痛点隔姜灸，每日 1 次，每次 20 分钟，10 次为 1 个疗程。
2. 血瘀凝筋型手法结束后，可结合针灸拔罐等疗法。
3. 配合小针刀疗法可以解除局部软组织粘连或肌肉萎缩。

【附注】

1. 注意腰背部保暖，防止风、寒、湿邪侵袭；积极进行体育锻炼，提高机体免疫力，防止本病反复发作。
2. 病程较长的背腰部筋膜劳损患者，应采用综合方法治疗。

四、急性腰扭伤

急性腰扭伤是指腰骶、骶髂及腰背两侧的肌肉、筋膜、韧带、关节囊及滑膜等软组织的急性损伤，从而引起腰部疼痛及活动功能障碍的一种病症。本病俗称"闪腰岔气"，是腰痛中较为常见的一种。青壮年体力劳动者，长期从事弯腰工作的人和平时缺乏锻炼、肌肉不发达者，易患此病。如治疗及时且手法运用恰当，疗效极佳。若治疗不当或失治，可致损伤加重，从而变成慢性腰痛。

知识链接

腰背部的扭伤多发于腰骶、骶髂关节和腰背两侧的竖脊肌。腰骶关节是脊椎运动的枢纽，骶髂关节则是连接躯干和下肢的桥梁，腰部两侧的肌肉和韧带是维持脊椎稳定的重要因素。

1. 竖脊肌　为腰背部最强厚的肌肉，分为外、中、内三条肌柱，纵行排列于脊椎棘突和肋角之间的沟内。竖脊肌为强大的伸肌，主要作用是后伸躯干和维持直立，一侧竖脊肌收缩也可侧屈躯干。

2. 腰背筋膜　分浅、深两层包绕在竖脊肌周围，对竖脊肌起着强有力的保护和支持作用。

【病因病机】

1. 在日常工作和生活中，由于腰部活动时姿势不正确，用力不当；或思想无准备而出现突然、意外的动作；或突然改变体位，尤其是弯腰和久坐后突然站立，均可致腰部受伤。

2. 腰部过度前屈、后伸；或用力过度，如搬运及抬扛重物时，肌肉配合不协调，身体失去平衡，使腰部肌肉、韧带剧烈地扭转、牵拉，导致腰部受伤。

3. 直接的暴力损伤所致，如撞击、挤压、坠跌等导致腰部受伤。

损伤造成腰部的经络涩滞，瘀血肿胀，经络不通，筋肉拘急而引起疼痛。

【临床表现】

急性腰扭伤多为间接外力所致，轻者为竖脊肌和腰背筋膜不同程度的损伤；较重者可发生棘间韧带的损伤；严重者可发生滑膜嵌顿后关节紊乱等。

1. **腰部疼痛** 腰部因损伤部位和性质不同，可有刺痛、胀痛或牵扯样痛。疼痛一般较剧烈，部位较局限且有局部肿胀，常牵掣臀部及下肢疼痛。

2. **活动受限** 腰不能挺直，俯仰转侧均感困难，甚至不能翻身起床、站立或行走，咳嗽或深呼吸时疼痛加重。

【诊断】

1. 有明显外伤史，伤后出现典型的腰部剧烈疼痛，活动受限，这是诊断本病的重要依据。

2. 局部压痛 多数患者有明显的压痛点，与受伤部位一致，部分患者同时有下肢牵扯痛。

3. 肌肉痉挛 多数患者有单侧或双侧腰部肌肉紧张痉挛，多位于竖脊肌等处，这是疼痛刺激引起的一种保护性反应。

4. 脊柱侧弯 疼痛引起不对称性的肌肉痉挛，可改变脊柱正常的生理曲线，多数表现为不同程度的脊柱侧弯畸形，一般是向患侧侧弯。

5. 直腿抬高试验及骨盆旋转试验阳性。

6. 扭伤严重者，应拍腰骶部X线正、侧、斜位片，排除腰椎各部的骨折、脱位、增生、椎间盘突出及肿瘤、结核等病。

【鉴别诊断】

腰椎压缩性骨折：多由外伤引起，骨质疏松严重者打喷嚏或是坐下等做腹压大的动作时也可引起，主要表现为腰部疼痛剧烈，活动受限，骨折的椎体处压痛明显，X线可见楔形改变，MRI检查可见明显水肿及压缩性改变。

【治疗】

（一）治则

舒筋活血，消肿止痛，理筋整复。在手法治疗中，要求施术有力而柔和、舒适，避免造成新的损伤。

（二）操作部位及腧穴

肾俞、命门、腰阳关、大肠俞、环跳、委中、承山及腰臀部。

（三）基本操作方法

1. **松解手法** 患者俯卧位，肢体尽量放松。施术者站于患侧，先用㨰、按、揉手法在腰椎两旁竖脊肌往返治疗3～5遍，然后用两手拇指与其余四指对称用力，轻柔地按揉腰背部肌肉，方向与肌腹垂直，从腰至腰骶部，由上而下，重点按揉腰椎两侧竖脊肌和压痛点，反复按揉2～4分钟（图4-13），以缓解肌肉痉挛，改善局部血液循环。

2. **点拨止痛法** 以双手拇指点按肾俞、膀胱俞、气海俞、大肠俞等背俞穴及压痛点，每穴半分钟，然后在痛点或肌痉挛处施弹拨手法，每处3～5次，以解痉止痛，松解粘连。

3. **理筋整复法** 施术者一手掌按住腰部采用后伸扳法，有节奏地使下肢一起一落，反复做5～8次（图4-14），随后摇晃旋转腰骶和髋部，两侧各数次。然后患者侧卧位，患肢在上，屈膝屈髋，健肢在下，自然伸直；施术者一手扶按肩前，另一手扶按髋臀部，施快速的斜扳即可听到复位的弹响声。可调整腰椎后关节紊乱，使错位的关节复位，嵌顿的滑膜回纳。

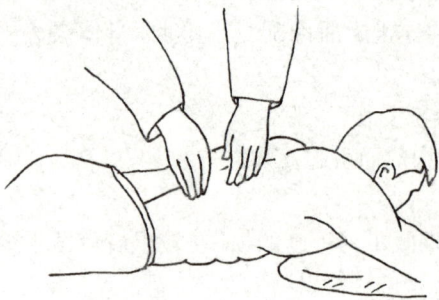

图 4-13　按揉腰肌

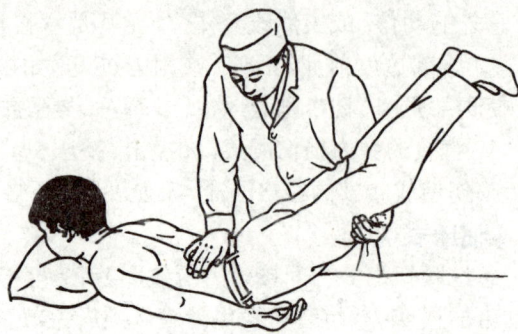

图 4-14　扳腿按腰

4. 整理手法　施术者以掌根或小鱼际着力，在患者腰骶部施揉按手法，从上至下，先健侧后患侧，边揉按边移动，反复做 3～5 次（图 4-15），然后用小鱼际直擦腰部两侧膀胱经，横擦腰骶部，以透热为度，必要时配合局部湿热敷，以达到舒筋通络、活血止痛的目的。

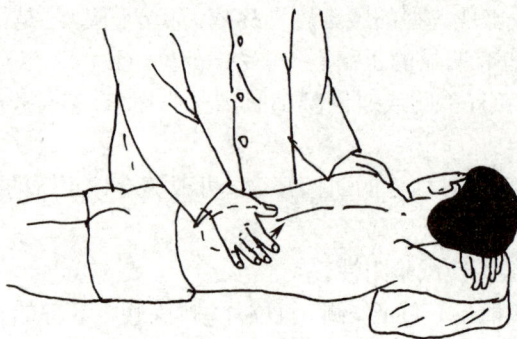

图 4-15　揉按舒筋

【附注】

1. 可使用 20% 甘露醇＋地塞米松 10mg 静脉滴注 3 天，口服消炎止痛药。

2. 休息　扭伤急性期与治疗期间，宜卧硬板床休息，注意局部保暖，以减轻疼痛，缓解肌肉痉挛；急性扭伤后制动 3～5 天，防止继续损伤，以利于损伤组织的修复。

3. 功能锻炼　疼痛缓解后，宜做腰部后伸锻炼，后期宜加强腰肌的各种功能锻炼，以及适当加强户外活动。

4. 推拿治疗急性腰扭伤疗效显著，一般 1～2 次即可奏效或治愈，但应注意患腰尚不能负重和做幅度较大的屈伸运动。

5. 老年患者应排除压缩性骨折。

五、慢性腰肌劳损

因腰臀部肌肉、筋膜、韧带等组织慢性损伤而产生的腰痛，称为慢性腰肌劳损，或称功能性腰痛。无明显外伤史，但与职业和工作环境有一定关系。病症多表现为起病缓慢，病程缠绵，常常在阴雨天或劳累以后，腰骶部酸痛不适加重。本病可见于成人的各个年龄层。本病临床上涵盖了许多损伤的类型，诸如腰臀筋膜炎、腰臀皮神经粘连、棘间韧带劳损、棘上韧带劳损、隐性骶椎裂、腰椎骶化或骶椎腰化等。

【病因病机】

1. 慢性劳损　慢性劳损是一种积累性损伤，主要由于腰部肌肉疲劳过度，如长时间的弯腰工作或习惯性姿势不良，或由于长时间处于某一固定体位，致使肌肉、筋膜及韧带持续牵拉，使肌肉内的压力增加，血供受阻，这样肌纤维在收缩时消耗的能源得不到补充，产生大量乳酸，加之代谢产物得不到及时清除，积聚过多，从而引起炎症、粘连；如此反复，日久即可导致组织变性、增厚及挛缩，并刺激相应的神经而引起慢性腰痛。

2. 急性损伤 急性损伤之后未得到及时、正确的治疗或治疗不彻底，或反复多次损伤，致使受伤后的腰肌筋膜不能完全修复。局部存在慢性无菌性炎症，微循环障碍，乳酸等代谢产物堆积，刺激神经末梢而引起症状，受损的肌纤维变性或瘢痕化，也可刺激或压迫神经末梢而引起慢性腰痛。

3. 先天性畸形 如隐性骶椎裂使部分肌肉和韧带失去附着点，从而减弱了腰骶关节的稳定性；一侧腰椎骶化或骶椎腰化，两侧腰椎间小关节不对称，使两侧腰背肌运动不一致，造成部分腰背肌代偿性劳损。

4. 风寒湿邪侵袭 可妨碍局部气血运行，促使和加速腰背肌肉、肌膜和韧带紧张痉挛而变性，从而引起腰痛。

【临床表现】

1. 腰部疼痛。腰背、骶臀部钝性胀痛或酸痛不适，时轻时重，反复发作，迁延难愈；休息、适当活动，或经常改变体位、姿势，可使症状减轻；劳累、阴雨天气，受风寒湿影响则症状加重；喜暖畏寒。

2. 腰部活动基本正常，一般没有明显障碍。有时有牵掣不适感，不耐久坐久站，不能胜任弯腰工作；弯腰稍久，便直腰困难；常喜双手捶击，以减轻疼痛。

3. 急性发作时诸症明显加重，可有明显的肌痉挛，甚至出现腰脊柱侧弯，下肢牵掣作痛等症状。

【诊断】

1. 腰部酸痛，反复发作，时轻时重，缠绵不愈，休息后减轻，阴雨天气候变化时症状加重。

2. 腰部压痛范围广泛，压痛点多在骶髂关节背面和腰椎横突处。轻者压痛不明显，重者一侧或双侧竖脊肌、腰肌僵硬。

3. 直腿抬高试验阴性，神经系统检查多无异常。

4. X线检查除少数可发现腰骶椎先天性畸形或骨质增生外，多无异常发现。

【治疗】

（一）治则

舒筋通络，活血散瘀，解痉止痛。推拿治疗本病能明显改善症状，但病症又常常复发，故疗程较长；针对慢性损伤的治疗手法，应柔和、圆润，以调理为主，力量不可过重、过猛，施治范围可尽量延伸宽广。

（二）操作部位及腧穴

膀胱经循行的背、腰、臀及下肢部；取肾俞、腰阳关、大肠俞、八髎、秩边、委中、承山等腧穴。

（三）基本操作方法

1. 循经按揉法 患者俯卧位。施术者先用擦、按、揉法沿两侧膀胱经由上而下往返施术3～5遍，力度由轻到稍重；然后用双手拇指按揉肾俞、腰阳关、大肠俞、八髎等穴，以酸胀为度，并配合腰部后伸运动数次。

2. 解痉止痛法 施术者用点压、弹拨手法施术于痛点及肌痉挛处，反复3～5遍，以达到提高痛阈、松解粘连、解痉止痛的目的。

3. 调整关节紊乱 患者侧卧位。施术者面向患者站立，施腰部斜扳法左右各一次；再取仰卧位，双下肢屈膝屈髋，施术者抱住患者双膝做腰骶旋转，顺、逆时针各8～10次；然后做抱膝滚腰16～20次，以调整腰骶关节。

4. 整理手法 患者俯卧位，施术者先用擦、揉法在腰臀及大腿后外侧依次施术，往返3～5

遍；并点按秩边、委中、承山等穴；然后用小鱼际直擦腰背两侧膀胱经，横擦腰骶部，以适热为度；最后，五指并拢，腕部放松，有节律地叩打腰背及下肢膀胱经部位，操作轻快、柔和。

知识拓展

注射疗法：找到两侧第三腰椎横突外侧位置并做标记，抽取 2% 利多卡因 5ml ＋ 碳酸氢钠 5ml ＋ 曲安奈德 10mg 组成混合液。常规消毒，铺洞巾，用 9 号针头斜刺至第三腰椎横突处，做星状注射。每周一次，四次一个疗程。

【附注】

1. 嘱患者在日常生活和工作中，纠正不良姿势，运用正确的用腰姿势，这点非常重要；经常变换体位，勿使过度疲劳；注意休息和局部保暖，节制房事。

2. 宜睡硬板床，用宽皮带束腰，常常配合使用热敷方法。

3. 加强腰背肌肉锻炼，适当参加户外活动或体育锻炼。功能锻炼以加强腰背伸肌为主，如仰卧位拱桥式锻炼，俯卧位飞燕式锻炼，早晚各 1 次，每次各做 20～30 次，有利于腰背肌力的恢复。

第三节　上肢软组织损伤

学习目标

掌握肩关节周围炎、冈上肌肌腱炎、肩峰下滑囊炎、肱骨外上髁炎、肱骨内上髁炎、腕管综合征，以及掌指、指间关节扭挫伤的病因病机、临床表现与诊断要点、推拿治疗操作要领。

一、肩关节周围炎

肩关节周围炎是指肩关节及周围软组织损伤、退变而引起的一种慢性无菌性炎症，是以肩关节疼痛、活动功能障碍和肌肉萎缩为临床特征的疾病，简称肩周炎。本病又名"肩凝症""冻结肩""漏肩风""五十肩"等。50 岁上下的人易发本病，常发生在单侧肩部，女性略多于男性。肩周炎病因不明，多有自然转归期，一般约为 2 年。推拿治疗肩周炎，对症状缓解、促进病症康复有较好的作用。

【病因病机】

肩周炎的病理过程可分为凝结期（疼痛期）、冻结期（僵硬期）和解冻期（恢复期）三期。

1. 疼痛期　病症主要位于肩关节囊，关节囊挛缩，关节腔容量减少，肱二头肌肌腱粘连。肱二头肌肌腱伸展时有不适及束缚感，肩前外侧疼痛，可扩展至三角肌止点。

2. 僵硬期　由于病变的加剧进入冻结期。此期除关节囊挛缩外，关节周围大部分软组织均受累，组织纤维化并挛缩而失去弹性，脆弱而易撕裂；冈上肌、冈下肌、肩胛下肌紧张，将肱骨头抬高，限制其各方向活动；肩峰下滑囊增厚、关节腔闭塞，关节囊、肱二头肌肌腱与腱鞘均有明显粘连。

3. 恢复期　7～12 个月后，炎症逐渐消退，疼痛逐渐减轻，肩部粘连缓慢、进行性松解，活动度逐渐增加。

肩周炎和其他软组织慢性损伤性炎症一样，是自限性疾病，预后良好，但处理不当会加重病变，延长病期，遗留永久性功能障碍。

【临床表现】

多数病例慢性发病，疼痛是突出的症状。患者先感到肩部、上臂部轻微疼痛，随后逐渐加重并感到肩部僵硬，疼痛可为钝痛、刀割样痛，夜间加重，甚至痛醒，可扩大到枕部、腕部或手指，有的放射至后背、三角肌、肱三头肌、肱二头肌以及前臂伸面。检查肩部可有广泛压痛，上臂常常紧贴胸廓，肩关节各方向活动均受限，但以外展、旋外、后伸障碍最显著。

1. 疼痛期 早期疼痛多位于肩部前外侧，多为持续性并逐日加重，肩部广泛压痛。患者在早期疼痛可以忍受时，盂肱关节活动不受限，但内外旋受限，举臂至头顶困难，患者不能梳头。此期病程约1个月，亦可延续2～3个月。

2. 僵硬期 疼痛逐渐减轻，但肩关节活动受限越来越明显；后期盂肱关节几乎不能活动，疼痛与活动受限并不一致。严重者只有肩胛骨在胸壁进行移动，伴随肩部肌肉萎缩。一般需要6个月，或更长的时间逐渐缓解，进入恢复期。

3. 恢复期 肩部疼痛基本消失，肩部活动范围亦逐渐增加，常常首先是旋外活动逐渐恢复，继而为外展和旋内等。

【诊断】

1. 50岁左右的患者，出现以上典型的肩部疼痛症状。

2. 肩关节功能检查　因不同的病理过程，出现不同程度的功能受限。检查时常常先做主动活动，再做被动活动以比较；检查盂肱关节活动时，需固定肩胛骨，防止肩胸间活动；做肩关节上举、外展、后伸、内收、内旋及外旋活动，观察并记录其活动幅度及粘连程度。

3. 压痛点　肩部及其周围可有广泛压痛，无特异性。

4. X线检查　初期无异常改变；后期可出现骨质疏松，冈上肌肌腱钙化，大结节附近软组织内有钙化斑，关节间隙变窄或增宽等现象。

【鉴别诊断】

1. 肱二头肌长头肌腱炎 肩部疼痛在前方，压痛点在结节间沟的肌腱及腱鞘处，也可向三角肌或上臂放射，关节活动不受限。

2. 肩峰下滑囊炎 本病有外伤史，多为年轻人，肩部疼痛主要在肩峰部，当肩关节外展超过120°时，滑囊移至肩峰下，压痛点消失。

3. 肩胛背神经炎 本病常见于中青年女性，主要表现为颈肩背部酸痛不适，阴雨天加重，上臂后伸、上举时颈部有牵拉感，有明确的疼痛部位。

【治疗】

（一）治则

推拿治疗肩周炎，以解痉止痛、松解粘连、恢复关节功能为目的。应根据病变的不同时期采用相适宜的手法和操作。疼痛期疼痛较重，治疗宜用轻柔手法，或采用点穴止痛手法进行治疗，以缓解肌肉痉挛，促进炎症吸收和损伤组织修复，并提高痛阈。僵硬、恢复期，可加重手法操作力量，重点施治于组织粘连部位，并做肩关节的被动和主动活动，以利于松解粘连、恢复关节功能。

（二）操作部位及腧穴

治疗部位应包括颈项、肩背和整个上肢部；选取风池、肩井、肩髃、秉风、天宗、肩贞、肩内陵、曲池、手三里、合谷等腧穴。

（三）基本操作方法

1. 松解手法 患者坐位。施术者站于患侧，用一手托住患者上臂使其微外展，另一手用㨰法或拿揉法施术，重点在肩前部、三角肌部及肩后部；同时配合患肢的被动外展、旋外和旋内活动，以缓解肌肉痉挛，促进粘连松解。

2. 解痉止痛法 施术者用点压、弹拨手法，依次点压风池、肩井、秉风、天宗、肩内陵、肩贞、肩髃、曲池、手三里、合谷等穴，每穴点压30秒，以酸胀为度；对有粘连部位或痛点施弹拨手法，以解痉止痛、剥离粘连。

3.运动关节法　施术者一手扶住患肩,另一手握住其腕部或托住肘部,以肩关节为轴心做环转摇动,幅度由小到大,然后再做肩关节内收、外展、后伸及内旋的扳动。

(1)肩关节外展扳法(图4-16):受术者坐位,施术者半蹲于其侧。将其手臂外展45°左右,肘关节稍上方置于一侧肩上,以两手从前后方将其肩部扣住锁紧。然后施术者缓缓立起,使其肩关节外展,至有阻力时,略停片刻,双手与身体及肩部同时施力,以"巧力寸劲"做一肩关节外展位增大幅度的快速扳动,如粘连得以分解,可闻及"嘶嘶"声。

(2)肩关节内收扳法(图4-17):施术者站于患者背后,用腹部紧贴患者背部以稳住身体,然后用一手扶住患肩,另一手握住患肘向健侧肩关节方向扳动。

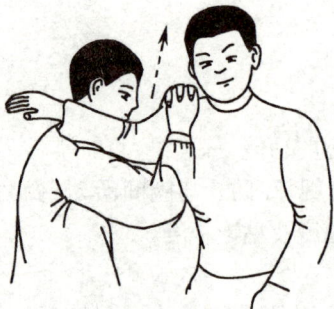

图4-16　肩关节外展扳法

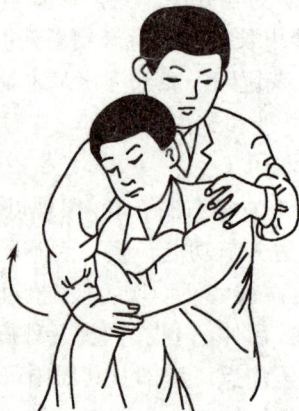

图4-17　肩关节内收扳法

(3)肩关节后伸扳法(图4-18):施术者站在患侧前外方,一手握住患者腕部,另一手扶住健侧肩部,用握腕之手将患臂由前向后扳动,尽可能使之后伸,幅度可逐渐增大。

(4)肩关节后伸旋内扳法(图4-19):施术者站于患者患侧后方,用一手扶住患侧肩部,防止患者上身前倾,另一手握住患侧腕部,从背后将患肢向健侧牵拉,一放一紧,逐渐用力,加大活动范围。

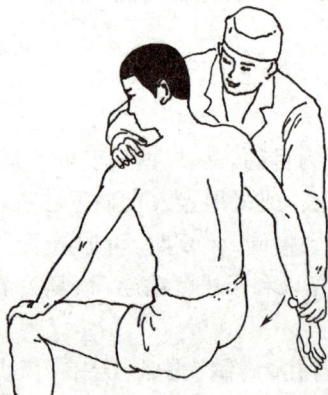

图4-18　肩关节后伸扳法

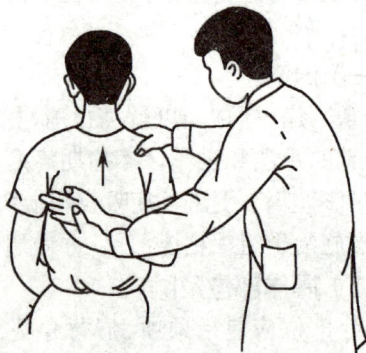

图4-19　肩关节后伸旋内扳法

运动关节法适用于肩关节功能障碍明显者,具有松解粘连、滑利关节的作用。

4.舒筋活血法

(1)捏肩:施术者用手的拇、食、中三指捏、揉、拿患侧肩部斜方肌上缘3～5遍。

(2)搓揉上肢:施术者立于患者外侧,双手对合搓揉患侧肩部,并沿上臂搓揉至腕部,上下搓揉3～5遍;然后用按揉法自肩至腕部操作3～5遍,用力由重到轻,再由轻到重。

5. 通关行气法

（1）大旋：施术者立于患者患肢外侧，将患肢向前、向后大幅度旋转3～5次。

（2）运肘：施术者反手握住患侧的小指、环指和中指（施术者反掌将掌心与患者的掌心相对，拇指与其余四指握住患者的小指、环指和中指），将患肢腕关节掌屈，并带动前臂向患者肩前方屈肘，抵于肩前方后，带动前臂内旋，并沿患者腋前线方向，向下牵抖3～5次；将患肢沿腋中线方向，向下牵抖3～5次；将患肢沿腋后线方向，向下牵抖3～5次；完成上述手法后，将患肢与健肢在胸前交叉，施术者双手分别握住患者双腕，向后牵拉3～5次；然后将健肢与患肢交叉换位，再进行3～5次的牵拉。

（3）活肘：施术者站于患侧侧后方，面向患者背部，将患肢上臂内旋，肩关节轻微内收，使前臂置于背后，肘关节屈曲至最大幅度。施术者一手托住患肘，一手握住腕部，握腕之手向外，托肘之手向内做相反方向的拉伸，以患者能耐受为度。

（4）运肩：施术者将患者的患肢搭于自己的肘部，两手交叉扣于患肩。其中一手扣于肩峰，施术者用自己的肘部带动患肢上臂进行环形转动，扣于肩峰的手随着转动揉搓患肩，左右各转动5～10次。

（5）抖肩：施术者一手扶肩，一手握住患者腕部，将患肢慢慢提起，使其上举，并同时做牵拉提抖，以放松肩臂及关节。

【附注】

1. 注意肩部保暖，防止受凉，以免加重病情，影响治疗效果。

2. 运用手法要轻柔，不可施用猛力，以免造成损伤。

3. 在治疗的同时，必须配合适当的肩部功能锻炼，原则上要求患者持之以恒，循序渐进，因人而异。锻炼时可根据具体情况进行选择。

（1）环转运动：患者站立，单臂或双臂由前向后数次，再由后向前数次，做环转活动。

（2）体后拉肩：用健手拉住患肢腕部，逐渐向上提拉，反复进行。

（3）外旋锻炼：背部紧靠墙壁而立，上臂紧贴身体两侧，屈肘90°握拳，做外旋上臂动作，尽量使拳接近墙壁，反复进行。

（4）爬墙锻炼（图4-20）：患者面对墙壁，用双手或患侧单手沿墙壁缓慢向上摸高爬动，使患肢尽量上举，然后再缓慢向下回到原处，反复进行，循序渐进，不断提高爬墙高度；也可让患者站在单杠下，用单手或双手握住单杠对肩关节进行牵拉，以解除粘连。

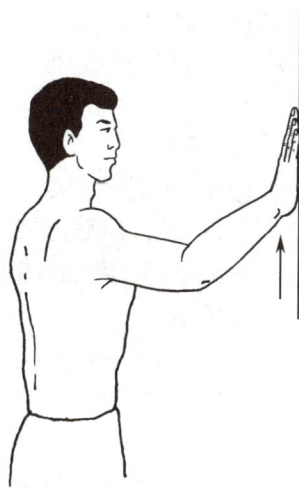

图4-20　爬墙锻炼

二、冈上肌肌腱炎

冈上肌肌腱炎是由外伤、劳损或感受风寒湿邪，使局部产生无菌性炎症，从而引起局部疼痛及活动受限的一种病症，又名为冈上肌肌腱综合征、外展综合征。好发于中年以上的体力劳动者、家庭妇女和运动员。

【病因病机】

肩关节外展运动是肩关节运动的主要形式之一,冈上肌是肩关节外展运动的重要肌肉,活动频繁;同时,此处又是肩部肌肉收缩力量的交叉点,因此是比较容易损伤的肌肉。

1.劳损 冈上肌肌腱从肩峰与肱骨头之间的狭隙中穿过,当上臂外展60°~120°时,使之受到挤压,因此,频繁的肩部猛烈运动,势必会造成该肌腱劳损。如果肩关节同时猛烈内旋,则可使之被挤磨而发生损伤,从而继发创伤性炎症。

2.退行性改变 随着年龄的增长,肌腱本身也可发生退行性改变,当冈上肌肌腱损伤后,可使冈上肌肌腱发生退行性改变。发生冈上肌肌腱炎后,肌腱很容易发生钙化,使肌腱变得很脆弱,在跌倒或肌肉突然收缩时,可引起肌腱完全或不完全性断裂。一般断裂部位在距大结节约1.25cm以内。

中医认为,中年以后,由于气血渐衰,冈上肌失去濡养而易发生劳损,加上肩关节的频繁活动及感受风寒湿邪等,易使冈上肌肌腱产生损伤而发病。

【临床表现】

1.疼痛 主要局限于肩峰和大结节处,有时疼痛可向上放射至颈部,向下放射至肘部及前臂,当肩外展或旋转时疼痛加重。

2.活动受限 肩部主动外展至60°~120°,出现疼痛加剧(称为疼痛弧征),肩部外展活动受限。

【诊断】

1.有急、慢性损伤或劳损史。

2.肩峰和大结节处有疼痛和放射痛。

3.肩外展至60°~120°时疼痛加剧。

4.压痛点多局限于肩峰与肱骨大结节之间。

5.肩疼痛弧试验阳性,臂外展外旋抗阻试验阳性。肩外展60°后出现耸肩现象,则表明有肌腱断裂。这是由于肩外展60°~120°范围时,肱骨大结节与肩峰之间的间隙减小,冈上肌抵止部在其间受肩峰与肱骨大结节的挤压所致。

6.X线检查,急性损伤摄X线片以排除骨与关节损伤,慢性劳损可见冈上肌上有不规则的钙化影。

【治疗】

(一)治则

舒筋通络、活血止痛。急性损伤,手法宜柔和舒适;慢性损伤,手法宜深透;无论急、慢性损伤,在运用弹拨手法时,刺激要柔和,不宜过分剧烈,以免加重损伤。

(二)操作部位及腧穴

肩井、肩髃、肩贞、秉风、臂臑、曲池、合谷等穴及肩周部位。

(三)基本操作方法

1.放松手法 患者坐位。施术者先用柔和的擦法施术于肩外及肩后部,3~5分钟。同时,配合肩关节的外展、内收及内旋活动,反复3~5遍,然后用拿揉法施术于患肩及上臂,以达舒筋通络、活血散瘀的目的。经上述治疗后,嘱患者做俯肩垂臂绕环练习,即练习者身体前倾约45°,上肢自然下垂做肩关节的环绕摇晃,活动幅度以不出现疼痛为宜(图4-21)。治疗约10分钟。

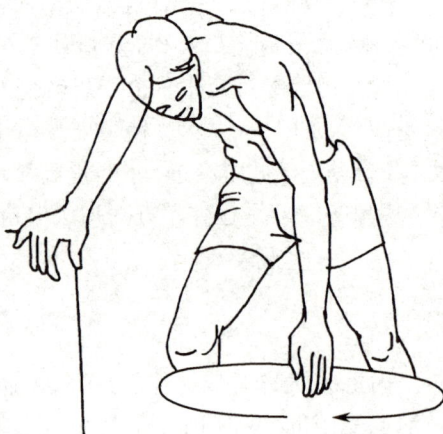

图4-21 俯肩垂臂绕环练习

2. 按揉弹拨法　施术者先用拇指点压或按揉肩井、秉风、肩髃、肩贞、曲池等穴,每穴各按揉30秒,以酸胀为度。然后用拇指弹拨痛点及病变处,以达到解痉止痛、剥离粘连的目的。

3. 搓揉牵抖法　施术者先用双手掌放置患肩前后做对掌挤压、按揉,同时将肱骨头向外上方牵拉,然后摇肩关节、搓臂、抖上肢。最后在肩关节周围施擦法治疗,以达活血通络、滑利关节的目的。

> ### 🌐 知识链接
>
> 1. 急性损伤引起本病者不能完全排除冈上肌肌腱的不完全断裂。因此,在治疗时除上述处理方法外,治疗后可用三角巾悬吊患侧上肢。
>
> 2. 对已明确为部分肌腱纤维断裂者,可做肩外展90°、前屈30°、外旋30°~40°位的固定,使肱骨大结节接近断裂的冈上肌肌腱近端,一般固定6~8周。
>
> 3. 对已确诊的冈上肌肌腱完全断裂者,需经手术治疗将断裂处予以缝合。

【附注】

1. 可以用2%利多卡因5ml+曲安奈德20mg+碳酸氢钠5ml组成混合液,阿是穴注射,四天一次,四次一个疗程。

2. 急性损伤后,适当限制肩部活动,用颈腕三角巾悬吊;损伤恢复期,适当配合肩部功能锻炼。

3. 注意局部保暖,并配合中药熏蒸。

三、肩峰下滑囊炎

肩峰下滑囊炎是因肩部的急、慢性损伤炎症刺激肩峰下滑囊,从而引起以肩部疼痛和活动受限为主症的一种病症,又称三角肌下滑囊炎。

肩峰下滑囊(图4-22)位于三角肌下面与冈上肌上面,此囊分为肩峰下囊和三角肌下囊两部分。前者位于肩峰下面,后者位于三角肌的深面。两者的底部坚固地附着于冈上肌肌腱大结节的前方及结节间沟的表面,两者互相通连,应看作一个整体。

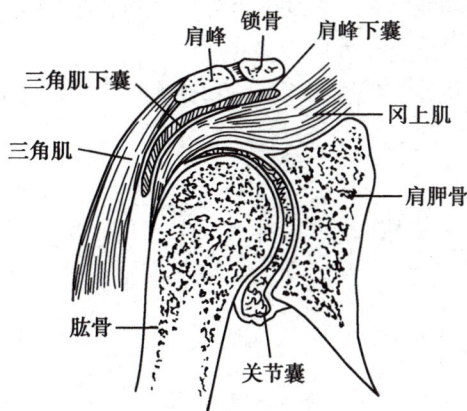

图4-22　肩峰下滑囊

【病因病机】

肩峰下滑囊炎可分为原发病变和继发病变两种。原发病变发生极少,大多数为继发病变。临床常继发于肩峰下滑囊周围邻近组织的外伤、劳损或退变。外力直接撞击损伤三角肌深层的滑液囊,造成急性损伤性滑囊炎。运动员在运动中因多次的微细损伤或长期反复摩擦;或随着年龄的增长,尤其是40岁以后,滑囊炎发生变性,形成慢性滑囊炎退行性变。而冈上肌肌腱炎与本病的关系更为密切,这是因为冈上肌肌腱在肩峰下滑囊的底部,当冈上肌肌腱发生急、慢性损伤时,滑囊也同时受损,从而继发肩峰下滑囊的非特异性炎症。

【临床表现】

1. 疼痛、活动受限和局限性压痛是肩峰下滑囊炎的主要症状。急性损伤时,以肩部肿胀疼痛为主;慢性损伤时,以肩关节活动受限为主。

2. 肩部疼痛 肩外侧深部疼痛,并向三角肌止点放射。疼痛一般昼轻夜重,可因疼痛而致夜寐不安。

3. 活动受限 肩关节活动明显受限,尤以外展、外旋受限更甚,上臂外展旋前时,肩疼痛弧试验阳性。

4. 本病应与冈上肌肌腱炎、冈上肌肌腱钙化等疾病相鉴别。

【诊断】

1. 常有肩部急、慢性损伤和劳损史。或继发于冈上肌肌腱炎等。

2. 肩关节疼痛、外展、外旋活动受限。

3. 压痛 常在肩峰下,肱骨大结节处及肩关节处有明显的局限性压痛。

4. 肿胀 急性期由于滑囊的充血、水肿,在肩关节前方可触及肿胀的滑囊。

5. 肌肉萎缩 早期出现冈上肌、冈下肌萎缩;晚期则三角肌也出现萎缩。

6. 功能障碍 急性期的功能障碍,多因疼痛所致;慢性期的功能障碍则因滑囊壁逐渐炎变、增厚,且与腱袖粘连所致。尤以外展、外旋为甚。

7. X线检查 早期肩关节多无特异性改变,晚期可见冈上肌肌腱内有钙盐沉着。

【治疗】

(一)治则

舒筋通络,活血化瘀,滑利关节。急性期手法宜轻柔,切不可用力过重,以免加重滑囊损伤。慢性期手法稍重,在用弹拨法时,用力也不可重滞。

(二)取穴与部位

三角肌以及肩井、肩髃、臑俞、臂臑、曲池等穴。

(三)操作程序

1. 患者坐位。施术者用拇指或掌根搓、揉三角肌部位3～5分钟(图4-23);用拇指点按揉肩髃、臑俞、臂臑3～5分钟,由轻而重进行。

2. 用擦法在患者侧肩部周围进行操作,同时配合肩关节的被动活动;在患者肩井施拿法;施术者一手握住患侧的腕部,并使肩外展,自三角肌到肘关节的曲池处用提拿法,5～8遍后,提拿之中按揉肩髃、曲池穴各 1 分钟。

3. 托扶旋肩（图 4-24），施术者立于或坐于患者后侧，一手拇指按压患者臑俞，其余四指按压肱骨大结节处；另一手托握住肘关节，做肩关节向前和向后摇动各 8～10 圈。摇动范围由小到大，逐渐增至正常生理活动范围。

4. 施术者用搓揉法从肩关节搓揉至腕关节，反复操作 3～5 遍；接着握住患肢腕部，做患侧上肢抖法，抖动感要求传至肩部。

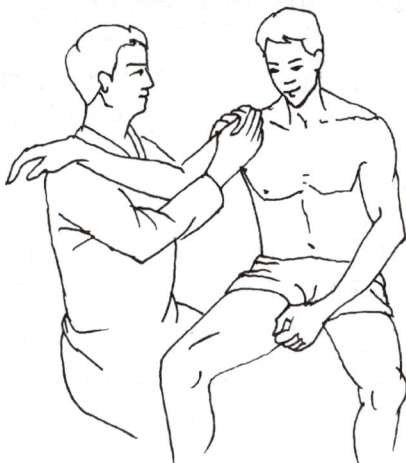

图 4-23　搓、揉三角肌　　　　　　　　　　　　图 4-24　托扶旋肩

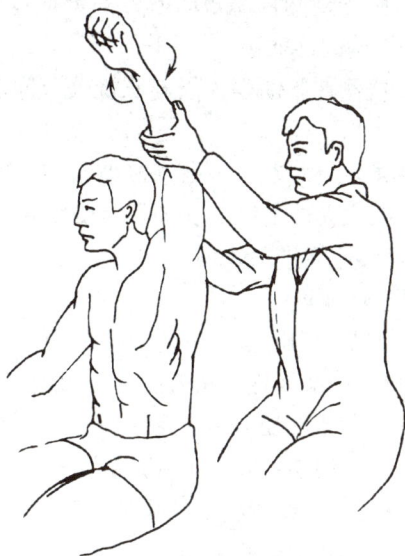

课堂互动

1. 肩峰下滑囊炎诊断依据有哪些？
2. 试述肩峰下滑囊炎的推拿操作程序。

【附注】

1. 注意肩部保暖，积极治疗原发病灶。
2. 功能锻炼　肩关节进行环转运动，即首先自胸前由内下向外上、外后，范围先是前臂旋后手心向内，继而是前臂旋前手心向外，方向相反，左起右落，右起左落，相继运行，次数不限。功能锻炼时，运动量要适度。

四、肱骨外上髁炎

肱骨外上髁炎是因急慢性损伤而致的肱骨外上髁周围软组织的无菌性炎症，以肘关节外侧疼痛、旋前功能受限为主要临床表现，又称"肘外侧疼痛综合征""前臂伸肌总腱炎"。本病好发于前臂劳动强度较大的中、老年人，并与职业密切相关，慢性损伤引起者较为常见，好发于右侧，因网球运动员好发，故又名"网球肘"。

【病因病机】

本病因急性扭伤或拉伤引起，但多数患者起病缓慢，一般无明显外伤史。与职业工种有密切关系，好发于网球运动员、木工、钳工、泥瓦工等。当某种职业需要经常用力屈伸肘关节，尤其需要做前臂反复旋前、旋后动作时，可由于劳损引起前臂伸肌群联合总腱在肱骨外上髁附着部的牵拉、撕裂伤，使局部出现出血、水肿等损伤性炎症反应，进而在损伤肌腱附近发生粘连，以致纤维变性而引起本病，以右侧多见，其病理变化有以下几个方面：

1. 桡侧伸腕肌起点的骨膜撕裂，引起骨膜下充血，形成小血肿，血肿钙化、骨化，刺激桡侧伸腕肌群引发疼痛。

2. 慢性劳损。由于工作性质，前臂经常处于紧张旋前、伸腕活动，使桡侧伸腕肌长期处于紧张状态，牵拉周围软组织引起痉挛，从而挤压肌肉间的血管神经束，引起疼痛。

3. 由于桡侧伸腕短肌起点的炎症作用，刺激与其相交织的其他相关韧带而引起炎症，形成肘外侧结构的疼痛。

4. 桡侧伸腕肌群深层与肱桡关节间的滑囊炎；或肱桡关节滑膜被肱骨与桡骨小头嵌挤引起疼痛。

中医学认为本病多由气血虚弱，血不荣筋，肌肉失却温煦，筋骨失于濡养，加上前臂伸肌联合总腱在肱骨外上髁处长期反复受牵拉刺激所致。损伤后瘀血留滞，气血运行不畅或陈伤瘀血未去，经络不通造成本病。

【临床表现】

1. 肘后外侧酸痛，不能端提重物、扫地、拧衣物，反复发作，症状越来越重，甚至不能端碗、写字，疼痛为持续性。重者肘关节僵硬，活动受限、无力，甚至持物坠落。

2. 压痛点在肱骨外上髁上方者，为桡侧腕长伸肌起点的损伤；在肱骨外上髁者，为桡侧腕短伸肌起点的损伤；在桡骨小头附近者，为环状韧带损伤。疼痛在桡侧伸腕肌上部较广泛而明显者，则有血管神经束挤压的可能。在肱桡间隙压痛者，则为关节囊滑膜嵌顿所致损伤。

3. 局部可有轻度肿胀。

【诊断】

1. 有急、慢性损伤史，并与职业密切相关。

2. 肘外侧酸楚、疼痛，不能端提重物、扫地、拧衣物，反复发作，症状越来越重。

3. 肱骨外上髁处及肱桡关节明显压痛，以及沿伸腕肌走行方向广泛压痛。

4. 网球肘试验和前臂伸肌紧张试验阳性。

5. 少数病例 X 线片上可见到钙化阴影。

【治疗】

（一）治则

舒筋活血，通络止痛。推拿时应注意，病症是由附着于肱骨外上髁肌腱纤维的部分断裂所致，治疗中不宜用过强、过重的刺激，以免产生新的损伤；本病易反复，施治疗程较长。

（二）取穴与部位

曲池、手三里、合谷、尺泽、肘髎及前臂桡背侧。

（三）基本操作方法

1. 舒筋通络　患者坐位或仰卧位。

（1）施术者用轻柔的𢭃法从肘部沿前臂背侧治疗，往返 10 次左右，以舒筋通络。

（2）施术者一手握患肢腕部，另一手以拇指点按痛点，并将患肘环行旋转；再一手托住患肢肘部，轻轻屈肘，将患肢的手指搭至肩部，使肌肉、关节松弛。

（3）施术者一手托住患肢肘部，一手握腕，轻轻内旋肘、肩关节（必须在患肢保持屈肘位的前提下），反复数次；再轻旋患者肘、肩关节后，渐渐使肘伸至微屈位时，托肘部的手稍用力使肘关节伸直。重复以上（2）（3）项的动作，用力要稳妥，切忌用力过猛过大，以免造成其他损伤。

2. 点穴止痛　用拇指按揉曲池、手三里、尺泽；用中指按揉小海、少海，手法宜缓和；配合拿法沿伸腕肌往返提拿 3～5 遍；施术者一手握腕，一手托肘，托肘之手的拇指寻找痛点，并拨揉肌腱，以松动局部、缓解疼痛，反复数次。

3. 理筋整复（图 4-25） 患者坐位或仰卧位,施术者坐或立于患侧,面对患者。一手握住肱骨下端,一手握住腕部,做肘关节的拔伸牵引。握腕的手同时做前臂的旋转活动。握肱骨下端的手以拇指按揉桡骨小头,同时极度屈曲肘关节。

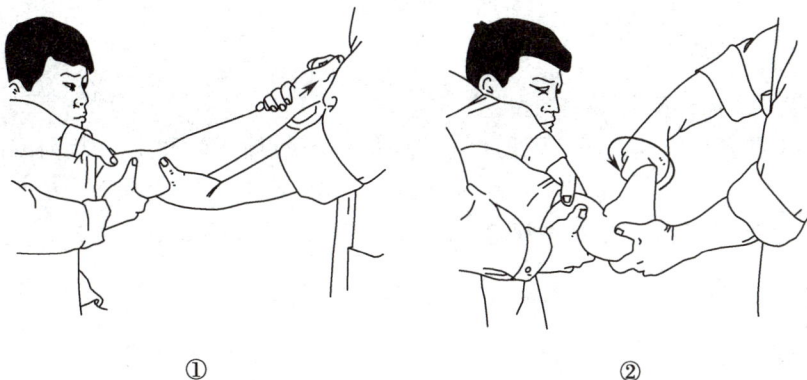

① ②

图 4-25 肱骨外上髁理筋手法

4. 活血化瘀 施术者用深沉的揉法从肘部沿前臂治疗,重点在肘部;将肘关节伸直,施术者一手握腕,一手捏揉肘痛点,使之有发热感;弹拨痛点,同时配合肘关节的屈伸和前臂的旋转活动;随后按揉前臂背侧,用大鱼际擦前臂背侧,以透热为度;搓揉上肢,使肘及前臂部有发热感。

> **⌂ 知识拓展**
>
> 1. 可配合应用擦剂(正红花油),擦肘外侧、肱骨外上髁及前臂伸肌群。
> 2. 艾灸 痛点隔姜灸,每日一次,每次 20 分钟,10 次为一个疗程。
> 3. 穴位注射 1% 利多卡因 2ml + 曲安奈德 5mg + 碳酸氢钠 1ml 做阿是穴注射,5~7 日一次,4 次为一个疗程。
> 4. 小针刀疗法 可解除局部软组织粘连或肌肉挛缩。

【附注】

1. 注意局部保暖,避免寒冷刺激,治疗期间尽量减少腕部的背伸活动。
2. 坚持每日做肘关节的屈伸和腕部的旋转活动。
3. 患者坚持自我推拿,对本病的治疗、康复也是一种积极措施。

五、肱骨内上髁炎

肱骨内上髁炎,又称"前臂屈肌总腱损伤",是指前臂屈肌及旋前圆肌总腱附着点处的损伤,以局部疼痛、前臂旋前、主动屈腕受限为主要表现,俗称"学生肘""高尔夫球肘"等。中医学称之为"肘痛"。与肱骨外上髁炎相对应,位于尺侧。其病理变化与肱骨外上髁炎相似。

【病因病机】

1. 由于某种工作需反复做屈腕、伸腕、前臂旋前动作,使前臂屈腕肌群受到牵拉,引起肱骨内上髁肌腱附着处的集叠性损伤,产生慢性无菌性炎症而发病。
2. 在跌仆受伤,腕关节背伸,前臂外展,旋前位姿势时,往往引起肱骨内上髁肌肉起点撕裂伤,产生小血肿和局部创伤性炎症,肿胀挤压尺神经皮支引起疼痛。若治疗不当或不及时,则血肿机化,造成局部粘连,甚至纤维瘢痕化,在屈腕时则可因肌腱牵拉而疼痛。

【临床表现】

1. 肱骨内上髁局部肿胀疼痛；刺激到尺神经时，可出现麻木无力，以及环指和小指的间歇性麻木感。

2. 腕略背伸，屈腕时因屈肌腱被牵拉而疼痛。

【诊断】

1. 有急、慢性损伤史。

2. 肘内侧疼痛，前臂旋前、屈腕时疼痛加重。

3. 肱骨内上髁及尺侧屈腕肌、指浅屈肌部有明显压痛点。前臂抗阻力旋前或抗阻力屈腕时疼痛加重。

4. X 线片检查，在晚期可见到骨膜增生，少数病例可见到钙化影。

【治疗】

（一）治则

舒筋活血，通络止痛。对肘部内侧的推拿治疗，多采用轻柔的温热性手法，并涂擦推拿介质以加强效果。

（二）取穴与部位

小海、少海、青灵、阿是穴及前臂尺侧。

（三）基本操作方法

操作方法类似于肱骨外上髁炎，只是部位在肱骨内上髁处。

1. 患者坐位或仰卧位，施术者立于或坐于病侧，用轻柔的擦法从肘部沿前臂尺侧治疗，往返10 次左右，以疏通筋络。

2. 重点在肘部内侧治疗，用拇指按揉少海、小海、青灵、阿是穴，手法宜缓和，同时配合拿法沿屈腕肌往返提拿。

3. 指拨法（图 4-26）。可将患者前臂处于旋后位，放置桌上，肘下垫物。施术者用拇指从肱骨内上髁部弹拨屈腕肌腱，反复数次，弹拨范围可上下移动。然后再做肘关节的反复屈伸活动和旋摇晃肘活动。

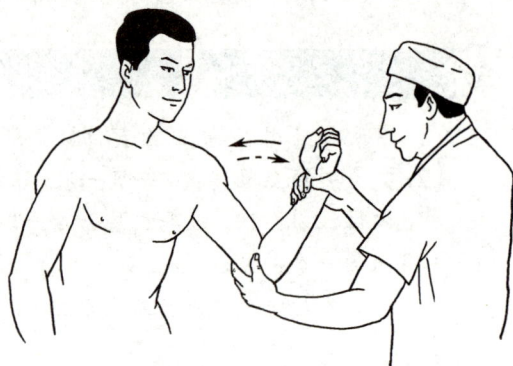

图 4-26　指拨肱骨内上髁

4. 在肘部及其上下进行搓揉法操作，反复 3~5 遍；用擦法沿屈腕肌腱治疗，以透热为度。

【附注】

1. 治疗期间，避免用力屈腕。

2. 嘱患者坚持自我推拿，配合功能锻炼，可做叉腰、伸屈肘关节、翻掌运臂等动作。

六、腕管综合征

腕管综合征是指正中神经在腕管内受到压迫而引起的手指麻木、疼痛、无力等神经症状的一种疾病，又称"正中神经挤压征""腕管狭窄症"。临床上较为常见，中老年女性尤为多见。

腕关节掌侧横行韧带（宽 1.5~2cm，长 2.5~3cm）桡侧附着于舟骨结节及大多角骨结节，尺侧端附着于豌豆骨及钩状骨，腕横韧带与腕骨构成腕管（图 4-27）。腕管呈骨性纤维管道，其背面由八块腕骨组成，掌面由坚韧的腕横韧带构成，腕管内部除一根正中神经通过外，还有 9 根指屈肌腱通过，其间隙狭窄，易发生腕管综合征。

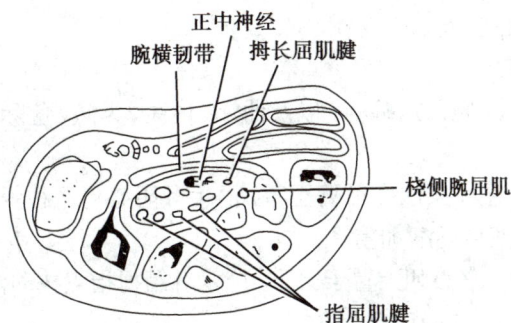

图 4-27 腕管解剖

【病因病机】

腕管内压力增高,正中神经受到直接压迫就会产生神经功能障碍,导致腕管综合征的发生,原因有以下几种:

1.腕部外伤 包括骨折、脱位、扭伤、挫伤,改变了腕管的形状,减少了腕管原有的容积。

2.腕管内各肌腱周围发生慢性炎性病变 如:类风湿肌腱滑膜炎,急性钙化性肌腱炎等,常出现膜鞘增生,体积增大。

3.占位性病变 腱鞘囊肿,良性肿瘤,引起腕管内容物增多。

4.慢性劳损 如过度地掌屈、背伸或退行性变,腕骨骨质增生。

以上因素均可导致腕管相对变窄,腕管内的正中神经即被挤压而产生神经压迫症状。

中医认为本病由于急性损伤或慢性劳损使血瘀经络;或寒湿淫筋,风邪袭肌,致气血流通受阻而引起。

【临床表现】

1.正中神经受压症状 主要是患手桡侧三个半手指有感觉异样、麻木、刺痛。

2.初期症状 患者腕部不适或由于急性损伤而发生疼痛;可于晚间熟睡后腕管内组织充血,压力增高而使疼痛加重;当手部温度增高时更显著;偶尔向上放射到臂、肩部;患肢可有发冷、发绀,活动不利。

3.后期症状 患者出现鱼际肌萎缩、麻痹及肌力减弱,拇指外展、对掌无力,握力减弱;拇、食、中指及环指桡侧的一半感觉消失;拇指不能掌侧外展,即拇指不能与掌面垂直。肌萎缩程度与病程长短有密切关系,一般病程在 4 个月以后可逐渐出现。

【诊断】

1.腕部有外伤史或劳损史。

2.有正中神经受压症状的主要表现,即患手桡侧三个半手指有感觉异样、麻木、刺痛。

3.病程长者大鱼际肌萎缩,拇指外展、对掌功能受限,且多数患者痛觉减退。

4.试验检查

(1)手掌叩击试验阳性:叩击腕部屈面正中时,可引起手指正中神经分布区放射性触电样刺痛。又称 Tinel 征阳性。

(2)屈腕试验阳性:腕关节掌屈 90°,40 秒后症状加剧。

5.肌电图检查 大鱼际肌出现神经变性。

6.X 线检查 某些病例可有腕部骨质增生,腕骨陈旧性骨折、脱位等骨性改变征象。

【治疗】

(一)治则

舒筋通络,活血化瘀。因骨折、脱位、占位性病变引起本病者,应在骨折愈合、关节复位或手术治疗后,视情况再考虑是否给予推拿治疗;操作治疗中,做腕关节的拔伸牵引和被动运动,切忌强力、暴力，以免发生新的损伤。

（二）操作部位及腧穴

手厥阴心包经循行路线，腕部压痛点，以及曲泽、内关、大陵、鱼际、劳宫等腧穴。

（三）基本操作方法

1. 用一指禅推法或㨰、按、揉法在前臂至手，沿手厥阴心包经往返治疗。在腕管及大鱼际处应重点治疗，手法应先轻，然后逐渐加重。

2. 患者正坐，将手伸出，掌心朝上置于桌上，施术者用拇指点按曲泽、内关、大陵、鱼际等穴。

3. 用摇法摇揉腕关节及指关节、掌指关节。

4. 捏腕法（图4-28），患者正坐，前臂旋前位，手背朝上。施术者双手握患者掌部，拇指平放于腕关节背侧，拇指指端按于腕关节背侧间隙内。在拔伸情况下摇晃腕关节，然后将患者手腕在拇指按压下背伸至最大限度，随即屈曲，并左右各旋转其手腕2～3次。

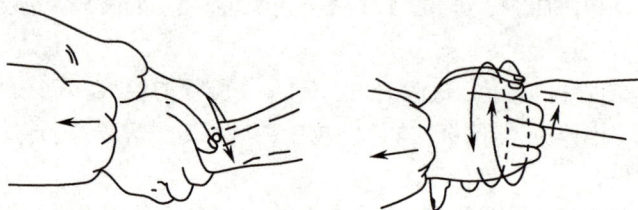

图4-28　捏腕法

5. 继之用擦法擦腕掌部，以达到舒筋通络、活血化瘀的目的。

术后，用温经通络膏外敷，腕部用纸板固定于休息位。病情缓和后，用中药外敷或外用舒筋药水搽擦。

【附注】

1. 治疗期间，腕部避免用力和避免遭受寒湿病邪侵袭。

2. 在疼痛渐轻时，做腕屈伸及前臂旋转活动，防止失用性萎缩和粘连。保守治疗效果不佳者，可进行手术治疗。

七、掌指、指间关节扭挫伤

掌指关节是由掌骨头与近节指骨构成，其关节囊背侧薄、掌侧厚，两侧有侧副韧带。指间关节为铰链式关节，背侧有伸指肌腱，掌侧有屈指肌腱，两侧有侧副韧带，以稳定其关节。掌指和指间关节主要是做屈伸活动和少许的旋转活动，是日常活动中使用最"频繁"的关节，故其被扭伤的机会也较多。

正常情况下，掌指关节与指间关节两侧都有副韧带加强稳定，以限制指关节的侧向活动。当掌指关节屈曲时，侧副韧带紧张，指间关节的侧副韧带在手指伸直时紧张，屈曲时松弛。拇指的掌指关节和其他四指的近侧指间关节囊比较松弛，易遭受损伤。

【病因病机】

本病多因暴力冲击，使手指远端向侧方过度弯曲，从而引起一侧副韧带的撕裂伤，甚至断裂伤，这种损伤往往伴有该关节的暂时性半脱位，有的在韧带附着处有撕脱骨折的小骨片，骨片常包含一部分关节软骨。由于侧副韧带和指间关节囊紧密地连在一起，当侧副韧带断裂时，有关节囊的撕裂伤，会影响到关节稳定性。临床上双侧副韧带损伤较少见。

【临床表现】

1. 关节周围肿胀疼痛，关节活动受限，局部压痛明显。

2. 指间关节扭挫伤后，关节周围肿胀明显，且经久不易消失。

3. 若伴有侧副韧带撕裂，有手指偏向一侧畸形，背伸肌腱断裂时，手指呈屈曲畸形，掌屈肌腱断裂时，呈背伸畸形。合并有关节脱位或骨折时，可见有错位畸形。

【诊断】

1. 有明显的外伤史。

2. 关节周围肿胀疼痛，关节活动受限，局部压痛明显。

3. X线检查，可协助明确诊断，排除骨折、脱位的情况。

推拿治疗关节扭伤、韧带损伤前，必须认真地进行检查，以排除骨折、脱位等。

【治疗】

（一）治则

舒筋通络，活血止痛。损伤后，有骨折、脱位等情况，切忌盲目地给予推拿治疗。损伤后，经检查不伴有骨折、脱位、肌腱断裂等情况，但局部肿胀明显，皮下出血严重者，一般在损伤后的24～36小时内不做推拿治疗，应局部予以冷敷或加压包扎。

（二）取穴与部位

循经、局部取穴，指间关节，掌指关节。

（三）基本操作方法

1. 患者正坐，患手伸出，掌心向下。施术者一手托住腕部，拿住伤指，另一手拇、食指捏住伤指关节的内外两侧，用捻法反复治疗。

2. 将托腕之手改用拇、食两指捏住伤指关节近侧、指骨两侧，另一手拿住伤指远端，用摇法6～7次。

3. 将患指放于施术者一手掌，另一手压在患指上，做协调的搓揉操作；在拔伸下轻轻地将关节反复屈伸数次。

4. 拿揉整个上肢部，由上而下，反复3～5遍；摇腕；牵拉患指轻轻抖动。

【附注】

1. 教授患者捻法操作，使患者在空闲时自我推拿治疗，有利于患指的瘀血消散，减轻粘连。

2. 配合中药熏洗，患指尽量少接触冷水。

第四节　下肢软组织损伤

学习目标

掌握髂胫束劳损、髋周滑囊炎、梨状肌综合征、臀上皮神经炎、骶髂关节综合征、退行性膝关节炎、膝关节半月板损伤、髌下脂肪垫劳损、髌骨软化症、膝关节创伤性滑膜炎、踝关节扭伤，跖跗、跖趾关节半脱位，跟腱、跖筋膜劳损等病症的病因病机、临床表现及推拿操作要点。

一、髂胫束劳损

髂胫束劳损是指髋关节在屈伸活动中，髂胫束后缘或臀大肌肌腱前缘在股骨大转子处滑动而发出响声的一种病症，又称为弹响髋。本病多见于女性，常为双侧性，一般无特殊不适症状。

【病因病机】

髂胫束位于大腿外侧面，为阔筋膜张肌的延续部分，向下越过股骨大转子后方，再向下止于胫骨外侧髁，髂胫束本身血管很少且无收缩力，但却有防止髋关节过度内收的作用。当各种损伤导致臀大肌和阔筋膜张肌发生痉挛时，髂胫束变得紧张而增厚，其张力明显增大。因此，当屈伸髋关节或做内收内旋活动时，髂胫束后缘或臀大肌肌腱前缘因反复摩擦而产生弹响声。出现髂胫束部分纤维的断裂，局部炎性渗出，皮下出血等病理表现；日久则使其增厚变粗或出现挛缩，严重者可影响髋关节的内收活动。

【临床表现】

1. 局部有肿胀、压痛，大腿内收时疼痛加重。双膝并拢下蹲困难，后期可发展为不能蹲下，必须使大腿处于外展位才能实现深蹲动作。

2. 髋关节弹响。当髋关节做屈伸、内收、内旋活动时，髂胫束后缘或臀大肌肌腱前缘增厚的组织滑过股骨大转子的突起部，产生摩擦而导致弹响。同时，可触摸到一条粗而紧张的纤维带在股骨大转子上滑动。一般无痛感，但始终有不适感。若伴有继发性滑囊炎，则局部可有疼痛感，轻触诊时疼痛处有踏雪感。

【诊断】

1. 患者有大腿外侧损伤史。

2. 局部有肿胀、压痛，大腿内收时疼痛加重。

3. 髋关节弹响。

4. 慢性下腰部疼痛。

5. 髂胫束紧张试验阳性。

6. X线检查可排除髋部骨质病变。

【治疗】

（一）治则

理筋整复，活血通络。对于无疼痛、无活动障碍、单纯弹响的患者，采用推拿治疗，效果满意。但对大转子异常等有器质性改变者，应进一步查明原因，采取相应的治疗措施。

（二）操作部位及腧穴

大腿外侧、髋膝周围及其腰部。

（三）基本操作方法

1. **放松手法**　患者俯卧。施术者用滚法在患侧臀部，沿臀大肌方向施术 3～5 分钟，手法宜深沉而缓和，同时配合髋关节后伸外展的被动活动，使臀大肌放松。患者侧卧，患肢在上，施术者用滚法从阔筋膜张肌沿髂胫束到膝部施术 3～5 分钟，在阔筋膜张肌部手法宜深沉而缓和，到大腿外侧髂胫束处，宜轻快而柔和。

2. **按揉、弹拨法**　施术者按揉和弹拨髂嵴外缘及骶部。患者侧卧，施术者再弹拨髂前上棘上方的髂嵴部和大转子处的索状物，然后沿髂胫束进行按、揉，手法宜缓和有力，以酸胀为度。

3. **理筋整复**　患者取仰卧位。施术者一手扶握患侧膝部，另一手抓握患侧小腿下端，做患肢的屈膝屈髋运动 10～15 次。

4. **活血通络法**　施术者用擦法，顺着肌纤维方向，沿大腿外侧髂胫束及臀大肌、阔筋膜张肌进行施术，以透热为度。然后患者取仰卧位，施术者用搓法自大腿上端至膝部，操作 5 次，结束治疗。

知识链接

1. 本病高发人群　长跑和自行车运动员。

2. 急性期用针刺、冷热敷交替治疗以缓解症状；缓解期用温针灸、微波、非甾体抗炎药进行辅助治疗以增强疗效。

3. **穴位注射** 1%利多卡因5ml＋曲安奈德5mg＋碳酸氢钠5ml做阿是穴注射,4天一次,4次为一个疗程。

4. 本病患者需要经常做髂胫束的伸展动作,即使症状减轻后仍需要长期康复治疗。

【附注】

1. 若髂胫束挛缩明显,保守治疗无效者,可行髂胫束松解术。
2. 避免远足、爬山等活动,注意局部保暖。

二、髋周滑囊炎

髋关节周围的滑囊由于创伤、感染、化学刺激及自身免疫等因素产生炎症反应,导致积液、肿胀者,称为髋关节滑囊炎。髋部肌肉众多,股骨粗隆为众多肌腱的抵止点。为了防止磨损,其抵止处常有滑囊保护。髋关节处滑囊很多,有髂耻滑囊、坐骨结节滑囊、股骨大转子滑囊等。上述滑囊发生的炎性病变,均属本病范畴。本病多见于老年人。

【病因病机】

髋周滑囊炎的病因有感染、外伤、化学刺激及自身免疫等。髋周滑囊炎中,较常见的有髂耻滑囊炎、坐骨结节滑囊炎和股骨大转子滑囊炎。

1. **髂耻滑囊炎** 髂耻滑囊与髋关节囊相通,故凡髋关节的损伤均可引起局部无菌性炎症而影响到髂耻滑囊,导致髂耻滑囊炎。

2. **坐骨结节滑囊炎** 较常见,以较瘦弱的中老年人多发。本病系坐骨结节滑囊长期受压、摩擦,其囊壁逐渐增厚或纤维化所致。

3. **股骨大转子滑囊炎** 本病多因慢性损伤引起。由于该滑囊位置表浅,该部位直接或间接的外伤和髋关节的过度活动均可导致股骨大转子滑囊损伤,引起滑囊积液、肿胀等无菌性炎症反应。

【临床表现】

1. **髂耻滑囊炎** 股三角区肿胀疼痛,大腿呈屈曲强迫位。被动伸直、外展或内旋大腿均可使疼痛加剧,局部压痛明显。

2. **坐骨结节滑囊炎** 坐骨结节部疼痛,肿胀、压痛、久坐不能。坐骨神经受刺激时,可出现坐骨神经痛。检查时可在坐骨结节部摸到椭圆形肿物。

3. **股骨大转子滑囊炎** 股骨大转子的后方及上方可有压痛和肿胀,患者不能向患侧卧,髋关节内旋可使疼痛加剧,滑囊肿胀明显,局部可摸到肿块,有时有波动感。

【诊断】

1. **髂耻滑囊炎** 股三角区肿胀疼痛,大腿呈屈曲强迫位。
2. **坐骨结节滑囊炎** 坐骨结节部疼痛、肿胀、压痛,久坐不能。
3. **股骨大转子滑囊炎** 股骨大转子的后方及上方可有压痛肿胀,不能向患侧卧。
4. **X线检查** 本病早期除有关节囊肿胀阴影外,无其他破坏性改变。

知识链接

滑膜炎是由于微循环不畅造成的无菌性炎症,主要症状是产生积液。关节滑膜是包绕在关节周围的一层膜性组织,不仅具有保护关节作用,而且还会产生关节液,为关节的活动提供"润滑"。关节液的产生和吸收是一个"动态平衡",当出现对关节液的重吸收障碍时,由于关节液的产生和吸收动态平衡被打破,关节液的产生大于重吸收,便会出现"关节积液"。

【治疗】

（一）治则

活血化瘀，消肿止痛，舒筋通络。推拿手法施力应根据患者耐受程度，用力轻重交替有度，并注意对腰骶、大腿等周围组织进行治疗。

（二）操作部位及腧穴

髋关节周围及臀部。

（三）基本操作方法

1.髂耻滑囊炎　患者仰卧位，膝髋关节稍屈曲，施术者用揉法作用于腹股沟区，同时配合髋关节做屈伸运动。在股三角外侧部轻快地进行弹拨，疼痛减轻后，改用擦法，以透热为度。

2.坐骨结节滑囊炎　患者俯卧位，施术者以按揉法作用于坐骨结节部及其周围，然后弹拨局部；最后患者取侧卧位，患肢屈髋屈膝，施术者用擦法作用于坐骨结节部，以透热为度。

3.股骨大转子滑囊炎　患者侧卧位，患侧在上，先用擦法放松髋部周围肌肉，然后以弹拨法弹拨股骨大转子滑囊，并以拇、食指揉捻，最后以扫散法结束。

【附注】

1.治疗期间注意减少髋部活动；不宜坐冷、硬板凳。

2.对于坐骨结节滑囊炎的患者，可使用较软的座椅或在硬质座椅上加软垫，以免坐骨结节部继续受压。

3.本病应及时治疗，以免耽误最佳治疗时间。禁用激素类药物，忌饮酒，避免导致股骨头缺血性坏死。

三、梨状肌综合征

梨状肌综合征是指由于间接外力，如闪、扭、下蹲、跨越等使梨状肌受到牵拉而致损伤，引起局部充血、水肿、肌束痉挛，刺激或压迫坐骨神经，导致相应的临床症状。

梨状肌位于臀部中层，起自第2～4骶椎前面的骶前孔外侧，肌纤维向外下方穿过坐骨大孔出骨盆至臀部，形成狭窄的肌腱，抵止于股骨大粗隆顶部。梨状肌把坐骨大孔分成两部分，即梨状肌上、下孔，在梨状肌上方有臀上神经和臀上动、静脉通过；在梨状肌下方有坐骨神经、股后皮神经、臀下神经、阴部神经及臀下动、静脉通过（图4-29）。梨状肌为髋关节外旋肌，受骶丛神经支配，其功能是使髋关节外展、外旋。

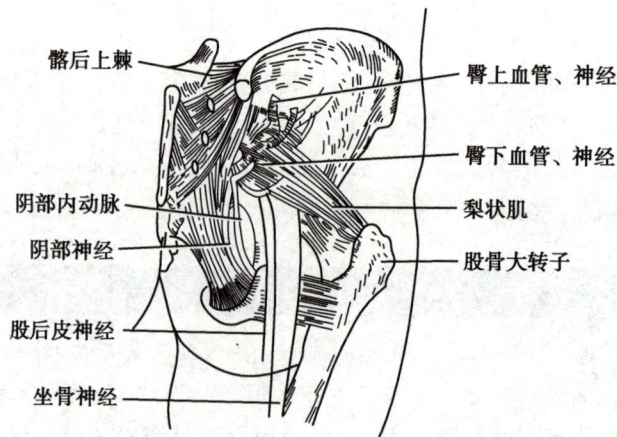

图4-29　梨状肌与周围血管神经的关系

【病因病机】

1. 损伤 梨状肌损伤多由间接外力所致,如闪挫、跨越、下蹲等,尤其在负重时,髋关节过度外展、外旋或下蹲后猛然直立用力,使梨状肌在骤然拉长时产生保护性痉挛,导致过度牵拉而致损伤,引起无菌性炎症,局部充血、水肿,从而刺激或压迫周围的神经、血管产生症状。

2. 变异 在解剖学上,坐骨神经紧贴梨状肌下缘穿出为正常型。梨状肌变异是指坐骨神经和梨状肌的解剖位置发生改变。梨状肌变异有两种类型:一是坐骨神经从梨状肌肌腹中穿出;另一类是指坐骨神经高位分支,即坐骨神经在梨状肌处就分为腓总神经和胫神经,腓总神经从梨状肌肌腹中穿出,胫神经在梨状肌下穿出。在临床上,梨状肌综合征好发于上述变异,显然和这一解剖结构上的异常情况有密切关系,一旦梨状肌损伤或受风寒湿邪,即可使梨状肌痉挛收缩,导致梨状肌营养障碍,出现弥漫性水肿、炎症而使梨状肌肌腹钝厚、松软、弹性下降等,使梨状肌上、下孔变窄,从而刺激坐骨神经、血管等,出现一系列临床症状。

【临床表现】

1. 大部分有外伤如跨越、负重下蹲等闪、扭史,部分患者有受凉史。

2. 臀部深层疼痛,且有紧缩感,可沿坐骨神经分布区域出现下肢放射痛。

3. 患侧下肢不能伸直,自觉下肢短缩,步履跛行,或呈"鸭步"步态。

【诊断】

1. 大部分有外伤史。

2. 臀部深层疼痛,下肢放射痛。

3. 患侧下肢不能伸直,自觉下肢短缩、步履跛行,或呈"鸭步"步态。

4. 沿梨状肌体表投影区深层有明显压痛,有时压痛点扩散到坐骨神经分布区域。

5. 在梨状肌处可触及条索样改变或弥漫性肿胀的肌束隆起,日久可出现臀部肌肉弛纵、萎缩。

6. 患侧下肢直腿抬高试验,在60°以前疼痛明显,超过60°时,疼痛反而减轻。

7. 梨状肌紧张试验阳性。

【治疗】

(一)治则

舒筋通络,活血散瘀,解痉止痛。关键是缓解梨状肌痉挛,解除其对神经、血管的压迫。同时,可以改善血液循环,促进新陈代谢,消除局部无菌性炎症,修复受损组织。临床上,缓解肌肉痉挛多采用按法、揉法和弹拨法,改善血液循环、消除无菌性炎症多采用㨰法、擦法。梨状肌位置较深,治疗时不可因位置深而施用暴力,以免造成新的损伤。

(二)操作部位及腧穴

选取梨状肌体表投影区,膀胱经循行线路;取环跳、居髎、承扶、风市、阳陵泉、委中、承山等腧穴。

(三)基本操作方法

1. 松解手法 患者俯卧位。术者先用柔和而深沉的㨰法沿梨状肌体表投影区反复施术3~5分钟;然后于患处施掌按揉法2~3分钟;再在患侧大腿后外侧施㨰法和拿揉法,充分使臀部及大腿后外侧肌肉放松。

2. 弹拨止痛法 患者俯卧位。施术者用拇指弹拨法于梨状肌肌腹弹拨十余次;点按环跳、承扶、阳陵泉、委中、承山等穴,以酸胀为度,以达通络止痛之目的。

3. 理筋整复法 患者俯卧位。施掌推法或重按法,顺肌纤维方向反复推压5~8次,力达深层;再以肘尖点梨状肌2~3分钟,以达理筋整复之目的。

4. 舒筋活血法 患者俯卧位。施术者一手扶按髋臀部,一手托扶患侧下肢,做患髋后伸、外展及外旋等被动运动,反复数次,最后在局部施擦法。

注射疗法：抽取 2% 利多卡因 5ml＋生理盐水 5ml＋曲安奈德 10mg 组成混合液，在环跳穴常规消毒，铺洞巾，用 9 号针头斜刺至坐骨大孔，有脱空感，注入混合液，每周一次，四次一个疗程。

【附注】

1. 损伤急性期，应卧床休息 1～2 周，以利于损伤组织的修复。
2. 注意局部保暖，避免风寒刺激。

四、臀上皮神经炎

臀上皮神经炎，是指臀上皮神经在其行经途中的骨纤维管、筋膜的出入点、神经本身等因损伤、水肿、粘连而受到牵拉或者压迫，引起相应神经支配部位疼痛的综合征。

【病因病理】

臀上皮神经主要由腰 1～3 脊神经后支的外侧支构成，个别可有胸 12、腰 4 脊神经参与。经骶棘肌外缘穿出腰背筋膜，越过髂嵴进入臀部，行于皮下浅筋膜，并可达大腿后外侧中下 1/3，这也是本病引起腘窝疼痛的原因。

当腰臀部慢性劳损、剧烈扭转、局部受到直接暴力的撞击、腰臀部肌筋膜炎、臀部受凉痉挛，致使神经走行部位发生炎性水肿，局部纤维增生变性、粘连、挛缩，神经本身或周围组织发生水肿，导致臀上皮神经受到损伤，压迫周围血管，以致供血不足，或直接压迫神经而产生疼痛。

由于臀上皮神经分布于浅表部位，并存在上述解剖结构上的关系，所以在日常生活与工作中，出现突然地腰臀部扭转或屈伸，可使局部软组织损伤，引起充血、水肿、炎症，继而机化，导致瘢痕挛缩、变性、粘连肥厚等。

【临床表现】

患者常诉一侧或两侧腰臀部和大腿外上方持续性、弥散性刺痛或酸胀痛，并可向大腿外侧放射，但不过膝关节，偶呈间歇性，休息后疼痛不减轻，疼痛甚者可出现"跛行"。臀上皮神经分布区压痛明显；腰臀部肌肉痉挛，常可触及硬结，在神经干分布区域可触及条索状硬物。神经系统检查无深浅感觉障碍，腱反射正常，拉塞格征阴性。

【诊断】

1. 腰部疼痛，或腰臀部疼痛向大腿后外侧放射。
2. 臀上皮神经分布区压痛明显；腰臀部肌肉痉挛，常可触及硬结。可在神经干分布区域触及条索状硬物。
3. 影像学检查无特征性发现。

【治疗】

（一）治则

舒筋通络，活血散瘀，解痉止痛。关键是缓解臀上皮神经分布区痉挛，解除其对神经、血管的压迫。同时，可以改善血液循环，促进新陈代谢，消除局部无菌性炎症，修复受损组织。临床上，多采用按法、揉法、弹拨法、擦法等。缓解肌肉痉挛、改善血液循环、消除无菌性炎症多采用擦法。治疗时不可施用暴力，以免造成新的损伤。

（二）操作部位及腧穴

选取臀上皮神经分布区，膀胱经循行线路；取环跳、居髎、承扶、风市、阳陵泉、委中等腧穴。

（三）基本操作方法

1. 松解手法 患者俯卧位，术者先用柔和而深沉的摖法沿臀上皮神经区反复施术 3～5 分钟；然后于患处施掌按揉法 2～3 分钟；再在患侧大腿后外侧施摖法和拿揉法，充分使臀部及大腿后外侧肌肉放松。

2. 理筋整复法 患者俯卧位，施术者用拇指弹拨法于臀上皮神经分布区弹拨十余次；点按环跳、承扶、阳陵泉、委中等穴，以酸胀为度，以达通络止痛之目的。

3. 舒筋活血法 患者俯卧位，术者以掌按揉法施于臀部及大腿后外侧肌肉，最后在局部施擦法、拍法。

技能要点

穴位注射法：选取阿是穴（髂前上棘最高点与骶骨最高点连线外中 1/3 交界处），常规消毒铺巾，抽取 2% 利多卡因 5ml＋曲安奈德 10mg＋碳酸氢钠 5ml 组成混合液，用 7 号穿刺针在阿是穴做星状注射，四天一次，四次为一个疗程。

【附注】

1. 臀上皮神经炎疼痛较重，伴有神经根水肿者，可用 20% 甘露醇 250ml＋地塞米松 10mg 静脉滴注 3 天，同时用活血化瘀药物改善局部血液循环，也可加用消炎止痛药物、神经营养剂。

2. 若嵌压为主或有粘连者当以小针刀治疗为主，也可用穴位注射治疗。

五、骶髂关节综合征

骶髂关节综合征是指骶髂关节损伤与错位（或半脱位），是临床常见的出现腰腿痛症状的疾病之一，中医称之为胯骨错缝、骶髂骨移位。由于本病和腰椎间盘突出症的临床症状相似，不少病例伴有盆腔脏器功能紊乱症状，在诊断上易于混淆，应引起重视。本病多发生于青壮年妇女，若失治、误治，可引起持续的下腰痛。骶髂关节负重较大，但结构较稳定，活动范围微小，一般没有强大的外力是不容易出现损伤的。

【病因病机】

骶髂关节综合征主要是由外来暴力损伤所致。

1. 强烈的外力冲击，可使关节周围的肌肉、韧带等撕裂，使骶髂关节的稳定性降低；突然跌倒，单侧臀部着地，地面的作用力通过坐骨结节向上传导，而躯体向下的冲击作用力通过骶髂关节向下传导，两作用力在骶髂关节会合，将髂骨向上、向内推移，从而产生骶髂关节错缝；同样的机制，单侧下肢的突然负重，如跳跃、坠跌等，也可引起骶髂关节错缝，负重或活动时有加重错缝的可能。

2. 下蹲位持重站立时扭伤或身体向前、向后跌仆，使骶髂关节过度前后旋转，将髂骨向内、上方推移，导致骶髂关节错缝。腹直肌的强烈收缩，髂骨关节面可绕骶骨向前旋转；而股后肌收缩时，使髂骨关节面绕骶骨向后旋转。肌肉不协调的旋转作用力，可使骶髂关节交锁在一不正常的位置，既产生错缝，又造成扭伤，引起疼痛。

3. 妇女在妊娠、分娩期，或久病卧床，或全麻后，导致骶髂关节韧带松弛，再遭轻微外力即可发病。

4. 本病亦可因股四头肌、腘绳肌突然而强烈的收缩引起。

伤后轻微者，可自行复位。重者可导致有关韧带松弛或撕裂，使关节处于不稳状态。久之，由于局部长期重复损伤而机化粘连，造成慢性顽固性下腰痛，甚或导致脊柱力学结构紊乱，相关肌肉、韧带、筋膜受损而引发全身疼痛等。

【临床表现】

1.坐骨神经痛

（1）急性病例可表现为骤然起病、患侧臀部及下肢胀痛麻木，以及沿坐骨神经走向的放射痛或"触电感"。

（2）患者可呈"歪臀跛行"的特殊姿势，不能挺胸直腰；翻身起坐和改变体位时疼痛加剧。

（3）患肢呈半屈状，主动或被动伸、屈受限明显，并剧烈疼痛。

（4）咳嗽或打喷嚏时患肢可有放射性疼痛。

（5）慢性患者上述症状略缓和，患者自觉下腰部隐痛乏力、患肢"短了一截"和酸软、麻胀、怕冷等；如勉强行走，则呈不同程度的"歪臀跛行"。

（6）患者站立时多以健肢负重，坐位时以健侧臀部触椅。

（7）仰卧伸直下肢时，患肢常有牵扯痛或麻胀感，故患者喜屈曲患肢仰卧或向健侧侧卧。临床上易以此误诊为"腰椎间盘突出症"。

2.盆腔脏器功能紊乱

（1）患侧下腹部胀闷不适和深压痛，肛门急胀感。

（2）排便习惯改变，便秘或排便次数增加，尿频、尿急，甚至排尿困难。

（3）会阴部不适，阳痿，痛经等。

3.骶髂关节炎症状

（1）患侧骶髂关节压痛和酸胀不适，患肢外侧牵涉痛、麻木。

（2）腰骶部酸软乏力，需要经常更换坐姿或站立的重心。

（3）部分患者表现为骶尾部顽固性疼痛和触痛。

（4）妊娠期和产后妇女，可引起耻骨联合处疼痛。

4.体征　双下肢假性不等长，或患侧下肢内旋或外旋，急性患者呈"歪臀跛行"的特殊姿势；腰脊柱出现健侧凸的侧弯畸形，患侧竖脊肌痉挛；骶髂关节压痛或可向同侧下肢放射；直腿抬高试验可不受限。慢性患者，只有关节局部压痛和患侧腰臀肌及下肢肌肉萎缩。

【诊断】

1.有急、慢性腰腿痛病史或外伤史。

2.有不同程度的坐骨神经痛、盆腔脏器功能紊乱、骶髂关节炎症中的一种或多种临床表现和典型体征。

3.骶髂部有明显压痛，病程久者可扪及球形或条索状物，两侧髂后上棘不等高，坐骨结节或髂前上棘压痛，双下肢可假性不等长或患侧下肢内旋或外旋。

4.试验检查　床边试验、单髋后伸试验、4字试验、骨盆分离试验、挤压试验等在急性期表现为阳性，慢性期多可疑或阴性。直腿抬高试验，部分患者急性期可为阳性。

5.骶髂关节位置错位的检查　患侧髂后上棘（或下棘）下缘位置较健侧偏下者，为骶髂关节后错位，反之为前错位。对于肥胖患者，髂后上棘下缘触诊不清时，可触摸髂后下棘下缘或髂后上棘最高点，两侧对比。区分骶髂关节前错位是手法复位治疗的主要依据，必须详细检查。据观察统计，右侧骶髂关节以前错位居多，左侧骶髂关节以后错位多见。

6.X线片检查　在骨盆正位上，可见患侧骶髂关节密度增高，两侧关节间隙宽窄不等，双侧闭孔不等大，通常前错位者患侧闭孔较健侧闭孔稍大。两侧髂后上棘不在同一水平上，前错位者髂后上棘偏上，后错位者髂后上棘偏下。在斜位片上，患侧骶髂关节间突增宽，关节面凹凸之间排列紊乱。

【鉴别诊断】

1.腰椎间盘突出症　二者均有腰臀部疼痛、坐骨神经痛，查体也有腰臀部多处压痛，直腿抬高试验均可呈阳性，故需鉴别。不同之处在于，骶髂关节综合征可表现为腰骶关节或者骶髂关节疼痛及压痛,且腰部压痛以横突压痛为主;腰椎间盘突出症以椎间隙、椎体旁 1.5～2.0cm 压痛为主。骶髂关节综合征之坐骨神经痛为非根性坐骨神经痛,此时直腿抬高加强试验、屈颈试验为阴性,挺腹试验阴性或可疑;腰椎间盘突出症为根性坐骨神经痛,直腿抬高加强试验、屈颈试验、挺腹试验为阳性。

2. 此病还易与梨状肌综合征、臀上皮神经损伤、臀中肌损伤、腰方肌损伤、腰椎骨质增生症等疾病相混淆,宜仔细斟酌。

知识链接

　　骶髂关节由骶骨与髂骨的耳状面相对而构成,属微动关节。关节面凸凹不平,互相嵌合十分紧密,关节囊坚韧,并有坚强的韧带加固。主要韧带是骶髂骨间韧带,位于关节面后上方,连结于相对的骶骨粗隆和髂骨粗隆之间。在关节前后还分别有骶髂前韧带和骶髂后韧带加强。骶髂关节的这些结构特征,增强了该关节的稳固性,在一定程度上限制了关节活动,从而有利于重力通过该关节向下肢传递,以及自高处着地或跳跃时起缓冲冲击力及震荡的作用。

【治疗】

(一)治则

理筋、整复。治疗以手法复位为主,先在局部进行推拿,以疏通经络,缓解痉挛,然后施以复位手法。复位时需固定健侧下肢,防止骨盆旋转,以免影响复位效果。

(二)取穴与部位

主要取骶髂部、腰部和下肢部;取肾俞、腰阳关、小肠俞、胞肓、委中、承扶、殷门、承山、昆仑等腧穴。

(三)基本操作方法

1. 放松手法 点按肾俞、腰阳关、小肠俞、胞肓、承扶、殷门、委中、承山、昆仑等腧穴,刺激由轻而重,每穴 1 分钟左右,也可用肘压法操作;反复拿揉腰部、臀部、下肢部肌肉,以放松骶髂部周围组织,必要时压揉五枢、维道、髂腰肌。

2. 骶髂关节前错位复位(图 4-30) 屈膝屈髋法,以右侧为例。患者仰卧于床边,双下肢伸直。左腿固定不动,或请助手按压左下肢膝关节。施术者立于患者右侧,右手握患者右踝或小腿远心端,左手扶按右膝。先屈曲右侧髋、膝关节,内收、外展 5～7 次。再往对侧季肋部过屈右髋、膝关节,趁患者不备用力下压,此时常可闻及关节复位响声或手下有关节复位感,手法完毕。

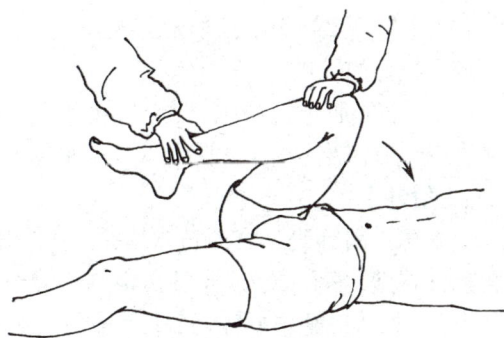

图 4-30 骶髂关节前错位复位法

3. 骶髂关节后错位复位

(1)骶髂关节后错位复位法(图 4-31):以左侧为例。俯卧单髋过伸法,患者俯卧于床边,施术者站立于患者左侧。右手托患肢膝上部,左掌根压左骶髂关节,两手成相反方向扳按,此时可闻及关节复位响声,手下有关节复位感,手法完毕。

(2)侧卧单髋过伸复位法(图 4-32):以右侧为例。患者左侧卧位,患肢在上,健肢在下自然伸直。施术者立于其后,左手掌根顶推患侧髂后上棘,右手握右踝。先小幅度过伸患肢,施术者右手拉右踝使患肢过伸,左手同时顶推髂后上棘,两手向相反方向推拉,可闻及关节复位响声,手下有关节复位感。嘱患者做患肢蹬空动作以滑利关节。

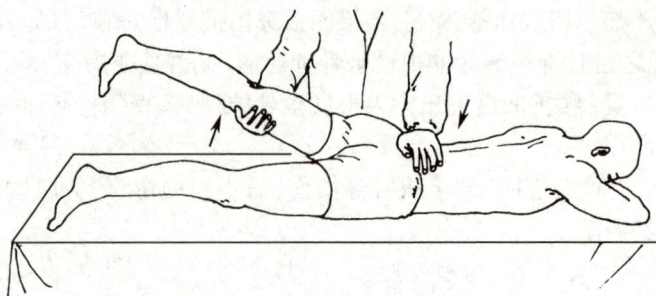

图 4-31 骶髂关节后错位复位法

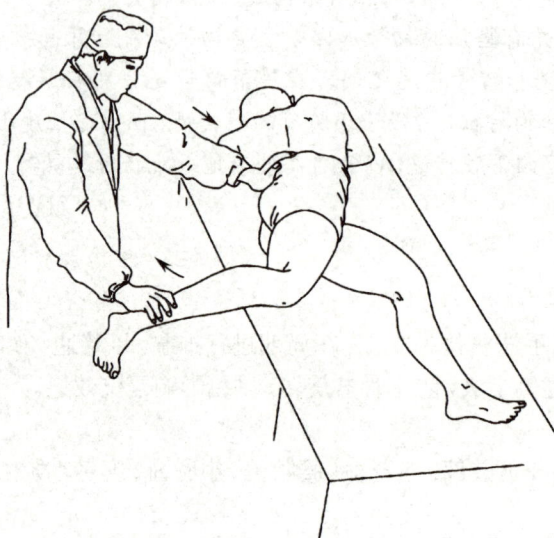

图 4-32 侧卧单髋过伸复位法

4．辅助操作

（1）腰臀部软组织损伤治疗操作：采用分筋理筋治疗软组织损伤，对于减轻临床症状和提高疗效有很好的作用。

（2）腘绳肌牵拉操作：用于长期卧床腘绳肌挛缩患者。分阶段被动直腿抬高患肢（患者应主动进行患肢锻炼），可巩固疗效，减少复发。

【附注】

本病易因行坐站立而再次错缝，故强调手法复位后卧硬板床 5～7 天；避免久行久立；注意腰骶部保暖；病程日久，脊柱力学结构受影响而全身颈腰膝踝等多处疼痛者，宜行骨盆 - 腰椎 - 胸椎 - 颈椎按序整体脊柱调整；手法复位困难者，可行针刀松解术后再手法复位。

六、退行性膝关节炎

退行性膝关节炎又称增生性膝关节炎、肥大性关节炎、老年性关节炎，是由于膝关节的退行性改变和慢性积累性关节磨损造成的，以膝部关节软骨变性、关节软骨面反应性增生、骨刺形成为主要病理表现。临床上以中老年人发病多见，特别是 50～60 岁的老年人，女性多于男性，尤其是肥胖的 50～60 岁女性更常见。

【病因病机】

本病的病因目前尚不十分明确，一般认为与年龄、性别、职业、机体代谢及损伤有关，尤其与膝关节的机械运动关系密切。膝关节疼痛多发生于肥胖的中老年妇女，由于超负荷等因素，反复持久地刺激，引起膝关节的关节软骨面和相邻软组织的慢性积累性损伤；也可因为中老年人的内分泌系统功能减弱，骨性关节系统随之逐渐退变。因此，营养关节的滑液分泌减少，各种化学成分也逐渐改变，出现骨质疏松，关节软骨面变软变薄，承受机械压力的功能随之降低，加上长期的磨损和外伤，关节软骨面出现反应性软骨增生，经骨化形成骨刺或骨赘。特别是肥胖患者，重力通过股骨髁而作用于胫骨髁的髁间棘上。当形成骨刺后则可对滑膜产生刺激，关节面变形或关节间隙狭窄时，关节活动明显受限且疼痛加剧。

本病的病理变化，在早期，因关节软骨积累性损伤导致关节软骨的原纤维变性，而使软骨变薄或消失，引起关节活动时疼痛与受限；在后期，关节囊形成纤维化增厚，滑膜充血、肿胀肥厚，软骨呈象牙状骨质增生。同时，膝关节周围的肌肉因受到刺激而呈现先痉挛后萎缩的状态。总之，其病理改变是一种关节软骨退变引起的以骨质增生为主的关节病变，滑膜炎症是继发的。

中医认为本病产生的原因，一是慢性劳损、受寒或轻微外伤，二是年老体弱，肝肾亏损，气血不足，筋骨失养。日久关节发生退变及骨质增生而发生本病。

【临床表现】

本病发病缓慢，多见于中老年肥胖女性，往往有劳损史；膝关节活动时疼痛，其特点是初起疼痛为发作性，后为持续性，劳累后加重，上下楼梯时疼痛明显；膝关节活动受限，跑跳、跪蹲时尤为明显，甚则跛行，但无强直；关节活动时可有弹响摩擦音，部分患者可出现关节肿胀，股四头肌萎缩；膝关节周围有压痛，活动髌骨时关节有疼痛感。个别患者可出现膝内翻或膝外翻；关节内有游离体时，可在行走时突然出现交锁现象，稍活动后又可消失。

【诊断】

1. 中老年女性患者多见，发病高峰在 50～60 岁。

2. 有典型的膝关节疼痛症状伴关节活动受限。

3. 典型体征 膝关节周围压痛，关节活动弹响及摩擦音，关节挛缩或股四头肌萎缩。

4. X 线检查 显示关节间隙变窄，髁间棘变尖，髌骨边缘骨质增生，胫股关节面模糊及韧带钙化。MRI：可有滑膜增厚、关节积液、半月板退变，以及骨和软骨下骨的异常。

5. 实验室检查 血、尿常规化验均正常，红细胞沉降率正常，抗链球菌溶血素 O 试验及类风湿因子阴性，关节液为非炎性。

【鉴别诊断】

1. 髌骨软化症 膝关节活动量越大，症状越明显，且有过伸痛，行走无力。膝部前侧、下端、内侧、外侧及腘窝均有压痛，按压髌骨时伸膝可触及摩擦感及疼痛，髌骨研磨试验阳性。

2. 膝关节半月板损伤 有外伤史，伤后关节肿胀疼痛，有弹响和关节交锁现象，膝内外间隙压痛，慢性期股四头肌萎缩，以股四头肌内侧尤为明显。麦氏征和研磨试验阳性。

3. 痛风性关节炎 发病年龄与骨关节病重合。关节积液可以是透明的，也可浑浊，白细胞增多，X 线可见关节整体的骨萎缩，偶见股骨内踝及胫骨关节面的空洞样透明层，血清尿酸增高。

4. 髌下脂肪垫劳损 主要表现为膝关节肿胀疼痛，活动受限，多由膝关节极度过伸或直接外力所致，部分患者可向下放射至小腿前方直至脚背、脚尖疼痛，休息后可缓解。

5. 膝关节创伤性滑膜炎 本病由膝关节遭受突然剧烈的扭挫伤所致，表现为膝关节肿胀疼痛，弥漫性肿胀，渐行性加重，髌上囊处饱满膨隆。

6. 膝关节侧副韧带损伤 多有外伤史，伤后膝内、外侧副韧带肿胀疼痛，皮下淤血，小腿外展时症状加剧，内侧副韧带损伤时，疼痛与压痛点局限在股骨内上髁，外侧副韧带损伤时，疼痛与压痛点在腓骨小头或股骨外上髁。

【治疗】

（一）治则

舒筋通络，活血止痛，滑利关节。本病多伴有骨质疏松，手法操作应轻柔和缓，对痛点的手法亦不能过重；以温补类的手法为主，操作时间宜长。

（二）操作部位及腧穴

内外膝眼、梁丘、血海、阴陵泉、阳陵泉、足三里、委中、承山、太溪等腧穴，患膝髌周部位以及整个下肢。

（三）基本操作方法

1. 患者仰卧位。术者以㨰法、按揉法、拿捏手法在股四头肌及膝髌周围操作5分钟左右。

2. 术者用双拇指将髌骨向内推挤，同时垂直按压髌骨边缘压痛点，力量由轻渐重；后用单手掌根部按揉髌骨下缘，反复操作3分钟。

3. 术者在梁丘、血海、内外膝眼、阴陵泉、阳陵泉、足三里、委中、承山、太溪等腧穴施以点按、按揉手法操作3分钟。

4. 术者在膝关节周围以及内外膝眼部位，施以搓擦法，以膝内出现温热感为度。然后以双手搓揉股四头肌及膝髌周围3～5遍。

5. 患者俯卧位。施术者在大腿后侧、腘窝及小腿一侧施以㨰法，时间约5分钟，施术的重点是腘窝部委中穴；再在下肢后侧施以拍法、叩法。

膝关节退行性疾病操作应以柔和为度，手法过重会加重病情。

课堂互动

如何锻炼股四头肌？

【附注】

1. 可配合膝关节内注射玻璃酸钠，每周一次，五次为一个疗程。口服消炎止痛药、氨基葡萄糖，以及外用中药熏蒸。

2. 膝关节肿痛严重者应卧床休息，避免超负荷活动，以减轻膝关节负担。避免坐矮凳。

3. 患者应主动进行股四头肌锻炼，加强股四头肌力量，严禁做下蹲、爬山运动。平时可自行握空心拳叩击膝部周围肌肉。

4. 肥胖患者应注意减肥，以减轻膝关节受累，注意保暖。

七、膝关节半月板损伤

膝关节半月板损伤是指膝部因急、慢性损伤，导致半月软骨撕裂，从而引起膝关节肿胀、疼痛，关节交锁等一系列综合征。本病以年轻人多见，常发生在半蹲位工作的矿工、搬运工和运动员等。

膝关节由一个较平坦的胫骨平台和两个弧形的股骨髁部相连接，部位表浅，为人体中结构最复杂、杠杆作用最强、负重最多、最容易损伤的关节。

【病因病机】

当正常运动时，膝关节是通过股骨髁软骨面在半月板上面滑动或滚动来完成屈伸活动的。在小腿外翻、外旋或内翻、内旋时，半月板上面粘住股骨髁并随之活动，而下面与胫骨平台之间的活动则增加。在正常情况下，半月板有一定的移动度，可以代偿，若此时膝关节由屈曲位突然改为伸直位，由于动作突然，加上体重的压力，可造成半月板卡于股骨髁与胫骨平台之间，来不及移动，从而导致半月板破裂。

半月板损伤一般可分为边缘撕裂、纵行撕裂、横行撕裂、水平撕裂，及前、后角撕裂。由于半月板缺乏血运，只在周缘有血液循环，因此除边缘性撕裂外，一般很难有修复的可能。破裂的半月板不但失去了协助稳定膝关节的作用，而且影响膝关节的活动功能，甚至造成关节交锁。同时破裂的半月板与股骨髁、胫骨髁之间长期磨损，最终将导致创伤性关节炎。

【临床表现】

由于急性期局部肿胀，疼痛剧烈，临床上多难以作出早期的明确诊断。患者多有膝关节扭伤史。扭伤时患者自觉关节内有撕裂感，随即发生疼痛肿胀，活动受限，跛行。疼痛多局限于膝关节内、外侧间隙。伤后数小时内关节肿胀显著，而慢性期则无肿胀。损伤时可出现清脆的关节弹响声，转为慢性期后在膝关节伸屈时有弹响声。交锁现象，即患者走路时常出现膝关节突然被卡住，既不能伸直又不能屈曲，同时伴有疼痛感，如将膝关节稍微伸屈活动，有时可出现弹响声，交锁解除。

【诊断】

1. 无论内侧半月板或外侧半月板损伤，多数患者有膝关节外伤史。

2. 局限性疼痛　部分患者有打软腿或膝关节交锁现象，股四头肌萎缩。

3. 膝关节间隙压痛　膝在过伸或过屈、被动内收或外展时都可引起膝关节间隙的局限性压痛。

4. 试验检查　主要为麦氏征和研磨试验。

(1) 麦氏征（回旋挤压试验）阳性。

(2) 膝关节研磨试验阳性。

5. X 线片检查　膝部平片不能显示半月板损伤，故直接诊断作用不大；但拍摄平片有助于排除膝关节的其他骨性病变，为临床常规检查。

6. 必要时可做膝关节造影术以明确诊断。膝关节造影检查分为充气造影、碘水造影及气和碘水混合造影 3 种，在诊断半月板损伤上有一定价值，并可确定半月板损伤部位。

7. 膝关节镜检查　对关节内结构可提供直观的观察，对不典型的半月板损伤病例有应用价值，一般外侧半月板的观察较为满意，对内侧半月板后角损伤观察不满意。

【治疗】

（一）治则

理筋整复，温经止痛。治疗手法宜深透，多选用温热性、有穿透力的手法施治。

（二）取穴与部位

环跳、箕门、血海、委中、阴陵泉、风市、阳陵泉、膝眼及膝周围。

（三）基本操作方法

1. 患者仰卧位。施术者先施按揉法于髌下韧带和侧副韧带之间，以酸胀为度。

2. 施术者用㨰法施于膝关节及周围，主要在髌骨上下缘及股四头肌，施术 5 分钟，然后摇膝关节 3～5 次。

3. 按揉两膝眼、膝阳关、血海、曲泉、阴陵泉、鹤顶、阳陵泉等腧穴，以酸胀为度；可在点按中施振颤法操作。

4. 两掌合压于膝部两侧，进行搓擦；再搓擦两膝眼，以透热为度。

5. 急性期解锁法　患者坐在床边，一助手用双手固定大腿远心端，勿使摇晃；另一助手握住踝关节。术者半蹲在患肢外侧，一手轻轻握住患肢小腿，另一手握拳，拳眼向上，准备施术。施术时嘱两助手缓缓用力拔伸，远端助手轻轻向内、向外旋转小腿，施术者用握拳之手，快速用力向上击打腘窝部，随即与近端助手同时撤除；术者握小腿之手与远端助手用力将膝关节屈曲，握拳之手改推伤膝,使之靠近胸部,足跟接近臀部。最后将伤膝拉直,局部用抒顺、揉、捻法按摩舒筋。

氨基葡萄糖可以特异性地作用于关节软骨,恢复软骨细胞正常的代谢功能,刺激软骨细胞产生有正常多聚体结构的蛋白多糖,维护软骨基质的形态结构;还能抑制损伤软骨基质Ⅱ型胶原的超氧化自由基、胶原酶和磷脂酶 A_2 的生成;抑制前列腺素的合成,保护皮质激素等各种有害物质对软骨细胞的破坏,从而延缓骨性关节退变的病理过程和疾病进展,改善关节活动,缓解疼痛。目前常用的氨基葡萄糖类药品为硫酸氨基葡萄糖、盐酸氨基葡萄糖、对乙酰氨基酚氨基葡萄糖等。

【附注】

1. 关节肿胀明显时,可行关节穿刺术,抽出液体,加压包扎,并行关节制动。

2. 关节内注射玻璃酸钠,每周一次,五次一个疗程,可配合消炎止痛药物及氨基葡萄糖。

3. 半月板损伤早期或术后都应尽早地进行股四头肌收缩活动,以防肌肉萎缩;关节积液吸收后,可进行膝关节屈伸活动,防止软组织粘连。

4. 可配合针灸、中药熏蒸治疗。

5. 在确诊后用非手术治疗 1～2 个月无效时,宜做半月板摘除术;或用膝关节镜做部分切除或缝合。

八、髌下脂肪垫劳损

髌下脂肪垫劳损又称髌下脂肪垫损伤、脂肪垫肥厚及脂肪垫炎。一般认为,损伤或劳损是引起本病的主要原因,也可由关节内其他疾病继发引起。多发于运动员及膝关节运动较多之人,如经常爬山、下蹲或步行者。

【病因病机】

本病多是由于膝关节极度过伸或直接遭受外力撞击,使髌下脂肪垫受到挤压,引起局部充血、水肿等无菌性炎性改变,或由于膝部其他疾病的炎性刺激、渗出而引起脂肪垫炎症。如病史较长者则脂肪垫肥厚,并与髌韧带发生粘连,从而影响膝关节的伸屈活动。

【临床表现】

1. 膝关节肿胀 患者站立或运动时,膝关节过伸则发生疼痛无力,髌韧带及其两膝眼部位肿胀、膨隆。

2. 疼痛 轻者膝部有不适的感觉,重者剧烈疼痛,于上下楼或受凉时加重,休息后可缓解。

3. 放射疼痛 可向下放射引起小腿前方直至脚背、脚尖疼痛,疼痛也可向后放射,引起膝关节后方小腿肚或脚跟疼痛。

4. 活动功能受限 病情严重者疼痛难忍,如果本病迁延不愈,可出现脂肪垫肥厚并与髌韧带粘连,影响膝关节活动。

【诊断】

1. 有外伤史。

2. 膝关节酸痛无力,关节前髌韧带两侧有轻度肿胀、压痛。

3. 脂肪垫挤压试验阳性。

4. 膝关节过伸试验阳性。

5. X线检查,可排除骨与关节病变。

【治疗】

（一）治则

舒筋活血,通络止痛。推拿治疗中,既要注重消除局部充血、水肿等无菌性炎性改变;又要积极治疗粘连,合理选用手法。

（二）操作部位及腧穴

梁丘、血海、膝眼、阴陵泉、阳陵泉、足三里、伏兔、犊鼻等穴位及膝部周围。

（三）辨证操作方法

患者仰卧位,膝关节伸直。

1. 术者先点按膝部及穴位,然后在髌骨下缘施以揉捻法,5～10分钟。

2. 术者用一手拇、食二指推按两膝眼处,以酸胀为度,着力不宜过重。

3. 术者以一手掌根部在患处做揉捻、按压、推法,力度应由轻渐重并有渗透感,以局部有酸胀热感为度。

4. 将髋、膝关节各屈曲90°,术者一手扶膝,一手握踝部。在牵引下环转摇晃小腿6～7次,然后使膝关节尽量屈曲后再拉直。

5. 术者用一手拇指挤散两膝眼处,并以手掌捻散膝关节两侧,再将小腿及大腿的肌肉理顺。施术后患处有温热舒适感。

课堂互动

试举例说明本病如何与其他膝部疾患相鉴别。

【附注】

1. 注意膝部保暖,防止受寒。

2. 加强膝关节功能锻炼,每日做伸屈膝关节动作20～30次。

3. 对伴有膝部其他疾病者,应同时给予治疗。

九、髌骨软化症

髌骨软化症是髌骨软骨面及其相对的股骨髁面的关节软骨由于损伤而引起的退行性改变。主要病理变化为髌骨关节面软骨有局限性的软骨软化,纤维形成,发生软骨裂隙等。

【病因病机】

本病一般由慢性或急性损伤引起,常见于膝部的长期猛烈屈伸活动,如登山、跳高、长期半蹲位劳动者,多见于青、中年人。因髌骨之间发生长期猛烈的摩擦,或长期的直接压迫(如长期在髌骨部包扎过紧),或高位或低位髌骨以及膝内、外翻畸形等因素,使髌骨软骨被磨损,而引起本病。早期软骨面失去光泽,损伤面积可逐渐扩大,同时股骨髁的髌面亦发生同样病变,还可累及关节滑膜的脂肪垫,发生充血、渗出和肥厚等改变。碎裂的软骨脱落后,形成关节内游离体。

【临床表现】

患者初为膝部不适,继而有髌骨后方疼痛,活动时或活动后疼痛加重,在下蹲起立、上下楼、上下坡,或走远路后疼痛加重。自觉髌骨与股骨之间有摩擦感,压迫髌骨有疼痛,膝关节活动度正常,但有细小摩擦音。

【诊断】

1. 膝关节不适,髌骨后方、膝内侧疼痛加重,上、下楼梯尤为明显。

2. 髌骨研磨试验阳性　即挤压髌骨或左右、上下滑动髌骨时有粗糙感和摩擦音,并伴有疼痛不适;或一手尽量将髌骨推向一侧,另一手直接按压髌骨,髌骨后出现疼痛。

3. 单腿下蹲试验阳性　即患肢单腿站立,逐渐屈膝下蹲时出现膝软、膝痛,或髌下出现摩擦音。

4. X 线摄片　早期无异常,中、晚期在侧位片上可见关节间隙变窄,髌骨软骨面粗糙不平,软骨下骨硬化和髌骨边缘骨质增生。

【治疗】

（一）治则

舒筋通络,活血止痛,松解粘连,滑利关节。

（二）操作部位及腧穴

膝眼、鹤顶、梁丘、血海、阿是穴及膝关节部。

（三）基本操作方法

患者仰卧,患肢伸直,股四头肌放松。施术者用手掌轻轻按压髌骨体做研磨动作,以不痛为度,每次 5～10 分钟;然后用拇、食指扣住髌骨两侧,做上下捋顺动作,约 5 分钟,以松解髌骨周围组织,减轻髌骨、股骨之间超过生理限度的压力和刺激;再在膝关节周围施以擦法、揉捻法、捋顺法、散法等舒筋手法。

【附注】

1. 膝关节不要过度劳累,建议经常改变活动形式,注意保暖防寒。

2. 可进行适当的膝关节屈伸活动和步行锻炼,尽量避免髌骨受压增加摩擦的活动,如上下山、上下楼、骑自行车等。

十、膝关节创伤性滑膜炎

膝关节创伤性滑膜炎是指膝关节遭受突然剧烈的扭挫伤,引起局部肿胀疼痛、活动困难为主症的一种疾病。本病可发生于任何年龄。

创伤性滑膜炎病位在膝关节的前方及两侧滑膜膨出构成的髌上囊,可达到髌骨上缘 7～8cm 处。滑膜富有血管,血运丰富。滑膜细胞分泌滑液,可润滑关节,以增加关节的活动范围。

【病因病机】

膝关节遭受突然剧烈的扭挫伤或其他损伤使关节囊滑膜层受损,出现充血,产生大量积液,滑膜损伤破裂则有大量血液渗出,关节内的压力增高,影响淋巴系统的循环。积液不能及时吸收,则转为慢性滑膜炎。

当滑膜受到外伤后,其分泌失调则使滑膜腔积液,而关节滑膜在长期炎症的刺激下逐渐肥厚、纤维化,导致关节粘连,活动受限。久之可继发创伤性关节炎,股四头肌萎缩,严重影响膝关节的功能。

【临床表现】

1. 伤后膝关节肿胀、疼痛,活动困难。

2. 膝关节呈弥漫性肿胀,且逐渐加重。

3. 一般伤后 5～6 小时出现髌上囊处饱满膨隆。

课堂互动

1. 病变早期膝关节肿胀严重,可否应用冰敷? 如何应用?

2. 对于早期肿胀的情况,施用手法治疗时应注意哪些问题?

【诊断】

1. 患者多有明显的外伤史。

2．伤后膝关节肿胀、疼痛，活动困难。

3．局部皮温增高，压痛广泛，膝关节屈伸受限不严重。但膝关节过伸、过屈活动不能完成，抗阻力伸膝时疼痛尤甚。

4．浮髌试验阳性。

【治疗】

（一）治则

活血化瘀，消肿止痛。治疗时手法宜轻柔，忌用暴力按压髌上囊。

（二）取穴与部位

伏兔、髀关、三阴交、解溪及膝部。

（三）基本操作方法

1．将患肢髋、膝关节各屈曲90°。术者一手扶膝部，另一手握踝关节上方，在牵引的同时，摇膝关节6～7次，将膝关节充分屈曲，再将其拉直。动作要求轻柔缓和，以防再次损伤滑膜组织。

2．点按髀关、伏兔、双侧膝眼、足三里、阴陵泉、三阴交、解溪等穴。

3．最后，在膝部周围施以㨰法、揉法等消肿止痛。

知识链接

1．正确处理休息与活动关系。在积液未消退前，应暂停主动与被动活动。严重者应适当制动。过早活动，可导致慢性滑膜炎。在休息与制动阶段，即应开始积极锻炼股四头肌（等长收缩），积液消退后，开始膝关节活动及行走。股四头肌锻炼是治疗的关键。

2．关节内积液过多，可使关节腔内压力增加，刺激神经末梢使疼痛加剧，反射性肌痉挛。晚期关节内形成粘连，导致功能障碍，故应穿刺抽液。积液少时可不必穿刺。

【附注】

局部应保暖，避免膝部受风寒湿邪，防止转为慢性滑膜炎而长期不愈。

十一、踝关节扭伤

踝关节扭伤是临床上的常见损伤，中医称为"踝缝伤筋"。损伤常累及踝部韧带、肌腱、关节囊等软组织，本病主要指韧带的损伤。本病任何年龄均可发生，尤以运动量较大的青壮年更为多见。

【病因病机】

踝关节扭伤多是由于行走时不慎踏在不平的路面上或腾空后足跖屈落地，足部受力不均，而致踝关节过度内翻或外翻所致。

根据踝部扭伤时足所处位置的不同，可以分为内翻损伤和外翻损伤两种，其中尤以跖屈内翻位损伤最多见。跖屈内翻位扭伤时，多造成踝部外侧的距腓前韧带和跟腓韧带损伤，距腓后韧带损伤则少见。外翻位扭伤多损伤踝部内侧的三角韧带，但由于三角韧带较坚韧，一般不易造成韧带的损伤而常常发生内踝的撕脱骨折。

当踝关节的内、外翻及旋转活动超过了踝关节的正常活动范围及韧带的维系能力时，首先造成韧带的撕裂伤或韧带附着部位的撕脱骨折。如果将关节附近的脂肪组织及断裂的韧带嵌入关节间隙中，则使关节腔内及皮下发生瘀血，韧带完全断裂时可合并踝关节脱位。

【临床表现】

损伤后局部疼痛，尤以内、外翻活动及行走时疼痛明显。轻者可见局部肿胀，重者则整个踝关节均肿胀。踝部的软组织较少，损伤后常可引起局部血管破裂，出现皮下瘀血，尤其是在伤后

2～3天,皮下瘀血青紫更为明显。主要表现为跛行,走路时患足不敢用力着地,踝关节活动时损伤部位疼痛而致关节活动受限。

【诊断】

1. 患者多有明显的外伤史。

2. 损伤后局部肿胀疼痛、跛行,走路时,患足不敢用力着地,踝关节活动时损伤部位疼痛而致关节活动受限。

3. 踝关节 X 线正侧位片,可以帮助排除内外踝的撕脱性骨折,若损伤较重者,应做强内翻、外翻位的照片,可见到距骨倾斜的角度增大,甚至可见到移位现象。

【治疗】

(一)治则

舒筋通络,活血散瘀,消肿止痛。推拿治疗前,应排除踝部骨折、脱位及韧带完全断裂;急性损伤患者,给予冷敷止血,在 24 小时后,再行推拿治疗;慢性陈旧性损伤,必须施用较重的运动关节类手法。

(二)操作部位及腧穴

丘墟、绝骨、阳陵泉、踝关节周围。

(三)基本操作方法

1. 患者取仰卧位。施术者用拇指按揉踝部,先患处、后周围,接着自外踝经小腿外侧至阳陵泉,按揉数遍,重点在丘墟、绝骨、阳陵泉穴处,以酸胀为度;继以一指禅推法推患处,从局部向周围移动。

2. 捋顺归筋 嘱助手用双手固定患者伤侧小腿下端。

(1)外侧拔戳(图 4-33):施术者拔伸内翻踝关节,并做小幅度内外旋转;用拇指在伤处进行戳按。

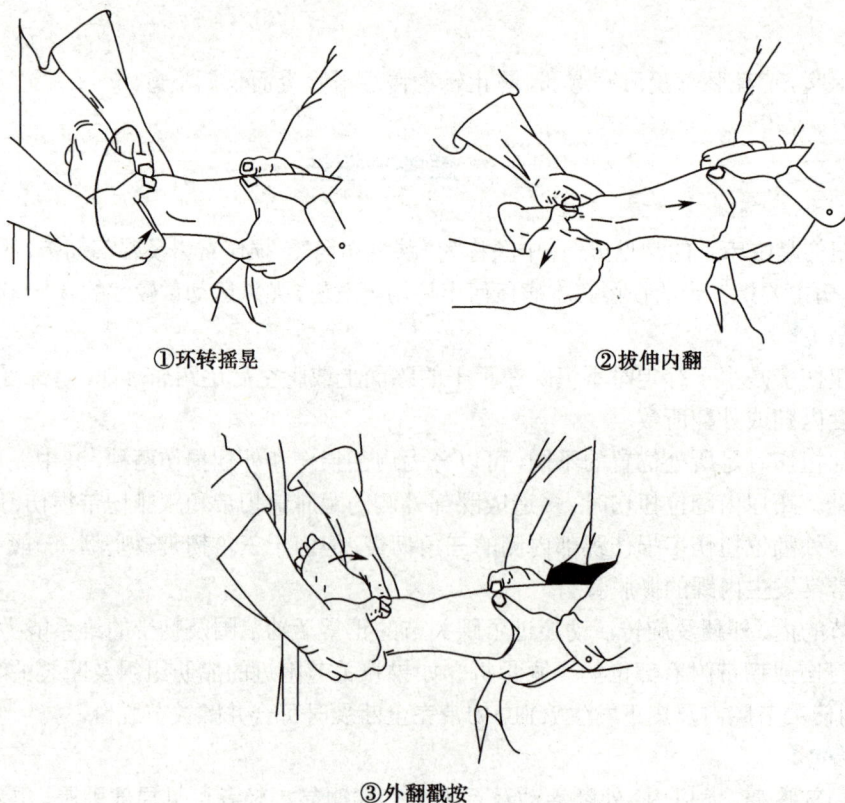

①环转摇晃　②拔伸内翻

③外翻戳按

图 4-33　外侧拔戳手法

（2）内侧拔戳（图4-34）：施术者双手将患者患足握住，轻轻拔伸外翻踝关节，并做内外旋转；然后将足内翻，拇指在伤处进行戳按。

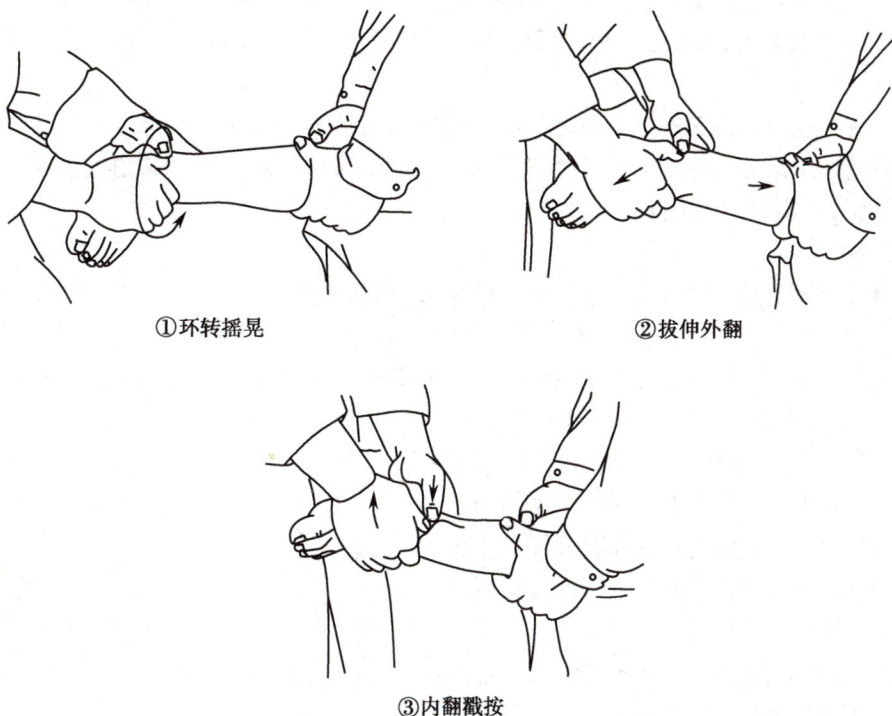

①环转摇晃 ②拔伸外翻

③内翻戳按

图4-34　内侧拔戳手法

（3）捋顺筋：施术者用拇指轻轻按揉痛处，并向下捋顺，反复数次。

（4）归合：施术者一手托足跟，一手握足背，在拔伸下做踝关节的屈伸活动，轻轻归合，使筋回槽。

3. 摩擦散瘀　将患足足跟置于患者膝部，并保持功能位。施术者双手反复摩揉足踝数次。继而按揉丘墟、阳陵泉，以酸胀为度；搓擦足背，经踝至小腿，使局部温热。

课堂互动

　　本病急性期渗出血肿，西医认为应予以冰敷，但中医认为寒性凝滞，会加重瘀血。应如何处理这种矛盾？

【附注】

1. 急性损伤患者，应做踝部固定，特别是防止踝关节的背伸内翻活动。急性踝关节扭伤通常采用保守治疗，原则为休息、冷敷、加压包扎和抬高患肢。

2. 2周后，可以练习踝关节各方向的主动活动，应循序渐进，逐渐增大活动范围。同时注意局部保温，并抬高患肢，以利于肿胀消退。

十二、跖跗、跖趾关节半脱位

跖跗关节半脱位，因其解剖结构及遭受不同暴力而表现为不同方向、不同部位的脱位。

跖跗关节是由第1～3跖骨与第1～3楔骨及第4、5跖骨与骰骨组成的关节，其中第1跖骨与第1楔骨所组成的关节，关节腔独立，活动性较大，其余关节相互连通，仅可做轻微滑动。跖跗关节是足横弓的重要组成部分,其位置相当于足内、外侧缘中点画一连线,即足背的中部横断面。损伤后,若恢复不完全,必然影响足的功能。第1、2跖骨基底部分离脱位,可影响足背动脉及因扭转暴力影响胫后动脉,均可导致前足缺血性坏死。临床上以第1跖骨向内侧脱位,第2~5跖骨向外、向背侧脱位最常见。两者可单独发生或同时发生。直接暴力打击、碾压等则多为开放性骨折脱位。

跖趾关节半脱位,是指跖骨头与近节趾骨构成的关节发生分离。临床上以第1跖趾关节向背侧脱位多见。跖趾关节由跖骨小头和近节趾骨构成,其结构及功能与掌指关节相似,可做屈、伸、收、展活动,但其活动范围较掌指关节小。

【病因病机】

1. 跗跖关节半脱位(图4-35) 多因间接暴力,如从高处坠下或骑马跌倒时屈膝倒地,足呈跖屈位着地,此时,可伴有或不伴有外旋、外翻,由于地面反作用力向上作用于前足,足后部连同身体重力仍向下,可使第1、2跖骨基底分离,发生第1跖骨向内侧脱出,第2~5跖骨整排向背侧、外侧脱出,或两者单独发生。第1跖骨基底部可合并骨折;第2~5跖骨则因外旋力作用下向外移位。当第1、2跖骨基底分离时,可能损伤足背动脉引起前足缺血坏死;亦可因外旋时扭转暴力的作用扭曲胫后动脉而引起胫后动脉痉挛和主要跗部血管的血栓形成。

2. 跖趾关节半脱位 多因奔走急追时足趾踢硬物,或踢足球时姿势不正确引起。由于第1跖骨较长,足趾仅有两节,踢碰硬物时常先着力,外力迫使跖趾关节过伸,近节趾骨基底部冲破关节囊而向跖骨头背侧脱出。

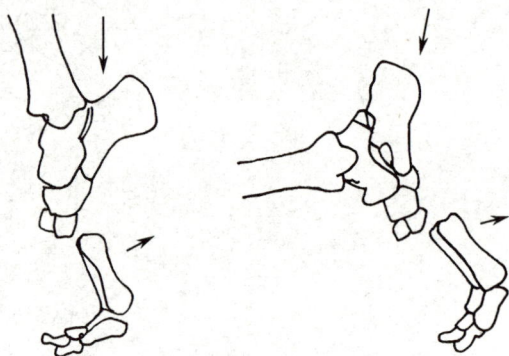

图4-35 间接暴力致跗跖关节脱位

【临床表现】

1. 跗跖关节半脱位 损伤后前足或足背部肿胀,功能丧失,足部畸形呈弹性固定。足呈外旋、外展畸形,足宽度增大,足弓塌陷。

2. 跖趾关节半脱位 有明显的外伤史。局部肿胀、疼痛较剧,患足不敢触地,趾背伸过度、短缩,关节屈曲,第1跖骨头在足底突出,趾关节趾骨基底部在背侧突出,关节呈弹性固定。严重者跖趾关节呈直角,或者皮肤破裂,露出近节趾骨基底部。

【诊断】

1. 跗跖关节半脱位 有外伤病史;局部疼痛肿胀明显;足部正、侧位X线片可明确类型、跖骨移位方向及是否伴有骨折。

2. 跖趾关节半脱位 有外伤病史;局部疼痛肿胀明显;足部正、侧位X线片可明确诊断并显示是否伴有撕脱性骨折。

【治疗】

（一）治则

活血化瘀,理筋整复。推拿治疗重点在于整复错位;由于损伤局部用推拿手法,恐加重出血,故早期局部均不使用其他治疗手法。

（二）操作部位及腧穴

以损伤局部关节为主。

（三）基本操作方法

1. 跗跖关节半脱位复位法(图4-36) 患者仰卧,膝屈曲90°;一助手握踝部,另一助手握前足做对抗牵引。施术者站于患侧,按脱位类型做相反方向的手法,用手直接推在跖骨基底部使之回复。第 1 跖骨向内，第 2～5 跖骨向外，则用两手掌对向夹挤，将脱位分离的跖骨推向原位；或踝部助手不变，另一助手牵引足趾向远端拔伸，施术者用拇指逐个推挤跖骨基底部使之复位。

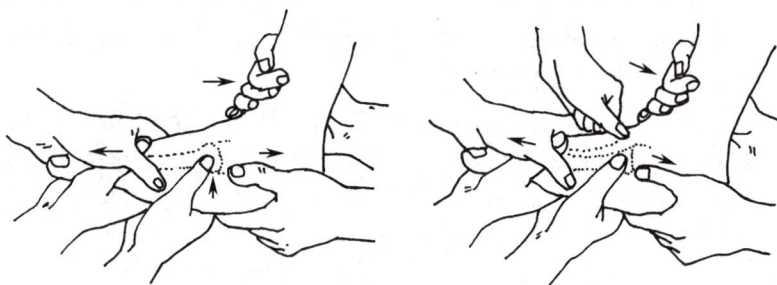

①纠正侧方移位　　　　　②纠正侧方及向背移位

图 4-36　跖跗关节半脱位复位法

2.跖趾关节半脱位复位法　一助手固定踝部。施术者一手持踇趾，或用绷带提拉踇趾用力牵引，一手握前足，先用力向背侧牵引，加大畸形，然后握足背的拇指用力将脱出的趾骨基底部向远端推出，当滑到跖骨头处时，在维持牵引下，将踇趾迅速跖屈，即可复位。有时，因屈趾肌腱嵌入关节间隙阻碍趾骨基底部回复，可将跖趾关节极度背伸，以解脱缠绕的肌腱及关节囊，然后用力在背伸位将趾骨底部推至跖骨头处，再跖屈踇趾，即可复位。

【附注】

1.跖跗关节半脱位整复固定后，行踝背伸、跖屈动作，早期不宜做旋转及内外翻锻炼；4～6周后，逐步练习无负重行走；8 周后，可穿配有纵弓垫的皮靴进行行走锻炼。

2.跖趾关节半脱位早期即可做踝关节屈伸活动，1 周后肿胀消退，可扶拐以足跟负重行走；4 周后可去除外固定逐步练习负重行走。

3.药物治疗。早期内服消炎止痛、活血化瘀药物，可配合中药外敷熏洗。

十三、跟腱、跖筋膜劳损

跟腱、跖筋膜劳损主要指跟腱周围的脂肪组织、腱膜和跟腱下滑囊以及跖筋膜因受到外伤和劳损而引起的急性无菌性炎症。本病多发于跑步、舞蹈等跳跃运动者。

【病因病机】

1.跟腱劳损　多因急性损伤误治、失治引起，也可因反复做超过本人活动能力的跑跳运动，逐渐劳损而发病。由于慢性劳损，腱围组织变性坏死，导致腱围各层之间及腱围与跟腱之间发生粘连。

2.跖筋膜劳损　多因肾气亏虚加之外伤，劳损或寒湿入络，如日常挑担、负重行走、长途跋涉、局部挫伤均可引起跖筋膜劳损。此外，跟骨结节退变钙化，骨刺形成，亦可导致纤维脂肪垫炎、跟下滑囊炎，形成典型的足跟痛。

【临床表现】

1.跟腱劳损　主要症状是跟腱疼痛。早期疼痛主要发生于活动开始时，一旦活动开后，疼痛反见减轻，但猛力跑跳时疼痛可加重。随着病情的加重，凡牵扯跟腱时都可引起疼痛，如上下楼、走路等。压痛部位表浅，特别在捻动表面跟腱时疼痛明显。晚期可出现跟腱变形，其表面可摸到硬块，捻动时"吱吱"作响，跟腱失去韧性，挤捏时缺乏弹性，局部增粗成梭形。患者足尖抵地后蹬时，可引起抗阻力疼痛。

2.跖筋膜劳损　患者足跟下或足心疼痛，足底有紧张感，不能久行，每遇劳累则更甚，得热则舒,遇寒则痛。跟骨结节前缘压痛明显,牵扯患者跖筋膜可使其疼痛加重。

【诊断】

1.跟腱劳损 有跑步或弹跳过多的损伤史。跟腱或跟骨结节处疼痛,走路后疼痛明显。轻度肿胀,跟腱周围变粗,呈梭形变形,可摸到筋结,有压痛。活动踝关节时在跟腱周围可触及捻发音或较细涩的摩擦感。小腿三头肌抗阻力试验阳性。

2.跖筋膜劳损 多在中年以上发病,起病缓慢,可有数月或数年的病史。足跟或足心疼痛,晨起后站立或行走过久疼痛加重。跟骨结节前下方偏内侧明显压痛,多无明显肿胀。X线片可见跟骨基底部有粗糙刺状突或骨质增生,或足跟后部及底部软组织阴影增厚。

【治疗】

（一）治则

活血祛瘀,舒筋通络。

（二）操作部位及腧穴

阴谷、阴陵泉、筑宾、三阴交、太溪、照海、然谷等穴及足跟部。

（三）基本操作方法

1.跟腱劳损 患者俯卧位,小腿及足踝部垫以软枕。

（1）施术者用㨰法、捏法治疗小腿后部肌肉及跟腱,手法由轻渐重,由浅及深,以明显胀感为宜,自上而下,反复4~5次;再用搓揉法使肌腹放松;然后用拇指推、揉跟腱局部,跟腱变形而有硬块者,以拇、食两指相对拿、捻,以散其结。

（2）施术者一手握足背,一手在小腿后外侧施轻快柔和的拿法,随后握足背之手将踝关节摇动,并缓慢加大幅度使踝关节背伸。

2.跖筋膜劳损 患者俯卧。施术者点按阴谷、阴陵泉、筑宾、三阴交、太溪、照海、然谷等穴;继以拇指按揉局部及其周围,并弹拨跖筋膜附着点的前部,以酸胀为度;施擦法于足底,以透热为度。

【附注】

1.注意足部的休息,减少负重,减少剧烈运动,注意保暖。

2.可采用足底按摩、中药外敷、熏洗等配合治疗。

3.口服非甾体抗炎药,如布洛芬等。使用足底黏胶支持带(跖筋膜劳损)。局部封闭,体外冲击波(中等强度)治疗。

（梅利民　杨　振　万　飞）

? 复习思考题

1.何谓"颈椎病"?临床分为哪几型?并简述各型的临床表现,以及推拿基本操作方法。

2.试述腰椎间盘突出症的临床表现、诊断要点及推拿操作程序。

3.试述第三腰椎横突综合征的病因病机、临床表现、诊断要点和推拿程序。

4.试述退行性脊柱炎的病因病机及推拿操作要领。

5.试述强直性脊柱炎的临床表现、诊断要点、推拿操作要领。

6.落枕的病因病机有哪几种?试述推拿操作程序。

7.试述慢性腰肌劳损的临床表现及推拿操作方法。

8.急性腰扭伤主要发生在哪组腰肌上?临床上应注意哪些事项?急性腰扭伤治疗手法如何操作?

9.肩关节周围炎有哪些临床特征?试述肩关节周围炎冻结期的推拿治疗方法。

10. 冈上肌肌腱炎有哪些临床特征？试述冈上肌肌腱炎的推拿治疗方法。

11. 何谓肱骨外上髁炎？临床上是怎样诊断的？

12. 试述肱骨内上髁炎的推拿基本操作方法。

13. 何谓腕管综合征？有何临床表现？试述腕管综合征的推拿基本操作方法。

14. 导致梨状肌综合征的原因有哪些？试述梨状肌综合征的推拿治疗操作要点。

15. 试述臀上皮神经炎临床表现及推拿操作要领。

16. 试述骶髂关节综合征临床表现及推拿操作要领。

17. 试述退行性膝关节炎临床表现及推拿操作要领。

ER 4-3

扫一扫，测一测

第五章 内科病症

第一节 头 痛

学习目标

掌握头痛的基本概念及病因病机;头痛的分型诊断;头痛的推拿治疗。

头痛是患者自觉头部疼痛的一类病证,可见于多种急、慢性疾病,如脑及眼、口鼻等头面部病变和许多全身性疾病均可出现头痛,其病因复杂,涉及面很广。头为"诸阳之会""清阳之府",手、足三阳经和足厥阴肝经均上头面,督脉直接与脑府相联系。因此,各种外感及内伤因素导致头部经络功能失常、气血失调、脉络不通或脑窍失养等,均可导致头痛。这里主要讨论外感和内伤杂病以头痛症状为主症者,若为某一疾病发生过程中的兼症,也可参照本篇治疗。

【病因病机】

本病的病因分外感、内伤两个方面。"伤于风者,上先受之",故外感头痛主要是风邪所致,每多兼寒、夹湿、兼热,上犯清窍,经络阻遏,而致头痛。内伤头痛可因情志、饮食、体虚久病等所致。情志不遂,肝失疏泄,肝阳妄动,上扰清窍;肾阴不足,脑海空虚,清窍失养;禀赋不足,久病体虚,气血不足,脑失所养;恣食肥甘,脾失健运,痰湿内生,阻滞脑络;外伤跌仆,气血瘀滞,脑络被阻。上述因素均可导致内伤头痛。

【临床表现】

引起头痛的原因很多,推拿治疗头痛,必须首先排除颅内器质性疾病,明确诊断后施以手法治疗。对于外感、内伤引起头痛者,一般均能缓解,对于偏头痛、颈源性头痛效果尤著。推拿所治头痛可分下列四型。

1. 外感头痛 起病急,有明显感受外邪史,或头痛连及项背,或头痛欲裂,或头痛如裹;可伴有发热、恶寒或恶风、身困、鼻塞流涕、咽痛、干咳、咳嗽等症状。

2. 颈源性头痛 起病急或缓,有落枕或长时间低头伏案工作史,头痛连及颈项,伴颈椎活动不利,或头晕、恶心、畏光、目胀等,在患侧风池周围及上位颈椎关节附近可触及明显的压痛和结节状物。

3. 偏头痛 反复发作的一侧或双侧头痛,女性多于男性,发作前多有先兆,常因紧张、忧郁等诱发。

4. 内伤头痛 肝阳上亢,或脾失健运,或肾失充养等引起,表现各异,参照《中医内科学》进行诊断。

【诊断】

1. 以头痛为主症,前额、额颞、颠顶、枕部或全头部疼痛,头痛性质多为跳痛、刺痛、胀痛、昏痛、隐痛等。有突然而发,其痛如破而无休止者;也有反复发作,久治不愈,时痛时止者;头痛每次发作可持续数分钟、数小时、数天或数周不等。

(1)根据头痛的主要位置以辨病位与病种,如:前额痛多属阳明经病变,多见于眼、鼻病变;

侧头痛多属于少阳经病变,多见于耳病及偏头风(痛)、面风痛等;后头痛多属太阳经病变,多见于项痹、风眩、脑瘤等;颠顶头痛多属厥阴经病变,多见于神郁(神经症);头痛部位固定、持久,可见于脑瘤、颅脑痈;全头痛或痛位不定者,多见于头脑外伤、神劳、虚眩等。

(2)根据头痛的新久缓急及时间进行辨病思考,如:新起头痛多属外感(如感冒、时行感冒、春温等);经常头痛多为内伤杂病(如各类虚劳性疾患等);突起剧痛可见于厥(真)头痛、面风痛、偏头痛、中风等病;下午或晚间头痛甚者,常为眼部疾病;头痛有定时定位性者,常为鼻部疾病;持续痛且进行性加剧者,常为脑部癌瘤、颅脑痈;痫病则于发作后常有头痛。

(3)根据伴恶心、呕吐,并有发热者,可为邪毒及脑,如春温、暑温、脑痨、温毒发斑、颅脑痈等;不伴发热者,可为头部外伤及内伤、厥头痛、脑部癌瘤等;神劳之头痛常伴头晕、失眠、健忘;脑劳之头痛常伴盗汗、潮热等症;面风痛常因风冷等刺激而诱发;女性头痛间歇发作,与月经有关者,常为偏头风(痛);妊娠期间出现偏头痛者,称妊娠头痛;外感温热、温毒所致头痛,常伴高热剧烈;老年人头痛伴肢体震颤等症者,常见于脑络痹;疟疾发作时,见寒战、发热而头痛剧烈;神郁之头痛多与精神情绪密切相关。

2.因外感、内伤等因素,突然而病或有反复发作病史。

3.查血常规、测血压,必要时做脑电图检查,有条件时做经颅多普勒、颅脑 CT 或 MRI 检查,有助于排除器质性病变,明确诊断。

【治疗】

(一)治则

疏经通络、行气活血,镇静止痛。以头面部操作为主,外感头痛治以祛风解表为主,手法可偏重,时间不宜太长;颈源性头痛重点操作颈椎周围,以整复手法为主;偏头痛以头颞侧部操作为主;内伤头痛除头面部操作外,还要注意整体调整脏腑阴阳平衡。

(二)取穴与部位

以头面部操作为主。常取印堂、神庭、鱼腰、攒竹、太阳、头维、百会、角孙、风府、风池、肩井等穴。

(三)基本操作方法

患者取坐位。

1.施术者拇、食指点按攒竹穴,点百会穴,点揉风池穴,按压肩井穴,点按曲池、合谷穴,配合振颤法操作,每穴 1~2 分钟;施开天门操作法 15~20 次;施推坎宫操作法 20~30 次,结合按揉鱼腰穴,以酸胀微痛为度;用拇指或中指按揉或点揉双侧太阳穴,配合振颤法,操作 1~3 分钟。

2.双手拇指或食中指推抹前额,缓慢而稍重地往返交替操作,10~20 遍,并在印堂、神庭、阳白、头维等穴揉按;按揉承泣、四白、上关、角孙等腧穴,每穴 1~2 分钟。

3.以拇指推前额至角孙、率谷穴,力量由轻而重,以有酸胀痛可忍受为度,每侧操作 20~30 遍;用双手拇指指端顶按神庭至百会穴,力量稍重,反复 5~10 遍;以单手五指指甲尖背侧着力,斜压头皮,由前额向后项部做梳推法操作,反复 10~20 遍;单手拇指由神庭穴推过百会穴,至枕骨粗隆部,反复 10~20 遍。

4.以单手五指指腹着力,从前向后沿五经(督脉、双膀胱经、双胆经)至风池穴,做拿五经操作法,力量稍重,反复 5~10 遍;用一手掌扶前额,另一手拿揉两侧风池穴,再沿后项筋肉缓慢捏拿,从风池穴向下移动直至颈项根部,此为拿风池颈项法,反复操作 6~9 遍,使患者有酸胀、麻痛感,以能忍受为度。

5.点揉两侧风池、风府穴,由轻而重,以较强的酸胀感为佳,操作 2~3 分钟;按揉大杼、肺俞穴各 1 分钟;用大小鱼际推揉后项筋肉,由上而下,压紧肌肤操作 5~10 遍;运摇颈部,各方向缓慢操作 3~5 遍。

6.以十指指腹着力,在患者头皮做向上的快速抓拉动作,15~20 次;以双手食、中指交叉紧贴后项部,进行快速的搓擦法操作,1～2分钟;用一手掌扶前额,另一手以小指尺侧缘着力,在患者头部、后项部,进行叩击法操作,1～2分钟;在肩背部做平拍法操作;拿肩井。

患者也可取仰卧位,推拿操作手法可根据以上方式进行调整、搭配。

(四)辨证操作方法

1. 外感头痛

(1)风寒头痛:指按揉肺俞、风门,每穴1～3分钟,掌直擦背部两侧膀胱经,以透热为度。

(2)风热头痛:指按揉大椎、肺俞、风门,每穴约1分钟,拿曲池、合谷约1分钟,用拍法拍击背部两侧膀胱经,以皮肤微红为度。

(3)风湿头痛:指按揉大椎、合谷1分钟,提捏印堂及项部皮肤微红为度,再用拍法拍击背部两侧膀胱经,以皮肤微红为度。

2. 颈源性头痛

(1)在颈项、肩及上背部阿是穴处施以指按揉、推挤、弹拨等手法,反复操作,用力由轻到重。

(2)对颈椎运用间歇性拔伸手法,力量为体重的1/7,反复操作10次。

3. 前额痛 用一指禅推或指按揉法在前额和眼眶周围操作。

4. 偏头痛 重点一指禅推、五指扫散头颞侧部足少阳胆经3～6遍;按揉太阳、头维穴1～3分钟;再以较重力量按揉风池穴1～3分钟。

5. 后枕部头痛 多用扫散法在头枕部操作,使头枕部有发热感为度。

6. 颠顶头痛 在头顶可运用一指禅推、按揉、扫散、叩击等手法,主要穴位是百会、神庭、四神聪等。

7. 内伤头痛

(1)肝阳头痛:指按揉肝俞、阳陵泉、太冲、行间,每穴1分钟。指推单侧桥弓穴,从上向下操作30次,两侧交替进行。扫散头两侧足少阳胆经,各操作20次。

(2)血虚头痛:指按揉中脘、气海、关元、足三里、三阴交,每穴约1分钟。直擦背部督脉及膀胱经至发热内透。摩腹5分钟。

(3)痰浊头痛:一指禅推中脘、天枢穴,每穴约1分钟。指按揉脾俞、胃俞、大肠俞、足三里、丰隆穴,每穴约1分钟;横擦脾俞、胃俞以透热为度;掌摩腹部5分钟。

(4)肾虚头痛:指按揉肾俞、命门、腰阳关、气海、关元、太溪,每穴约1分钟。直擦背部督脉及膀胱经,横擦腰骶部,均以透热为度。

【附注】

1. 患者适当参加体育锻炼,增强体质;并注意平时保暖,以抵御外邪侵袭。

2. 保持心情舒畅,避免不良情绪刺激;不宜过劳,保证足够的睡眠时间。

3. 饮食宜清淡,勿进肥甘之品,戒烟、酒。

4. 对头痛剧烈或进行性加剧,同时伴有恶心、呕吐者,应考虑其他病变,须进一步检查。

第二节 失 眠

学习目标

掌握失眠的基本概念及病因病机;失眠的分型诊断;失眠的推拿治疗。

失眠又称"不寐",是指经常不能获得正常睡眠,并有头晕、健忘等症同时出现的一种疾病。主要表现为睡眠时间、深度的不足,以及不能消除疲劳、恢复体力与精力,轻者难以入睡,或睡中易醒，醒后不能再睡，或时睡时醒，重者可彻夜不能入睡。本病多见于西医学中的神经官能症、更年期综合征等，以失眠为主要临床表现时，可参考本节治疗。

【病因病机】

失眠病位在心，由心神失养或心神不安所致。本证与饮食、情志、劳倦、体虚等因素有关。情志不遂，肝阳扰动；思虑劳倦，内伤心脾，生血之源不足；惊恐、房劳伤肾，肾水不能上济于心，心火独炽，心肾不交；体质虚弱，心胆气虚；饮食不节，宿食停滞，胃不和则卧不安。上述因素最终导致邪气扰动心神或心神失于濡养、温煦，心神不安，而出现不寐。

【临床表现】

不寐一病，临床有虚实之分，虚者多属心脾两虚、阴虚火旺，重在心、脾、肝、肾；实者多属肝郁化火、痰热内扰，重在肝胃，常可分为四型。

1. 心脾两虚　多梦易醒，心悸健忘，头晕目眩，神疲肢倦，饮食无味，面色不华，舌质淡，苔薄，脉细弱。

2. 阴虚火旺　心烦不寐，心悸健忘，头晕耳鸣，腰膝酸软，颧红潮热，手足心热，口干少津，舌质红，少苔，脉细数。

3. 痰热内扰　心烦不寐，多梦，头重，头晕目眩，胸闷脘痞，不思饮食，口苦痰多，舌质红，苔黄腻，脉滑或滑数。

4. 肝郁化火　心烦不寐，急躁易怒，胸闷胁痛，头痛面红，目赤口苦，不思饮食，口渴喜饮，便秘尿黄，舌质红，苔黄，脉弦数。

【诊断】

1. 失眠的表现不一，包括难以入睡（起始失眠），睡后易醒、醒后难以再入睡（中间失眠），早醒（终点失眠），睡眠不深，亦有彻夜不能入睡者。

2. 经常不能获得正常睡眠，并伴有头晕健忘等症者。

3. 结合病史、病情等进行诊断，如：

(1) 失眠多与精神、情志因素有关，有明显精神刺激原因导致者，常见于癫病、狂病、神郁（神经症）等。

(2) 病久不愈，形体瘦弱而且失眠者，多属虚劳类疾病，如神劳等。

(3) 起始失眠多因思虑太过引起，终点失眠常见于老年人，有脑络痹、风眩以及脏腑等病。

4. 目前对失眠尚缺乏客观检查手段，临床可据需要，进行脑电图、脑血流图等有关检查。

【治疗】

（一）治则

调理脏腑，镇静安神。心脾两虚者，治以补益心脾；阴虚火旺者，治以滋阴降火；痰热内扰者，治以化痰清热；肝郁化火者，治以疏肝泻热。推拿以头面部为主，配合全身整体调理操作，同时还需注意加强心理疏导暗示。手法应选择轻柔和缓，力度不宜太重，以患者感觉舒适为度，尤其是对穴位刺激，"得气"即可，操作时间宜长一些。

（二）取穴与部位

以头面、颈肩、腹部、腰背部操作为主。常用取穴有印堂、神庭、睛明、攒竹、鱼腰、丝竹空、承泣、四白、瞳子髎、迎香、风池、大椎、肩井；中脘、天枢、气海、关元；心俞、肝俞、脾俞、肾俞。

（三）基本操作方法

1. 头面及颈肩部操作

(1) 患者取仰卧位或坐位。施术者开天门、推坎宫3遍为起手手法。

(2) 一指禅推或指按揉前额及眼眶周围印堂、神庭、睛明、阳白、太阳、攒竹、鱼腰、丝竹空、承泣、四白、瞳子髎等穴，反复操作3～6遍以安神定志。

(3) 拇指和中指指振睛明1分钟，分抹眼眶3～6遍，开窍醒神。

（4）一指禅推或按揉头部百会、四神聪、太阳等穴，再以扫散法扫散头两侧足少阳胆经8～10遍，以疏通经络，镇静安神。

（5）用五指拿头部五经（督脉、膀胱经、胆经）、按揉风池、捏拿肩井1～3分钟，以疏通经络，理气活血，安神定志。

2．腹部操作

（1）患者仰卧位。施术者指揉腹部建里、天枢、气海、关元等穴，每穴约1分钟以调理脾胃功能，达到健脾理气和胃的作用。

（2）捏拿、分推腹部3～6遍以增加胃肠道活动，达到和胃理气的作用。

（3）掌揉摩腹部，先顺时针、再逆时针方向，反复操作3～6分钟，以温胃散寒，健脾理气。

3．腰背部操作

（1）患者俯卧位。施术者用㨰法在腰背部膀胱经及督脉往返操作，重点是心俞、肝俞、脾俞、肾俞、命门等穴，时间约5分钟，达到疏肝理脾，健脾温肾的作用。

（2）用掌推擦腰背部膀胱经及督脉至发热内透为度，达到疏通经络，温补肝肾的作用。

（四）辨证操作方法

1．心脾两虚

（1）指按揉神门、天枢、足三里、三阴交，每穴约1分钟，以养心安神，调理心脾。

（2）直擦背部督脉及膀胱经至发热内透，达到补益心脾的作用。

2．阴虚火旺

（1）推桥弓，先推一侧桥弓穴20次，再推另一侧桥弓穴20次，以平肝潜阳。

（2）擦两侧涌泉穴，透热为度，以滋补肾阴。

3．痰热内扰

（1）指按揉神门、内关、丰隆、足三里、手三里，每穴1～2分钟，以健脾化痰，安神定志。

（2）横擦脾俞、胃俞、八髎，透热为度，以健脾祛湿。

4．肝郁化火

（1）指按揉肝俞、胆俞、期门、章门、太冲，每穴1～2分钟，以平肝降火。

（2）搓胁肋，时间约1分钟，以疏肝理气。

【附注】

1．患者睡前不要吸烟、饮酒，喝茶和咖啡等，避免看电视、电影，每日用温水洗脚。

2．适当参加体育锻炼，增强体质；生活起居要有规律，早睡早起；解除思想顾虑，避免情绪波动，心情要开朗、乐观。

3．注意劳逸结合，特别要节制房事。

4．注意慎用安定类药物。

第三节 眩 晕

学习目标

掌握眩晕的基本概念及病因病机；眩晕的分型诊断；眩晕的推拿治疗。

眩晕是自觉头晕眼花、视物旋转动摇的一种疾病，有经常性与发作性的不同。病位主要在脑髓清窍。轻者发作短暂，平卧闭目片刻即安；重者如乘坐舟车，旋转起伏不定，以致难以站立，恶心呕吐；或时轻时重，兼见他证而迁延不愈，反复发作。

眩晕见于西医学的高血压、脑动脉硬化、贫血、神经衰弱、耳源性眩晕、晕动病等疾病。

【病因病机】

本病病位在脑,由脑髓空虚,清窍失养,或痰火上逆,扰动清窍引起,与肝、脾、肾三脏关系密切。本病以肝阳上亢、气血亏虚多见。

1. **肝阳上亢**　多因素体阳盛,肝阳上亢,发为眩晕。或因长期忧郁恼怒,气郁化火,使肝阴暗耗,风阳升动,上扰清空,发为眩晕。或肾阴亏虚,不能养肝,水不涵木,阴不维阳,肝阳上亢,发为眩晕。

2. **痰浊中阻**　多因恣食肥甘,伤于脾胃,健运失司,水谷不化精微,聚湿生痰,痰湿中阻,则清阳不升,浊阴不降,发为眩晕。

3. **肾精不足**　多为先天不足,或劳伤过度,导致肾精亏耗,不能生髓,脑为髓之海,髓海不足,上下俱虚,而发眩晕。

4. **气血亏虚**　多因久病不愈,耗伤气血,或失血之后,虚而不复,或脾胃虚弱,运化失司,气血生化乏源,以致气血两虚,气虚则清阳不展,血虚则脑失所养,皆能发生眩晕。

5. **瘀血内阻**　多因跌仆坠损,脑部外伤,瘀血内留,阻于经脉,以致气血不能荣目;或瘀停胸中,迷闭心窍,心神飘摇不定;或妇人产时感寒,恶露不下,血瘀气逆,并走于上,迫扰心神,干扰清空,皆可发为眩晕。

【临床表现】

1. **肝阳上亢**　眩晕耳鸣,头痛且胀,每因烦劳或恼怒而加重,急躁易怒,面色潮红,少寐多梦,口苦,舌红,苔薄黄,脉弦。

2. **痰浊中阻**　视物旋转,头重如裹,胸脘痞闷,泛泛欲呕,少食多寐,舌苔白腻,脉濡滑。

3. **肾精不足**　眩晕,神疲健忘,腰膝酸软,遗精耳鸣,失眠多梦;或伴四肢不温,舌质淡,脉沉细;或伴五心烦热,舌质红,脉弦细。

4. **气血亏虚**　头晕眼花,动则加剧,心悸失眠,神疲懒言,面色苍白,唇甲不华,饮食减少,舌质淡,脉细弱。

5. **瘀血内阻**　眩晕,头痛,或兼健忘,失眠,心悸,精神不振,面唇紫暗,舌有紫斑或瘀点,脉弦涩或细弦。

【诊断】

1. 以中老年人发病为多,起病一般较缓慢,逐渐加重,或反复发作,可有家族史。

2. 头晕目眩,视物旋转,轻者闭目即止,重者如坐车船,甚则仆倒。可伴有恶心呕吐,眼球震颤,耳鸣耳聋,汗出,面色苍白等。

3. 面赤,血压增高,成人>160/95mmHg。

4. 血红蛋白、红细胞计数、血压、心电图、电测听、脑干诱发电位、眼震电图、颈椎 X 线片、经颅多普勒等检查有助于明确诊断。CT、MRI 检查亦可协助诊断。

5. 应注意排除颅内肿瘤、血液病等。

【治疗】

（一）治则

调整阴阳,虚者补之,实者泻之。肝阳上亢,治以平肝潜阳,清利头目;痰浊中阻,治以化痰降逆;肾精不足,治以滋阴潜阳,填精补髓;气血亏虚,治以补气养血;瘀血内阻,治以活血化瘀。以头面部操作为主,手法要轻柔和缓,以柔为贵,力度深透即可,时间宜长些,同时注意观察患者感受,配合全身整体推拿调理,背部手法宜重,"得气"即可,四肢则辨证选用推拿手法操作。

（二）取穴与部位

以头面前额及眼周部为主,配合腰背及四肢的操作。常用选穴有太阳、攒竹、鱼腰、印堂、睛明、四白;肝俞、心俞、脾俞、肾俞、膈俞;曲池、神门、阳陵泉、涌泉。

（三）基本操作方法

1.头面及颈部操作

（1）患者仰卧位或坐位，身体放松，自然呼吸，静心闭目。施术者坐在患者头顶端或立于患者前侧。用双手拇指交替从印堂推至神庭6～9遍，再从印堂分推至两侧太阳6～9遍，两揉一按双侧的太阳穴半分钟。此为起手手法。

（2）重点用一指禅推法，或双手拇指或中指两揉一按前额的印堂、神庭、阳白及眼眶周围的睛明、攒竹、鱼腰、丝竹空、承泣、四白、瞳子髎，反复3～6遍。选穴要准，手法力量由轻逐渐加重，以酸胀舒适为度，频率不宜太快。再分抹前额和眼眶，从内向外抹至太阳穴。

（3）大鱼际按揉、揉摩前额，从印堂至太阳穴，往返操作约半分钟。使患者前额有微微发热舒适感为佳。

（4）双手拇指按揉头部，采取两揉一按，从前向后至风池穴反复操作1～2分钟，头顶力量可重些，两侧宜轻。再让患者改端坐位，施术者站在患者后方，从前发际开始到后发际处用五指拿顶，反复操作6～9遍，以开窍醒神。

（5）一手掌扶前额，另一手拇、中指按揉两侧的风池穴，以酸胀为度。

（6）再用五指扫散、五指拿顶法，缓慢从头前发际向后至风池穴，再单手捏拿颈肌至颈项根部，反复6～9遍。

（7）双手拇指用较重手法捏拿肩井，按揉大杼、肺俞半分钟，使肩部斜方肌有酸胀舒适感为佳。

（8）叩击、拍打颈肩背部，再推擦大椎及背部膀胱经至发热为度，最后双手指捏拿肩井，稍用力以酸胀为度。

2.腰背部操作

（1）患者俯卧位。施术者用推法在腰脊柱两旁的膀胱经反复操作3～4遍，以疏通背部经络，使其有舒适放松感为佳。

（2）重点予一指禅推法或双拇指按揉五脏背俞穴，如肺俞、心俞、肝俞、脾俞、肾俞，调理脏腑功能。

（3）配合掌按揉、五指捏拿、空拳叩击、虚掌拍打背部膀胱经，重点是五脏背俞穴，约3分钟。

（4）横擦五脏背俞穴及膈俞，直擦背部膀胱经5～10遍，以透热为度。

3.四肢部操作

（1）重点按揉上肢穴位，如曲池、神门等，每穴约1分钟，要求出现明显酸胀感。

（2）配合辅助手法，捏拿、搓抖上肢，从肩至腕部以放松上肢关节。

（3）擦搓股内侧，使之透热；按揉下肢阳陵泉、足三里等穴，每穴约1分钟，要求出现明显酸胀感。

（四）辨证操作方法

1.肝阳上亢　重点推心俞、肝俞、肾俞、命门，每穴1分钟；捏拿曲池2分钟，按揉双侧三阴交3分钟，点按双侧太冲穴约2分钟；自太溪穴沿小腿内侧面推至阴谷穴，各10～15遍；推按足底涌泉穴，再施擦法以透热为度；使用推桥弓法，以拇指或食、中指从上向下，左右交替操作各15～20遍。

2.痰浊中阻　重点推、按揉膻中、中府、云门、中脘、建里、天枢等穴各约1分钟；按揉足三里、丰隆穴各约2分钟；按揉脾俞、胃俞，并横擦以透热为度。

3.肾精不足　推大椎，按揉翳风；横擦肾俞、命门一线，以透热为度，搓擦股内侧以透热为度；按揉大肠俞，拿承山；推按足底涌泉穴，再施擦法以透热为度。

4.气血亏虚　推揉中脘，摩腹；按揉血海、足三里各约2分钟；按揉心俞、膈俞、脾俞、胃俞，各2～3分钟；横擦脾俞、胃俞一线，以左侧为重、透热为度。

5. 瘀血内阻　揉按中脘、章门、期门、云门等穴各约 2 分钟；患者膝关节屈曲，拿揉承山穴及小腿。

【附注】

1. 头部推拿时，应固定患者头部，不使晃动，防止头晕加重；慎重使用摇扳法。

2. 患者应注意劳逸结合，且要保证足够的睡眠；保持心情舒畅、乐观，防止七情内伤。

3. 对肾精不足者，要节制房事，切忌纵欲过度；对痰浊中阻者，忌食肥甘厚味之物；素体阳盛者，忌食辛燥之品。

第四节　类风湿关节炎

学习目标

掌握类风湿关节炎的基本概念及病因病机；类风湿关节炎的诊断；类风湿关节炎的推拿治疗。

类风湿关节炎是一种以对称性多关节炎为主要表现的慢性、全身性、自身免疫性疾病。发病时可出现关节和关节外损害，四肢关节对称性肿痛，可伴有晨起僵硬感。本病属于中医学痹病范畴。

【病因病机】

人体正气虚衰，若因气候条件、生活环境、体质因素、七情、饮食、劳逸等诸多因素，致风寒湿热之邪侵袭体表，则易发本病，引起肢体关节疼痛、酸楚、麻木、重着及活动障碍。其主要病机为正虚外感，病初在经脉，累及肌肉、筋骨、关节，日久损及肝肾。其病理变化主要表现为本虚标实，虚实夹杂。以肝肾不足、脾胃亏虚为本，外邪侵袭、湿热阻滞、痰瘀互结为标。

【临床表现】

主要为关节和关节外的表现，患者肢体关节、肌肉疼痛，屈伸不利，或疼痛游走不定，甚则关节剧痛、肿大、僵硬、变形。若日久不愈，复感外邪，可由经络累及脏腑，出现相应的脏腑病变。

1. 关节表现　晨僵；关节疼痛；关节肿胀；关节畸形；关节功能障碍；特殊关节受累表现。

2. 关节外表现/系统损害　一般症状；皮肤表现；类风湿血管炎；呼吸系统损害症状；心血管系统损害症状；肾脏损害症状；血液系统损害症状；神经系统损害症状；消化系统损害症状。

【诊断】

目前通常采用美国风湿病协会 1987 年的诊断标准：

1. 晨僵　每天早晨起床后出现关节内或关节周围僵硬，每日至少持续 1 小时，持续发作至少 6 周。

2. 3 个或 3 个以上关节炎　全身 14 个关节中至少有 3 个同时出现肿胀或积液，持续至少 6 周。

3. 手关节炎　腕、掌指关节和近端指间关节至少有一处肿胀，持续至少 6 周。

4. 对称性关节炎　有双侧相同的关节区同时受累，持续至少 6 周。

5. 类风湿结节　关节伸侧、关节周围或骨突部位的皮下结节。

6. 类风湿因子阳性。

7. 影像学改变　手及腕关节 X 线提示骨质侵蚀或骨质疏松。

凡符合上述 7 项为典型的类风湿关节炎；符合上述 4 项者为肯定的类风湿关节炎；符合上述 3 项者为可能的类风湿关节炎；符合上述标准不足 2 项而具备下列标准 2 项以上者（a. 晨僵；

b. 持续的或反复的关节压痛或活动时疼痛至少 6 周；c. 现在或过去曾发生关节肿大；d. 皮下结节；e. 红细胞沉降率增快或 C 反应蛋白阳性；f. 虹膜炎）为可疑的类风湿关节炎。

【治疗】

（一）治则

补肝肾，强筋骨，通气血，利关节。风寒湿痹者，宜祛风通络，散寒除湿；风湿热痹者，宜清热通络，祛风除湿；痰瘀痹阻者，宜化痰行瘀，除痹通络；肝肾亏虚者，宜培补肝肾，舒筋止痛。推拿操作以手足部为主，配合背部和胸部操作为辅，选轻柔和缓的手法，力量不宜太重，操作速度不宜过快。

（二）取穴与部位

膈俞、肝俞、脾俞、胃俞、肾俞、肩三穴（肩髃、肩髎、肩贞）、曲池、外关、阳池、阳溪、合谷、后溪、血海、阳陵泉、足三里、绝骨、昆仑、解溪、涌泉诸穴，及四肢诸病变关节。

（三）基本操作方法

1. 患者取俯卧位，令其闭目静心，放松身体，自然呼吸。施术者立于其左侧，分别以指揉法施于背部诸穴，以膈俞、肝俞、脾俞、胃俞、肾俞为重点，交替操作，有酸胀得气感即可。双手施以膀胱经擦法（中背部），再施以捏脊法从骶尾部起向上至颈胸段，3～5 遍。总共约 5 分钟。

2. 患者取仰卧位，施术者坐于其患侧。先在患肢前臂掌侧和背侧交替施以掌根按揉法，由近端向远端腕关节方向过渡。分别拿前臂桡侧肌群和尺侧肌群。指揉外关、阳池、大陵诸穴，并配合腕关节屈伸、桡偏、尺偏，及顺时针和逆时针方向的腕关节被动运动。

3. 擦腕背侧和腕掌侧，均以透热为度。拿合谷，捻、抹诸掌指关节、近节指间关节和远节指间关节；并配合诸小关节屈伸的被动运动和摇动诸掌指关节。指揉掌侧骨间肌和背侧骨间肌。总共约 10 分钟。

4. 患者取仰卧位，施术者坐于其患侧。先在患肢胫骨前肌用掌根按揉法由近端向远端足背操作。微屈下肢，医生双手交替拿小腿腓肠肌直至跟腱，上下重复操作。分别指揉阳陵泉、足三里、绝骨、昆仑、太溪、解溪诸穴，并配合踝关节屈伸和内翻、外翻的被动运动。

5. 擦足背以透热为度。指揉足背、内踝、外踝及足背诸跖骨间隙内在肌。捻、抹、摇诸趾关节。总共治疗约 10 分钟。

（四）辨证操作方法

1. **风寒湿痹**　重点揉按天宗、肩井、肩前、阿是穴、膝眼、阳陵泉、足三里、血海、阴陵泉等穴，操作 2～3 分钟，反复进行，力量可稍重，使其有酸胀发热内透为佳，以达温寒活血通阳之功。

2. **风湿热痹**　重点按揉大椎、风池、曲池、外关、三阴交、阿是穴，每穴 1 分钟，力量平稳，缓缓加力，以增强清热利湿、舒筋止痛的作用。

3. **痰瘀痹阻**　重点按揉膻中、巨阙、郄门、太渊、丰隆、手三里、足三里等穴，每穴约 1 分钟，力量可稍重，能豁痰开结，通阳活络。

4. **肝肾亏虚**　重点按揉秩边、环跳、殷门、承山、悬钟、风市、昆仑、阳陵泉等穴，每穴 1～3 分钟，力量宜轻柔和缓，时间可稍长些，以补养肝肾。

【附注】

1. **坚持锻炼**　患者应在能耐受关节疼痛的限度内，持之以恒、有规律地锻炼每一个受累关节，每日 1～3 次，每次数分钟至数十分钟。坚持综合治疗和早期治疗，恢复大多较好。

2. **饮食宜忌**　患者忌暴饮暴食，禁食辛辣，少食肥甘，应戒烟限酒。增加饮食中蛋白质、糖和各种维生素的摄入。酌情选用药食两用的具祛湿利关节的木瓜、土茯苓等；或健脾利湿的薏苡仁、山药等；或具调节免疫的冬菇、黑木耳等；或清热疏利的丝瓜、冬瓜等；急性发作期忌食海鲜、羊肉等发物。

3. **起居调护**　防风、防寒、防湿，避免久居暑湿之地。注意保暖、避免疲劳，减少反复发作的诱因。关节肿胀、疼痛及发热者宜卧床休息；长期卧床者宜定时更换体位，将患侧肢体保持功能位，受压部位用软垫保护，防止压疮，疼痛缓解后进行功能锻炼。

第五节 心 悸

学习目标

掌握心悸的基本概念及病因病机；心悸的分型诊断；心悸的推拿治疗。

心悸是以阵发心脏跳动不安、胸闷气短为主要表现的一种疾病。系多种原因使心脏气机紊乱，心动异常。发作时患者自觉心中悸动，惊惕不安，常伴有气短、胸闷甚至眩晕、喘促、晕厥，脉象或数或迟或节律不齐。心悸常因惊恐劳累而诱发，时作时止，不发时如常人，病情较轻者为惊悸；病情较重者为怔忡。

本病相当于西医学认为的各种原因引起的心律失常。临床上推拿以治疗功能性心律失常为主，其他器质性病症引起的心悸，推拿只作为辅助治疗。

【病因病机】

1. 体质虚弱 先天禀赋不足，或素体虚弱，或久病失养，或劳欲过度，气血阴阳亏虚，致心失所养，而发心悸。

2. 饮食劳倦 多因嗜食膏粱厚味、煎炸炙煿之品，蕴热化火生痰，或伤脾生湿，滋生痰热，痰火扰心而致心悸。

3. 七情所伤 多因平素心虚胆怯，突受惊恐，忤犯心神，心神动摇，不能自主而发心悸。长期忧思不解，肝气郁结，化火生痰，痰火扰心，心神不宁而心悸；或气阴暗耗，心神失养而心悸。此外，如大怒伤肝，大恐伤肾，怒则气逆，恐则精却，阴虚于下，火逆于上，动撼心神而发惊悸。

心悸的病位主要在心，但其发病与脾、肾、肺、肝四脏功能失调相关。如脾不生血，心血不足，心神失养；或脾失健运，痰湿内生，扰动心神则动悸。肾阴不足，不能上制心火，或肾阳亏虚，心阳失于温煦，发为心悸。肺气亏虚，不能助心以治节，心脉运行不畅则心悸不安。肝气郁滞，气滞血瘀，或气郁化火，致使心脉不畅，心神受扰，亦可引发心悸。

知识链接

1. 心悸多见于心病患者，如胸痹、肺心病、厥心痛等疾病时常见。但亦可见于无明显心脏病变者。

2. 自觉心悸，心跳常间歇止，胸闷乏力，脉结代。心悸频发而严重时可发生晕厥。

3. 听诊可发现正常搏动后的期前收缩及随后的间歇。期前收缩的第一心音增强，第二心音减弱或消失。

4. 心电图可见房性期前收缩、房室交界性期前收缩、室性期前收缩、心动过缓、心动过速等多种表现形式，为诊断本病的重要依据。

【临床表现】

心悸的基本证候特点是自觉发作性心慌不安，心跳剧烈，不能自主，或一过性、阵发性，或持续时间较长，或一日数次发作，或数日一次发作。常兼见胸闷气短，神疲乏力，头晕喘促，甚至不能平卧，以致出现晕厥。其脉象表现或数或迟，或乍疏乍数，并以结脉、代脉、促脉、涩脉尤为常见。

1. 心虚胆怯　心悸，善惊易怒，坐卧不安，少寐多梦，恶闻声响，舌苔薄白或如常，脉象虚数或结代。

2. 心血不足　心悸头晕，面色不华，倦怠无力，舌质淡红，脉象细弱。

3. 阴虚火旺　心悸不安，心烦少寐，头晕目眩，耳鸣腰酸，手足心热，舌质红，少苔或无苔，脉象细数。

4. 心阳不振　心悸不安，动则悸发，胸闷气短，面色苍白，形寒肢冷，舌淡白，脉象虚弱或沉细。

5. 水饮凌心　心悸眩晕，胸脘痞满，形寒肢冷，小便短少，或下肢浮肿，渴不欲饮，恶心吐涎，舌苔白滑，脉象弦滑。

6. 心血瘀阻　心悸不安，胸闷不舒，心痛时作，痛如针刺，或见唇甲青紫，舌质紫暗或有瘀斑，脉涩或结代。

心悸多为本虚标实，其本为气血不足，阴阳亏损，其标是气滞、血瘀、痰浊、水饮，临床表现多为虚实夹杂。

【诊断】

1. 自觉心慌不安，心跳剧烈，神情紧张，不能自主，心搏或快或缓，或心跳过重，或忽跳忽止，呈阵发性或持续不止。

2. 伴有胸闷不适，易激动，心烦，少寐多汗，颤抖，乏力，头晕等。中老年发作频繁者可伴有心胸疼痛，甚至喘促，肢冷汗出，或见晕厥。

3. 发作常由情志刺激、惊恐、紧张、劳倦过度、饮酒饱食等因素而诱发。

4. 脉象可见有数、疾、促、结、代、沉、迟等变化。

5. 测血压、X线胸部摄片及心电图等有助于明确诊断。

【治疗】

（一）治则

养心、安神、定悸是治疗心悸的大法。心虚胆怯，治以安神定志，调理气机；心血不足，治以补益心气，养血安神；阴虚火旺，治以滋阴降火，调理心神；心阳不振，治以振奋心阳，镇心安神；水饮凌心，治以化气行水，宁心安神；心血瘀阻，治以活血通络，宁心安神。

（二）取穴与部位

以头面部、背部及双上肢经穴为主要操作部位。常用取穴有印堂、风池、百会、眉弓、心俞、肺俞、膈俞、膻中、中府、云门、内关、神门。

（三）基本操作方法

1. 头面部操作

（1）患者仰卧位或端坐位。施术者用拇指直推印堂至神庭，分推印堂至太阳穴3～6遍，为起手手法。

（2）自上而下推桥弓，先推左侧，再推右侧，每侧约1分钟，可起到降压的作用。

（3）按揉百会、风池1～3分钟，可安神定志。

2. 胸背部操作

（1）患者取端坐位。施术者站在患者体旁，捏拿肩井、颈肌，可缓解紧张的颈肌及斜方肌。

（2）一指禅推法推颈肌、斜方肌及背部，重点是心俞、肺俞、膈俞，时间3分钟，可养心安神。

（3）揉膻中，揉摩、推擦胸部，重点是中府、云门，操作时间约5分钟，可宽胸理气，养心安神。

3. 上肢部操作

（1）施术者按揉双内关、神门，每穴约1分钟，可养心安神。

（2）捏拿、搓抖上肢，摇扳、牵抖活动肩、肘、腕关节，可疏通上肢经络，放松上肢关节。

（四）辨证操作方法

1.心虚胆怯 延长按揉神门时间，加按巨阙，拿风池、玉枕。用小鱼际沿胸骨正中分别向左右腋中线推运至两胁部3～6分钟，以心悸减轻为度。

2.心血不足 加揉中脘，拿血海、足三里，延长推脾俞、胃俞。双手掌重叠按揉或用一指禅推法，施术于心俞、华佗夹脊穴5分钟。

3.阴虚火旺 加推肾俞，拿太冲、行间，推太阳、听宫、听会、耳门。按揉翳风，拿风池，按哑门。

4.心阳不振 摩小腹，点按中极、关元、气海。按揉八髎、肾俞、命门，三阴交。

5.水饮凌心 加按揉章门、期门，搓两胁。用梳法梳胸部中府、膻中两穴各1分钟，运腹部约5分钟。

6.心血瘀阻 按揉大包、京门、膈俞、三阴交，以透热为度。用右手掌或右手拇指、食指按摩头项部及背部膀胱经第1侧线，操作3～6分钟。

【附注】

1．患者应保持乐观的心态，坚持治疗，坚定信心。

2．对心虚胆怯及痰火扰心、阴虚火旺等引起的心悸，应避免惊恐刺激及忧思恼怒等。

3．轻证可从事体力活动，以不觉劳累、不加重症状为度，避免剧烈活动。

4．对水饮凌心、心血瘀阻等重症心悸，应嘱其卧床休息，保持一定生活节律。

5．患者应饮食有节，进食营养丰富而易消化吸收的食物，忌过饥过饱、烟酒、浓茶，宜低脂、低盐饮食，心气阳虚者忌过食生冷，心气阴虚者忌辛辣、炙煿之品，痰浊、瘀血者忌过食肥甘之品，水饮凌心者宜少食盐。

第六节 感 冒

学习目标

掌握感冒的基本概念及病因病机；感冒的分型诊断；感冒的推拿治疗。

感冒，又称伤风、冒风，是风邪侵袭人体所致的常见外感疾病。临床表现以鼻塞、咳嗽、头痛、恶寒发热、全身不适为其特征。全年均可发病，尤以春季多见。由于感邪之不同、体质强弱不一，证候可表现为风寒、风热两大类，并有夹湿、夹暑的兼证，以及体虚感冒的差别。如果病情较重，在一个时期内广泛流行，称为"时行感冒"。

西医学的上呼吸道感染属中医感冒范畴。西医学认为，当人体受凉、淋雨、过度疲劳等诱发因素，使全身或呼吸道局部防御功能低下时，则原已存在于呼吸道或从外界侵入的病毒、细菌可迅速繁殖，引起本病，以鼻咽部炎症为主要表现。

【病因病机】

感冒的主要病因是风邪。但并不是单纯的风邪，尚多兼时气。在不同的季节，往往兼夹时气而侵入，如冬季夹寒，多属风寒；春季夹热，多属风热；夏季多夹暑湿；秋季多兼燥气；梅雨季节多夹湿邪。因起居不慎、冷热不调、疲劳等使肌表不固，腠理松懈，在外邪侵袭时极易发病。

感冒的病变部位主要在肺卫。肺主皮毛，由于肺的宣发功能而使皮毛得到温润，若皮毛受病，则肺卫功能失调；肺开窍于鼻，肺气不利，宣发不行，发为感冒。感冒之疾，四季可患，但外邪入侵，发病与否，个体差异很大。有人常年不患感冒，有人一年多次感冒，这与人体正气的强弱以及卫气的调节功能失常与否有着密切关系。在起居失常、寒暖不均、疲乏劳累的状态下，尤其是体质虚弱之人,腠理疏懈,卫气不固,猝感风邪或时行病毒,由口鼻、毛发而入,则肺卫首当其冲,感邪之后,卫表不和则恶寒、发热、头痛、身痛;肺失宣肃则鼻塞、流涕、咳嗽、咽痛,因此迅速出现卫表及上焦肺系症状。由于病邪自上而入,内舍于肺,故尤以卫表不和为其主要方面。

总之,感冒的病因主要是风邪,兼夹时令之气,至于感邪后是否发病,又与正气的强弱密切相关,其病机关键是邪犯肺卫,卫表失和。

【临床表现】

感冒为外感病证,起病较急,临床以鼻塞、流涕、咳嗽、恶寒、发热、头身疼痛为主要临床表现。其病以卫表的症状最为突出。症状表现常呈多样化,以鼻、咽部痒而不适为早期症状,继而喷嚏、鼻塞、流涕等,轻则上犯肺窍,症状不重,易于痊愈;重则高热、咳嗽、胸痛等,呈现肺卫证候。临床主要分为风寒、风热、暑湿及体虚感冒。

1. 风寒　恶寒、发热、无汗、头痛身疼,鼻塞流清涕,喷嚏。舌苔薄白,脉浮紧或浮缓。

2. 风热　发热、恶风、头胀痛,鼻塞流黄涕,咽痛咽红,咳嗽。舌边尖红,苔白或微黄,脉浮数。

3. 暑湿　见于夏季,头昏胀重,鼻塞流涕,恶寒发热,或热势不扬,无汗或少汗,胸闷泛恶。舌苔黄腻,脉濡数。

4. 体虚感冒　年老体弱,卫外不固,易患感冒,且缠绵难愈。

【诊断】

1. 鼻塞流涕,喷嚏,咽痒或痛,咳嗽。

2. 恶寒发热,无汗或少汗,头痛,肢体酸楚。

3. 四时皆有,以冬春季节多见。

4. 血白细胞总数正常或偏低,中性粒细胞减少,淋巴细胞相对增多。

【治疗】

（一）治则

疏通经络,祛风解表为主。偏于风寒应温散寒邪,以摩擦类手法为主,令其身体有发热感为佳;偏于风热应清解热邪,以按揉类手法为主,令其身体微微汗出为度,可配合运用清热发汗的介质;夹暑湿者应祛除暑湿,用按揉摩擦类手法为主,配合药敷;虚证则宜补益,手法应轻缓柔和,治疗操作的时间相对要长些,令其身体有微微发热舒适为度。

（二）取穴与部位

以头面、项背、上肢为主要操作部位。常用取穴有印堂、太阳、攒竹、迎香、风池、大椎、肩井、大杼、肺俞、膈俞、合谷等。

（三）基本操作方法

1. 患者仰卧位或坐位,施术者坐在患者头顶端或立于患者前侧。

2. 用双手拇指交替从印堂推至神庭6～9遍,再从印堂分推前额至两侧的太阳穴6～9遍,再用拇指或中指两揉一按双侧的太阳穴半分钟。此手法常称为开天门、推坎宫,为头面部操作的起手手法。

3. 双手拇指或中指两揉一按前额的印堂、神庭、阳白及眼眶周围的睛明、攒竹、鱼腰、丝竹空、承泣、四白、瞳子髎,反复3～6遍。再分抹前额和眼眶,从内向外抹至太阳穴。此手法为主要手法,主治前额、太阳穴及眉棱骨疼痛,同时可增强人体正气。在前额或太阳穴处可用薄荷油等作为介质,加强解表功能。

4. 大鱼际揉前额,从印堂至两侧太阳穴,往返操作3～6遍或1～3分钟。使前额有发热感为度。

5. 拇指或中指按揉一侧鼻旁的鼻通、迎香穴半分钟,使患者鼻部有通气感,再按揉另一侧,然后双中指推擦两侧鼻唇沟及鼻翼至发热为度。能通鼻窍,治鼻塞。

6. 一指禅推或双手拇指按揉头部五经（督脉、膀胱经、胆经）,从前向后至风池穴反复操作

3～6遍或1～2分钟,再让患者改端坐位,施术者站在患者后方,从前发际开始到后发际处,用五指拿顶反复操作6～9遍。能开窍醒神,振奋人体阳气,提高抗病能力。

7. 一手掌扶前额,另一手的拇、中指按揉两侧的风池穴,再用五指捏拿法缓慢从风池穴向下移动直至颈项根部,反复6～9遍。使患者有酸胀感,能忍受为度,最好是令其微微发汗为佳,可起到发汗解表的作用。

8. 双手拇指按揉大杼、肺俞半分钟。推擦大椎及背部膀胱经,可配合运用活络油,令患者有发热、微微汗出为佳。双手捏拿肩井,稍用力以酸胀为度。能起到宣肺解表的作用。

9. 捏拿、搓抖上肢,从肩至腕部3～6遍,按揉曲池、合谷半分钟。以疏通经络为目的。

(四)辨证操作方法

1. 风寒型

(1)用按揉法在风府、风门两穴重点操作,每穴2分钟,使项背部有轻松感为度。

(2)患者取俯卧位,施术者位于患者顶端,用薄荷油或活络油为介质,推擦足太阳膀胱经背部两条侧线至发热,操作3～6分钟,以透热为度。

2. 风热型

(1)患者坐位。施术者站在患者后方,用一指禅推法沿督脉循行自印堂至神庭、风府至大椎,反复操作3～6分钟。

(2)用按揉法在百会、曲池穴操作1～2分钟。

(3)用冷水或冰水为介质按揉、推擦大椎穴1～2分钟。

3. 暑湿型

(1)用按揉法在脾俞、胃俞穴操作1～2分钟。加强健脾祛湿和胃的作用。

(2)揉摩腹部3～6分钟,按揉足三里1～2分钟。以和胃理气,增强抗病能力。

4. 阳气不足型

(1)按揉肾俞、命门、足三里等穴,每穴3～6分钟。时间稍长,力量不宜太重,令患者有舒适感为佳。

(2)重按合谷、太阳、肺俞,叩打足三里。振奋人体阳气。

(3)以活络油为介质,按揉、推擦、五指捏拿、空拳叩击、虚掌拍打腰部的膀胱经,3～6分钟,透热为度。

【附注】

1. 推拿治疗感冒,主要作用是祛风解表。

2. 风为百病之长,风邪祛,则寒、暑、湿等外邪无所依附,病可痊愈。"膀胱主一身之表",所以在治疗上应"首开膀胱经发表之门户"。发表门户开,则邪能祛除,首取膀胱经诸穴,意在于此。

3. 患者在患病期间应注意休息,多饮开水,保暖避风寒,对疾病的恢复有益。

4. 患者可做自我按摩。患者正坐,两手食指分别按压鼻两旁之迎香穴,顺转20次,逆转20次,每日2次,可预防感冒。

第七节　咳　嗽

学习目标

掌握咳嗽的基本概念及病因病机;咳嗽的分型诊断;咳嗽的推拿治疗。

咳嗽是以咳嗽、咳痰为主要症状的一种疾病。咳指肺气上逆作声,即无痰而有声;嗽指咯吐痰液，即无声而有痰；有声有痰为咳嗽。本证有暴咳和久咳之分，暴咳为肺咳之属新起，为外感，病程短暂者；久咳为肺咳日已久，属内伤，或反复发作者。西医学的上呼吸道感染、气管支气管炎、支气管扩张、肺炎等引起的以咳嗽为主症者，可参考本节治疗。

【病因病机】

咳嗽的病因有外感、内伤两大类。外感咳嗽为六淫外邪犯肺；内伤咳嗽为脏腑功能失调，两者均可累及肺脏受病。咳嗽的主要病机是肺气不清，失于宣肃。

1.外邪袭肺 是因外感六淫之邪，从口鼻或皮毛而入，伤及肺系，肺失肃降，气机上逆，引起咳嗽。风为六淫之首，其他外邪多随风邪侵袭人体，所以外感咳嗽常以风为先导，或夹寒，或夹热，或夹燥，其中尤以风邪夹寒者居多。

2.脏腑功能失调 多因肝、脾、肺等脏腑功能失调，引起肺气不清，失于宣肃，迫气上逆而作咳。

无论外感或内伤所致的咳嗽，均累及肺脏受病，使肺失清肃，肺气上逆，发生咳嗽，故《景岳全书·咳嗽》说："咳证虽多，无非肺病"。外感咳嗽与内伤咳嗽还可相互影响为病。

【临床表现】

1.外感咳嗽

（1）风寒证：为风寒袭肺，肺气失宣。证见咳嗽声重，喉痒，咳痰稀薄色白，恶寒，或有发热，无汗，肢体酸楚，头痛，鼻塞流涕，舌苔薄白，脉象浮紧。

（2）风热证：为风热犯肺，肺失清肃。证见咳嗽频剧，气粗，咳痰不爽，痰黏白或黄，咽痛或咳声嘶哑，头痛，或有发热，微恶风寒，有汗不畅，口微渴，舌苔薄白或黄，脉浮数。

2.内伤咳嗽

（1）湿痰证：为脾失健运，湿痰侵肺。证见晨起咳嗽较重，咳声重浊，痰多色白或灰暗，初发时痰不易出，缓解时咯吐滑利，伴有胸闷、脘痞、食少、疲倦，舌苔白腻，脉濡或滑。

（2）痰火证：为肝失条达，气郁化火，上逆灼肺。证见咳嗽阵作，气逆作咳，痰少质黏，咳时胸胁引痛，面颊略红，咽喉干痒，口苦，舌尖偏红，舌苔薄黄，脉象弦数。

【诊断】

1.咳逆有声，或伴咽痒咳痰。

2.外感咳嗽，多为新病，起病急，病程较短，可伴有寒热等表证；内伤咳嗽，多为久病，每因外感反复发作，病程较长，咳而伴喘。

3.急性期，周围血白细胞总数和中性粒细胞增高。

4.听诊可闻及两肺野呼吸音增粗，或伴散在干、湿性啰音。

5.肺部 X 线摄片检查正常或肺纹理增粗。

【治疗】

（一）治则

外感咳嗽，多为实证，治以祛邪利肺；内伤咳嗽，虚实夹杂，且多属邪实正虚，治以祛邪止咳，扶正补虚，标本兼顾。胸部推拿手法宜轻柔和缓，刺激力量宜轻，速度宜缓慢；背部手法宜稳重着实，刺激力量宜重，"得气"宜强，让受术者有微微汗出为佳。久咳病程较长，病情复杂，除选肺经为主外，还应随证选取脾、肝、肾经之穴，非急性期手法宜轻，从缓图治。

（二）取穴与部位

以胸、背、四肢为主要操作部位，主要取穴有天突、膻中、中府、身柱、大杼、风门、肺俞、尺泽、外关、列缺、太渊、合谷等。

（三）基本操作方法

1.患者仰卧位，平心静气，呼吸自然。施术者站或坐于患者体侧，以中指轻轻按揉天突至膻中穴，再按揉中府穴，每穴1分钟。手法不宜太重，速度不宜过快，能起到宽胸理气止咳的作用。

2．全掌轻轻按揉胸部，再双手拇指或掌分推，从中间沿肋弓分推至两胁肋部5～10遍。男性可直接针对皮肤操作，也可隔着按摩巾操作；女性应避开乳房进行操作，可宽胸宣肺，理气止咳。

3．患者改端坐位或俯卧位。施术者用一指禅推法推身柱、大杼、风门、肺俞，每穴1分钟，力量可稍重，速度可稍快，功能清肺化痰止咳。

4．指振风池、拿揉肩井；按揉脾俞、肾俞穴，以酸胀"得气"为度。横擦背上部、直擦背部胸椎2～7节段夹脊两侧，以背胸部透热为度，可振奋、扶助肺气。

5．捏拿颈项两侧直至颈项根部，再五指捏拿、空拳叩击、虚掌拍打肩背部，可疏畅肺气。

6．患者再取端坐位或仰卧位。施术者一指禅推法推尺泽、外关、太渊、合谷等穴，每穴1分钟，可宣肺解表，化痰止咳。

7．捏拿、搓抖和运动上肢关节3～6遍，以疏通经络。

（四）辨证操作方法

1．风寒咳嗽　用拇指点按揉天突、中府、云门、风池、大杼穴，每穴1～3分钟，使胸部、背部有轻快感为宜，或以局部酸胀向周围扩散为度，再推擦背部膀胱经至发热内透为度。可解表散寒，宣肺止咳；再捏拿肩井1～3分钟，叩击、拍打颈肩背部，可祛寒解表。鼻塞流涕者加推印堂，揉攒竹、迎香，每穴1分钟，可通鼻窍。

2．风热咳嗽　掌推擦大椎、肺俞及背部膀胱经至发热内透汗出为度，可发汗清热，宣肺止咳；再捏拿上肢，按揉曲池、合谷1～3分钟，手法可适当重些，使感应扩散到整个上肢以疏通肺经；最后捏拿肩井1～3分钟结束。如鼻塞恶风者加揉印堂、迎香、太阳穴，可祛风宣肺。

3．湿痰咳嗽　一指禅推法或重点指按揉手三里、足三里、丰隆等穴，每穴1～3分钟，可健脾化痰止咳；再用指或掌分推、分抹胸胁1～3分钟，可宽胸理气；最后指按揉章门穴1～3分钟，使呼吸道通畅，咳出黏痰为爽。

4．痰火咳嗽　一指禅推法或指按揉天柱、肩井等穴，每穴1～3分钟；再重按太冲、行间、三阴交1～3分钟，使酸胀感沿经脉向上扩散为度，可清热化痰止咳。

【附注】

1．咳嗽为多种疾病均可出现的症状，应准确辨证。

2．患者应注意休息，加强体育锻炼，增强耐寒能力，以预防上呼吸道感染。

3．暴咳起病急，病位浅，病情轻，推拿以肺经为主，手法宜重，治疗得当较易治愈。

4．平时注意改善环境卫生，减少空气污染，切实戒烟，饮食忌辛辣厚味。

第八节　哮　喘

学习目标

掌握哮喘的基本概念及病因病机；哮喘的分型诊断；哮喘的推拿治疗。

哮喘是一种以呼吸急促，喉间哮鸣，甚则张口抬肩，不能平卧为主症的疾病，常反复发作。哮与喘同样会有呼吸急促的表现，但症状表现略有不同，"哮"是呼吸急促，喉间有哮鸣音；"喘"是呼吸困难，甚则张口抬肩。正如《医学正传》所说："大抵哮以声响名，喘以气息言。"临床所见哮必兼喘，喘未必兼哮。两者每同时举发，其病因病机也大致相同，故合并叙述。本病一年四季均可发病，尤以寒冷季节和气候急剧变化时发病较多。男女老幼皆可罹患。

哮喘多见于西医学的支气管哮喘、慢性喘息性支气管炎、肺炎、肺气肿、心源性哮喘等。临床常见的支气管哮喘常分为外源性、内源性及混合性三类。外源性哮喘是机体接触抗原性物质

（如吸入花粉、真菌孢子，进食鱼、虾、牛奶、蛋类及接触青霉素等）所致，多数认为这类患者为过敏体质。内源性哮喘是指非抗原性所引起者，如呼吸道感染、寒冷空气、理化因素等所致。内、外源性哮喘均以支气管平滑肌收缩、血管扩张、黏膜水肿、分泌亢进为主要病理特点。

【病因病机】

1. 外邪侵袭　多因重感风寒，侵袭于肺，外则腠理郁闭，内则肺气壅塞，致使肺气不得宣降，上逆而致，或因风热之邪，自口鼻入肺，或寒郁而化热，热不得泄，则肺气壅塞，清肃失司，导致肺气上逆。

2. 痰浊内盛　多因饮食不洁，恣食肥甘、生冷，或嗜酒伤中，脾失健运，痰湿内生；素体痰湿偏盛，日渐积累，由中焦而上犯于肺，肺为痰壅，不得宣畅，气机失利，难以下降，导致呼吸促迫而成。若湿痰久郁化热，或肺火素盛，蒸液成痰，则痰火交阻于肺，于是胀满而成。

3. 肺肾虚弱　多因久咳伤肺或平素极易疲劳汗出，导致肺之气阴不足，气失所主，肺气肃降功能下降，而致气短而喘。年老体弱，肾气不足或劳欲伤肾，精气内夺，导致肾气摄纳无权，少气而喘。

上述各种病因，既是引起本病的重要原因，亦是每次发病的诱因，如气候突变、饮食不当、情志失调、劳累过度等俱可诱发，其中尤以气候因素为主。本病多在气候变化由热转寒及深秋、冬春寒冷季节，发病率增高。本病根据病因病机可分为实证和虚证两类，实证为外邪、痰浊等壅阻肺气；虚证则为精气不足，肺肾出纳失常所致。

【临床表现】

1. 风寒袭肺　喘急胸闷，伴有咳嗽，咳痰稀薄，色白，初起多兼恶寒、头痛、身痛等表证。口不渴，苔薄白，脉浮。

2. 风热犯肺　喘促气粗，甚至鼻翼扇动，咳嗽痰黄而黏稠，口渴喜冷饮，胸闷烦躁，汗出，甚则发热面红。舌质红，苔黄，脉浮数。

3. 痰浊阻肺　气喘咳嗽，痰白而黏，咯出不爽。甚则喉中有痰鸣声，胸中满闷，恶心纳呆，口淡无味，舌苔白腻，脉滑。

4. 肺虚　喘促气短，言语无力，咳声低弱，自汗畏风，或咽喉不利，口干面红，舌质偏红，脉象软弱。

5. 肾虚　喘促日久，呼长吸短，动则喘息更甚，形瘦神疲，气不得续，汗出，肢冷，面青，甚则四肢浮肿，小便不利，心悸不安，舌质淡，脉沉细。

【诊断】

1. 发作时喉中哮鸣有声，呼吸困难，甚则张口抬肩，不能平卧，或口唇、指甲发绀。

2. 呈反复发作性。常因气候突变、饮食不当、情志失调、劳累过度等因素诱发。发作前多有鼻痒、喷嚏、咳嗽、胸闷等先兆。

3. 有过敏史或家族史。

4. 两肺可闻及哮鸣音，或伴有湿啰音。

5. 血嗜酸性粒细胞可增高，痰液涂片可见嗜酸性粒细胞。

6. 胸部 X 线检查一般无特殊改变，久病可见肺气肿体征。

【治疗】

（一）治则

肃肺降气平喘是推拿治疗本病的总原则，实证以祛邪为主，虚证以扶正为主。推拿治疗以头面及背部操作为主。手法持久稳重，力量深透，时间稍长。

（二）取穴与部位

风池、肩井、桥弓、天突、膻中、中脘、天枢、定喘、肺俞、脾俞、胃俞、肾俞、足三里、丰隆等穴。以头面、胸胁、项背、上肢为操作部位。

（三）基本操作方法

1. 患者取端坐位，施术者立于其身后。捏拿颈项两侧直至颈项根部，再拿肩井，此为起手手法。

2. 指推一侧桥弓穴，自上而下 20～30 次，再推另一侧桥弓穴，可降气平喘。

3. 分推自额至下颌，往返 3～6 遍；再以一指禅推法推一侧头部胆经循行区域，自前上方向后下方操作 3 遍，然后再做另一侧。

4. 一指禅推法推定喘、肺俞、脾俞、肾俞穴，以酸胀"得气"为度；再指振风池，拿肩井；横擦背上部，直擦背部胸 2～7 节段夹脊两侧，以背胸部透热为度。

5. 患者改仰卧位。施术者用一指禅推法，从天突推至神阙穴 3～6 遍；指按揉天突、膻中、中脘、天枢，每穴 1 分钟，可宽胸理气，降气平喘。

6. 横擦前胸胁部，沿锁骨下缘开始到十二肋，使胸胁部有温热感。

7. 捏拿、搓抖上肢从肩至腕部，按揉足三里、丰隆等穴，以酸胀"得气"为度。

（四）辨证操作方法

1. **风寒袭肺** 直擦背督脉及膀胱经至发热内透为度。一指禅推法或按揉法在背两侧肺俞、膈俞操作，每穴 1 分钟。

2. **风热犯肺** 直擦背督脉及膀胱经，以温热感为度。用三指拿法及按揉颈椎两侧往返 3～6 遍，时间约 3 分钟。

3. **痰浊阻肺** 按揉脾俞、胃俞，并横擦以透热为度；按、拿两侧尺泽、内关、足三里、丰隆等穴，以酸胀"得气"为度，每穴约 1 分钟。

4. **肺虚** 重点横擦前胸上部及背部膀胱经心俞、肺俞区域，均以透热为度。用轻柔的一指禅推法或按揉法在背部两侧肺俞、膈俞、脾俞、肾俞操作，每穴 1～3 分钟。

5. **肾虚** 直擦背部膀胱经和横擦腰部肾俞、命门，均以透热为度。按揉两侧肾俞、肺俞，手法宜轻柔，切忌刺激太重。

6. **哮喘发作甚者** 用一指禅推法或按揉法，在背部两侧膀胱经的定喘、风门、肺俞、肩中俞治疗，每穴 1～3 分钟，开始时用轻柔的手法，以后逐渐加重，以患者有明显的酸胀感为度。在哮喘缓解后再进行辨证施治。

【附注】

1. 哮喘发作，多为外邪引动伏痰，阻塞肺道所致，其病程较长，反复发作，顽固难愈。

2. 推拿治疗对轻、中型哮喘疗效较好，可达到平喘化痰、利肺之效。对重型哮喘合并感染，应综合治疗，以防止病情恶化。

3. 预防感冒，戒除烟酒，以消除诱因；防寒保暖，净化环境，远离病源，以减少发作。

4. 长期坚持推拿治疗，尤其在缓解期要持之以恒，标本兼顾，可预防其发作。

第九节　糖　尿　病

学习目标

掌握糖尿病的基本概念及病因病机；糖尿病的分型诊断；糖尿病的推拿治疗。

糖尿病是一组由于胰岛素分泌缺陷和／或胰岛素作用缺陷引起的，以慢性高血糖伴碳水化合物、脂肪和蛋白质的代谢障碍为特征的代谢性疾病。中医称其为"消渴"病，以多饮、多食、多尿，尿糖及血糖增高为典型临床表现。

糖尿病的慢性并发症是患者致死、致残的重要原因。病久不愈可引起多系统损害,导致眼、肾、神经、心脏、血管等组织的慢性进行性病变,造成功能缺陷及衰竭。推拿对糖尿病的慢性并发症具有一定的辅助治疗作用,可改善部分受损组织的功能状态,缓解疾病的部分症状。

【病因病机】

糖尿病一般分为两型,即 1 型糖尿病和 2 型糖尿病。其中 1 型糖尿病多见于青幼年,发病较急、病情较重,须用胰岛素治疗。2 型糖尿病在我国约占 90%,多见于成年,起病较慢,病情较轻;血浆胰岛素水平正常或稍高。2 型糖尿病有明显的家族史,普遍认为是多基因遗传疾病;肥胖是主要的促发因素,肥胖者胰岛素受体数目减少,对胰岛素敏感性降低,容易促发糖尿病;此外,感染,应激,缺乏体力活动,多次妊娠、分娩等,可使拮抗胰岛素物质增加,从而诱发 2 型糖尿病。

2 型糖尿病患者胰岛病变较轻,约有 30% 的患者无明显胰岛组织的病理变化。糖尿病血管病变包括微血管病变和大血管病变,常常出现在视网膜、肾、神经、肌肉、皮肤等组织,微循环障碍、微血管瘤形成和微血管基底膜增厚,是糖尿病微血管病变的典型改变;大血管病变包括动脉粥样硬化和继发于高血压的中、小动脉硬化,亦可在非糖尿病患者中出现此病变,故缺乏特异性。糖尿病的神经病变多出现在病程长或病情控制不良的患者中,末梢神经纤维呈轴突变性,继而出现节段性或弥漫性脱髓鞘改变,神经营养血管也可出现微血管病变。糖尿病控制不良时还可发生肝脏脂肪沉积和变性。

中医认为,本病的成因主要为禀赋不足,素体阴虚,加之饮食不节,情志失调,劳欲过度致燥热偏盛,从而造成本病。其发病机制有以下特点:阴虚为本,燥热为标,互为因果。燥热愈甚,阴虚愈甚,阴虚愈重,燥热愈甚。病变脏腑主要为肺、胃、肾,其中以肾为关键;三者之间,虽有偏重,但往往又相互影响。如肺燥阴伤,津液失于敷布,则脾胃失于濡养,肾精不得滋助;脾胃燥热偏盛,上灼肺津,下耗肾阴,阴虚火旺,亦上灼肺胃,致肺燥胃热肾虚;病久则阴损及阳,致阴阳俱虚,尤以肾阳虚及脾阳虚多见;久病入络,血脉瘀滞,则可累及多个脏腑。

知识链接

1 型或 2 型糖尿病均存在明显的遗传异质性。糖尿病存在家族发病倾向,1/4～1/2 患者有糖尿病家族史。临床上有 60 种以上的遗传综合征可伴有糖尿病。1 型糖尿病有多个 DNA 位点参与发病,其中以 HLA 抗原基因中 DQ 位点多态性关系最为密切。2 型糖尿病已发现多种明确的基因突变,如胰岛素基因、胰岛素受体基因、葡萄糖激酶基因、线粒体基因等。

【临床表现】

(一)典型表现

糖尿病的典型表现即代谢紊乱综合征,其表现常常被称为"三多一少",即多尿、多饮、多食和体重减轻。

1.多尿 因血糖过高,经肾小球滤过而不能完全被肾小管重吸收,形成渗透性利尿。每日尿量多为 3～5L,甚至可达到 10L 以上。

2.多饮 由于多尿,水分丢失过多而口渴所致。

3.多食 糖不能被利用并大量丢失,使机体处于饥饿状态,能量缺乏,致使食欲亢进。

4.体重减轻 患者体内葡萄糖不能利用,脂肪分解增多,蛋白质合成减少、分解加速,呈负氮平衡,肌肉渐见消瘦,体重减轻。

5.其他症状 疲乏无力,皮肤瘙痒,腰肢酸痛,阳痿,月经失调,便秘等。

(二)并发症

1.慢性并发症 最常见的并发症有以下几种。

（1）心血管病变：以大、中动脉粥样硬化较为常见。临床表现为冠心病、急性脑血管病、肾动脉硬化、肢体动脉硬化等。心脏微血管病变及心肌代谢紊乱可致心肌广泛性坏死，称为糖尿病性心肌病，常可诱发心力衰竭、心律失常，甚至猝死。

（2）肾脏病变：主要有肾小球硬化，出现蛋白尿、水肿、高血压等；晚期有氮质血症，最终发生肾衰竭，为1型糖尿病死亡的主要原因。

（3）眼部病变：病史超过10～15年，半数以上有视网膜病变，为糖尿病患者失明的主要原因；也可引起白内障、青光眼、屈光改变等。

（4）神经病变：病变可累及神经系统任何部位，以周围神经病变最为常见，表现为对称性的周围神经炎，进展缓慢，下肢较明显，出现糖尿病足。糖尿病足表现为：下肢远端神经异常和不同程度的周围血管病变，相关的足部感染、溃疡和深部组织的破坏，主要的严重后果是足溃疡和截肢。

（5）皮肤及其他病变：因组织缺氧引起小血管扩张，面色红润。因毛细血管脆性增加易出现皮下出血和瘀斑。皮肤小动脉病变所致供血不足可引起局部皮肤发绀或缺血性溃疡，溃疡表浅、疼痛，多见于足部。神经营养不良和外伤可引起营养不良性皮肤溃疡，溃疡较深、不痛，不易愈合，亦多见于足部。

2．急性并发症　主要为糖尿病酮症酸中毒，是糖尿病一种严重的急性并发症，多发生于1型和2型严重阶段。

3．感染　疖、痈等皮肤化脓性感染常见，可反复发生，甚则引起败血症或脓毒血症。

【诊断】

世界卫生组织咨询委员会1998年报告的糖尿病诊断标准为：以下1项标准加2项标准中的任意一种检查阳性者，即可诊断。

1．有多尿、多饮、多食和体重减轻"三多一少"的典型表现。

2．血糖检查

（1）随机血糖（是在一天中的任何时间，而不管上次进餐的时间）≥11.1mmol/L（200mg/dl）；

（2）空腹血糖（是至少8小时没有热量的摄入）≥7.0mmol/L（126mg/dl）；

（3）口服葡萄糖耐量试验，餐后2小时血糖≥11.1mmol/L（200mg/dl）。

3．症状不典型者，需另外一天检查再次证实。

【治疗】

（一）治则

调理脏腑，养阴清热，益气补肾。推拿对糖尿病的治疗，体现在缓解改善其症状，促进病症向良性方向转化、康复，对并发症的预防也有辅助功效。凡糖尿病病情较重、合并有并发症的患者，以及皮肤发绀、感染和溃疡者，为推拿治疗禁忌。推拿操作手法强调轻柔缓和，避免重力的施用；推拿施治注重阴虚为本的特点；重视对下肢的操作，以及对四肢远端的治疗；多用顾护脾胃之气的手法。

（二）取穴与部位

主要选取肾经、膀胱经、胃经、任脉、胆经等经脉部位；重点穴位有膻中、鸠尾、中脘、神阙、天枢、丹田、中极、肺俞、肝俞、脾俞、胃俞、肾俞、三焦俞、足三里、阳陵泉、三阴交、涌泉等。

（三）基本操作方法

1．患者取仰卧位

（1）施术者双手多指交叉，用掌面协同大面积抚摩揉按前胸及两胁部位，力量轻柔缓和而舒适，3～5分钟；两掌紧贴胸胁自上而下交替相对揉搓，动作轻快柔和，2～3分钟；指点按、振颤中府、膻中穴，1～2分钟；横擦前胸上部，以透热为佳。

（2）施术者叠掌揉按上腹部，重点在剑突下鸠尾、上脘穴，和缓操作5～8分钟；再握拳快速、小幅度、轻柔地叩击上腹及肋弓下等部位。

（3）双拇指分推腹阴阳，反复操作 10～20 遍；掌摩全腹，沿结肠走行顺时针操作，以结肠右曲、结肠左曲、乙状结肠区为重点部位，约 5 分钟；在鸠尾至中极穴的任脉一线，分别予以单掌推、双拇指交替按压、掌根捋揉、轻柔的振颤按压等方法，以脐下为重点；掌摩下腹部，以丹田穴为重点；反复操作 10～20 分钟。

（4）施术者以拇指或小鱼际，分别按揉上肢手阳明经脉和下肢足阳明经脉循行线路，轻柔操作；重点按揉上肢的曲池、手三里、合谷、支沟等腧穴，下肢的足三里、复溜、太溪等腧穴，各 1～2 分钟。

2. 患者取俯卧位

（1）施术者用双掌沿背部膀胱经，从肩部推至跟腱；再沿胆经走向，从两腋下胁肋推至外踝部；各推 5～8 遍，力量逐步加到稍重的程度。

（2）施术者两拇指分别揉按背部膀胱经背俞穴，肺俞至三焦俞节段，重点为脾俞、胃俞、肾俞、三焦俞，反复 5～8 遍；并在重点背俞穴实施较轻柔的指拨法。

（3）横擦腰部肾俞、命门穴一线，斜擦八髎穴，均以透热为度；拿揉整个下肢，反复 3～5 遍；从小腿至大腿，沿膀胱经做指分推或掌分推，反复 3～5 遍；拿揉跟腱 1～2 分钟；向足趾方向分推、挤按涌泉穴，再施擦法，约 2 分钟。

（4）屈伸扳摇踝关节、膝关节，后伸摇转髋关节，各关节和缓适度地操作数次；绷紧足跟，握拳叩击跟骨 5～8 次；用叩击法和平拍法，由肩背一直到跟腱反复顺经操作，力量柔和地击打 3～5 分钟。

3. 患者取坐位

（1）点百会、风府、风池穴，并施振颤法操作，各 1～2 分钟；适度轻摇颈椎左右 3～5 圈；提拿肩井 3～5 次，力度适宜。

（2）掌揉肺俞、肩胛骨内缘，反复操作 2～3 分钟；施用插法，即施术者一手掌由前向后推压肩关节前部，另一手四指并拢伸直，以四指端着力，从肩胛骨内侧缘插入到肩胛骨与肋骨之间，向肩峰方向顶推，并配合施用振颤法，持续 1～3 分钟。

（3）置两掌于肩前、肩后，施对掌搓揉肩部约 1 分钟；叩击肩背部约 1 分钟；拿揉肩井。

（四）辨证操作方法

1. 烦渴多饮者，重点按揉左梁门、左章门穴；按揉肺俞、心俞、膈俞、肝俞、脾俞等穴；点按下肢足三里、阳陵泉等穴；掐少商穴；每穴约 1 分钟。

2. 饮多食多者，重点按揉中脘、建里等穴，1～2 分钟；自中脘向上推按至咽部，反复 3～5 遍；搓擦胁肋约 1 分钟。

3. 多尿者，重点按揉水分、关元、中极穴；按揉肺俞、肝俞、肾俞、膀胱俞诸穴，每穴 1～2 分钟；再重点横擦腰部、斜擦八髎，以透热为度；按揉百会后拿揉肩井。

【附注】

1. 中、西医药物治疗必须认真坚持；起居有常，忌吸烟及饮酒，讲究卫生；参加适当的文娱活动，运动可促进糖的利用；注意预防外邪感染。

2. 应长期严格地坚持饮食治疗，即食饮总热量和营养成分须适应生理需要，进餐定时定量，以利于血糖水平的控制，忌食膏粱厚味、辛辣香甜之品。

3. 根据不同的并发症，积极采用对症处理。

第十节 胃脘痛

学习目标

掌握胃脘痛的基本概念及病因病机;胃脘痛的分型诊断;胃脘痛的推拿治疗。

胃脘痛是以上腹部近心窝处经常发生疼痛为主症的一种疾病。由于疼痛部位距心窝部较近,古人又称"心痛""胃心痛""心腹痛""心下痛"等。《医学正传》说:"古方九种心痛……详其所由,皆在胃脘而实不在心也。"后世医家对胃痛与心痛有了明确区分。胃痛病位在胃,而及于脾,与"真心痛"发生于心系之病证有本质的不同,临床应加以区别。

胃痛多见于西医学的急慢性胃炎、消化性溃疡、胃肠神经官能症、胃黏膜脱垂等病,是各种原因导致胃黏膜刺激、受损或胃平滑肌痉挛所出现的症状。

【病因病机】

胃脘痛的部位虽在胃,但与肝肾关系非常密切。本病的常见原因有情志、饮食、劳倦、受寒等,其发病机制不外乎两方面:一是气机阻滞,"不通则痛";二是胃失温煦或濡养,"不荣则痛"。

1.寒邪犯胃 多因外感寒邪,或过食生冷,寒客于胃,致气机凝滞,胃气不和,收引而痛。

2.饮食不节 饮食所伤亦致脾胃受伤,食滞中焦,气机不利而胃痛。

3.肝气郁结 多因忧郁恼怒,情志不遂,肝气失于疏泄,横逆犯胃,胃失和降,而致胃痛。肝气郁结,日久不愈,既可化火伤阴,又可导致瘀血内结,则疼痛每多缠绵难愈。

4.脾胃虚寒 多因素体不足,或劳倦过度,或饥饱失常,或久病不愈等,损伤脾胃,使中焦虚寒,胃络失于温煦而发生疼痛。

【临床表现】

胃为多气多血之腑,故胃痛初起,多在气分,迁延日久,则深入血分,所以胃痛日久不愈,均可形成瘀血内停。

1.病邪阻滞

(1)寒邪者:胃脘疼痛暴作,畏寒喜暖,得热痛减,遇寒加剧,口淡不渴或喜热饮,苔白,脉紧。

(2)食滞者:胃脘胀闷,甚则疼痛,嗳腐吞酸,或呕吐不消化食物,其味腐臭,吐后痛减,或大便不爽,得矢气或便后稍舒,苔厚腻,脉滑或实。

2.脏腑失调

(1)肝气犯胃:胃脘胀满,攻撑作痛,连及两胁,胸闷嗳气,喜叹息,大便不畅,得嗳气、矢气则舒,遇烦恼郁怒则痛作或痛甚,舌苔薄白,脉弦。

(2)脾胃虚寒:胃痛隐隐,绵绵不休,喜暖喜按,劳累或受凉后发作或加重,泛吐清水,纳食减少,手足不温,大便溏薄,舌淡,苔白,脉软弱或沉细。

以上胃脘痛诸证,病邪阻滞者多为急性疼痛,脏腑失调者多为慢性疼痛。病邪阻滞者治疗收效较快,但如未及时彻底治愈,也可能转为慢性。临床各证既可单独出现,又往往相互影响,出现虚实并见、寒热错杂、阴阳并损的证候,临证时必须辨证审因,灵活掌握。

【诊断】

1.胃脘部疼痛,常伴痞闷或胀满、嗳气、泛酸、嘈杂、恶心呕吐等症。

2.发病常与情志不畅、饮食不节、劳累、受寒等因素有关。

3.上消化道钡餐 X 线检查、纤维胃镜及组织病理活检等,可见胃、十二指肠黏膜炎症、溃疡等病变。

4. 大便或呕吐物隐血试验强阳性者，提示并发消化道出血。

5. B超、肝功能、胆道 X 线造影有助于鉴别诊断。

【治疗】

（一）治则

以理气和胃止痛为主。凡病邪阻滞者，辨其邪而去之；肝气郁滞者，宜疏肝理气；脾胃虚寒者，则温中散寒；瘀血内停者，则治以活血化瘀。以腹部操作为主，手法轻柔和缓，以一指禅推、按揉、摩法为主要手法，力量适度，"得气"即可，速度缓慢，操作时间可稍长些。再配合背部操作，辨证施术。

（二）取穴与部位

以腹部操作为主，配合背部、四肢经穴。常用取穴有中脘、天枢、气海、足三里、膈俞、肝俞、脾俞、胃俞、三焦俞、肩井、手三里、内关、合谷。

（三）基本操作方法

1. 胃脘部操作

（1）患者仰卧位，腹部放松，呼吸自然，平心静气。施术者先用一指禅推法在胃脘部操作，力量由轻到重，适度加力，速度缓慢均匀，幅度尽可能大些，以患者能忍受为度，可理气和胃止痛。

（2）再用掌按揉、捏拿、分推腹部3～6分钟，促进胃肠活动，疏通经络，理气止痛。

（3）再用摩法操作5分钟，使热量渗透于胃腑，达到温胃散寒，热至痛止。

（4）同时配合按揉足三里，时间为3～6分钟，以健脾和胃止痛。

2. 背部操作

（1）患者改俯卧位。施术者用一指禅推法，从背部脊柱两旁沿膀胱经顺序而下至三焦俞，往返4～5遍，可疏通经络，调整脏腑功能。

（2）用较重的指按揉法于膈俞、肝俞、脾俞、胃俞、三焦俞操作，时间3～6分钟，达到止痛的作用。

（3）在背部沿膀胱经循行自上而下施推擦法，以透热为度，可使患者热至痛止。

3. 肩臂及胁部操作　患者改取坐位。施术者捏拿肩井循臂肘而下，在手三里、内关、合谷等穴做较强的揉按刺激，每穴约1分钟，再搓抖肩臂上肢，再搓揉抹其两胁，由上而下往返数次，可疏通经络，通则不痛。

用一指禅推、摩胃脘部，为缓解胃脘痛之要法，且能宽胸利膈，理气止痛；摩腹可温中补虚，配合按揉足三里则其效更佳；按揉背部诸穴则有较好的止痛之功；拿肩井可通调周身气血，对缓解胃脘痛有较好效果。

（四）辨证操作方法

1. 寒邪犯胃　用较重的点、按法治疗脾俞、胃俞，时间约2分钟，再施横擦法于背部胸椎7～12节段，左侧为主，以透热为度，达到温胃散寒的作用。

2. 食滞　用顺时针方向摩腹，重点在中脘、天枢穴，再按揉脾俞、胃俞、大肠俞、八髎、足三里，每穴约1分钟，达到消食导滞，理气止痛的作用。

3. 肝气犯胃　用柔和的一指禅推或揉法，自天突向下至中脘穴治疗，重点在膻中穴，然后轻柔地按揉两侧章门、期门，时间约3分钟，再用较重的点、按法治疗肝俞、胆俞、脾俞、胃俞，时间约2分钟，可疏肝理气，调理肝脾。

4. 脾胃虚寒　用轻柔的按揉法在气海、关元操作，每穴约2分钟，力量轻柔，速度缓慢，操作时间可适当延长，再按揉足三里，直擦背部督脉、横擦背部胸椎7～12节段，左侧为主，及腰部肾俞、命门穴，以透热为度，能温胃散寒止痛。

5. 疼痛剧烈者　先在背部脾俞、胃俞附近压痛点，用较重的点按法，连续刺激2分钟左右，待疼痛缓解后，再辨证治疗。也可按揉合谷、梁丘、足三里，手法要重，每穴2～3分钟，能达到痛点转移、理气止痛的作用。

【附注】

1. 对胃痛持续不已、疼痛较剧烈者,应卧床休息;虚寒性胃痛,除服药外,可用热水袋热敷患处,以减轻疼痛。

2. 胃痛患者宜食清淡易消化的食物,可少食多餐,切忌暴饮暴食,或饥饱不均,忌烈酒及辛辣刺激性食物。胃痛持续不已者,应在一定时间内进流质或半流质食物。

3. 患者要保持精神愉快,性格开朗。

4. 出现大量黑便或吐血者,应及时住院救治。

第十一节 伤 食

学习目标

掌握伤食的基本概念及病因病机;伤食的分型诊断;伤食的推拿治疗。

伤食是以恶心厌食,嗳腐吐馊,脘腹胀痛等为主要表现的一种疾病。因饮食不慎,进食过饱,或因脾胃不健,感受风寒,再加饮食失调,使食积胃肠,运化不及所致。本病相当于西医学所说的消化不良。

【病因病机】

中医认为,饮食不节,暴饮暴食,进食油腻生冷,过食腥荤五味,或食用坚硬难化之食物,伤害脾胃;或脾胃素虚,感受风寒,复加饮食失调,使食积肠胃,运化传导不及,宿留而成。病情以实证居多,或虚实夹杂,本病预后良好,一般无严重并发症。

【临床表现】

患者多有饮食过饱或不慎史,出现胃脘或满腹胀痛,肠鸣辘辘,恶心厌食,嗳腐或呕吐馊酸食物,大便臭秽如败卵,矢气频频,得吐泻或矢气后脘腹胀痛减轻,或伴头痛,恶寒发热,舌苔厚浊等。

【诊断】

1. 常有饮食过饱或不慎史,起病较急,病程短。

2. 脘腹胀满疼痛,恶心厌食,嗳腐或呕吐馊酸食物,大便臭秽,矢气频频,得吐泻或矢气后脘腹胀痛减轻。

3. 大便检查可见不消化食物或脂肪滴。

【治疗】

(一)治则

消食导滞,健脾和胃。以腹部操作为主,手法柔和有力深透,力量适中,速度缓慢,可配合呼吸进行手法操作,同时配合背部及四肢经穴操作,力量宜稳重着实,辨证施术。

(二)取穴与部位

以腹部操作为主。常用取穴有肓俞、关元、中脘、天枢、梁门、章门、滑肉门、脾俞、胃俞、大肠俞、八髎、足三里、阳陵泉、公孙、太冲等。

(三)基本操作方法

1. 患者仰卧位 放松身体,自然呼吸。

(1)施术者顺时针轻轻揉摩脘腹5分钟,能促进胃肠道蠕动,起到消食导滞的作用。

(2)随患者深呼吸进行点、按揉关元、中脘、天枢、梁门、章门、滑肉门各1分钟,能疏通经络,健脾和胃,疏肝理气。

（3）掌按、揉摩神阙穴约2分钟,缓缓施力由轻而重,能温胃散寒。

（4）重点按揉内关穴,有酸胀感为度,约1分钟,能降逆止呕;再按揉、捏拿、搓抖上肢三阴、三阳经,每侧约3分钟,能疏通上肢经络。

2. 患者改俯卧位

（1）施术者以单掌自上而下推膀胱经循行部位5~8次。

（2）按揉背部膀胱经及督脉,往返操作,3~6遍;重点按揉膈俞至三焦俞膀胱经循行部位3~5次;重点指按揉脾俞、胃俞,每穴2~3分钟,能疏通经络,调节脏腑功能。

（3）掌根按揉大肠俞、八髎,以发热有酸胀感为度;指端点按揉足三里、阳陵泉、公孙、太冲各1分钟,能消食导滞通便。

（4）采用三捏一提法进行捏脊,从尾骶部至颈项部,5~10次,以健脾和胃,增强胃肠道蠕动能力。

（四）辨证操作方法

脾胃虚弱者,加揉摩、捏拿腹部约5分钟,能温胃健脾,再点按三阴交1~5分钟,可疏通经气。

【附注】

1. 注意饮食有节,不可暴饮暴食,或食用不卫生食品。

2. 严重者配合其他治疗,如进行洗胃等。

第十二节　呃　　逆

学习目标

掌握呃逆的基本概念及病因病机;呃逆的分型诊断;呃逆的推拿治疗。

呃逆俗称"打嗝",古称"哕"。以喉间呃呃有声,声音短促,持续不能自制为主要表现的特发性疾病。呃逆可单独发生,亦可为其他疾病的兼有症状。若在一些急、慢性疾病中或大病后期突然出现呃逆,多为病转危重的预兆。若在急食饱餐或风冷之气入口之后出现一时性呃逆,症状轻微,且能自愈者,一般不视为病态。本病相当于西医学的膈肌痉挛,其他疾病如胃肠神经官能症、胃炎、胃扩张、胃癌、肝硬化晚期、脑血管病,以及食管手术后等引起的膈肌痉挛,可参考本节辨证论治。

【病因病机】

本病病位在膈,主要由于胃气上逆动膈所致。凡上、中、下三焦诸脏气机上逆均可动膈而致呃逆。如上焦肺气或虚或郁,失于肃降;中焦胃气失于和降,或胃肠腑气不通,浊气不降,反而上逆;下焦肝气郁结,怒则气上;肾不纳气,虚则厥逆等均可动膈。临床多以饮食不当、情志失调、劳累过度等为主要病因。

1. 饮食不节　如过食生冷或寒凉药物,则寒气蕴蓄于胃,并循手太阴之脉上膈,膈间气机不利,气逆上冲于喉,故呃逆声短而频,不能自制。若过食辛辣煎炒之品,或过用温涩之剂,燥热内盛,阳明腑实,气不顺行,胃失和降,气逆于上,动膈而出喉间,发生呃逆。

2. 情志不遂　恼怒伤肝,气机不利,横逆犯胃,胃气不降,反而上逆动膈;或肝郁克脾,运化失司,津液失布而滋生痰浊,胃气夹痰上逆,亦能动膈而发生呃逆。

3. 正气亏虚　重病、久病之后,或误用吐、下之剂,耗伤中气,或损及胃阴,不得润降,均可使胃失和降而发生呃逆。

中枢性呃逆多见于神经性脑部疾病，如脑炎、脑肿瘤、脑积水、脑膜炎及脑血管意外。这些病变波及延髓，出现频繁呃逆，预示病情有恶化征兆。此外，还有心因性和中毒性呃逆。心因性常见于癔症患者，多由于精神刺激或不良暗示所致，可出现各种不同临床症状，如感觉、运动障碍，内脏器官和自主神经功能失调以及精神异常等，可因暗示产生或消失。患者多具有易受暗示、好情感用事的特点。这类呃逆常在一定时间发作，声响颇大，虽连续不断但不感痛苦。中毒性呃逆可见于尿毒症、急性或慢性酒精中毒以及全身感染伴随显著毒血症者，如伤寒、中毒性痢疾等。

周围性呃逆主要由迷走神经受刺激所致。胃肠道、腹膜、胸膜、膈等病变是引起呃逆的主要原因。

【临床表现】

1.寒气蓄胃 呃声沉缓有力，胃脘不舒，得热则减，得寒则甚，饮食减少，恶食冷凉，喜饮热汤，口淡不渴，舌苔白润，脉迟缓。

2.胃中燥热 呃声洪亮，连续有力，冲逆而出，口臭烦渴，多喜冷饮，脘腹满闷，大便秘结，舌苔黄燥，脉滑数。

3.气郁痰阻 呃逆连声，上冲胸胁，胀闷不舒，由抑郁恼怒而诱发或加重，情志转舒则稍缓，头目昏眩，纳减，恶心，嗳气，肠鸣矢气，舌苔薄腻，脉弦而滑。

4.脾胃阳虚 呃声低沉无力，气不得缓，面色苍白，手足不温，食少困怠，舌淡苔白，脉细弱无力。

【诊断】

1. 多见于青壮年，女性多于男性。常有进食过冷、过热、过于辛辣，或情志郁怒等诱发因素，起病均较急。

2. 以呃逆为主症，呃声频频，呈持续状态不能自制，可伴呕吐，情绪紧张，胸膈脘腹疼痛，或有嗳气、纳呆，甚则厌食、不寐等症。

3. 偶发呃逆，或病危胃气将绝时之呃逆，均属短暂症状，不列为呃逆病。

4. X线钡餐及内镜等检查有助于诊断，必要时肝、肾功能及B超、CT等检查有助于鉴别诊断。

【治疗】

（一）治则

理气和胃、降逆平呃为主。胃寒者，治以温中祛寒；胃热者，治以泻热通腑；气郁痰阻者，治以降气化痰；脾胃阳虚者，治以温补脾胃。以胸腹和背部经穴为主，手法操作可轻重交替进行，还可配合深呼吸、闭气、喝温开水等，尤其是止呃经验穴，应重点操作。总之，呃止即可。

（二）取穴与部位

以胸腹部、背部为主，配合四肢部位。常用取穴有缺盆、膻中、中脘、膈俞、胃俞等。

（三）基本操作方法

1.胸腹部操作

（1）患者取仰卧位，放松身体，呼吸自然，分散注意力。施术者按揉缺盆、中府穴，以酸胀为度，每穴1～3分钟；按揉膻中穴1～3分钟，再用拇指或食中指，由上而下推膻中穴，操作10～20遍，可理气和胃、降逆平呃。

（2）用双拇指在腹阴阳穴，反复由中间向两侧做分推法，操作10～20遍；在整个腹部施摩法操作，多向顺时针方向推摩，以中脘、天枢穴为重点，时间6～8分钟，可温胃散寒，降逆止呃。

2.背部操作

（1）患者改俯卧位。施术者用一指禅推法，自上而下在背部膀胱经施治3～5遍，重点在膈俞、胃俞穴，时间约6分钟，力量稍重，以酸胀、重痛为度，可理气降逆止呃。

（2）指按揉膈俞、胃俞，以酸胀为度，补充对经穴的刺激；再捏拿、叩击、拍打背部，反复数次；搓背部及两胁，使之有温热感。

（四）辨证操作方法

1.寒气蓄胃　延长摩腹时间，加按揉气海穴，时间2分钟；再推擦左侧背部，以透热为度；最后稍重按揉中脘、足三里，可温胃散寒止呃。

2.胃中燥热　横擦或向下推擦八髎穴，以透热为度；再揉摩少腹部1～3分钟；最后按揉足三里、脾俞、大肠俞、至阳、照海、支沟等穴，以酸胀为度，可清热通腑。

3.气郁痰阻　按揉胸腹部的中府、膻中、章门、期门；再按揉背部的肺俞、肝俞、膈俞、胃俞，均以酸胀为度，不宜刺激太重；然后横擦胸上部，斜擦两胁，以微有热感为度；最后按揉内关、足三里、丰隆，以酸胀为度，每穴均1～3分钟，可疏肝理气，和胃化痰止呃。

4.脾胃阳虚　延长摩腹时间，推擦左侧背部脾胃区域，直擦督脉，均以透热为度；再按揉气海、关元、足三里、内关穴1～3分钟，健脾温胃，养心安神，温经止呃。

【附注】

1.呃逆一证，轻重差别极为明显，轻者不治自愈，若呃逆连声，不能自制者，可先以简易止呃法试治。

2.若无效，推拿依据辨证而治，一般均可见效。

3.若见危重疾病出现频频呃逆，推拿效果不佳，预后亦较差。

第十三节　胃　缓

学习目标

掌握胃缓的基本概念及病因病机；胃缓的分型诊断；胃缓的推拿治疗。

胃缓是指以脘腹坠胀作痛，食后或站立时为甚的一种疾病。多因长期饮食失调或劳倦太过等，使中气亏虚，脾气下陷，肌肉瘦削不坚，固护升举无力，以致胃体下坠。本病常见于西医学的胃下垂等症。

【病因病机】

脾胃为后天之本，是消化系统的重要组成部分。中医认为，饮食失调，脾胃受伤；或七情所伤，肝胃不和；或长期劳倦太过，元气亏损等，日久均可导致中气下陷，固护升举无力，以致胃体下垂而成胃缓。先天禀赋不足，形体消瘦，分娩后腹壁松弛，均可使肌肉不坚，亦可形成胃缓。本证多以脾虚气陷为主，但若病情久延，气郁血瘀、寒饮停胃、阴虚内热，则形成虚实夹杂之证。

【临床表现】

轻者多无明显症状。较重者，可见胃脘部凹陷，腹部突出，有胃脘痛病史。重者，患者食后、久立及劳累后即有腹部坠胀感，自觉胃下垂和肠鸣作声，偶见便秘、腹泻，或便秘腹泻交替出现，可伴有头晕、心悸、失眠、神疲、乏力以及直立性低血压等症状。严重者，可有多个内脏下垂的表现。中医辨证本病为脾虚气陷。若兼见痞满、恶心等为脾气不升，胃失和降；兼见嗳气、喜叹息等为肝郁气滞，克伐脾胃。

【诊断】

1. 多发于20～40岁之间的女性，瘦长体型者易患。

2. 以脘腹痞胀为主症，食后发生脘腹坠胀感，站立或劳累时症状加重，平卧或向上托扶下腹时坠胀减轻。伴无规律性胃痛，疼痛性质与程度变化很大，可有纳呆、乏力、消瘦、嗳气、恶心、肠鸣辘辘、头晕等症，偶有便秘、腹泻或交替性便秘及腹泻，部分患者可有直立性低血压、昏厥等症。

3. 上腹部可扪及强烈的主动脉搏动，可同时伴有其他内脏下垂（肾下垂、肝下垂）体征，肋下角常小于90°。

4. 胃肠钡餐检查 站立时胃位置下降，紧张力减退，小弯弧线最低点在髂嵴连线以下；十二指肠第三段可因肠系膜动脉压迫而呈十二指肠壅滞。

【治疗】

（一）治则

健脾和胃，补中益气。脾气下陷者，补气升提；肝胃不和者，疏肝理气，健脾和胃。推拿手法宜和缓从容，轻快熟练，力量由轻渐重，逐渐增加，同时，要注意解剖位置的变化，使手法治疗准确无误。以腹部操作为主，主要手法是托法，配合受术者深呼吸进行，缓慢操作，以患者能忍耐为度。同时还需要进行全身整体辨证施术。

（二）取穴与部位

中脘、关元、气海、天枢、脾俞、肝俞、肾俞、气海俞、关元俞等。

（三）基本操作方法

1. 患者仰卧位 身体放松，呼吸自然，平心静气。

（1）施术者用双手按揉、捏拿腹部，以中脘、关元、气海为重点，操作1～3分钟，能健脾和胃。

（2）一指禅推、按揉鸠尾至气海，以鸠尾、脐周围、天枢、气海为重点，手法轻柔，时间约5分钟，能补益中气。

（3）嘱患者采用顺腹式呼吸（即深吸气时腹部隆起，深呼气时腹部凹陷），当患者深呼气时，施术者用四指螺纹面自胃下端向上推托，同时指振中脘或掌振向上推运腹部；患者深吸气时，施术者操作手指随腹部隆起而逐渐减力，时间约5分钟，此手法为主要手法，能升提下陷脏器。手掌自下而上推颤腹部5～6次，逆时针方向摩腹1～5分钟，能温胃散寒，升提举陷。

2. 患者改俯卧位

（1）施术者轻揉脊柱两侧膀胱经，以背部胸椎6～12节段两旁穴位为重点，时间约6分钟，能疏通经络。

（2）按揉脾俞、胃俞、肝俞、气海俞、关元俞各1分钟，能调理肝脾，温肾补中益气。

3. 患者取坐位

（1）掌揉肺俞、肩胛骨内缘，反复操作2～3分钟；施用插法，即施术者一手掌由前向后推压肩关节前部，另一手四指并拢伸直，以四指端着力，从肩胛骨内侧缘插入到肩胛骨与肋骨之间，向肩峰方向顶推，并配合施用振颤法，持续1～3分钟。

（2）运摇肩关节，重点做上举上肢的提肩、扩展胸廓的动作，和缓操作5～10次；拇指横向推揉大椎穴，两手交替进行2～3分钟；叩击肩背部约1分钟；拿揉肩井。

（四）辨证操作方法

1. 脾气下陷 加直擦背部督脉，横擦左侧背部，均以透热为度；再按揉足三里约2分钟，能健脾升阳举陷。

2. 肝胃不和 加按揉章门、期门、肝俞、太冲各1～2分钟；再擦两胁肋，以微微透热为度，能调理肝脾，补中和胃。

【附注】

1. 胃下垂是临床上比较常见的消化系统慢性疾病，病程长，难以根治。

2. 推拿治疗本病有升提举陷、补中和胃功能，可使下垂胃体上升，症状明显缓解，疗效满意，但病程长，须坚持治疗。

3. 避免站立过久，平素应加强胸、腹部肌肉的锻炼，提高肌肉、韧带的强度，以改善症状；及时治疗慢性病如咳嗽、便秘等。

4. 注意饮食调养，以易于消化的食物为宜，进餐要有规律性，不可过饱，应禁食刺激性强的食物；平时要精神愉快，心情舒畅，不可用脑过度；严重的胃下垂患者应综合治疗。

第十四节　泄　泻

学习目标

掌握泄泻的基本概念及病因病机；泄泻的分型诊断；泄泻的推拿治疗。

泄泻是以大便次数增多、便质稀溏或如水样为主要表现的病证。本病一年四季均可发生，尤以夏秋两季最为多见。根据病程长短，临床可分为暴泻和久泻两大类。急性暴泻者，多因感受外邪，饮食内伤，脾失健运，传导失司所致，起病突然，病程短，可伴有恶寒、发热等症；慢性久泻者，以腹泻持续或反复超过 2 个月为主要表现，多因腹泻日久，脾肾虚弱，或肝脾不调所致，起病缓慢，病程较长，反复发作，时轻时重。

西医学的急慢性肠炎或肠功能紊乱、吸收不良综合征等疾病，可参考本节辨证论治。

【病因病机】

泄泻的主要病变在脾胃与大小肠，此外，与肝、肾关系密切。外感风寒湿热疫毒之邪，或饮食所伤，情志失调，或久病脾肾阳气亏虚等均可导致，脾虚湿盛是其发病关键。其致病原因可分为外因和内因两类。外因包括感受外邪和饮食所伤；内因包括情志失调和脾肾阳虚。

1. 感受外邪　以寒、湿、暑、热邪伤及脾胃常见，其中尤以湿邪兼寒、暑、热邪为多见。由于脾喜燥恶湿，外来湿邪最易困阻脾阳，致升降失职，清浊不分，水谷相夹并走大肠而为泄泻。故有"无湿不成泻"之说。

2. 饮食所伤　暴饮暴食或过食肥甘，致使宿食内停，滞碍肠胃，影响脾胃之运化；或过食生冷，寒邪伤胃，或误食不洁之物，损伤脾胃，致使水谷精微不能输布，水湿内停，而发生泄泻。

3. 情志失调　多因素体脾虚，恼怒伤肝，肝气不舒，横犯脾胃，致脾失健运，升降失职；或忧郁思虑，脾气不运，土虚木乘，升降失调，而成泄泻。

4. 脾肾阳虚　因脾主运化，全赖阳气之推动，若脾阳不振，则运化功能减退，不能腐熟水谷，致使水谷停滞，并入大肠而泄泻；泄泻日久不愈，损伤肾阳，肾阳受损又可影响脾阳之不足，或年老体衰，肾阳虚衰，脾失温煦，致成脾肾阳虚，则泄泻缠绵不止。

【临床表现】

根据病因可知，湿盛和脾虚为形成泄泻的主要原因，而两者又互相影响，互为因果。一般而言，暴泄以湿盛为主，久泄以脾虚为主。

1. 暴泄

（1）湿邪侵袭：发病急骤，大便稀薄或如水样或夹黏液，每日数次或者十余次，腹痛肠鸣，畏寒食少，肢体酸痛，苔白滑，脉濡缓。

（2）伤食：有暴饮暴食或不洁的饮食史。发病突然，脘腹胀痛，大便臭如败卵，泻后痛减，纳呆,嗳腐吞酸,舌苔垢腻或厚腻,脉濡或滑数。

2. 久泄

(1)脾胃虚弱:大便时溏时稀,夹有不消化食物,反复发作,稍食油腻则大便次数增多,伴有神疲乏力,食欲不振。舌质淡,苔薄白,脉缓弱。

(2)脾肾阳虚:泄泻多发作于黎明之前,脐周作痛,肠鸣即泻,完谷不化,泻后痛缓,并有形寒肢冷,腰酸膝软。舌淡苔白,脉沉细。

(3)肝气乘脾:泄泻每以精神因素,情绪波动而诱发。平时可有腹痛肠鸣泄泻,泻后痛缓,胸胁痞满,嗳气食少。苔薄白,脉弦。

【诊断】

1. 大便稀薄或如水样,次数增多。可伴腹胀腹痛等症。

2. 急性暴泻起病突然,病程短。可伴有恶寒、发热等症。

3. 慢性久泻起病缓慢,病程较长,反复发作,时轻时重。

4. 饮食不当、受寒凉或情绪变化可诱发。

5. 大便常规、大便细菌培养、结肠X线及内镜检查有助于诊断与鉴别诊断。

6. 必要时做X线钡剂灌肠或纤维肠镜检查。

【治疗】

(一)治则

运脾化湿为原则。急性泄泻,治以止泻调理,综合治之。兼有寒湿者,温化寒湿;兼有伤食者,佐以消导。推拿治疗以慢性泄泻为主者,治以温补扶正,健运肠腑。以脾虚为主者,当予健脾;因脾肾阳虚者,宜温肾健脾;因肝气乘脾者,宜抑肝扶脾。以腹部操作为主,手法宜轻柔和缓,以一指禅推、按揉、摩腹为主要手法,速度宜缓慢,时间宜长些,有些手法可配合呼吸进行操作。背部手法宜重,辨证施术。

(二)取穴与部位

以腹部操作为主,配合腰骶部及四肢经穴操作。常用取穴有中脘、天枢、气海、关元、脾俞、胃俞、肾俞、大肠俞、长强穴等。

(三)基本操作方法

1. 腹部操作

(1)患者仰卧位,身体放松,呼吸自然,平心静气;施术者用沉着缓慢的一指禅推法由中脘开始慢慢向下移至气海、关元,往返操作4～5遍,健脾和胃,温胃止泻。

(2)在腹部用掌按揉,速度宜缓慢,力量适中,可随患者呼吸进行操作,4～5分钟,进一步加强胃肠蠕动,达到健脾和胃止泻之功。

(3)配合运用捏拿、分推、直推腹部,3～6分钟,调理胃肠功能。

(4)再用掌摩法逆时针摩腹,时间大约10分钟,以腹部有温热舒适感为佳,起到温胃止泻,热至痛止之效。

2. 背部操作

(1)患者改取俯卧位。施术者用拇指按揉法沿脊柱两旁从脾俞到大肠俞治疗,往返操作4～5遍,重点是脾俞、胃俞、大肠俞,每穴约1分钟,疏通背部经络,调理肝脾。

(2)按揉脾俞、胃俞、肾俞、大肠俞、长强等穴,每穴2分钟,达到健脾止泻之效。

(3)配合运用五指捏拿、空拳叩击、虚掌拍打背部,再在左侧背部用擦法治疗,以透热为度,加强健脾功能。

(四)辨证操作方法

1. 脾胃虚弱 轻柔和缓地按揉腹部,以气海、关元为主,时间可以适当延长,再稍重按揉足三里,每穴1～2分钟;最后摩腹,重点在胃脘部,摩法以逆时针方向进行,往下至腹部时,则按顺时针方向进行,可温胃散寒,健脾止泻。

2. 脾肾阳虚   在气海、关元穴施用轻柔的按揉法,每穴 1～3 分钟,摩揉丹田至下腹使温暖;直擦背部督脉,横擦腰部肾俞、命门穴一线,透热为佳;推上七节骨,斜擦骶部八髎穴至热为度,共同达到温补脾肾、热至泻止的目的。

【附注】

1. 要养成良好的饮食卫生习惯,饭前便后要洗手,防止"病从口入";发病期间禁生冷油腻之物,并可结合食疗健脾益胃。

2. 生活起居有节,居处冷暖适宜,平素加强体育锻炼,增强脾胃健运功能;调摄情志,保持情绪安定,达到"四季脾旺不受邪";对胃肠神经官能症患者,尤需注意掌握心理因素,因势利导。

3. 病程短的患者,治疗 3～5 次即可取得明显效果,一般一个疗程 10 次,可基本治愈;病程较长者见效稍慢,要取得明显效果则需 3～4 个疗程。病情严重者,应配合中药及其他综合治疗。

4. 急性泄泻,应到肠道隔离门诊治疗,进行大便常规检查,在排除肠道传染病的情况下,始能做推拿治疗。

第十五节   气 腹 痛

学习目标

掌握气腹痛的基本概念及病因病机;气腹痛的分型诊断;气腹痛的推拿治疗。

气腹痛是以突发腹部阵发性剧痛,而检查无形质改变的疾病。常因感受寒邪、饮食不慎、情志刺激等,致胃肠气机阻滞而发病。本病与西医学的胃肠痉挛相似。

【病因病机】

饮食不慎,过食生冷,或外感寒邪,内犯胃肠,致中阳受遏;情志失调,疏泄失司,横克脾土,中焦气机阻滞。本病多属虚实夹杂,寒凝气滞为标,脾胃阳虚为本。本病预后一般良好,可经治疗或自然缓解,但常有反复发作。

【临床表现】

本病疼痛部位在胃脘以下,耻骨毛际以上,部分腹痛常牵掣其他部位作痛。疼痛性质可表现为隐痛、胀痛、刺痛、绞痛、灼痛,或固定不移,或走窜不定。其痛无规律性,可呈持续性,亦可时缓时急,或常反复发作。多伴有饮食、大便失常。起病或急或缓,疼痛常因饮食、情志、受凉、劳累等因素诱发或加重。临床常见的有如下三型:

1. 寒滞胃肠   腹痛急起,拘急冷痛,得温痛减,遇寒尤甚,手足不温,小便清长,苔白腻,脉沉紧。

2. 寒滞肝脉   腹部胀痛,或以少腹为主,或痛引两胁,或见干呕吐涎沫,或食入即吐,手足不温,苔白腻,脉弦紧。

3. 脾胃阳虚   腹痛绵绵,时作时止,喜热恶冷,喜温喜按,饥饿劳累后加重,伴神疲气短,形寒肢冷,大便溏薄,舌质淡,苔薄白,脉沉弱。

【诊断】

1. 成人多见。常于夜间或清晨突发,缓解后可无明显症状。

2. 突起腹部绞痛阵作,剧痛难忍,四肢厥冷,或见恶心呕吐,肠鸣欲便,但呕泻不明显,面白汗冷,可经治疗或自然缓解,移时又可复作。

3.腹部一般喜按,无肿块,或仅感脘腹痛硬,压痛不固定,肠鸣音亢进。

4.X线及胃肠镜等检查,无器质性病变发现(或难以解释阵发性剧痛的表现),血、大便、小便常规一般无特殊发现。

【治疗】

（一）治则

行气止痛。寒滞胃肠者,温中散寒;寒滞肝脉者,暖肝散寒;脾胃阳虚者,温补脾胃。以腹部操作为主,手法轻柔,速度缓慢,有些手法可配合呼吸进行,背部手法宜重些,辨证施术。

（二）取穴与部位

以腹部和背部为主。常用取穴有上脘、中脘、下脘、关元、气海、天枢、梁门、肝俞、胆俞、膈俞、脾俞、肾俞等。

（三）基本操作方法

1.患者仰卧位

（1）施术者用掌按揉腹部,再用一指禅推腹部,重点是上脘、中脘、下脘,各1分钟,可健脾和胃,理气止痛。

（2）按揉天枢、气海、期门、章门、梁门,每穴各1分钟,可配合患者深呼吸进行操作,以温胃疏肝理气,达到通则不痛的作用。

（3）配合捏拿、分推、直推腹部,再顺时针方向揉摩腹部约6分钟,可使热透腹内,热行则气行,起到温胃止痛的作用。

（4）再轻揉腹部约3分钟,配合患者深呼吸进行操作。

2.患者改俯卧位

（1）施术者用指按揉法于腰背部膀胱经往返操作5～6遍,可调理肝脾,发挥背俞穴的作用。

（2）双手拇指点、按揉肝俞、胆俞、膈俞、脾俞、胃俞、三焦俞、大肠俞,每穴各1分钟,加强对背俞穴的刺激,使患者有酸胀感,可调节脏腑功能。

（3）五指捏拿、空拳叩击、虚掌拍打、横擦腰背部,以透热为度,可疏通背部经络。

（四）辨证操作方法

1.寒滞胃肠　指点、按揉天枢、气海各1分钟,再揉摩腹部约2分钟,以温胃散寒。

2.寒滞肝脉　直推、分推上脘至关元5～6遍,推擦两胁肋5～6遍,指点、按太冲、天枢各1分钟,可疏肝理气止痛。

3.脾胃阳虚　一指禅推或指按揉脾俞、胃俞、肾俞、命门、天枢、气海各1分钟,揉摩腹部,以发热为度,约5分钟,起到温肾健脾的作用。

【附注】

寒痛者注意保暖,虚痛者宜进食易消化食物,热痛者忌食肥甘厚味、醇酒辛辣,食积者注意节制饮食,气滞者要保持心情舒畅。

第十六节　肠　郁

学习目标

掌握肠郁的基本概念及病因病机;肠郁的分型诊断;肠郁的推拿治疗。

肠郁是以腹痛、腹泻或便秘为常见表现的郁病类病证。多因情志不舒,气机郁滞,致肠道传化功能失常。本病类似西医学的肠道神经症、肠易激综合征、肠功能紊乱等。

【病因病机】

性情抑郁,肝气不舒,致使肝气郁结,疏泄失司;肝木克土,肝脾不和,肝郁脾虚,脾失健运,水谷不化,水反为湿,谷反为滞。湿滞久郁化热,寒热互结,热灼阴津,阴虚肠燥;寒凝血瘀,肠道瘀滞,运化转输失常,发为肠郁。病情变化与情绪密切相关,与饮食不慎、寒温失调、劳累过度等亦有关系,病情多属虚实寒热错杂。

【临床表现】

多为腹部不适,以胀痛或绞痛多见,部位以左少腹为多见,矢气或排便后腹痛减轻或缓解。排便异常,可为便秘、腹泻或两者交替出现。粪便带黏液,但无脓血便,多伴有食欲不振、嗳气腹胀、肠鸣、消化不良等症。临床常可分为如下证型:

1. 肝郁脾虚　肠鸣腹痛,痛则泄泻,泻后痛不减,舌苔薄白,脉弦而缓。

2. 寒热错杂　腹痛时作,烦闷欲呕,时发时止,迁延不愈,倦怠怯冷,常因受凉、劳累等复发,舌质淡,脉虚数。

3. 脾胃气虚　腹胀不适,大便溏泄,食少纳呆,神疲乏力,少气懒言,舌淡,脉濡缓。

4. 阴虚肠燥　大便干结,如羊屎状,或伴口臭,形体消瘦,颧红心烦,潮热盗汗,舌红少苔,脉细数。

【诊断】

1. 多见于青壮年,起病缓慢,病程多经年累月,呈持续性,或反复发作,症状轻重不一,一般情况较好。

2. 病情与情绪密切相关,饮食、寒温、劳累等亦易于诱发,常伴有失眠、焦虑、精神涣散、头痛、健忘、神经过敏等症状。对药物"敏感",初服多有效,再服则无效。

3. 主要表现为腹部不适,以胀痛或呈痉挛痛为主,部位以左少腹为多见,矢气或排便后腹痛减轻或缓解。排便异常,可为便秘、腹泻或两者交替出现。粪便带黏液,但无脓血便,多伴有食欲不振、嗳气腹胀、肠鸣、消化不良等症。

4. 实验室检查,大便黏液较多,镜检无红细胞、白细胞,找不到阿米巴及血吸虫卵,细菌培养阴性,隐血试验阴性。血常规及红细胞沉降率等均属正常。

5. X线、钡餐灌肠检查,无阳性发现,或结肠有激惹现象。

6. 内镜检查,提示肠运动亢进,甚至痉挛,黏膜无异常,活检基本正常。

【治疗】

（一）治则

疏肝理气,健脾和胃。肝郁脾虚者,疏肝健脾;寒热错杂者,平调寒热;脾胃气虚者,补脾益气;阴虚肠燥者,滋阴润肠通便。手法轻柔和缓,力量适度,"得气"即可,速度缓慢,操作时间稍长些。

（二）取穴与部位

以腹部和背部操作为主。常用取穴有身柱、肝俞、胆俞、脾俞、胃俞、肾俞、三焦俞、大肠俞、关元、气海、天枢、膻中、期门、章门、梁门、足三里等。

（三）基本操作方法

1. 患者俯卧位

（1）身体放松,呼吸自然,平心静气。施术者用掌平推腰到足跟部,再掌按揉腰背部1～3分钟,此为起手手法。

（2）沿着督脉、膀胱经腰背段用指按揉法反复操作6遍,可疏理背部经络腧穴,发挥背俞穴的作用。

（3）按揉身柱、肝俞、胆俞、脾俞、胃俞、肾俞、命门,每穴约1分钟,要求出现明显酸胀感,加强对背俞穴的刺激,起到调理肝脾,温肾健脾,平衡阴阳的作用。

（4）横擦腰骶部,以透热为度,能达到止泻的作用。

2.患者改仰卧位

（1）施术者用掌按揉腹部约5分钟，可温胃健脾。

（2）点按揉关元、气海、中脘、膻中、期门、章门、梁门、足三里、三阴交、太冲等穴，各1分钟，以健脾温胃，疏肝理气，调理脏腑阴阳平衡。

（3）全掌摩腹，顺、逆时针方向各2分钟，使热内透腹部，以行气止痛。

（四）辨证操作方法

1.肝郁脾虚 揉拨肝俞、胆俞约1分钟，再揉摩脾俞、肾俞约1分钟，最后按揉期门、章门、梁门各1分钟。捏拿肩井，点按太冲各6次。

2.寒热错杂 按揉肝俞、脾俞、胃俞、三焦俞、大肠俞各1分钟，再按揉期门、章门、梁门各1分钟，最后点按足三里、手三里、内关、太冲、内庭各1分钟。

3.脾胃气虚 掌按揉中脘约5分钟，以热透为佳，再顺时针方向摩腹约3分钟。按揉脾俞、胃俞、三焦俞、大肠俞各1分钟，最后点按足三里、手三里各1分钟。

4.阴虚肠燥 一指禅推、按揉、振中脘、气海、关元、足三里各3分钟，再捏拿内关、神门、足三里、三阴交各1分钟，最后按揉脾俞、胃俞、肾俞、三焦俞各1分钟。

【附注】

1.适当参加体育锻炼，增强体质，可减轻症状。调饮食、适寒温、勿劳倦，以减少复发。

2.本病精神治疗极为重要，做好思想工作，解除情志致病因素，增强治愈疾病的信心。

第十七节 便 秘

学习目标

掌握便秘的基本概念及病因病机；便秘的分型诊断；便秘的推拿治疗。

便秘是以经常大便干结，排便困难，排便间隔时间延长为主要表现的病证。多因燥热内结，阴津亏少，或脾虚失运，阴寒凝滞等，使肠道传导迟缓所致，多见于各种急、慢性疾病中。本病相当于西医学的习惯性便秘。

【病因病机】

便秘的病位在大肠，系大肠传导失常所致。常见的原因有肠道实热、肠道气滞、脾虚气弱、脾肾阳虚、阴虚肠燥等。

1.肠道积热 多因饮食不节，嗜食辛辣、炙煿及醇酒，或偏食精细，少食蔬菜，致肠腑积热，津液被灼，肠道失润，大便干燥。

2.肠道气滞 多因内伤七情，郁怒失节，肝失疏泄，或久坐少动，气机郁滞，通降失常，糟粕内停，不得下行，大便秘结。

3.脾虚气弱 多由劳逸失度，或大病久病，或年老体虚，脾胃虚弱，化源不足，气血两亏，气虚则转运无力，血虚则肠失润泽，致大便秘结。

4.脾肾阳虚 多因恣食寒凉生冷，或过用苦寒药物，或年老及病后阳气衰微，阴寒凝滞，传导无力，腑气不行，大便秘结。

5.阴虚肠燥 多因素体阴虚，或病后产后，阴血虚少等，导致津亏血少，血虚则大肠不荣，阴亏则大肠干涩，故大便干结难下。

【临床表现】

以排便困难为主症，在临床上有各种不同的表现：或2日以上甚至1周左右大便1次，粪质干硬,排出艰难;或虽每日大便 1 次,但粪质干燥,排出困难;或粪质虽不干硬,也有便意,但排出艰难,努挣难出。常伴食欲不振、口苦或口臭、腹痛、神疲、头痛、不寐等,或于左少腹触及包块。严重者可导致痔疮或肛裂。

1. 肠道实热　大便干结,腹部胀满,按之作痛,口干或口臭,舌苔黄燥,脉滑实。

2. 肠道气滞　大便不畅,欲解不得,甚则少腹作胀,嗳气频作,苔白,脉细弦。

3. 脾虚气弱　大便干结如栗,临厕无力努挣,挣则汗出气短,面色苍白,神疲气怯,舌淡,苔薄白,脉弱。

4. 脾肾阳虚　大便秘结,面色萎黄无华,时作眩晕,心悸,甚则少腹冷痛,小便清长,畏寒肢冷。舌质淡,苔白润,脉沉迟。

5. 阴虚肠燥　大便干结,状如羊屎,口干少津,神疲纳差,舌红,苔少,脉细小数。

【诊断】

1. 起病缓慢,或继发于热病、产后,或见于年老体弱者。

2. 以排便困难为主症,排便时间延长,2 日以上一次,粪便干燥坚硬,重者大便艰难,干燥如栗。服润下通便药物虽可排便,但不久又秘结。常伴食欲不振、口苦或口臭、少腹胀急、神疲、头痛、不寐等,或于左少腹触及包块。

3. 胃肠 X 线检查　可见钡剂到达结肠后运行明显减慢,特别显出扩张的直肠壶腹,或见钡剂在结肠内被分成小块。

4. 直肠镜、乙状结肠镜及纤维结肠镜检查　可见直肠黏膜有不同程度的充血、水肿,血管走向模糊,或可见肠管痉挛性收缩等。

【治疗】

(一)治则

调理肠胃,润肠通便。肠道积热者,清泻肠热;肠道气滞者,理气导滞;脾虚气弱者,补益中气;脾肾阳虚者,温补脾肾;阴虚肠燥者,滋阴养血。手法轻柔和缓,力量适度,“得气”即可,速度缓慢,操作时间稍长些。

(二)取穴与部位

以腹部和腰骶部操作为主。常用取穴有中脘、大横、天枢、大巨、水道、足三里、肝俞、肾俞、三焦俞、大肠俞、膀胱俞、八髎、长强等穴。

(三)基本操作方法

1. 患者仰卧位

(1)施术者用一指禅推中脘、建里、天枢、大横、关元,约 3 分钟,速度不宜太快,力量由轻到重,可起到健脾和胃的作用。

(2)顺时针方向摩腹约 1 分钟,再顺时针方向揉小腹约 5 分钟,力量由轻到重,再由重到轻,可疏畅气机,促进胃肠道蠕动,起到通便的作用。

(3)按揉中脘、大横、天枢、水道、足三里各 5～10 分钟,以酸胀或有传导感为度,能健脾和胃,润肠通便。

2. 患者改俯卧位

(1)施术者自上而下推腰背部膀胱经循行部位约 10 遍,可疏通背部经穴,调理脏腑功能,平衡阴阳。

(2)用一指禅推法、指拨法施治于肝俞、八髎穴,自上而下,然后再自下而上,反复 5 次,可疏畅气机。

(3)点揉、按揉肝俞、肾俞、三焦俞、大肠俞、膀胱俞、八髎、长强等腧穴各 1 分钟,可起到通便的作用。

(4)推擦八髎、长强,以热为度,使热内透,温通大便。

（四）辨证操作方法

1．肠道积热　加按、揉支沟、曲池、合谷，点八髎、长强、胃俞、足三里，各1分钟；横擦八髎，以透热为度。

2．肠道气滞　加按、揉中府、云门、膻中、章门、期门、肺俞、肝俞、胆俞、膈俞各1分钟，以酸胀为度；顺时针方向摩气海2分钟；横擦胸上部，以透热为度；斜擦两胁肋8～10次，以微有热感为度。

3．脾虚气弱　加横擦胸上部、左侧背部，以透热为度；轻揉肺俞、心俞、脾俞、肾俞、气海、内关、足三里、支沟各1分钟；推擦八髎、长强，以透热为度；纳呆腹胀者，捏脊3遍。

4．脾肾阳虚　加横擦脾俞、肾俞、命门、八髎、以透热为度；直擦背部督脉，以透热为度。

5．阴虚肠燥　加按揉三阴交、足三里、脾俞、胃俞，以酸胀为度。

【附注】

1．引起便秘的原因很多，治疗时必须审证求因。

2．调节饮食，多吃纤维素含量高的食物，多食蔬菜、瓜果、粗粮，常吃黑芝麻、核桃肉、松子仁等，忌食辛辣油炸，戒烟酒。

3．调畅情志，保持精神舒畅；调摄生活，避免久坐少动，养成定时排便的习惯。

4．增加活动，加强腹肌锻炼，切勿养成用药物通便的依赖思想。

第十八节　胆胀、胆石

学习目标

掌握胆胀、胆石的基本概念及病因病机；胆胀、胆石的分型诊断；胆胀、胆石的推拿治疗。

胆胀是以反复发作右上腹疼痛、痞胀等为主要表现的病证，多因湿热痰瘀等邪阻滞于胆，或因情志郁怒等刺激，使胆气郁滞不舒所致。胆石是以右上腹胀闷或痛，检查发现胆道结石为主要表现的结石类疾病，多因嗜食肥甘及湿浊热邪虫毒等蕴聚于胆，胆汁淤积，与邪毒凝结而成砂石。

胆胀相当于西医学所说的慢性胆囊炎，胆石即西医的胆石症，包括胆囊结石、胆总管结石及肝胆管结石，常与胆瘅或胆胀并存。

【病因病机】

胆胀病位在胆，涉及脾胃。由于饮食偏嗜，情志失调，湿热未尽，邪留胆腑，以致肝胆疏泄失常，胆腑气机通降失常，气血瘀阻，湿热蕴结，甚至形成砂石，影响脾胃运化功能，出现右胁痞胀、疼痛、纳呆腹胀等症。本病较为顽固，常反复发作，且多数合并有胆石。正气尚旺者，预后一般良好，若体弱而经常发作者，则预后较差。

胆石乃嗜食肥甘，肝郁气滞，或湿热虫毒蕴阻，影响肝脏疏泄和胆腑的通降功能，胆汁排泄不畅而淤积。胆汁与湿热邪毒凝结，相互煎熬，日久而成结石，结石积于肝胆，气机阻闭，胆汁不能下泄以助消化，故有右上腹胀闷或痛等症。胆石未经及时治疗，痛久不已，则常形成慢性过程，并可因情志失调、寒温不慎、过食油腻等而诱发疼痛胀闷。

【临床表现】

1．胆胀　右上腹部隐痛，痛胀不舒，纳呆，腹胀，便溏，嗳气。往往进食油腻后加重。发作时可为右上腹绞痛，放射至右肩，可伴发热，或有恶心呕吐。右上腹有压痛，胆囊区触痛明显。

2．胆石　平时仅有脘腹或右胁胀闷不适、腹胀、嗳气等症，饱餐或进食油腻后加重。进食油腻或饱餐、劳累、腹部受震动、左侧卧位，可诱发结石梗阻胆道，出现右上腹绞痛或持续胀痛，可向右肩或背部放射。伴恶心呕吐，呕后痛可稍减。可伴轻度发热及黄疸。

【诊断】

1.胆胀

（1）多见于肥胖女性者。好发于 30～50 岁，可有胆瘅病史，病程较长，常呈慢性迁延性经过，可反复急性发作。

（2）右上腹部隐痛，痛胀不舒，纳呆，腹胀，便溏，嗳气。诸症于进食油腻后加重。

（3）发作时可为右上腹绞痛，放射至右肩，可伴发热，或有恶心呕吐。右上腹有压痛，胆囊区触痛明显，甚或触及肿大之胆囊。白细胞总数升高。

（4）检查：腹部 X 线摄片可显示结石、膨大的胆囊、胆囊钙化和胆囊收缩或排空功能不良；超声波检查可见胆囊壁增厚，胆囊缩小或变形，胆囊结石等。

2.胆石

（1）多见于 40 岁以上女性，体型肥胖者。部分患者可无症状，而于检查中发现。

（2）平时仅有脘腹或右胁胀闷不适、腹胀、嗳气等症，饱餐或进食油腻后加重。

（3）进食油腻或饱餐、劳累、腹部受震动、左侧卧位，可诱发结石梗阻胆道，出现右上腹绞痛或持续胀痛，可向右肩或背部放射。伴恶心呕吐，呕后痛可稍减。可伴轻度发热及黄疸。

（4）绞痛发作时，右上腹或剑突下可有压痛和反跳痛，或可触及肿大之胆囊。

（5）检查：B 超可显示胆囊或肝胆管内有增强光团，有声影；X 线腹部摄片可显示结石阴影，胆囊胆道造影显示结石阴影。

【治疗】

（一）治则

疏肝清热，利胆排石，疏通经络，解痉止痛。以腹部、背部操作为主，手法轻柔和缓，力量适度，"得气"即可，速度缓慢，操作时间稍长些。

（二）取穴与部位

常用取穴有肝俞、胆俞、膈俞、脾俞、胃俞、日月、期门、胆囊穴、足三里等。

（三）基本操作方法

1.患者俯卧位

（1）施术者在腰背部膀胱经，自上而下用指按揉法反复操作 5 分钟。

（2）按揉、弹拨背部膀胱经上的穴位，重点是肝俞、胆俞、膈俞、脾俞、胃俞、阿是穴等，以右侧为主，可利胆排石，疏通经络。

（3）重手法点按胆囊、阳陵泉穴，直至腹痛缓解，可起到解痉止痛作用。

（4）合并有胆石者，用掌揉背部 2～3 分钟；再用指按揉肩胛下角的阿是穴 3～6 分钟，可解痉止痛。

（5）施捏脊法从长强至大椎穴，反复操作 6 遍，可健脾和胃，增强体质。

2.患者改仰卧位

（1）施术者逆时针方向轻揉上腹部 3～5 分钟，可促进胃肠道蠕动，加强胆汁排泄。

（2）从剑突下沿肋弓向两侧轻轻分推腹部 5～9 次，可宽胸理气止痛。

（3）按揉梁门、期门各 1 分钟，再大幅度颤抖 1 分钟，以舒适为度，可疏畅气机。

3.患者左侧卧位　施术者手掌自肋弓向两侧轻轻分推，再双手捏拿、按揉季肋 3～6 分钟，可疏畅气机。

（四）辨证操作方法

1.肝胆气滞　延长摩、揉季肋时间及点按期门、章门时间。

2.肝胆湿热　加按揉肝俞、胆俞、脾俞、肾俞、阴陵泉，各 1 分钟。

3．热毒瘀胆　加按揉太冲、外丘，各 1 分钟。

【附注】

1．饮食宜以清淡为主，忌食肥甘厚味、醇酒辛辣之品。

2．患者宜心情舒畅，保证足够睡眠。

第十九节　癃　闭

学习目标

掌握癃闭的基本概念及病因病机；癃闭的分型诊断；癃闭的推拿治疗。

癃闭是指排尿困难，点滴而下，甚至小便闭塞不通的一种疾患。"癃"是指小便不利，点滴而下，病势较缓；"闭"是指小便不通，欲溲不下，病势较急。癃与闭虽有区别，但都是指排尿困难，只是程度上的不同，故常合称癃闭。该病可见于西医学各种原因引起的尿潴留和无尿症，如神经性尿闭、膀胱括约肌痉挛、老年人的前列腺增生、尿路损伤、尿道狭窄、尿路结石、尿路肿瘤、脊髓损伤、尿毒症等。

【病因病机】

本病的病位在膀胱，而与三焦的气化有密切关系。

1．膀胱湿热　过食辛辣，或恣食肥甘，酿湿生热，中焦湿热不解，下注膀胱，或肾热移于膀胱，膀胱湿热阻滞，气化不利，而为癃闭。

2．肺热壅盛　肺为水之上源，感受燥热，热壅于肺，肺失肃降，津液输布失常，水道通调不利，不能下输膀胱；或因热气过盛，下移膀胱，以致上、下焦均为热气闭阻，气化受阻，而致癃闭。

3．肝气郁滞　七情内伤，肝气郁结，疏泄失职，从而影响三焦水液的运行及气化，水道通调受阻，而致癃闭。

4．肾阳不足　年老体弱或久病体虚，肾阳不足，命门火衰，气不化水，尿不得出，而致癃闭。

5．尿路阻塞　瘀血败精，或肿块结石，阻塞压迫尿路，小便难以排出，而致癃闭。

总之，癃闭是由于膀胱气化不利而成，与三焦、肺、脾、肾的关系最为密切。另外，肝郁气滞以及各种原因引起的尿路阻塞等也可引起癃闭。

【临床表现】

1．膀胱湿热　小便点滴不通，或量极少而短赤灼热，小腹胀满，口苦口黏，或口渴不欲饮，或大便不畅，舌质红，苔根黄腻，脉数。

2．肺热壅盛　小便点滴不通，或点滴不爽，鼻咽干燥，烦渴欲饮，呼吸急促，或有咳嗽，苔薄黄，脉数。

3．肝气郁滞　小便不通，或通而不畅，情志抑郁，或多烦善怒，胁腹胀满，舌红，苔薄或苔黄，脉弦。

4．肾阳不足　小便不通或点滴不爽，排出无力，面白无华，神气怯弱，畏寒，腰膝冷而酸软无力，舌淡，苔白，脉沉细而迟弱。

5．尿路阻塞　小便点滴而下，或尿如细线，甚则阻塞不通，小腹胀满疼痛，舌质紫暗或有瘀点，脉涩。

【诊断】

1．小便不利，点滴不畅，或小便闭塞不通，尿道无涩痛，小腹胀满。

2．多见于老年男性，或产后妇女及手术后患者。

3.凡小腹胀满,小便欲解不出,触叩小腹部膀胱区明显胀满者,是为尿潴留;若小便量少或不通,无排尿感觉和小腹胀满,触叩小腹部膀胱区也无明显充盈征象,多属肾衰竭引起的少尿或无尿。

4.详细询问病史,了解发病经过以及伴随症状,再结合体检,如肛门指诊、B超、腹部X线摄片、膀胱镜、肾功能检查等,以确定是肾、膀胱、尿道,还是前列腺等疾病引起的癃闭。

【治疗】

（一）治则

疏调气机,通利小便。膀胱湿热者,治以清利湿热;肺热壅盛者,治以清热宣肺;肝气郁滞者,治以疏肝理气;肾阳不足者,治以温肾益气;尿路阻塞者,治以行瘀散结。以腹部操作为主,手法轻柔和缓,力量适度,"得气"即可,速度缓慢,操作时间稍长些;配合腰背部操作,手法宜稳重,力量稍重,"得气"感可强,以发热为佳。

（二）取穴与部位

以腹部、腰骶部和下肢操作为主。常用取穴有中极、气海、关元、髀关、足三里、三阴交、肺俞、脾俞、三焦俞、肾俞、膀胱俞、八髎、长强等。

（三）基本操作方法

1.腹部操作

(1)患者仰卧位,嘱患者放松身体,呼吸自然。施术者用掌摩法顺时针方向摩小腹,约5分钟,使腹部发热内透,可疏畅气机。

(2)一指禅推或指按揉中极、气海、关元,"得气"即可,同时还可配合振法,每穴约2分钟,可促进排尿感。

(3)用手掌按压膀胱隆起部位,运用振颤手法,以有排尿感为宜,可起到利尿作用。

2.腰骶部操作　患者改俯卧位。

(1)施术者指按揉肺俞、脾俞、三焦俞、肾俞、膀胱俞等,可疏通背部经络腧穴。

(2)推擦腰骶部八髎、长强穴,以发热为度,可温肾利尿。

3.下肢部操作　患者仰卧位。

(1)施术者用轻缓的掌摩法和掌揉法摩、揉两大腿内侧,约5分钟,可放松患者紧张的情绪,有利于小便的排出。

(2)按揉髀关、足三里、三阴交,每穴约1分钟,以局部酸胀为度。

(3)再配合运用捏拿、击拍、搓抖、推擦下肢。

（四）辨证操作方法

1.膀胱湿热　指按揉阴陵泉、膀胱俞,每穴约1分钟;横擦骶部八髎穴,以透热为度。

2.肺热壅盛　横擦前胸上部,大椎及后背部,骶部八髎穴,均以透热为度;指按揉中府、云门、曲池、太渊、合谷,每穴约1分钟,用力以酸胀为度;斜擦两胁,以透热为度。

3.肝气郁滞　按揉太冲、行间、蠡沟,每穴约1分钟,要求出现明显酸胀感;用擦法顺肋间隙斜擦3～5分钟,以透热为度。

4.肾阳不足　指按揉肾俞、命门,每穴约1分钟;横擦肾俞、命门、骶部八髎穴,直擦督脉,均以透热为度。

5.瘀血凝聚或尿路结石者　指按揉肾俞、志室、三焦俞、水道、阳陵泉,每穴约1分钟;横擦腰骶部,以透热为度。

【附注】

1.推拿治疗过程中,医生手法要轻柔、缓和、用劲深沉。患者宜保持镇静,配合医生治疗。

2.饮食有规律,同时应戒烟酒,少食辛辣刺激之品。

3.起居有节,不可劳倦太过,要节制房事。

4. 适当活动,增强体质,以不疲劳为度。

5. 积极治疗水肿、淋证、结石、肿瘤等疾患,对防止癃闭的发生有重要意义。

（李　军）

❓ 复习思考题

1. 试述头痛的基本操作程序。

2. 根据头痛部位不同,如何进行对证推拿操作?

3. 失眠头面部推拿基本操作程序如何?

4. 失眠患者除头面操作外,还应对哪些部位进行操作?其操作程序如何?

5. 眩晕推拿基本操作程序如何?

6. 眩晕在头面部操作时推拿手法应注意什么?

7. 眩晕的辨证操作方法如何?

8. 心悸推拿基本操作方法如何?

9. 心悸在胸部操作时推拿手法应注意什么?

10. 感冒基本操作程序如何?

11. 风寒型和风热型感冒如何对证推拿治疗?

12. 咳嗽推拿基本操作程序如何?

13. 咳嗽在胸部操作时推拿手法应注意什么?

14. 哮喘推拿基本操作程序如何?

15. 哮喘在背胸部操作时推拿手法应注意什么?

16. 糖尿病的典型表现和并发症有哪些?

17. 糖尿病的推拿治则是什么?

18. 胃脘痛推拿基本操作方法如何?

19. 胃脘痛在腹部操作时推拿手法应注意什么?

20. 呃逆推拿基本操作方法如何?

21. 胃缓推拿基本操作程序如何?

22. 胃缓患者如何运用托法?

23. 泄泻推拿基本操作程序如何?

24. 泄泻在腹部操作时推拿手法应注意什么?

25. 便秘推拿基本操作方法如何?

26. 便秘推拿手法中应注意什么?

27. 癃闭推拿基本操作方法如何?

28. 癃闭在腹部操作时如何运用振法?

ER 5-3

扫一扫,测一测

第六章 其他病症

掌握痛经、闭经、绝经前后诸证、近视、伤风鼻塞、喉痹、阳痿、口僻等病症的基本概念、病因病机、临床表现、诊断、推拿治疗等相关知识和操作技能。

第一节 痛 经

痛经又称"经行腹痛",是一种以行经前后或经期出现小腹疼痛,或痛引腰骶,甚至剧痛昏厥,严重影响生活质量的月经类疾病。本病的发生与冲任、胞宫的周期性生理变化密切相关,多因情志所伤,六淫为害,导致冲任阻滞,或因精血不足,胞脉失于濡养所致。以青年女性多见。

西医学将其分为原发性痛经和继发性痛经两种。前者指生殖器官无明显器质性病变者,又称为功能性痛经,约占痛经患者的90%;后者多继发于盆腔脏器的某些器质性病变,如子宫内膜异位症、子宫腺肌病、慢性盆腔炎、子宫肌瘤、宫颈口粘连狭窄等。推拿对原发性痛经的治疗能取得较满意的效果。

【病因病机】

1. 气滞血瘀 素多抑郁,情志不畅,或所欲不遂,均可使肝气郁结,郁则气滞,气为血帅,气滞则血不畅行,经血滞于胞中而作痛;经期产后,血不循经,蓄而成瘀,"不通则痛",故使痛经。

2. 寒湿凝滞 多因久居阴湿之地,或经期冒雨、涉水、游泳,或月经将行贪食生冷,以致风冷寒湿或从外感,或由内伤,寒湿客于冲任、胞宫,导致经血凝滞、运行不畅,发生痛经。

3. 气血虚弱 多因脾胃素弱,化源不足,或大病久病之后,气血俱虚,冲任气血虚少,行经后血海更虚,不能濡养冲任、胞脉,"不荣则痛",而致痛经;或体虚阳气不振,不能运血,经行滞而不畅,亦可导致痛经。

4. 肝肾虚损 多因先天禀赋虚弱,肝肾本虚,或因多产房劳,损及肝肾,或久病及肾,肾精亏耗,肝血亦虚,以致精亏血少,冲任不足,胞脉失养,于经行之后,精血更虚,冲任胞脉失于濡养,而致痛经。

【临床表现】

经行小腹疼痛,也可掣及全腹或腰骶,或外阴及肛门坠痛。疼痛剧烈者,可出现面色苍白,冷汗淋漓,手足厥冷,甚至昏厥虚脱等症状,并随月经周期而发作。一般根据疼痛发作的时间、疼痛性质,辨其寒热虚实。以经前、经期痛者属实,经后痛者为虚;痛时拒按属实,喜按属虚;得热痛减为寒,得热痛剧为热;痛甚于胀,血块排出疼痛减轻者为血瘀;胀甚于痛为气滞。

1. 气滞血瘀 经前一二日或经期小腹胀痛、拒按,或伴乳胁胀痛,经行量少不畅,色紫暗有块,块下痛减,舌质紫暗或有瘀点,脉沉弦或涩。

2. 寒湿凝滞 经行小腹冷痛,得热则舒,按之痛甚,经量少,色紫暗有块,或伴形寒肢冷,小便清长,苔白,脉细或沉紧。

3. 气血虚弱 经期或经后小腹隐痛喜按,且有空坠不适之感,经行量少质稀,或伴神疲乏力,头晕眼花,心悸气短,舌质淡,苔薄,脉细弦。

4.肝肾虚损　经期或经后一二日小腹绵绵作痛,腰部酸胀,经行量少,色红无块,腰膝酸软,头晕耳鸣,或腰骶酸痛,小腹空坠不温,舌淡红,苔薄,脉细弦。

【诊断】

1.病史　经行腹痛史,注意有无妇科手术史,精神过度紧张,经期产后冒雨涉水、过度寒凉或不节房事等情况。

2.症状　小腹疼痛,每遇经期或经行前后随月经周期性发作,甚者疼痛难忍,甚或伴有呕吐汗出,面青肢冷,甚则晕厥。也有部分患者,经期小腹疼痛连及腰骶,放射至肛门或两股部。

3.妇科检查　功能性痛经者,妇科检查无明显病变,部分患者可有子宫体极度屈曲,宫颈口狭窄。子宫内膜异位症多有痛性结节,子宫粘连,活动受限,或伴有卵巢囊肿;子宫腺肌病的子宫多呈均匀性增大,局部有压痛;慢性盆腔炎者,有盆腔炎症的征象。

4.其他检查　盆腔B超扫描对子宫内膜异位症、子宫腺肌病、慢性盆腔炎的诊断有帮助,必要时进行腹腔检查。

【治疗】

(一)治则

调理冲任气血。如因气滞血瘀者,宜行气活血,化瘀止痛;因寒湿凝滞者,宜温散寒湿,行瘀止痛;因气血虚弱,宜养气养血,补血止痛;因肝肾虚损,宜益肝养肾,填精补血。以腹部操作为主,手法宜轻柔和缓,以揉法、一指禅推法、按法、摩法、擦法等温柔手法为主要手法,力量宜轻,速度宜慢,有些手法可配合呼吸进行操作;配合腰骶部操作,力量可重些,令腰骶部有温热感为佳。

(二)操作部位及腧穴

以腹部和腰骶部操作为主。主要取穴有气海、关元、水道、归来、肾俞、八髎、地机等。

(三)基本操作程序

1.腹部操作　患者取半仰卧位,双腿可屈膝屈髋,放松身体,呼吸自然,平心静气。

(1)施术者用揉摩法按顺时针方向在小腹部治疗,时间为5～6分钟,有利于腹部放松,患者渐觉腹部有温热感并向腹内渗透,可起到温经止痛作用。

(2)一指禅推法或点法:在气海、关元、水道、归来治疗,每穴约2分钟,发挥经穴作用,温补肾阳,培补元气。

(3)松振腹法:患者仰卧,呼吸均匀,全身放松。医者坐在患者一侧,掌心"劳宫穴"对准患者肚脐(神阙穴),中指指向任脉的中脘穴,掌根按在关元穴,食指、环指在肾经循行线上,拇指、小指在胃经循行线上。医者上肢充分放松,将前臂自然放置于患者腹部,腕关节有节律地颤动,操作时可以全掌、掌根、指端变换着力。频率:400～600次/min,操作5～10分钟。

(4)捏拿、直推、分推、揉摩腹部,使其温热舒适为度,3～6分钟,可直接放松腹部肌肉,缓解腹部痉挛,达到理痉止痛的作用。

2.腰背部操作　患者取俯卧位。

(1)施术者用擦法在腰部脊柱两旁及骶部治疗,时间为4～5分钟,疏通腰背骶部膀胱经及督脉经穴,调整脏腑功能。

(2)一指禅推法或按揉法:作用于肝俞、脾俞、肾俞、八髎等穴,以酸胀为度,针对五脏背俞穴,达到调理冲任气血、增强脏腑功能的作用。

(3)在骶部八髎穴用推擦法治疗,以透热为度,可调理冲任,温经止痛。

(四)辨证操作方法

1.气滞血瘀　按揉章门、期门、膈俞、日月、太冲、行间等穴,每穴约半分钟;按揉、捏拿血海、三阴交,以酸胀为度,可行气活血,化瘀止痛。

2.寒湿凝滞　直擦背部督脉,横擦腰部肾俞、命门,以透热为度;按揉血海、三阴交,每穴约

1分钟，可温散寒湿，行瘀止痛。

3. 气血虚弱　直擦背部督脉，以透热为度；摩腹时加揉中脘3～5分钟。按揉命门、气海、胃俞、足三里，每穴约2分钟；足太阴脾经和足阳明胃经膝以下至踝部施以擦法，以透热为度，可养气养血，补血止痛。

4. 肝肾虚损　直擦背部督脉，横擦腰部肾俞、命门，以透热为度；按揉照海、太溪等穴，每穴1分钟，可益肝养肾，填精补血。

在月经来潮前1周，治疗3次，5～6次为一个疗程。连续治疗3～5个月。

【附注】

1. 在经期注意保暖，避免着凉，注意经期卫生。

2. 适当休息，不要过度疲劳。

3. 保持心情愉悦，避免暴怒、忧郁，从而使全身气血调畅，阴阳调和，激发人体与生俱来的自我痊愈能力。

4. 经期注意调理饮食，忌食寒凉生冷之品。

5. 经期禁止房事。

第二节　闭　经

以女子年逾16周岁，月经尚未来潮，或已来潮、非受孕而又中断6个月以上为主要表现的月经病。前者称原发性闭经，后者为继发性闭经，两者均属病理性闭经。古称"女子不月""月事不来""经水不通"等。闭经多因肝肾不足，气血亏虚，阴虚血燥，血海空虚，或因痨虫侵及胞宫，或气滞血瘀，痰湿阻滞冲任所致。妊娠期、哺乳期的月经不能按时而至，以及部分少女初潮后的一时性停经，而又无其他不适反应，属生理现象，不作闭经论。

本病与西医学的闭经概念基本相同。闭经有生理性和病理性之分。青春期前、妊娠期、哺乳期、绝经后月经的停止，均属于生理性闭经。本节讨论的是病理性闭经。本病属难治之症，病程较长，因此，必要时应采取多种方法的综合治疗以提高疗效。因先天性生殖器官缺如，或后天器质性损伤而致无月经者，不属本节讨论范畴。

【病因病机】

月经是由下丘脑-垂体-卵巢轴的周期性调节造成子宫内膜周期脱落而形成的，因此在下丘脑、垂体、卵巢和生殖道特别是子宫的各个环节上出现的任何器质性或功能性变化，均可能引起闭经。其他内分泌腺的器质性和功能性异常，也可能影响月经以致发生闭经。

本病的主要发病机制是冲任气血失调，其原因有虚、实两大类。虚者血海空虚，无血可下；实者经隧阻隔，经水不得下行。常见的原因有肝肾不足、气血虚弱、气滞血瘀、痰湿阻滞四种。临床虚证为多，实证较少。

1. 肝肾不足　多因先天禀赋不足，肾气未充，精气不足，肝血虚少，冲任失于濡养，无以化为经血，而致闭经。或因房劳过度、久病、多产等，损及肝肾，精血匮乏，胞宫无血可下，而成闭经。

2. 气血虚弱　多因脾胃素弱，或饮食不节，劳倦过度等损及心脾；或大病久病，产后失血过多，或哺乳期过长，或患虫积耗血等，而致冲任血少，血海空虚，无血可下，而成闭经。

3. 气滞血瘀　多因所欲不遂，情志内伤，肝失疏泄，气机不利，血行不畅，导致气滞血瘀；或因经、产之时，风寒之邪入侵胞宫，凝滞胞脉，或内伤生冷寒凉，血为寒凝而瘀，冲任受阻，而成闭经。

4. 痰湿阻滞　肥胖之人，多痰多湿，痰湿壅阻经络，或脾阳失运，聚湿成痰，脂膏痰湿阻滞冲任，壅滞胞脉，而成闭经不行。

【临床表现】

1. 肝肾亏虚　是因女子 16 岁尚未行经，或初潮迟晚，或由月经后期，量少色淡，渐致闭经，体质虚弱，腰酸腿软，头晕耳鸣，舌淡红，苔少，脉象沉弱或细涩。

2. 气血虚弱　多因月经周期逐渐后延，量少色淡，而渐致停经，或伴头晕眼花，面色无华，心悸气短，神疲肢倦，食欲不振，毛发不泽或易脱落，羸瘦萎黄，舌质淡，苔少或薄白，脉沉缓或细弱。

3. 气滞血瘀　多因月经数月不行，胸胁胀满，少腹胀痛或拒按，精神郁滞，舌质紫暗或有瘀斑，脉沉弦或沉涩。

4. 痰湿阻滞　多因月经停闭，形体肥胖，胸胁满闷，头晕目眩，泛恶多痰，神疲嗜睡，带下量多色白，面浮足肿，苔白腻，脉濡或滑。

【诊断】

1. 有月经初潮来迟及月经后期病史、反复刮宫史、产后出血史、结核病史和使用避孕药等病史。

2. 闭经 6 个月以上，或停经 3 个周期以上，可伴有体格发育不良、畸形、绝经前后诸证、肥胖、多毛、不孕、溢乳或结核病症状。

3. 妇科检查　注意内、外生殖器官的发育，先天发育不良者，可见子宫体细小、畸形等。子宫体的过早萎缩退化，多见于脑下垂体病变或卵巢早衰所致；同时注意第二性征发育情况及营养状态。

4. 实验室检查　测定卵巢激素、甲状腺激素、肾上腺素、促性腺激素和催乳素，对下丘脑 - 垂体 - 卵巢 - 性腺轴功能失调性闭经的诊断有意义。

5. 其他检查　B 超检查了解子宫内膜及卵泡发育情况；诊断性刮宫、子宫碘油造影以及宫腔镜、腹腔镜等检查有助于子宫内膜结核或非特异性炎症导致闭经的诊断。

知识链接

闭经应做哪些检查?

1. 子宫检查　①宫腔镜检查；②腹腔镜检查；③子宫输卵管碘油造影；④药物试验检查：孕激素和雌激素试验，观察子宫内膜有无反应。

2. 卵巢功能检查　①阴道黏液结晶检查；②宫颈黏液结晶检查；③基础体温测定；④雌、孕激素水平测定。

3. 垂体功能检查　①测定血中卵泡刺激素(FSH)、黄体生成素(LH)含量；②垂体兴奋试验；③血中催乳素(PRL)测定；④蝶鞍 X 线片、磁共振等检查，以排除肿瘤。

4. 染色体检查。

【治疗】

（一）治则

本病的推拿治疗以疏通经络，理气活血为主，但应按中医"虚者补之，实者泻之"的原则辨证施治。肝肾亏虚者，宜补肾养肝调经；气血虚弱则补气养血调经；气滞血瘀者，应理气活血、化瘀通经；痰湿阻滞当用除湿祛痰、理气活血之法通经。以腹部操作为主，力量宜轻，速度宜慢，可配合患者呼吸进行操作；配合腰骶部及下肢穴位操作，以滚法、一指禅推、按揉、推擦等为主要手法，力量可重些，令其腰骶部有温热感为佳。

（二）操作部位及腧穴

以腹部、腰骶和下肢操作为主。常用取穴有关元、气海、归来、肝俞、脾俞、肾俞、血海、足三里、三阴交等。

（三）基本操作程序

1. 小腹部操作，患者仰卧，身体放松，呼吸自然。施术者用全掌摩法施于小腹，摩法方向为逆时针，腹部移动方向为顺时针，手法要求深沉缓慢，同时按揉关元、气海，时间为10分钟，让腹部有温热感渗透。

2. 下肢部操作，患者仰卧。按揉血海、三阴交、足三里，每穴1～3分钟，可疏通经络，健脾和胃，调理脏腑功能。

3. 五指捏拿、空拳叩击、虚掌拍打、搓抖下肢，然后运动下肢关节1～3分钟，可温通下肢经脉。

4. 在腰骶部操作，用滚法或一指禅推法施于腰部脊柱两旁、骶部，重点在肝俞、脾俞、肾俞、八髎穴，每穴1～3分钟，可养肝补肾以调经。

5. 再按揉上述穴位1～3遍，以患者感觉酸胀为度，发挥背俞穴的作用，达到调理脏腑之功能。

（四）辨证操作方法

1. 肝肾不足，气血虚弱　横擦前胸中府、云门，左侧背部脾胃区，腰部肾俞、命门，以透热为度；直擦背部督脉，斜擦小腹两侧，均以透热为度。

2. 肝气郁结　按揉章门、期门，每穴约半分钟；按掐太冲、行间，以患者感觉酸胀为度；斜擦两胁，以微热为度。

3. 寒凝血瘀　直擦背部督脉，横擦骶部，以小腹透热为度；按揉八髎，以局部有温热为度。

4. 痰湿阻滞　按揉丰隆、足三里、手三里穴，每穴1～2分钟；按揉八髎穴，以酸胀为度；横擦背部脾胃区及腰骶部，以透热为度。

【附注】

1. 注意饮食卫生，勿食生冷之物，防止风、寒、湿侵袭。

2. 保持心情愉快，避免情志刺激。

3. 必须进行周密检查，以明确发病原因，施以相应治疗措施。而某些原因引起的闭经，如子宫发育不全、无孔处女膜等，应采用手术等其他方法治疗。

4. 推拿治疗闭经疗程较长，应嘱患者积极配合，坚持治疗。

第三节　绝经前后诸证

妇女在绝经前后，或轻或重、或久或暂时出现月经紊乱，烘热汗出，头晕耳鸣，失眠健忘，心悸，烦躁易怒，浮肿便溏，皮肤燥痒等症，称为"绝经前后诸证"，又称"经断前后诸证"。这些症状常三三两两，程度轻重不一地出现，短者数月，长者可迁延数年以至数十年不等。多因肾气渐衰，天癸将竭，阴阳失调所致。

本病相当于西医学的更年期综合征。

【病因病机】

本病的发生与绝经前后的生理特点有密切关系。女子"七七任脉虚，太冲脉衰少，天癸竭，地道不通"。在此生理转折时期，肾气渐衰、冲任亏虚、精血不足为其本，加之受内、外环境的影响，如素体阴阳有所偏胜偏衰，素性抑郁，宿有痼疾，或家庭、社会等环境改变，易导致肾阴、肾阳失调，波及其他脏腑而发病。常见的有肾阴虚、肾阳虚两种类型。

1. 肾阴虚　多因素体阴虚，或久病失血伤阴，或多产房劳等，致肾阴亏虚；值绝经前后，肾虚时期，则肾阴更为不足，真阴亏损，阳失潜藏，或累及他脏，发为绝经前后诸证。

2. 肾阳虚　素体阳虚，或过服寒凉及房室所伤等，致肾阳虚损；经断前后，肾阳更虚，命门火衰，脏腑失于温煦，而致绝经前后诸证。

【临床表现】

1. 肾阴虚 绝经前后，月经周期紊乱，量少或多，色鲜红，头晕目眩，耳鸣健忘，心烦易怒，腰膝酸软，潮热汗出，五心烦热，失眠多梦，口干便秘，或皮肤瘙痒，舌红，少苔，脉细数。

2. 肾阳虚 绝经前后，头昏脑胀，忧郁善忘，神疲倦怠，腰膝酸冷，形寒肢冷，面浮肢肿，纳呆便溏，夜尿多或尿频失禁，月经紊乱，带下清稀，面色晦暗，舌胖大，苔白滑，脉沉细无力。

【诊断】

1. 发病年龄多在45～55岁，若在40岁以前发病者，应考虑为"卵巢早衰"。注意发病前有无工作、生活的特点改变，有无精神创伤史及双卵巢切除手术、放射治疗史。

2. 最早出现的症状为潮热、汗出和情绪改变。潮热从胸前开始，涌向头部、颈部和面部，继而出汗，汗出热退，这个过程持续时间长短不定，短者数秒，长者数分钟，每日发作次数也没有规律；情绪改变为易激动，烦躁易怒，或无故悲伤啼哭，不能自我控制。此外，尚有头晕、头痛、失眠心悸、腰酸背痛，月经紊乱等。晚期症状则有阴道干燥灼热，阴痒，尿频急或尿失禁，皮肤瘙痒等症状。

3. 妇科检查 晚期可有阴道、子宫不同程度的萎缩，宫颈及阴道分泌物减少。

4. 实验室检查 阴道脱落细胞涂片检查显示雌激素水平不同程度降低，卵泡刺激素（FSH）水平增高而雌二醇（E2）水平下降，对本病的诊断有参考意义。

【治疗】

（一）治则

推拿治疗本病的原则是"调和阴阳，补肾安神"，兼顾心、肝、脾。推拿以腹部操作为主，手法宜轻柔，力量不宜太重，速度不宜太快，时间宜长些，配合头部常规操作，同时可进行心理疏导。

（二）操作部位及腧穴

以腹部和头部操作为主。常用取穴有肾俞、气海、关元、中脘、内关、足三里、三阴交、印堂、太阳、风池、大椎、肩井、百会等。

（三）基本操作程序

1. 腹部操作 患者取仰卧位，身体放松，呼吸自然，平心静气。

（1）施术者施用摩腹法4～5分钟，力量由轻到重，使患者腹部有温热感，内透为佳，可起到温通经络的作用。

（2）用一指禅推、按揉中脘、肓俞、气海、关元等穴各1～2分钟，加强对穴位的刺激作用，可健脾和胃，培补元气。

2. 头面部操作 患者取端坐位。

（1）施术者施用开天门20～30遍，分推坎宫20～30遍，按揉太阳穴1～2分钟；分推前额至后头部5～6遍，可安神定志，清心醒脑。

（2）按揉印堂1～2分钟，按揉眼眶周围七穴（睛明、鱼腰、太阳、攒竹、丝竹空、承泣、四白）、百会等穴各1分钟，可清肝明目，祛风解表，振奋人体阳气。

3. 捏拿、按揉后项部、肩部3遍；再点按揉风池、大椎等穴各1分钟；最后捏拿肩井4～5次，可放松颈肩背部的肌肉。

4. 捏拿、搓抖上肢3遍；配合按揉内关、合谷等穴各1分钟，可疏通上肢经络。

5. 再按揉足三里、三阴交等穴，每穴各1分钟，可健脾、调理冲任经脉。

（四）辨证操作方法

1. 肾阴虚 推擦两腿内侧1～3分钟；掐、按、揉阴陵泉、三阴交、复溜、太溪、涌泉各1～2分钟；推、按、捏揉腰背部3遍；再按揉肝俞、肾俞各1分钟；分运推腰骶部2～3分钟，横擦腰骶部2分钟，可滋阴补肾。

2. 肾阳虚 点按建里、梁门、气海等穴各1～2分钟；再捏拿三阴交2分钟，按揉脾俞、胃俞、命门、肾俞等穴各1分钟；捏拿肩井4～5次；横擦腰、骶2～3分钟，以透热为度。

【附注】

1. 注意精神调养，保持良好心情，避免忧郁、焦虑、急躁等情绪，适当参加体育锻炼。
2. 饮食宜以清淡为主，可辅以食疗。
3. 注意劳逸结合，保证充足的睡眠。

第四节　近　视

近视是以视近物清晰、视远物模糊为主要表现的疾病。古称为"远视不明""能近怯远证"。多发于青少年，发病率高。因少年时竭视劳倦，导致神光不足，或禀赋不足所致。

本病相当于西医的近视眼。

【病因病机】

形成近视的原因很多，以不良用眼习惯，如阅读、书写、近距离工作时照明不足，光线强烈，姿势不正，持续时间过久，使眼过度疲劳为主要因素。或禀赋不足，先天遗传所致。

1. 心阳不足　多因心主血脉，内寓君火，心阳衰弱，目窍失去温养，神光不得发越于远处，故视远模糊。

2. 脾虚气弱　多因脾主运化而统血，为气血生化之源。脾失健运，则化源不足，影响升清输布，而发本病。《审视瑶函》："夫目之有血，为养目之源，充和则有发生长养之功，而目不病。少有亏滞，目病生矣。"

3. 肝肾亏虚　肝藏血，开窍于目，目得血而能视；肾藏精，精生髓。久视伤目或过劳伤肾，髓海空虚，目失所养。

【临床表现】

1. 心阳不足　视近清晰，视远模糊，视力减退，或伴有失眠健忘、神疲乏力、畏寒肢冷，舌淡，苔薄，脉弱。

2. 脾虚气弱　视近清晰，视远模糊，目视疲劳，目喜垂闭，或伴病后体虚、食欲不振、四肢乏力，舌淡红，苔薄白，脉弱。

3. 肝肾亏虚　远视力下降，目视昏暗，眼前黑花飞舞，伴头昏耳鸣、夜寐多梦、腰膝酸软，舌淡红，少苔，脉细。

【诊断】

1. 以青少年学生为多见，多有长期近距离视物史。
2. 视近物清晰，视远物模糊。
3. 视力低于0.8。
4. 检眼镜、验光等检查　<-3D为轻度近视；-3D～-6D之间为中度近视；>-6D为高度近视。屈光度正常而目力不能持久者为目倦。

【治疗】

（一）治则

滋补肝肾、疏经通络，解痉明目。心阳不足者，治以养心潜阳；脾虚气弱者，治以补脾益气；肝肾亏虚者，治以滋补肝肾。以眼眶周围七穴操作为主，主要施以一指禅推、指按揉手法，手法宜轻柔，力量不宜太重，速度不宜太快，同时配合背俞穴操作，以擦法、按揉为主。

（二）操作部位及腧穴

以头面部操作为主。常用取穴有太阳、印堂、阳白、睛明、攒竹、鱼腰、丝竹空、四白、养老等。

（三）基本操作程序

1. 患者仰卧位，双目微闭，平心静气，呼吸自然。施术者用双手指从印堂推至神庭，再用分推法由印堂穴至太阳穴推3遍,此为起手手法,可醒脑安神。

2．一指禅推前额,从右侧太阳穴开始,慢慢地推向右侧阳白穴,然后经过印堂、左侧阳白穴,推到左侧太阳穴为止。再从左侧太阳穴开始,经左侧阳白、印堂、右侧阳白穴,到右侧太阳穴为止,反复操作5～6遍,可醒脑明目。

3．用双手拇指端或中指端按揉或一指禅推眶周七穴,如睛明、鱼腰、太阳、攒竹、丝竹空、承泣、四白等,每穴2～3分钟;用双手拇指指腹分抹上下眼眶,从内向外反复分抹3分钟左右,能清肝明目,消除用眼疲劳。

4．用拇指指端按揉背部的肝俞、胆俞、脾俞、胃俞、肾俞,四肢的养老、光明穴,每穴1～2分钟,可疏通经络。

(四)辨证操作方法

1．心阳不足 指按揉心俞、膈俞各1～2分钟;点按神门、内关各1～2分钟,以酸胀为度。

2．脾虚气弱 指按揉脾俞、胃俞、中脘各1～2分钟;点按足三里、三阴交各1～2分钟,以酸胀为度。

3．肝肾亏虚 拿风池穴3分钟左右;指按揉肝俞、肾俞各1～2分钟;横擦肾俞、命门,以透热为度。

【附注】

1．眼部穴位推拿手法不宜过重,施术者要注意手部卫生。

2．治疗期间须嘱患者坚持做眼保健操,并保持良好的用眼卫生习惯,尽可能少看手机,切不可在暗淡的光线下或连续长时间看书学习,以免眼肌过度疲劳,影响疗效。

知识链接

推拿对眼周血液循环和调节功能的影响

推拿可使眼局部的毛细血管扩张,改善局部血液循环,提供其所需营养物质,对眼屈光系统进行协调和平衡,使痉挛的睫状肌得以舒展,晶状体得到适当调节,眼肌功能得以加强,眼底视网膜功能得到改善,脉络膜血流加快,物体在视网膜成像清晰。外界平行光线焦点落在视网膜黄斑区中心凹,从而视力逐渐提高。

第五节 伤风鼻塞

伤风鼻塞是指因感受风邪所致的以鼻塞、流涕为主要表现的鼻病。俗称"伤风"或"感冒"。四季均可发病,但以冬春二季为多见。

本病相当于西医学中的急性鼻炎。

【病因病机】

多因气候多变,寒热不调,或生活起居失慎,过度疲劳,致使正气虚弱,肺卫不固,风邪病毒得以乘虚侵袭,内犯于肺,上聚鼻窍,发为鼻塞。

1．外感风寒 因肺开窍于鼻,外合皮毛,腠理疏泄,卫气不固,风寒邪毒趁机外袭,皮毛受邪,内犯于肺,肺为寒邪所遏,清肃失常,邪毒上聚鼻窍而发病。

2．外感风热 因肺司呼吸,肺卫不固,风热之邪,从口鼻而入,风热上侵,首先犯肺,或风寒之邪久郁化热犯肺,以致肺失清肃,宣降失常,邪毒停聚鼻窍。

【临床表现】

1．外感风寒 鼻黏膜充血轻,但肿胀较甚,鼻塞遇寒加重,喷嚏频作,涕多且清稀,讲话鼻音重,或伴头痛,身痛,恶寒重、发热轻,口淡不渴,舌质淡,苔薄白,脉浮紧。

2. 外感风热　鼻黏膜红肿,鼻塞时轻时重,鼻痒气热,喷嚏,涕黄稠,或伴发热,恶风,头痛,咽痛,舌质偏红,苔白或微黄,脉浮数。

【诊断】

1. 伤风鼻塞与感冒有关。

2. 以鼻塞、喷嚏、流清水样或黏液性鼻涕为主要症状。伴有恶寒、发热头痛。应与鼻窒相区别:鼻窒以阵发性或交替性鼻塞,流涕黏稠,头闷痛为主要症状;或伴有头昏、记忆力下降、失眠、耳鸣、耳内闭塞感等症;病程长,反复发作,并常因感冒、劳累或其他疾病而诱发;多由伤风鼻塞,日久不愈所致,也可由灰尘或化学物质长期刺激造成。

3. 起病较急,病程较短。易并发耳胀、耳闭、脓耳、鼻渊等病。

4. 鼻腔检查　鼻黏膜充血,鼻甲肥大,鼻腔内分泌物增多。

【治疗】

（一）治则

宣肺疏邪通窍。推拿手法力量可重,时间不宜太长,以使鼻部通气为度。可多选用摩擦类手法。

（二）操作部位及腧穴

以头面鼻部为主,配合颈项背部操作。常用取穴有上星、印堂、迎香、太阳、山根、中府、曲池、合谷、列缺、风池、大椎、风门、肺俞、肩井等。

（三）基本操作程序

1. 患者仰卧位

（1）施术者点、按揉上星、印堂、迎香、太阳各1～2分钟,可疏通经络。

（2）揉、推山根、迎香,往返4遍,使鼻部发热,可通鼻窍。

（3）按揉中府、云门1～2分钟,以酸胀为度,可宣肺解表。

（4）捏拿、按揉曲池、合谷、列缺各1～2分钟,可宣肺散邪通窍。

2. 患者改俯卧位或端坐位

（1）施术者以一指禅推风池、大椎穴;再用擦法在背部膀胱经循行部位操作,往返3～4遍,可疏通经络,宣肺理气通窍。

（2）按揉大椎、风门、肺俞各2分钟;再拿风池4～6次,拿肩井4～5次,可宣肺解表。

（3）擦风池、肺俞7～9遍,横擦大椎,以透热为度,可发汗解表,宣肺理气。

知识链接

简单方法消除鼻塞

1. 气味刺激法　取食用醋100g左右,倒入喝水用的搪瓷缸内,将其烧开,闻其蒸气。也可将薄荷油紧贴鼻孔吸其味。

2. 热敷法　睡觉前将2块小毛巾用温度较高的热水浸透,拧成半干。叠成小方块,同时置于双侧耳上,只需要10分钟鼻腔即可畅通,呼吸自如。这是因为,人的双耳中有一个能调节鼻内血液循环的微小神经网络,在高温刺激下,可导致血管扩张。

3. 足浴法　用热水烫脚,能消除鼻黏膜充血肿胀。既能解除鼻塞,又能抑制大脑皮质兴奋,促进睡眠。

4. 药物滴入法　多采用麻黄素滴鼻剂,滴入2～3滴即可奏效。但这种药的副作用较大,不宜常用。也可用芳香通窍类的中药滴鼻剂滴鼻,改善通气。

5. 叩击枕部法　取站立或坐姿,嘴微张,下颌微收,用手掌侧轻轻叩击枕部(即后脑勺枕骨突出处),连续叩击20次,鼻塞即通,每日3次。此法简单易行,便于掌握,效果明显。

（四）辨证操作方法

1. 风寒袭肺 加点按列缺、外关各 2 分钟；再推擦背部膀胱经循行部位 4～6 遍，以透热为度，可发汗解表宣肺。

2. 风热犯肺 加轻拍项部大椎，以皮肤微红为度，可发汗宣肺。

【附注】

1. 注意休息，多饮开水，有利于疾病的康复。

2. 加强锻炼，适当进行户外运动，增强机体的抵抗力。

3. 起居有规律，注意寒温适中，运动后、出汗后谨防受凉。

第六节 喉 痹

喉痹是以咽部红肿疼痛，或干燥、异物感、咽痒不适等为主要表现的咽部疾病。《诸病源候论》曰："喉痹者，喉里肿塞痹痛，水浆不得入也。"因外邪犯咽，或邪滞于咽日久，或脏腑虚损，咽喉失养，或虚火上灼，咽部气血不畅所致。有急喉痹和慢喉痹之分。

本病与现代医学的急、慢性咽炎相类似。

【病因病机】

1. 风热外袭 多因外感风热，从口、鼻而入，搏结于咽喉，致咽喉肿痛而为喉痹。

2. 肺胃实热 多因外邪入里化热，或肺胃热盛，火热循经结于咽喉；或多食炙烤，过饮热酒，热毒上攻咽喉。

3. 肺肾阴虚 多因肺肾精气耗损于内，虚火上炎，蒸灼咽喉。小儿形气未充，故罹病者居多。

【临床表现】

1. 风热外袭 咽喉红肿疼痛，有干燥灼热感，吞咽不利，当吞咽或咳嗽时加剧，口微渴，发热，微恶寒，咽部轻度充血，水肿。舌边尖红，苔薄白，脉浮数。

2. 肺胃实热 咽痛较剧，痛连耳根和颌下，颌下有臖核，压痛明显，伴发热、头痛，口渴多饮，咽干口臭，咳嗽，咳痰黄稠，大便偏干，小便黄赤，咽部充血较甚。舌红，苔黄，脉数有力。

3. 肺肾阴虚 咽喉干疼、灼热，多言之后加重，午后及黄昏时症状明显，疼痛较轻，伴口干舌燥、颧颊红赤，咽部充血呈暗红色，黏膜干燥或有萎缩，或有淋巴滤泡增生，舌红，苔薄，脉细数。

【诊断】

1. 多发于冬春季节，常有急性鼻炎、鼻窦炎、扁桃体炎等病史，或有吸烟饮酒、发音过度、吸入有害气体等不良刺激。

2. 急性者起病较急，病程较短，以咽喉疼痛，吞咽尤剧，咽喉干燥、灼热、瘙痒、刺激感、异物感，咳嗽、痰多黏稠，声音嘶哑，甚至失声为主症。慢性者病程较长，咽部不适症状时轻时重，以咽部干燥，微痛不适，或痒、异物感、胀紧感，干咳或咳出少量黏痰，音调低沉，说话乏力，声音粗糙、嘶哑或完全失声，常有"清嗓"习惯为主要表现。

3. 咽喉检查 急性者见黏膜充血、肿胀，咽侧索红肿，咽后壁淋巴滤泡增生。慢性者见黏膜肿胀，或有萎缩，或有暗红色斑块状、树枝状充血，咽侧索肿大，咽后壁淋巴滤泡增生。

【治疗】

（一）治则

清利咽喉。急喉痹，疏散外邪；慢喉痹，宜滋阴清热。

（二）操作部位及腧穴

以喉结旁操作为主，配合全身经穴操作。常用取穴有大椎、风门、曲池、合谷、少泽、鱼际等。

（三）基本操作程序

1. 患者仰卧位，身体放松。施术者用轻柔手法按揉、捏拿、推抹喉结旁的人迎、扶突、廉泉等穴，同时可配合患者做吞咽运动。

2. 患者改端坐位，施术者用点、按揉法施于大椎、风门穴，每穴1~3分钟，使患者有疼痛难忍的感觉，可宣肺解表。

3. 按揉曲池、合谷、少泽、鱼际等穴位，每穴治疗2分钟，压力由轻至重，可疏通肺与大肠经。

（四）辨证操作方法

1. 风热外袭 加掐少商3~5分钟；掐、揉曲池、合谷2~3分钟；掐少商、关冲、合谷各1分钟。

2. 肺胃实热 横擦胸部3分钟；拿、振腹部5~7次；按揉天突、气舍1~2分钟；按揉阴陵泉、丰隆、三阴交等穴。

3. 肺肾阴虚 轻按、揉胸部3~5分钟；分推分抹胁肋5~7次；按、揉人迎、足三里、太溪、照海、三阴交、肺俞、肾俞各1分钟，同时嘱患者频咽唾液。

【附注】

1. 推拿治疗本病效果良好，但在治疗中应少食刺激性食品。
2. 减少或避免过度的发音、讲话等。
3. 注意休息，坚持锻炼，增强体质。

第七节 阳　痿

阳痿是指过去3个月中，阴茎持续痿软，或举而不坚，不能插入阴道进行满意的性交为主要表现的疾病，又称"阳事不举"。是常见的男子性功能障碍性疾病。多因命门火衰，肝肾亏虚，或因惊恐、抑郁等所致。

西医学的男子性功能障碍和某些慢性虚弱疾病表现以阳痿为主者，可参考本节内容辨证论治。

【病因病机】

中医认为，先天不足、恣情纵欲、手淫，劳伤心脾、大病久病等，均可致命门火衰，或气血不足，宗筋失其温煦润养，作强不能，阳事不举；肝气郁结而失疏达，或湿热下注，宗筋弛缓，阳痿不用而致本病。

1. 命门火衰 多因房劳过度，或少年手淫过度，致精气亏虚，命门火衰，引起阳事不举。

2. 心脾两虚 多因思虑忧郁，损伤心脾，致气血不足，宗筋失养，而致阳痿。

3. 湿热下注 多因醇酒厚味，脾胃受伤，湿浊内生，日久化热，流注于下，宗筋弛缓，以致阳痿。

4. 恐惧伤肾 多因惊恐伤肾，恐则气下，渐致阳痿不振，举而不坚，而致阳痿。

【临床表现】

1. 命门火衰 阳事不举，精薄清冷，头晕耳鸣，精神萎靡，腰膝酸软，畏寒肢冷，舌质淡，苔白，脉沉细。

2. 心脾两虚 阳事不举，精神不振，夜寐不安，食少纳呆，面色萎黄，舌质淡，苔薄白，脉细。

3. 湿热下注 阴茎痿软，勃而不坚，阴囊潮湿臊臭，下肢酸困，小便黄赤，余沥不尽，舌质红，苔黄腻，脉濡数。

4. 恐惧伤肾 阳痿不振，举而不坚，胆怯多疑，心悸易惊，夜寐不宁，苔薄腻，脉弦细。

【诊断】

1. 青壮年男子性交时，由于阴茎不能有效勃起，或勃而不坚，无法进行正常的性生活。

2．多有房事太过，久病体虚，或青少年频犯手淫史，常伴有神疲乏力，腰酸膝软，畏寒肢冷，或小便不畅，滴沥不尽等症。

3．排除性器官发育不全，或药物引起的阳痿等。

【治疗】

（一）治则

虚者宜补，实者宜泻，有火宜清，无火宜温。命门火衰者，治以温肾壮阳；心脾两虚者，治以补养心脾；湿热下注者，治以清热利湿；恐惧伤肾者，治以补肾宁神。推拿治疗实证手法宜重，操作时间可短些，用强刺激手法；虚证手法宜轻柔和缓，操作时间宜长。操作的同时应注意心理疏导。

（二）操作部位及腧穴

以腹部和腰骶部操作为主。常用取穴有神阙、气海、关元、中极、心俞、脾俞、肾俞、命门、腰阳关、次髎、三阴交。

（三）基本操作程序

1．在腹部操作，患者仰卧位，思想放松，闭目安静呈入睡状。施术者先用掌根揉神阙穴5分钟左右。

2．然后用一指禅推法推气海、关元、中极穴各2分钟左右。

3．用掌摩法摩下腹，以温热为度；再施掌振下腹部2分钟左右。

4．患者取俯卧位。施术者用指按揉背腰部心俞、脾俞、肾俞、命门、次髎，每穴1～2分钟，可调理脏腑功能，平衡阴阳。

5．推擦腰阳关、八髎穴，以透热为度，可温肾壮阳。

6．按揉下肢委中、三阴交穴，约2分钟，再捏拿大腿内侧肌肉，叩击、拍打、搓抖下肢3～5分钟，可温通下肢经络。

（四）辨证操作方法

1．**命门火衰**　指按揉肾俞、命门，每穴约5分钟；用擦法直擦督脉及脊柱两侧膀胱经，横擦肾俞、命门、八髎穴，均以透热为度。

2．**心脾两虚**　指按揉内关、足三里、血海，每穴1～2分钟；指按揉心俞、脾俞，每穴约5分钟。

3．**湿热下注**　指按揉天枢、丰隆、足三里、阴陵泉、大肠俞、膀胱俞，每穴1～2分钟；掌摩下腹部，约5分钟。

4．**恐惧伤肾**　分抹前额10余次；指按揉太阳、神门、大陵、肝俞、胆俞、太溪穴，每穴1～2分钟。

【附注】

1．消除紧张恐惧心理，保持心情愉快舒畅。

2．清心寡欲，戒除手淫，节制房事。

3．劳逸结合，适当参加体育锻炼和体力劳动。

4．生活要有规律，适当增加营养，戒除烟酒。

5．鼓励患者消除悲观情绪，树立战胜疾病的信心，特别是夫妻之间要相互关怀体贴。

第八节　口　　僻

口僻是以突发面部麻木，口眼歪斜，眼睑闭合不全为主要表现的病证，又称"口眼㖞斜"。多由风邪入中面部，痰浊阻滞经络所致。本病可发生于任何年龄，多数患者为20～40岁，男性多于女性，多为单纯的一侧面颊筋肉弛缓，无半身不遂、神志不清等症状。

本病相当于现代医学的周围性面神经麻痹，常见于贝尔麻痹。

【病因病机】

本病多因劳累过度,机体正气不足,脉络失养,卫外不固,腠理松懈,风寒或风热乘虚入中面部经络,致气血瘀阻,经筋功能失调,筋肉失于约束,肌肉纵缓不收,出现口眼㖞斜。

【临床表现】

1. **风寒**　见于发病初期,面部有受凉史,口眼㖞斜,舌淡、苔薄白,脉浮紧。

2. **风热**　见于发病初期,多继发于感冒发热,口眼㖞斜,兼见舌红、苔薄黄,脉浮数。

3. **气血不足**　多见于恢复期或病程较长的患者,口眼㖞斜,兼见肢体困倦无力,面色淡白,头晕等症。

【诊断】

1. 以口眼㖞斜为主症,常在睡眠醒来时发现一侧面部肌肉板滞、麻木、瘫痪,额纹消失,眼裂变大,露睛流泪,鼻唇沟变浅,口角下垂歪向健侧,病侧不能皱眉、蹙额、闭目、露齿、鼓颊;部分患者初起有耳后疼痛,还可出现患侧舌前 2/3 味觉减退或消失,听觉过敏等症;病程迁延日久,可因瘫痪肌肉出现挛缩,口角反牵向患侧,甚则出现面肌痉挛,形成"倒错"现象。

2. **肌电图检查**　多表现为单相波或无动作电位,多相波减少,甚至出现正锐波和纤颤波。

3. **病理学检查**　面神经麻痹的早期病变为面神经水肿和脱髓鞘。

知识链接

中枢性面瘫和周围性面瘫

中枢性面瘫:为核上组织(包括皮质、皮质脑干纤维、内囊、脑桥等)受损时引起,出现病灶对侧颜面下部肌肉麻痹。从上到下表现为鼻唇沟变浅,露齿时口角下垂(或称口角歪向病灶侧,即瘫痪面肌对侧),不能吹口哨和鼓腮等。多见于脑血管病变、脑肿瘤和脑炎等。

周围性面瘫:为面神经核或面神经受损时引起,出现病灶同侧全部面肌瘫痪,从上到下表现为不能皱额、皱眉、闭目,角膜反射消失,鼻唇沟变浅,不能露齿、鼓腮、吹口哨,口角下垂(或称口角歪向病灶对侧,即瘫痪面肌对侧)。多见于受寒、耳部或脑膜感染、神经纤维瘤引起的周围性面神经麻痹。此外还可出现舌前 2/3 味觉障碍,说话不清晰等。

【治疗】

(一)治则

活血通络、疏通经筋。以面部操作为主,向太阳穴、耳前方向用力,患侧手法较健侧手法操作要重,可配合运用适量润滑油作为介质,以便于操作。

(二)操作部位及腧穴

以患侧面部操作为主,配合健侧面部操作,常用取穴有阳白、睛明、攒竹、鱼腰、丝竹空、四白、颧髎、颊车、地仓、翳风、合谷等。

(三)基本操作程序

1. 患者仰卧位,施术者用双手拇指推法,自印堂穴交替向上推抹至神庭穴,再分推前额、眼眶。

2. 施术者用一指禅推或按揉法自印堂开始,经阳白、太阳、四白、睛明、迎香、地仓、颧髎、颊车、牵正、承浆、翳风,往返操作 5～6 遍,每穴 1 分钟,可疏通面部经络,活血通络。

3. 从印堂分抹至太阳穴及眼眶,再自睛明、四白、迎香穴沿两侧颧骨抹向耳前三穴。

4. 掌揉摩面部前额、面颊,向太阳、下关穴方向操作 3 分钟;再将双手掌搓热,热敷眼及面部,以透热为度,可温经通络散寒。

(四)辨证操作方法

1. **风寒**　加点按揉风池、肺俞穴,每穴 1～3 分钟,以祛风散寒,通络牵正。

2.风热 加捏拿曲池1～3分钟,推擦大椎穴,可疏风泻热,疏通经筋。

3.气血不足 加按揉脾俞、胃俞、中脘、足三里等,每穴1～3分钟,可补益气血、濡养经脉。

【附注】

1．推拿治疗具有良好的效果,是目前治疗本病安全有效的首选方法之一。

2．刺激眼周穴位时,注意在一个疗程中,刺激量应逐渐加大。

3．患者面部应避风寒,外出时戴口罩、眼罩;因眼睑闭合不全,灰尘容易侵入,每日点眼药水2～3次以预防感染。

4．指导患者进行自我按摩和叩齿、鼓腮等锻炼。

（王 菁）

❓ 复习思考题

1．痛经临床可分为哪几型?其临床表现是什么?

2．痛经腹部的推拿基本操作程序如何?

3．闭经推拿操作基本程序如何?

4．绝经前后诸证诊断要点有哪些?

5．近视的推拿操作基本程序如何?

6．伤风鼻塞临床各型的表现如何?

7．阳痿的推拿治疗原则是什么?

ER 6-3

扫一扫,测一测

第七章　康　复　病　症

第一节　中风后遗症

学习目标

掌握中风后遗症的定义及临床分期；中风后遗症推拿治疗的原则；中风后遗症推拿治疗的基本手法及操作流程。

中风又称脑卒中、脑血管意外，是一组急性脑血管疾病。是由于急性脑血管破裂或闭塞，导致局部或全脑神经功能障碍，持续时间＞24小时或可死亡。脑卒中是老年人的常见病、多发病，60岁以上为高发人群，发病率随年龄增长而增高，男高于女，城市的患病率和死亡率均显著高于农村，发病季节以冬季最高，秋季次之。

中风一般分为先兆期、卒中期、恢复期、后遗症期，推拿治疗的重点主要为恢复期和后遗症期，这期间的主要临床表现有半身不遂、口眼歪斜、言语謇涩等症状，本病所称中风后遗症是包括了这两个病期。对中风恢复期的治疗已成为当今临床的一个重点，如何提高中风在恢复期的治愈率，改善患者的生存质量，使其最大限度地回归社会，已成为国内外医学研究的重点课题。脑卒中后的恢复差异很大，从留有严重的残疾到几乎完全康复，其恢复时间和过程与损伤性质、损伤程度、损伤部位及年龄等因素有关。目前临床中，通过积极、正确的推拿康复和其他医疗康复治疗，可使近80%患者的功能明显改善；约有10%～20%的患者留有严重或中度残疾。

【病因病机】

西医学认为中风包括脑梗死、脑出血和蛛网膜下腔出血。脑梗死多见于心脏病患者，如心脏瓣膜病、心肌梗死栓子脱落堵塞脑血管；脑出血多数由高血压和动脉硬化引起；蛛网膜下腔出血多因脑动脉瘤、血管畸形等引起。

中风病进入恢复期和后遗症期，往往遗有半身不遂、言语不利或失语、情志异常、痫病、痴呆等后遗症。这个病期的根本在于患者脏腑亏虚，复加病程日久，风、火、痰、瘀等邪气停于体内，气血经筋已然受损。故病理基础为本虚标实，本虚成为病性主导，主要为气虚、阴虚，其次为阳虚、血虚；标实即为兼夹标邪，各有差异，要分清属风（内风、外风）、属火（心火、肝火、痰火）、属痰（风痰、湿痰）、属瘀（瘀血）的不同。

【临床表现】

中风病临床上可分为四个阶段：①先兆期：可有阵发性眩晕，发作性偏身麻木或瘫软，短暂性言语謇涩等。②卒中期：表现为半身不遂，口角歪斜，舌强言謇或不语，偏身麻木，甚则神志恍惚、神昏等。③恢复期：表现为半身不遂，语言不利，口眼歪斜，精神、智力障碍等。④后遗症期：表现同恢复期，一般完全康复难度极大。

在中风的恢复期和后遗症期中，常见的中医辨证分型有：

1. 气虚血瘀，经脉阻滞　肢软无力，偏枯不用，面色萎黄，神疲乏力，或见肢体麻木，口舌歪斜，或兼有纳少、便溏、语言不利，舌紫暗或有瘀斑，苔白，脉细涩或重按无力。

2. 阴虚阳亢,脉络瘀阻 中风日久,半身不遂,患肢强痉、僵硬、拘挛,关节屈伸不利,头晕头痛,颜面潮红,耳鸣如蝉,或兼有烦躁不安,语言不利,肢体麻木,舌红苔黄,脉弦有力。

3. 风痰阻络 舌强语謇,甚至舌卷难以伸出,言语困难,或吞咽困难,或痰多痰稠,咳吐不利,肢体活动不利,舌红或暗,苔白腻或黄腻,脉弦滑。

4. 肾虚精亏 舌喑失语,腰膝酸软无力,心悸气短,或有二便失禁,头昏眼花,舌体瘦小或卷,苔白,脉沉细。

【诊断】

(一)中风诊断

1. 中老年患者,出现较为典型的临床表现。

2. **检查** 头颅CT或MRI可确诊;脑血流图、脑电图和偏瘫步态的检查可帮助诊断。

(二)中风分期标准

1. 急性期 发病后2周以内。

2. 恢复期 凡患中风病后2周至半年以内,遗有半身不遂、语言不利、口眼歪斜等其中任意1项者,即可诊断。

3. 后遗症期 发病半年以上。

【治疗】

(一)治则

本病以早期治疗为主,患者度过急性期后即应积极开展康复治疗。本病病程的长短与康复有直接关系,尽早对本病进行治疗是十分重要的。若治疗得当,可减少后遗症或完全康复。推拿治疗一般在中风后2周,患者病情稳定且无禁忌时,应尽早而全面地进行施治。

1. 本病总属本虚标实,故治疗应扶正祛邪。扶正以益气养血、补益肝肾为主,祛邪以活血化瘀、平肝潜阳、搜风通络、化痰开窍、清热解毒等为主。恢复期治疗偏重活血化瘀;后遗症期以补益气血、扶正固本、强筋健骨为要。

2. 推拿治疗以患侧为主,健侧为辅;以肢体关节为重点,包括上肢的小关节,同时辅以全身操作治疗。

3. 早期推拿治疗应轻柔、缓慢而有规律,后期可逐渐加大手法力量。肢体施术以近端关节向远端关节为顺序。

4. 主张配合针灸、埋疗、药物等方法,综合施治以加强整体治疗效果,促进功能恢复。

(二)取穴与部位

治疗应以"治痿独取阳明"为指导,重点在手、足阳明经,足太阳膀胱经。穴位多选择尺泽、曲池、手三里、合谷、天宗、肝俞、胆俞、膈俞、肾俞、环跳、委中、膝眼、阳陵泉、悬钟、解溪、承山等腧穴。

(三)基本操作方法

1. 仰卧位

(1)用按揉法自患侧上臂内侧至前臂进行操作,肘关节及其周围为重点治疗部位,在进行手法的同时,配合患肢外展和肘关节伸屈的被动活动;按揉尺泽、曲池、手三里、合谷诸穴;继之在患肢腕部、手掌和手指用按揉法治疗,同时配合腕关节及指间关节伸屈的被动活动,手指关节可配合捻法,时间5~10分钟。

(2)由大腿前、内侧向下至踝关节及足背部实施掌按揉法;对髋关节、膝关节、踝关节进行伸屈活动,对各关节进行摇转,扳压各关节,特别是踝关节。

(3)对下肢前侧、内侧、外侧及后侧,特别是患侧,进行拿揉法操作3~5分钟;重点在风市、伏兔、膝眼、阳陵泉、解溪、悬钟、昆仑和太溪等穴;再施搓擦法,反复3~5遍;由近端向远端对掌击打下肢,使整个下肢发胀和发热。

2. 俯卧位

（1）背部脊柱两侧夹脊穴和膀胱经施按揉法，自上而下 2～3 次，重点在天宗、肝俞、胆俞、膈俞、肾俞等穴；脊柱两侧用按揉法治疗，并向下至臀部、股后部、小腿后部，顺经或顺肌纤维走行操作；再以腰椎两侧、环跳、委中、承山及跟腱为重点治疗部位，施按揉法并同时配合腰后伸和患侧髋后伸的被动活动，时间 5～10 分钟。

（2）用手掌或拇指自上而下直推和分推背腰两侧夹脊穴及膀胱经路线，反复操作 4～5 遍；施轻快的叩法和平拍法，由背、腰至小腿部操作。

3. 坐位

（1）先推印堂至神庭，继之用一指禅推法自印堂依次至睛明、阳白、鱼腰、太阳、四白、迎香、下关、颊车、地仓、人中等穴，往返推 1～2 遍，然后配合抹法与按揉法，最后以扫散法施于头部两侧少阳经，拿五经，揉擦、轻搓面颊部。

（2）用按揉法施于患侧肩胛骨周围及颈项两侧，在进行手法时，配合患肢向背后回旋上举及肩关节外展内收的被动活动，时间 3～5 分钟。

（3）从肩部至腕部用拿法，由近端向远端顺经捋筋，往返 3～4 次；活动肩、肘、腕关节；做肩、肘、腕部摇法；从肩部施搓法搓至腕部，往返 2～3 次。

（4）拍叩后项、肩部、上背部；拿揉风池、颈项部；提拿肩井。

（四）辨证操作方法

1. 气虚血瘀，经脉阻滞　分推腹阴阳反复 5～10 遍；摩腹 10～15 分钟，按揉中脘、下脘、天枢等穴；拿揉梁丘、血海穴；按揉心俞、膈俞、脾俞、胃俞等穴；横擦脾俞、胃俞一线，以透热为度。

2. 阴虚阳亢，脉络瘀阻　使用推桥弓法，以拇指或食、中指从上向下，左右交替操作各 15～20 遍；推大椎，按压缺盆穴，按揉翳风穴；捏拿曲池 2 分钟，按揉双侧三阴交 3 分钟，点按双侧太冲穴约 2 分钟；自太溪穴沿小腿内侧面推至阴谷穴，各 10～15 遍；擦足底涌泉穴以透热为度。

3. 风痰阻络　推、按揉膻中、中府、云门、中脘、建里、天枢等穴各约 1 分钟；摩腹 10～15 分钟；按揉脾俞、胃俞、大肠俞，并横擦以透热为度。按揉足三里、丰隆穴各约 2 分钟，拿揉承山。

4. 肾虚精亏　按推心俞、肝俞、肾俞、命门穴，每穴 1 分钟；横擦肾俞、命门一线，以透热为度，搓擦股内侧以透热为度；揉双侧三阴交 3 分钟，推按足底涌泉穴，再施擦法以透热为度。

5. 语言謇涩者　重点按揉廉泉、通里、风府、风池等穴。

6. 口眼歪斜者　用抹法在瘫痪侧面部推抹 3～5 分钟，重按下关、瞳子髎等穴。

7. 口角流涎者　按揉面部一侧与口角部。

课堂互动

中风后遗症的推拿治疗为什么重点选取手、足阳明经和足太阳膀胱经？

第二节　脊髓损伤后遗症

学习目标

掌握脊髓损伤后遗症形成的原因及病理生理；脊髓损伤后遗症的主要临床表现及诊断；脊髓损伤后遗症的推拿治疗原则及治疗方法。

脊髓损伤后遗症是指由于各种原因所致的脊髓结构、功能损害，造成并遗留损伤水平以下运动、感觉、自主神经功能障碍等相关症状。脊髓损伤或疾病引起受累平面以下的肢体发生瘫痪的病症，称为截瘫。损伤在颈膨大或其以上者，上下肢均出现瘫痪，称高位截瘫；损伤在颈膨大以下者，不论损伤平面在胸段或腰段，肢体瘫痪则仅出现在下肢，称为低位截瘫。脊髓损伤的发病多由外伤造成，主要为坠落、砸伤、交通事故等。推拿对脊髓损伤后遗症的治疗，主要为缓解不适症状，改善组织器官的功能状态，提高患者生活质量。

【病因病机】

脊髓损伤分为外伤性和非外伤性两方面。外伤性脊髓损伤多见于高处坠下、重物压砸、交通事故等意外，是脊椎骨折与脱位的严重并发症，脊椎骨折患者中大约有20%可发生不同程度的脊髓损伤。脊椎骨感染、结核、肿瘤及椎间盘突出等疾患，亦可损伤或压迫脊髓。

根据脊髓损伤的程度，可分为脊髓休克、脊髓受压、脊髓本身破坏三种病理改变。损伤脊髓内锥体束（中枢神经元）产生痉挛性瘫痪；损伤周围神经元，表现为弛缓性瘫痪。

1. 脊髓休克 脊髓无明显器质性损伤，脊髓周围亦无压迫性水肿或其他占位性病变，仅表现为功能上暂时性传导中断。

2. 脊髓受压 属于继发性损伤。可由下列诸因素引起，形成对脊髓的机械性压迫。

（1）移位的椎体、骨碎片、突入的椎间盘及黄韧带、异物等。

（2）硬膜内或硬膜外出血，使硬膜内、外压力增高，压迫脊髓。

（3）脊髓损伤后，局部组织充血、水肿，因血运障碍，水肿加重，使脊髓受压更为严重，一般持续1～2周。

如果这些压迫因素能及时解除，脊髓功能可以完全或大部分恢复。否则脊髓因血液循环障碍，发生萎缩、缺血性坏死、液化及瘢痕形成，将造成永久性瘫痪。

3. 脊髓断裂（脊髓本身器质性损害） 可发生脊髓完全横断，神经细胞被破坏，神经纤维断裂，脊髓内出血和血肿，造成不可恢复的终身瘫痪。

中医认为，脊髓损伤截瘫的发生与肝、肾、肺、胃有关。肝伤则筋骨拘挛，肾伤则精髓不足，肺与胃虚则难以濡养筋脉。

【临床表现】

（一）脊髓损伤的主要临床特征

主要临床特征有脊髓休克、运动和感觉障碍、体温控制障碍、痉挛、排便功能障碍、性功能障碍、呼吸障碍、疼痛以及异位骨化和长期制动卧床所导致的关节挛缩畸形、肌肉萎缩、耐力减退、压疮、感染、肢体水肿、深静脉血栓形成、骨质疏松、心理障碍等。

1. 脊髓休克 损伤平面以下弛缓性不完全性瘫痪。一般在1～3周后可逐渐恢复。

2. 感觉障碍 损伤平面以下的浅、深感觉均消失，临床重点检查痛觉和关节位置觉。可以根据其感觉丧失平面来推断损伤部位及病情进展。

3. 运动功能障碍 检查肌力判断瘫痪程度，弛缓性瘫痪者肌张力减弱；痉挛性瘫痪者肌张力增高。截瘫时间较长可致肌肉萎缩、无力，关节僵硬。

4. 反射 弛缓性瘫痪者损伤平面以下的生理反射消失；痉挛性瘫痪者生理反射亢进。

5. 膀胱、直肠功能障碍 尿失禁或尿潴留，便秘、肠道粪便梗阻或肠胀气。

6. 自主神经系统功能紊乱 可出现如高热、无汗、肠蠕动减慢、大便秘结等症状。

7. 疼痛 患者的疼痛既可以是躯体性的，也可以是中枢性的。

8. 痉挛 一般在损伤后3～6周开始发生，6～12个月达到高峰。

（二）不完全性损伤具有特殊的表现

1. 颈脊髓血管损伤 上肢神经受累重于下肢，因此上肢障碍比下肢明显。患者有可能可以步行，但上肢部分或完全麻痹。

2. 脊髓只损伤半侧 损伤同侧肢体本体感觉和运动丧失，对侧痛温觉丧失。

3.脊髓前部损伤 损伤平面以下运动和痛温觉丧失,而本体感觉存在。

4.脊髓后部损伤 损伤平面以下本体感觉丧失,而运动和痛温觉存在。

5.脊髓骶段圆锥损伤 引起膀胱、肠道和下肢反射消失,偶尔可以保留骶段反射。

6.椎管内腰骶神经根损伤 引起膀胱、肠道及下肢反射消失。马尾损伤后,神经功能的恢复一般需要2年左右时间。

7.脊髓震荡 指暂时性和可逆性脊髓或马尾神经生理功能丧失,可见于只有单纯性压缩性骨折,甚至放射线检查阴性的患者。脊髓并没有机械性压迫,也没有解剖上的损害,患者可见反射亢进但没有肌肉痉挛。

【诊断】

1.有严重的外伤史或其他脊柱病史。

2.具有脊髓损伤的主要临床特征。

3.辅助检查

(1)X线检查:病变部位的正位与侧位X线片,能显示脊柱骨折、脱位及病变的部位、性质、程度。

(2)CT、MRI检查:可以确诊病变的位置、形态及大小,为手术治疗提供依据。

【治疗】

(一)治则

中医总的治疗原则是舒筋通络,行气活血。脊髓损伤经过前期临床抢救(包括手术、药物等治疗),患者生命体征和病情基本平稳、脊柱稳定后,即可考虑推拿康复治疗。推拿治疗可以促进患者肢体功能康复,对预防肌肉萎缩、压疮和关节僵直、挛缩变形、肢体水肿、深静脉血栓、骨质疏松等有积极作用,尽早施治尤为重要。治疗重点:早期主要针对瘫痪肢体,进行关节及肢体软组织的治疗,手法轻柔而有节奏;恢复期则逐步扩展至全身,施术手法可逐渐加重。

(二)取穴与部位

治疗部位主要为瘫痪肢体关节、关节周围组织;头、项、背腰部督脉、膀胱经的循行部位;穴位选择中府、肩贞、曲池、内关、外关、合谷、足三里、阳陵泉、解溪、环跳、委中、承扶、承山等腧穴。

(三)基本操作方法

施治前多涂擦按摩膏、传导油、冬青膏等推拿介质。

1.上肢部 患者仰卧位。

(1)由上而下拿揉患者上臂、前臂,反复5~10遍,力量由轻渐重,由外入里,尤其是各肌腱的起止部位;点按中府、肩贞、曲池、内关、外关、合谷等腧穴。

(2)依次缓缓屈伸、旋转肩、肘、腕关节;推擦上臂、前臂。

(3)推抹手腕、手掌、手背;捻揉5手指,轻柔拔伸和屈伸活动;以小指尺侧缘劈叩患者5指指缝,叩击掌根。

2.下肢部 患者仰卧位。

(1)拿揉患者股四头肌、小腿各肌;然后用拇指揉拨足三里、阳陵泉、解溪等穴。

(2)依次缓缓屈伸、旋转髋、膝、踝关节。

(3)推擦大腿前外侧与前侧、小腿前外侧,使下肢透热为佳;搓揉下肢,使筋肉尽量松弛;推抹足背和搓擦足底;捻揉5趾,轻柔拔伸和屈伸活动。

(4)掌根有节奏、轻重交替地合击下肢,使击打的冲击感深入下肢组织深部;再施轻快的平拍法或叩法,放松整个下肢。

3.背腰部 患者俯卧位。

(1)用手掌或拇指自上而下直推和分推背腰两侧夹脊穴及膀胱经路线,反复操作4~5遍;重点在受损段部位,行按揉法、掌揉法。

（2）用拇指点揉督脉路线和两侧相应的夹脊穴和膀胱经腧穴，通过刺激脊神经后支，达到刺激损伤段脊髓神经的作用。再以手掌横擦受损节段部位，搓揉腰骶部及八髎穴等，以透热为度。

（3）施术者握拳用掌指关节处自臀部开始，向下肢按揉，拿捏下肢瘫痪肌群，反复5～6遍。动作要轻柔，尤其是痉挛性瘫痪，以不引起肌肉痉挛收缩为度，使肌肉松弛的弛缓性手法力度可以加大。以促进血液循环，使萎缩的肌纤维增粗，恢复肌力。再用拇指点揉环跳、委中、承扶、承山等穴。

（4）施轻快的平拍法或叩法，可由背腰至小腿部操作，达到使软组织放松的效果。

（四）辨证操作方法

有大、小便不通者，应顺时针方向揉摩腹部数分钟，并取天枢、气海、关元等穴施点振法或掌振法；在腰骶、臀以及大腿后部用按揉法，点按肾俞、八髎、长强等穴，斜擦八髎穴部位。

课堂互动

脊髓损伤患者为什么会出现痉挛症状？

第三节 四肢骨关节损伤僵直症

学习目标

掌握四肢骨关节损伤僵直症的概念、形成原因、临床表现、治疗原则及手法操作。

四肢骨与关节的骨折、脱位或筋伤等损伤，特别是严重的外伤病症，经过整复、固定以及手术等治疗后，因各种原因导致骨、关节及软组织不同程度的损害和功能障碍，并形成长期的后遗症状，影响患者的生活和工作，其中，关节的主动活动和被动活动明显受到限制，严重者功能丧失，关节畸形，即为关节僵直症。临床通过推拿康复治疗，结合其他多种治疗方法，可使患者的工作与生活能力得到改善、提高，甚至完全恢复。临床上感染性的病症，如骨髓炎、结核或化脓性关节炎等引起的骨性关节僵直症，不属于推拿治疗之列，本节不予赘述，但临证应注意区别。

【病因病机】

在间接或直接暴力引起骨折、脱位的同时，关节内、外软组织亦发生损伤性改变，即"脱位则筋挪，骨断则筋裂"。若处理不当，可致受损局部瘀血不散、组织粘连、纤维化等反应。中医学认为，主要是经络阻塞，气血不通，营卫不能通达内外，关节周围筋肉组织得不到濡养，导致关节活动不利。根据临床观察，主要有下列原因：

1. 骨折或脱位治疗不当，如整复不良，畸形愈合，或手法整复次数过多，形成骨化性肌炎，影响肢体的功能活动。

2. 严重的关节内骨折脱位，常由于畸形愈合使关节面破坏，导致骨性关节功能障碍，妨碍关节活动；关节附近的骨折或骨折波及关节面，光滑的关节面遭到破坏而变得粗糙不平，易形成创伤性关节炎，其预后不佳。

3. 粘连性关节功能障碍，多因严重损伤，瘀肿较大，组织内出血和渗出，造成纤维素沉着和血肿机化形成粘连；或是粉碎性、缺损性等骨折迟缓愈合，疗程较长，不能按期进行功能活动。

4. 骨折或脱位整复后的超关节外固定，外固定过久和固定过紧，迫使受伤肢体长期处于静止的伸直或半屈位，致循环不良、组织缺氧、炎变，关节及其周围筋肉组织失去原有的张力和弹性,发生失用性萎缩或退行性改变,使关节功能活动减弱或丧失。

5. 部分筋伤病例,因处理不当,或患者为了减轻伤部的疼痛而不敢活动,久之,即形成关节某个方向运动受限制。

6. 伤后因保护不利,复感风寒湿外邪,而出现肢体酸软、无力和疼痛。

【临床表现】

因肢体各个关节的结构和功能有所不同,各部位关节损伤后出现的临床表现也有差异,但一般的症状可见:受损肢体有严重的关节活动障碍,局部不同程度的疼痛和关节肿胀,活动时疼痛加重等,可影响到下上两个关节的功能活动,受伤肢体皮温降低,可有发凉等现象。

【诊断】

1. 既往有骨折、脱位或筋伤病史。

2. 有关节活动功能障碍。

3. 检查时,可触及受伤关节增大,其周围筋肉可有不同程度萎缩及硬块或挛缩,压痛明显。伤肢远端皮温降低或感觉迟钝,骨折部粗大、凸凹不平或成角畸形。个别病例,骨折处可触及内固定之遗物(如股骨干的不稳定性骨折,多采用内固定),皮肤表面有手术瘢痕。陈旧性损伤者,关节附近肌肉失用性萎缩,肌腱、韧带、关节囊粘连和挛缩。

(1)骨折后遗症:在检查时要注意骨折是否愈合及对位情况,有无骨质增生及影响关节活动的其他原因。若发现屈而不能伸者,多为筋肉损伤,瘀血过多或挛缩所致;伸而不能屈者,多为筋肉粘连或骨化性肌炎引起。关节肥大者,多为局部骨质增生或周围组织萎缩所致。活动或行走剧痛者,多为畸形愈合,筋无归位,血脉不通;或关节内有骨刺;或局部严重创伤引起的炎症性反应所致。

(2)脱位后遗症:在检查时应注意关节是否肿胀与肥大、有无软骨凸出、关节腔改变及肢体运动障碍。若发现关节肿胀者,多为气血瘀滞;关节肥大者,多为周围筋肉组织增生;软骨突出者,多为复位不佳;关节腔狭窄,多为骨膜增殖、筋缩、筋强或瘀血机化所致;肢体运动障碍,屈而不能伸,为筋肉挛缩、关节粘连所致;伸而不能屈,为筋肉粘连、硬化所致。

(3)筋伤后遗症:检查时常可发现局部肿胀,皮温增高,筋肉粗大或有结节条索,深部组织互相粘连、变硬而无弹性。

4. X线检查 正、侧位片可提示骨质愈合情况,关节腔有无改变等,并可排除其他骨病。

推拿治疗本症,首先应明确诊断。如骨折愈合不牢固,施治手法用力不当,易造成再骨折。对初次就诊患者,详细询问病史及治疗经过,细心检查,再结合正、侧位 X 线片,观察骨折愈合状态以及关节腔的变化情况,不难做出诊断。但应与本症合并结核、肿瘤、骨髓炎等病症相鉴别。

【治疗】

(一)治则

中医总的治疗原则是疏通经络,舒筋活血,剥离粘连,滑利关节,恢复功能。

推拿治疗四肢骨关节损伤僵直症,辨证选择施治手法和手法的运用技巧十分重要。推拿治疗是一种具有一定破坏性的被动手法,常伴有明显的疼痛,临证中,应依据关节的僵直程度、患者的体质及耐受力,谨慎地使用手法。手法应缓稳柔和、循序渐进,切忌暴力;做到手法协调、重而不猛,用力恰到好处。对严重的骨折、脱位或筋伤病症,推拿治疗的初期阶段应特别慎重,施治手法力量的控制要细致,绝对不可用蛮力,重在疏通经络,活血散瘀;经过一段时间的推拿治疗后或陈旧性损伤的病症,操作应以剥离粘连、滑利关节为主。

(二)取穴与部位

循肢体经脉走行线路、筋肉纤维循行方向施治;常选用风池、肩井、缺盆、中府、肩贞、曲池、尺泽、内关、外关、合谷、腰眼、腰阳关、环跳、血海、承扶、委中、承山、足三里、阳陵泉、解溪等腧穴。

（三）基本操作方法

肢体关节僵直症的矫正术甚多。在临床推拿中，须根据关节部位僵直的程度和可动范围加以选择。每一个部位的矫正术，施术前均须做充分的辅助手法，以达到疏通经络，伸展筋肉，滑利关节之目的。

1. 点按法 主要沿经络、血脉系统，点压相关部位和穴位，如风池、肩井、缺盆、中府、肩贞、曲池、内关、外关、合谷、血海、足三里、阳陵泉、解溪等穴；用手掌或掌根在背腰、四肢等部位进行按压，停留的时间较长，其压力应作用于较深层部位，为静而深透之法，以达到通经络、行气血、镇静止痛之功。

2. 推抚搓揉法 两手掌放于患病关节两侧做上下推抚；然后，双手掌合于关节周围，做小幅度的快速搓揉；推抚、搓揉手法可反复交替操作，使局部发热，加速血流。

3. 拨法 在关节周围及脊柱两侧，用一手或双手多指，做快而稳、由轻到重的揉拨；再用拇指或多指顺筋肉纤维的垂直方向左右分拨，作用于筋骨、肌肉之间，能活血祛瘀、除风散寒、解痉止痛、剥离粘连。

4. 牵抖法 用手握住肢体远端牵引、展开，摇摆、晃动，节律较快；再一手握拿伤肢远端适宜部位，用力向下牵拉，另一手多指置于患病关节的肌腱或韧带处，在牵拉的同时快速分拨。主要作用于关节及其周围组织，能舒筋活血，滑利关节。

5. 推法 用手掌向上或向下频频顺经脉、筋肉纤维循行方向推进，能疏经活络、通畅气血。

6. 屈伸扳振法 握住肢体远端缓缓用力屈压或伸扳关节，以伸展筋肉、活动关节。再一手握拿伤肢远端适宜部位，将患病关节屈曲，另一手拿压于患病关节适宜部位，做轻快的晃拨，使关节内生热，然后用小鱼际部轻快地揉振关节及周围部位。

7. 拔伸法与撞法 拔伸法是用手握住肢体两端做对抗牵引，其作用于筋肉、关节及其周围组织，能舒筋活血，滑利和松动关节；撞法是用手握住骨的末端向上推顶，柔和地撞动，能行气生新、强壮筋骨。两手法可交替施用。

8. 舒揉法 用手掌或多指做缓缓而行的抚摩捻揉动作，主要作用于皮肤与筋肉之间，能利气散瘀，温热解痛。

9. 拍叩法 用掌侧或空拳切打、捶击肢体及关节周围，引起冲击传导的动作。主要作用于经络、血脉、关节系统，可通经络、行气血。

（四）辨证操作方法

推拿治疗四肢骨关节损伤僵直症，应当辨证施治，在充分施行相关治疗手法的基础上，采用不同的推拿矫正术。

1. 肩关节粘连性功能障碍

（1）上臂高举障碍：患者取坐位。施术者一手按压伤肩，另一手握上臂下端，两手协同用力按肩、提臂，同时嘱患者用力抬举伤肢；双手紧扣肩关节，用与伤侧相同的肩部扛住上臂下端，协同用力对肩部下按上提。

（2）上臂内收障碍：患者取坐位。施术者立于健侧背后，用与患者伤侧相同之手推按肩后部，另一手自健侧胸前托握伤肢肘部，而后两手协同用力推肩、拉肘，将上臂内收至最大限度。

（3）上臂外展后伸障碍：患者取坐位。施术者双手从伤侧腋下向上伸出，十指交叉扣于肩部固定，借助于术者上臂活动之力，将伤肢上臂外展、后伸；再一手按压肩峰部，另一手握住腕部，两手协同用力按压、牵拉、抖动，活动肩部。

2. 肘关节僵直症

（1）肘关节伸展障碍：患者取仰卧位，肘后垫一软枕。施术者一手按压肘窝上部，另一手握拿前臂下端，两手协同用力做弧形牵拉展筋；助手按压伤侧肩部固定，施术者双手托握患者肘关节，一肘部内收置于伤肢前臂掌面，同时用力按肩、端肘、压臂，以伸展肘关节；伤肢掌心向下，施术者双手紧握肘部,缓缓用力做向下的垂直按、振、揉,尽量将肘窝接近床面。

(2)肘关节屈曲障碍:患者取仰卧位。施术者一手按压肘关节前上方固定,另一手握拿腕关节背侧向远端牵拉,将肘关节屈曲;患者伤肘抵紧胸侧壁,施术者一手按压上臂下端固定,另一手握腕部,用力将肘关节屈曲。

3.腕关节僵直症

(1)腕关节掌屈障碍:患者取仰卧位,掌心向上。施术者一手按压前臂远端,另一手握拿掌背部,用力回按,将腕部尽力掌屈;再双手托握掌背,拇指按压掌面腕横纹处,用力将其掌屈。

(2)腕关节背伸障碍:患者取仰卧位,掌心向下。施术者一手握腕关节上部,另一手与伤侧掌心相对,用力后扳,将腕关节背伸;再用双手拇指压住手腕背侧横纹处,多指握拿手掌大、小鱼际部,用力将腕关节背伸。

4.髋关节僵直症

(1)髋关节后伸障碍:患者取俯卧位,下肢伸直。施术者用一手或前臂按压髋部固定,另一前臂托股前部下端,手掌置于健肢股后部,两者协同用力按髋、托股,将髋关节后伸,此法适用于较重的髋关节后伸障碍。或患者俯卧于按摩床上,施术者一足踩于伤侧髋部,一手握拿踝部,手、足协同用力缓慢地提腿、蹬髋,将髋关节后伸。此法力量较强,适用于髋关节不同程度的后伸障碍,但对于部分患者慎用或禁用此法,如股骨颈骨折、股骨头坏死、骨质严重疏松患者或老年病例。

(2)髋关节前屈障碍:患者取仰卧位。施术者一手按压髂前上棘处固定,一前臂托其腘部,两者协同用力下按、上托,屈髋关节,此法适用于屈髋110°~140°的范围。或以助手按压伤侧髂前上棘与健肢股部固定,施术者用肩扛伤肢小腿后部,两手紧扣膝关节前上方,与助手协同用力抬高伤肢,将髋关节屈曲,此法适用于屈髋80°~110°的范围。让患者伤肢髋、膝关节屈曲,助手固定健肢股部,施术者双手抱膝,用力折叠按压;或用一肩前部紧贴膝关节前下方,两手扳住床缘,用力将髋关节屈曲,此法适用于屈髋80°至功能位。

5.膝关节僵直症

(1)膝关节伸展障碍:患者取仰卧位,腘窝部悬空。施术者双手虎口相对,分别放于髌骨上、下缘,由轻到重向下垂直按揉、抖动和展筋,将膝关节伸直;若腘窝部已接触床面,可用一手按压膝部,另一手托握足跟,用力背伸踝关节,借此使下肢后部筋肉拉展,以巩固膝关节的伸直功能;让助手用力按压伤侧股部或臀部固定,施术者一手握拿伤肢踝部,另一手按压膝部,用力向远端牵拉展筋,或增加一助手按腘部固定,施术者双手握拿踝部,一足蹬床头助力,用力牵拉展筋。

(2)膝关节屈曲障碍:患者取俯卧位,膝前部垫一薄枕,以减轻对髌骨的挤压痛。施术者一下肢屈曲,用股部垫于踝关节前方,然后双手或前臂在腘部揉拨,推理筋肉数分钟。而后由轻到重地向下按压,将膝关节屈曲,此手法能使膝关节自180°屈至140°。将患者伤肢股部固定于治疗床上。施术者一下肢屈曲,足蹬于床缘,用股部抵紧伤肢踝部前上方,用力向上伸展,将膝关节强力屈曲,此法可使膝关节自150°屈至85°。此手法切忌暴力,强屈时患者股前部不可离开床面。再以右手虎口向下、手掌用力按压腘窝部固定,左肘窝部拐住伤肢踝部、手握右肢上臂或肘部,将膝关节屈曲,此法使膝关节自90°屈至40°。施术者一手握拿伤肢踝关节上部,另一上肢屈肘,前臂置于握踝之手的虎口与踝关节交界处,缓缓用力按压,将膝关节屈曲,使足跟接近臀部,此法可使膝关节自45°屈至足跟贴紧臀部,以巩固其功能位。

6.踝关节僵直症

(1)足背伸障碍:患者取仰卧位。施术者一手按压伤肢膝部,另一手托握足跟,前臂贴压足掌,两手协同用力将踝关节背伸。将伤肢屈膝,施术者一手握伤肢足掌,另一手扶膝关节前上部,两手协同用力推按,将足背伸。

（2）足跖屈障碍：患者取仰卧位。施术者一手握拿踝关节上部，另一手按压足背，将足跖屈；再一手托握足跟，另一手握拿足前部，两手协同用力牵拉摇转踝关节，并将足部背伸、跖屈数次。

第四节　肌　萎　缩

学习目标

掌握肌萎缩的概念及分类；肌萎缩的临床表现及诊断；肌萎缩治疗原则及常规推拿方法。

肌萎缩是指横纹肌营养障碍，肌肉纤维变细甚至消失等导致的肌肉容积缩小。无论局限性或广泛性肌容积缩小，常伴有肌力低下。镜下肌纤维数目减少或直径变小，成年人男性在 35μm 以下，女性在 28μm 以下（正常值：男性为 48～65μm，女性 33～53μm）的患者才能诊断。临床中的慢性疾病及营养不良引起的全身消瘦，不属于肌萎缩范畴，前者多为局部现象，伴有肌力减退，后者为全身现象，肌力一般正常。推拿对于消瘦的治疗，可以部分参考、借鉴肌萎缩的推拿治疗方法。

肌萎缩属中医"痿症"范畴，有肌痿、肉痿、肌弱等称谓。临床表现主要为肌肉萎缩、痿弱无力、瘫痪不用等症状，病重者可危及生命。多因肝肾亏虚，脾虚失运，不能输精以濡养肌肉，或湿热浸淫伤及经筋所致。

【病因病机】

（一）分类

肌萎缩的主要病因是肌肉病变、神经损害。根据导致肌萎缩的原发病变分类，一般分为神经源性肌萎缩、肌源性肌萎缩和失用性肌萎缩。神经源性和肌源性是最常见的两种类型，因各种原因导致肌肉长期失用所致者，为失用性肌萎缩，三者各有特点，又彼此互相关联。

1. **神经源性肌萎缩**　是成年期的一种进展性疾病，好发于 40～50 岁，病例中有家族史，有明显的遗传因素，由于某些主要细胞内酶系的缺乏，而导致运动神经元过早发生变性。

2. **肌源性萎缩**　好发于小儿或青年人，是由于肌肉病变，如遗传、感染、营养代谢障碍、内分泌紊乱等因素影响肌肉功能，日久出现肌肉萎缩。

3. **失用性肌萎缩**　主要与肢体长期不运动有关。

（二）中医辨证

1. **肝肾亏虚**　患者先天不足，肾精肝血虚弱，或病久体虚，伤及肝肾，经脉失其濡养，筋肉失其营养，而致痿。

2. **湿热浸淫**　湿热浸淫经脉，影响气血运行，肌肉弛纵不收，痹而不仁，因而成痿。

3. **脾胃虚弱**　脾胃受纳运化功能失常，津液气血生化之源不足，肌肉失养，渐而成痿。

【临床表现】

（一）肌萎缩的主要表现特征

1. **神经源性肌萎缩**　受累肌肉以远端肌肉多见，先有上肢肌肉萎缩无力，继之下肢肌力减退；有感觉障碍；肌纤维束震颤；数年后出现进行性延髓麻痹症状，全身肌肉萎缩、消瘦、呼吸肌麻痹；个别病例有括约肌功能障碍。

2. **肌源性肌萎缩**　多为近端对称性肌肉萎缩，如肩胛带、骨盆带；无感觉障碍；无肌纤维震颤；部分患者可有假性肌肥大。

3. **失用性肌萎缩**　多为老年人或长期卧床患者，出现局限性肌萎缩，关节僵硬。

（二）中医辨证分型

1. 肝肾亏虚 肢体痿软,神疲乏力,腰酸,畏寒肢冷,舌红瘦小,苔薄白,脉细弱。

2. 湿热浸淫 四肢痿软、酸胀,或麻木,身体困重,胞睑下垂,或有发热,胸痞脘闷,小便短赤,苔黄腻,脉细数。

3. 脾胃虚弱 肢体痿软无力,逐渐加重,食少,腹胀,便溏,眩晕,体瘦,神疲乏力,面色萎黄,舌淡,苔薄白,脉缓弱。

【诊断】

（一）神经源性肌萎缩

1. 具有神经源性肌萎缩的临床表现。

2. 肌张力增高,腱反射亢进,病理反射出现。

3. 实验室检查

（1）肌电图显示有肌纤维颤动,运动单位电位数目减少,有肌束颤动。

（2）脑脊液检查约有 1/3 病例出现轻度蛋白量增高。

（3）尿肌酐排出量减少,肌酸排量增高。

（二）肌源性肌萎缩

1. 具有肌源性肌萎缩的临床表现。

2. 肌电图检查短时限多相电位特征。

3. 实验室检查血清酶（如肌酸激酶等）明显增高。

（三）失用性肌萎缩

1. 老年人,长期卧床患者,骨与关节损伤或以石膏、夹板长期固定制动者。

2. 局限性肌萎缩,关节僵硬。

3. X 线摄片有骨质疏松和脱钙现象。

【治疗】

（一）治则

健脾益肾,调补气血,通经活络,濡养经筋。

推拿对痿症的治疗,不是只针对局部施治,而是全身性的调理。治疗在于促进肢体血液循环与代谢功能,增加血管神经的营养供应,恢复损伤的神经组织,从而提高患肢神经的兴奋性,增加肌力,改善肌肉萎缩,促进患者的运动功能。

（二）取穴与部位

依据治痿独取阳明的原则,主要以阳明经脉为主;取中府、云门、膻中、肺俞、肝俞、脾俞、胃俞、肾俞、中脘、关元、肩髃、曲池、尺泽、手三里、外关、列缺、太冲、环跳、足三里、丰隆、解溪等腧穴。

（三）基本操作方法

1. 胸腹部 患者取仰卧位。施术者用一指禅推法或指按揉法施于中府、云门、膻中、中脘、气海、关元等穴,每穴约 1 分钟;摩腹 10~15 分钟。

2. 腰背部 患者取俯卧位。施术者用指按揉法,按揉肺俞、肝俞、胆俞、脾俞、胃俞、肾俞、命门等穴,每穴约 1 分钟;用拇指平推法从肺俞穴开始向下一直推到肾俞穴为止,反复操作 3 分钟;在背部督脉与膀胱经施擦法,以透热为度。

3. 上肢部 患者取仰卧位。施术者在肩及上肢部用按揉法操作,同时配合患肢的被动运动,反复操作 3 分钟;用指按揉肩髃、臂臑、曲池、尺泽、手三里、外关、列缺等穴,每穴约 1 分钟;在腕关节用拿揉法;反复捻搓掌指关节、指关节,3~5 分钟;最后施擦法于上肢部,以透热为度。

4. 下肢部

（1）患者取仰卧位:施术者于下肢前侧、内侧、外侧施按揉法,同时配合下肢的被动运动,时间约5分钟;用拿揉法在上述部位操作治疗,时间约3分钟;用指按揉法按揉内膝眼、外膝眼、阳陵泉、足三里、丰隆、解溪穴,各约1分钟。

（2）患者取俯卧位:施术者施按揉法于下肢后侧、外侧、内侧,时间约5分钟,同时配合下肢的被动运动;用拇指按揉法,按揉环跳、居髎、承扶、风市、委中、承山等穴,每穴约1分钟;用掌平推法从臀部一直向下推到足跟部,反复平推2分钟。

（四）辨证操作方法

1.肝肾亏虚 指按揉肾俞、命门、腰阳关、太溪、太冲等穴,每穴约1分钟;横擦腰部肾俞、命门一线,横擦腰骶部,搓擦股内侧,均以透热为度;推按两侧涌泉穴,并施用擦法,以透热为度。

2.湿热浸淫 一指禅推中脘、天枢穴,每穴2～3分钟。指按揉大肠俞、中极、丰隆穴,每穴约2分钟;斜擦八髎穴,以透热为度;加掌摩腹部5分钟。

3.脾胃虚弱 延长揉摩腹时间;横擦脾俞、胃俞一线,重点是左侧背部,以透热为度。

课堂互动

请解释为什么"治痿独取阳明"?

第五节 截 肢 术 后

学习目标

掌握截肢术后的主要临床表现、常规推拿治疗方法及程序。

截肢术是将已失去生命能力、危害患者生命和没有生理功能的肢体截除的手术。其目的是挽救患者的生命,并通过残肢训练和安装假肢,使其发挥应有作用。临床上约有10%～20%的患者会出现术后残端萎缩、疼痛,关节粘连功能障碍,给患者的康复过程、残肢重建带来很多不利因素。针对此情况,积极采用推拿康复治疗,并结合其他治疗方法,加上主动活动患肢等,对促进残端血液循环,减轻疼痛,恢复关节的功能以及对假肢的安装和使用,均有非常重要的意义。

【病因病机】

造成截肢的原因很多,各有不同的致残机制。

1. 外伤性截肢,占截肢首位,如车轮碾压、机器绞轧导致的开放严重粉碎性骨折,软组织损伤重,肢体经普通外科或显微外科无法修复;或失于修复时机。

2. 骨骼与软组织感染,经局部手术处理,全身大剂量抗生素运用,感染无法控制。有导致全身感染趋势,为了防止感染扩散,挽救生命,采用截肢术。

3. 肢体原发性恶性肿瘤的早期,在放疗、化疗不能控制癌细胞的扩散下采用截肢术。

4. 其他原因,如血栓闭塞性脉管炎、糖尿病足等。

其主要病理改变是截肢术后神经断端被瘢痕组织包绕固定,肌肉收缩、活动残肢时牵拉产生疼痛;或术后不注意活动患肢,导致残端萎缩,关节粘连、挛缩,影响功能。

【临床表现】

残端紧缩是截肢术后最多见但可以防止的并发症,一般多发生于近侧。这种紧缩常常使末端肿胀、硬化、发红,甚至发疱;渗液可自伤口内渗出,残端呈扫帚状触感,容易发生感染;久之可转化为溃疡,形成窦道等;残端还可见萎缩、疼痛症状;出现残端关节挛缩畸形,功能障碍。

约 30%～50% 的截肢术患者会出现幻肢感和幻肢痛，症状轻重不一，重者情况非常严重。幻肢感是患者感觉失去的部分仍然存在，甚至感到比真实的肢体更明确；即患者当走路、落座和在床上伸展肢体时，有类似正常肢体在空中运动的感觉；也常常觉得肢体有刺痛感。严重的幻肢痛，其疼痛特征是射击痛、挤压痛、拧痛、嵌进痛或周期性痉挛痛；此外，患者还描述有温度变化、沉重、痒感、刺痛和肢体运动等。

幻肢痛的行为后果不可忽略，它可以导致功能损伤，有时功能损伤远远超过器质性病变所产生的损伤。

【治疗】

（一）治则

总的治疗原则是舒筋活血，消肿止痛，松解粘连。以改善断肢的功能状态，减轻残端的并发症为重点，同时注意整体施治，促进假肢安装与使用，恢复患者的自信。推拿手法宜轻柔，以局部治疗为主；对有破损的断肢残端局部，禁止推拿手法治疗；对幻肢痛的对症治疗，要认真地处理行为成分，注意消除诱发幻肢痛的行为和因素。

（二）取穴与部位

主要施治于断肢局部腧穴和部位，以及背俞穴、各经脉募穴等。

（三）基本操作方法

1. 残端涂搽正红花油或按摩乳，然后拿、揉整个患肢，从上至下，往返 5～10 遍。

2. 用摩法、揉法施于残端，动作轻柔，不增加患者疼痛；重点点揉的穴位：上肢肩井、肩髃、臂臑、曲池、手三里、尺泽，下肢髀关、风市、伏兔、血海、梁丘、膝眼、环跳、承扶、殷门、委中，时间 5～10 分钟，均以双侧施治。施用轻柔的搓擦法于断肢，以及残端瘢痕，以皮肤微发红、透热为度。

3. 拿揉风池、后项 3～5 分钟；将、按揉背俞穴，重点在肺俞、心俞、膈俞、脾俞、胃俞、肝俞、肾俞等穴；按揉中府、膻中等腧穴；横擦胸、背上部，横擦脾俞、胃俞一线，横擦肾俞一线，均以透热为度。

4. 拿肩井；拍叩颈项、肩背部；以调和气血、舒展身心。

（四）辨证操作方法

1. 关节粘连、挛缩者　在拿法、揉法、按揉法的基础上，一手握患肢近端，一手握远端，用扳法屈伸关节，松解粘连，每次 1～2 分钟；施搓、抖手法放松。

2. 幻肢痛　常常采取左痛右治、右痛左治、上痛下取、下痛上取的操作方法。

（1）施轻柔的抚摩、揉摩手法，可操作较长时间；拍打、叩击肢体近端，达到局部组织松弛的效果。

（2）选取健侧肢体相应腧穴：手三里、内关、外关、大陵、合谷、后溪、环跳、风市、血海、阳陵泉、丰隆、悬钟、昆仑、行间等，施点压法操作，由轻渐重，各穴 1～2 分钟；有的患者应根据病情实施较重的点压法，通过痛点转移而达到镇痛作用；在点压法施治的过程中，使用振颤法或震动按揉法。

（3）残肢近端部位实施擦法操作，透热为度；常常配合热敷方法，有加强局部温热通经、活血化瘀的作用；较重施力提拿肩井。

课堂互动

请解释为什么幻肢痛常常采取左痛右治、右痛左治、上痛下取、下痛上取的操作方法。

第六节　烧伤后遗症

学习目标

掌握烧伤后遗症的临床表现和诊断、治则及推拿要点。

烧伤是因热力作用于人体体表而引起的损伤。是日常生活、生产劳动以及战争中常见的损伤。烧伤虽然以皮肤损伤为主，但仍可伤及组织深层，严重者可引起一系列的全身变化，如休克、感染等。烧伤遗留的瘢痕、软组织痉挛等症状，还可导致暂时或永久的关节运动受限等现象。烧伤深度达真皮或超过皮肤全层以下者，由于皮肤结构几乎全部破坏，创面愈合后必有增生性瘢痕形成。发生在面、颈、手、足和关节等部位，瘢痕挛缩易造成畸形，影响功能活动和美观，应积极防治。在防治感染，早期切痂植皮的基础上，尽早推拿治疗，可以软化瘢痕组织，促进血液循环；结合被动、主动功能锻炼，对防止组织萎缩和关节僵直有重要的临床意义。

【病因病机】

因火焰、蒸汽、热水、钢水、电流、放射线或强酸、强碱等化学物质作用于人体所引起。局部病理改变Ⅰ度、浅Ⅱ度呈现红肿、水疱，愈合后不遗留任何瘢痕；深Ⅱ度和Ⅲ度呈现糜烂、焦痂，愈合后基底肉芽组织逐渐生长，结缔组织增生，形成瘢痕，导致畸形和功能障碍。

烧伤范围大、程度深，患者则有全身性反应；剧痛和大量水分丧失，血容量减少，可发生低血容量性休克；细菌在创面繁殖，进入血液循环，可引起全身感染；甚至发生急性肾衰竭，危及患者生命。

烧伤后遗症主要是肥厚性瘢痕和挛缩。

【临床表现】

1.烧伤后期　创面已基本愈合，主要存在新生上皮起水疱、裂开、糜烂、溃疡，肥厚性瘢痕的增生、粘连，瘢痕区疼痛、瘙痒等症状。由于新生上皮特别脆弱，即使轻微损伤，比如运动，力量很小的碰撞、压力等，都可导致新生皮肤发生磨损和水疱。

2.肥厚性瘢痕　表现为皮肤真皮损伤后形成的色红、质硬、高出周围皮肤的病理结构肥厚，以结缔组织过度增生、胶原过度沉积为病理特征，其影响主要是毁容和挛缩。

3.挛缩　因瘢痕等各种原因，造成关节挛缩，功能不同程度受限。

【诊断】

1.烧伤经过前期治疗后创面愈合。

2.遗留增生性瘢痕组织，隆起明显，呈暗红色硬块。

3.关节处的瘢痕挛缩，轻度功能障碍。

4.烧伤患肢肌肉萎缩，无力。

【治疗】

（一）治则

基本治则为舒筋活血，软化瘢痕，松解粘连。推拿手法以轻柔为宜；推拿施治必须使用对皮肤有益的介质；一般对刚刚长出的新生皮肤部位不施用推拿治疗；挛缩的防治需全面考虑，从受伤时即开始，再给予包括推拿康复在内的各种方法的全面介入；挛缩所致的关节僵直，可参考四肢骨关节损伤僵直症的推拿治疗。

（二）取穴与部位

选取瘢痕和瘢痕周围部位，瘢痕部位所在经脉上的腧穴，以及肺俞、膈俞、脾俞、胃俞、中府、中脘、阳陵泉、足三里、丰隆等腧穴。

（三）基本操作方法

1. 早期　在瘢痕增生部位涂搽软膏,有滋润保护和抑制瘢痕生长的作用;施用摩法、抹法、轻揉法,三种手法交替运用,时间5～10分钟,局部有轻微瘙痒、发红为度。手法过重,可使新生肉芽组织起水疱,甚至破损,导致感染。隔日操作1次。

2. 后期　增生性瘢痕逐渐老化坚韧,在摩法、抹法操作的基础上,加大手法力度,适当配合按揉法、提拉弹筋法、指拨法等,软化瘢痕组织,减轻组织粘连。

3. 在瘢痕所占据部位的经脉、经筋路线上,先横向做轻柔的搓擦法;沿经脉、经筋方向,做推挣法操作,力度由轻到重;再沿经脉、经筋施擦法,擦动部位尽量延长,以透热为度,促进局部气血循环。

4. 点按肺俞、膈俞、脾俞、胃俞等腧穴,每穴1分钟左右;直擦背部肺俞至胃俞一线的膀胱经部位,横擦脾俞、胃俞一线,以透热为度;点按中府、中脘、阳陵泉、足三里、丰隆等腧穴,每穴1分钟左右。

5. 对于关节因瘢痕挛缩影响功能活动者,须施用运摇、屈伸扳动关节和适度的关节拔伸法操作,动作要缓慢而有节奏,因势利导,不得强蛮施力;小幅度适度地牵抖患肢,约1分钟;在瘢痕及周围部位,反复施用柔和的平拍法。手法实施完毕后,如患者无皮肤问题,局部应即刻给予中药湿热敷治疗。

课堂互动

请说明推拿治疗适用于何种程度的烧伤,为什么?

第七节　周围神经病损

学习目标

掌握周围神经病损的分类、主要临床表现、推拿治疗方法。

周围神经是由神经节、神经丛、神经干、神经末梢组成,包括脊神经、脑神经、内脏神经,由运动神经纤维、感觉神经纤维和自主神经纤维混合组成。周围神经病损一般分为周围神经损伤和周围神经病两大类。临床上,推拿对周围神经损伤的康复治疗是本节的主要内容。

【病因病机】

周围神经损伤是由于周围神经丛、神经干或其分支遭受外力作用而发生的损伤,多为挤压伤、挫裂伤、牵拉伤、锐器伤、火器伤、医源性损伤等所致。周围神经损伤临床常常分为:①神经失用:轴索和鞘膜保存完好,但神经传导功能障碍,多由挤压和药物损害引起,一般在6周内神经功能可以恢复。②轴索断裂:多为挤压、牵拉伤所致,比神经失用更为严重,神经轴突在鞘内发生断裂,神经鞘膜保存完好,其后神经功能的恢复接近正常;轴索再生的速度,成人每天约1mm,儿童为2mm,故需时较长。③神经断裂:指神经束或神经干的断裂,必须经过神经缝合和神经移植,否则功能不能恢复。

周围神经病是指周围神经的某些部位,因炎症、缺血、营养缺乏、中毒、代谢障碍等所致的病变,也称神经炎。

常见的周围神经病损有臂丛神经损伤、桡神经损伤、正中神经损伤、尺神经损伤、坐骨神经损伤、腓总神经损伤、胫神经损伤、腕管综合征、糖尿病性周围神经病、三叉神经痛、特发性面神经麻痹、肋间神经痛、坐骨神经痛等。

【临床表现】

周围神经病损的主要临床表现如下：

1. 畸形 神经损伤，肌肉瘫痪所致。如桡神经主干损伤出现腕下垂。

2. 运动障碍 弛缓性瘫痪、肌张力降低、肌肉萎缩。

3. 感觉障碍 感觉减退或消失、感觉过敏，主观有麻木感、自发疼痛等。

4. 反射障碍 腱反射减弱或消失。

5. 自主神经功能障碍 皮肤发红或发绀，皮温较低，无汗、少汗或多汗，指（趾）甲粗糙变脆等。

【诊断】

（一）臂丛神经损伤

臂丛神经损伤的病因多为臂丛邻近组织病变压迫，压迫原因有颈椎病，颈椎间盘突出，斜角肌痉挛、颈椎结核、肿瘤、骨折、脱位，蛛网膜炎等。

1. 轻者 仅上肢某一部分功能受限，无明显感觉障碍，还可出现部分肌群瘫痪或运动无力。

2. 重者 受累肢体可出现较重的瘫痪和运动、感觉障碍。

3. 臂丛神经完全损伤 受累及的肢体呈弛缓性下垂，并可随躯干运动而摇摆，因肌肉的严重萎缩、松弛，肱骨头常常位于关节下半部而出现半脱位。

4. 上臂丛损伤 肩关节、肘关节、腕关节及掌指关节的自主运动功能丧失，前臂处于旋前位，上肢外侧麻木，大鱼际肌和桡侧屈腕肌麻痹。

5. 下臂丛损伤 前臂或腕的功能全部或部分丧失，上肢内侧麻木，手内在肌瘫痪，小指、环指的屈伸功能丧失。

（二）桡神经损伤

桡神经是臂丛诸神经中最易受损的一支，其上段紧贴于肱骨中段背侧的桡神经沟，损伤原因有肱骨干骨折、睡眠时以手臂代枕、手术时上臂长期外展、上肢放置止血带不当等。

1. 主干损伤 出现腕下垂，伸指肌与拇外展肌功能丧失，第1、2掌骨背侧皮肤感觉消失。

2. 深支损伤 出现伸指肌和拇外展肌功能丧失，桡侧伸腕长肌功能存在。

3. 浅支损伤 仅出现拇、食指背侧皮肤感觉消失。

（三）正中神经损伤

正中神经位置较深，一般不易损伤，常见损伤原因有腕部被利器割伤、肱骨或前臂骨折损伤或腕管综合征的压迫所致。

损伤后，桡腕关节不能屈曲，拇指不能对掌，拇、中、食三指屈肌功能丧失，大鱼际肌肉萎缩，呈猿手样；桡侧三个半手指掌面浅感觉消失。

（四）尺神经损伤

尺神经在肱骨内上髁后方及尺骨鹰嘴处最为表浅，骨折时易受累，肘外翻畸形、长期以肘支撑劳动也易受损。

尺神经损伤后可出现小鱼际肌和骨间肌萎缩，各指不能做收展动作，小指、环指的掌指关节过伸、指间关节屈曲，呈爪形畸形；小指与环指尺侧半掌面与背侧皮肤感觉消失。

（五）坐骨神经损伤

主要病因为坐骨神经在其通路上受周围组织或病变的压迫所致。

1. 坐骨神经干高位损伤 膝关节屈曲功能丧失，小腿及足部肌肉全部瘫痪；足下垂；小腿后、外侧和足部浅感觉消失。

2. 腓总神经损伤 出现足下垂，足不能外翻和背伸，小腿前外侧和足背浅感觉消失；若腓深神经损伤,则出现足下垂,第1、2趾之间皮肤感觉丧失,不影响足的外翻活动。

3.胫神经损伤　其主干损伤时,足不能跖屈、内翻,足趾不能跖屈及做收展活动;足底内、外侧神经损伤时,足趾不能跖屈,足底及各趾末节的背面浅感觉消失。

【治疗】

(一)治则

推拿治疗主要在于加强血液循环,增强伤部组织新陈代谢,改善神经细胞和组织的兴奋性,促使受累肢体的功能恢复。手法操作中,外力直接作用于易触及神经的部位时,力量宜轻柔;对瘫痪、肌张力低下、肌肉萎缩和感觉迟钝的筋肉部位,适宜较重的手法刺激。

(二)取穴与部位

施术部位为受累肢体。选取腧穴:上肢主要有缺盆、肩井、天宗、肩贞、极泉、曲池、外关、内关、合谷及上肢神经易触及的部位;下肢主要有环跳、承扶、殷门、委中、承山、昆仑、太溪、冲门、风市、阳陵泉、足三里、绝骨、解溪、血海、阴陵泉、三阴交及下肢神经易触及的部位。

(三)基本操作方法

一般推拿施治,对上肢神经损伤,患者取坐位;对下肢神经损伤,患者取卧位。施术者按下列方法实施操作。

1.施术者用双手由伤肢近端交替推捋至远端,力量由轻而重,反复操作20～30遍;在伤肢施按揉法,顺经筋走行路线操作,3～5分钟;双手掌或多指抱揉、搓擦伤肢5～7遍;双拇指由近侧向远端交替按压损伤神经路线数遍。

2.施术者由近端至远端,用双手拇指拨动伤肢各部位的相关筋肉,力量适中;多指捏拿、提弹伤肢筋肉5～7遍,以患者能忍受为限度;双手空拳或掌侧交替叩打,或对掌夹击肢体,由近端至远端,使肢体发热为度。

3.施术者以双手或单手拇指,按揉伤肢常用腧穴5～7个,各穴1～2分钟;配合指拨法,针对损伤的重点部位及穴位,以加重刺激;对损伤之神经干易触及的部位,采用较轻柔的捋揉法、搓擦法,反复操作3～5分钟,使局部有温热感;针对病损部位的关节,以及相关关节,进行充分的运摇和屈伸扳法。

4.施术者用双手掌,做相对往返揉、搓伤肢5～7遍;以一手固定伤肢近端适宜部位,另一手握住伤肢远端向上撞震伤肢,使肢体三个关节有较强的冲击感;按压肢体主要动脉的循行部位约半分钟,再迅速放开,使整个肢体有热流涌向末端;用掌指推抚整个伤肢,做小幅度、快速的牵抖法操作。

（万　飞）

?　**复习思考题**

1.中风病的分期标准主要有哪些?

2.推拿治疗中风病的治则是什么?

3.简述中风病气虚血瘀、经脉阻滞证的推拿操作。

4.脊髓损伤的主要临床特征有哪些?

5.脊髓损伤推拿治疗的治则是什么?

6.四肢骨关节损伤僵直症一般检查的内容包括哪些?

7.肘关节僵直症如何实施辨证操作?

8.试述神经源性肌萎缩和肌源性肌萎缩的区别。

9.肌萎缩推拿治疗的基本操作方法有哪些?

10. 推拿治疗截肢术后的治则是什么？
11. 推拿治疗截肢术后的基本操作方法有哪些？
12. 烧伤后遗症的临床表现主要有哪些？
13. 烧伤后遗症推拿的基本操作方法有哪些？
14. 周围神经病损的主要临床表现是什么？
15. 周围神经病损的基本操作方法是什么？

扫一扫，测一测

第八章　预防保健推拿

预防保健即预防疾病的发生、发展，以保持健康。中医学十分重视对疾病的预防，认为高明的医生应该防止疾病的发生或发展，故有"上工治未病"之说。中医学将预防保健称为养生或摄生，主张要顺应天地、阴阳、四时规律，以全面摄养形与神，具体要求是顺四时，适寒暑，择环境；心情恬静，养真气，守精神；勤锻炼，多运动，持之以恒；慎起居，调饮食，节妄欲。

> ### 知识链接
>
> #### 上工治未病
>
> 预防保健是中医的特色和优势，中医认为高明的医生能治未病，一是能预防疾病的发生，二是防止已有之病进一步加重和传变。中医治未病的方法和手段较多，推拿保健是其中重要的方法。

保健推拿是运用各种推拿手法作用于体表局部，通过适当刺激，达到预防疾病和提高身体素质的中医保健技术。保健推拿主要针对健康人或亚健康状态的人。术者通过运用不同的推拿手法，在人体相关部位的经络、腧穴上进行有效刺激，从整体上调整机体生理功能，增强人体的自然抗病能力，以达到强身健体，预防疾病，延年益寿的目的。保健推拿和医疗推拿性质不同，对象、目的和特点也不同（表 8-1）。

表 8-1　保健推拿与医疗推拿的主要区别

项目	保健推拿	医疗推拿
对象	健康人或亚健康人	患者
性质	保健和预防作用	医疗作用
目的	强身健体、防病延年	治疗疾病

近年来，人们普遍认识到药物副作用带来的危害，几乎无副作用的物理疗法越来越受到重视，保健推拿则是物理疗法中较为理想的一种。同时，随着人民物质和精神生活水平的不断提高，医疗保健意识愈加增强，防病健身、延年益寿已成为人们的普遍需求和自觉行为。保健推拿正以其独特的优势被越来越多的人所认同和重视，社会的需求为保健推拿市场提供了广阔的发展空间和机遇。以预防保健为目的的保健推拿正逐步形成一种新兴的分支学科，成为中医养生保健学的重要组成部分。

随着保健推拿的发展，形成了许多流派，其分类方法也有多种（表 8-2）。

表 8-2　保健推拿分类

分类依据	类别
操作者	自我保健推拿、他人保健推拿
保健部位	头面保健推拿（含耳部反射区保健推拿）、颈部保健推拿、胸腹部保健推拿、腰骶部保健推拿、上肢部保健推拿（含手部反射区保健推拿）、下肢部（含足部反射区保健推拿）等
保健目的	预防保健推拿、运动保健推拿、美容推拿等

按操作者的不同,保健推拿分为自我保健推拿和他人保健推拿。自我保健推拿是保健者自己运用特定的推拿手法进行的保健活动。如顺经理指、擦耳抹目、抹鼻浴面、搓擦涌泉等。他人保健推拿的操作者是他人,如在保健场所接受的推拿服务。按保健部位不同,可分为头面、颈部、胸腹部、腰骶部、上肢部、下肢部等保健推拿。按保健目的不同,保健推拿可分为预防保健推拿、运动保健推拿、美容推拿等。本章将分节介绍常用的保健推拿。

第一节　全身保健推拿

学习目标

掌握全身保健推拿的注意事项;全身保健推拿的操作程序;头面部、上肢部、胸腹部、下肢前侧、颈项及肩部、背腰部、臀部及下肢后外侧等各部保健推拿。

全身保健推拿是对人体各部位有序地、程序化(套路化)地进行推拿手法操作,以达到保健目的的一种推拿方法。操作中要求施术者手法连贯协调,招式编排合理,从而达到既舒适又健身的目的。

全身保健推拿可以疏通人体经络系统,促进全身气血运行,清除全身疲劳,强筋健骨,改善脏腑组织器官功能。若长期坚持每周接受1~2次全身保健推拿,则有强身健体、预防疾病、促进疾病康复的作用。

全身保健推拿在实施过程中,应注意以下事项。

(一)实施前,做好场地和器具准备

1.整理个人及环境卫生　应保持保健推拿室卫生和设备、用品、用具的整洁,对其环境和个人卫生进行清理。个人卫生工作包括洗脸、洗手、梳理头发,去掉手上佩戴的饰物等。

2.准备用品用具　按摩床、枕头、床单、凳子、按摩膏、按摩巾等用品用具要齐备,摆放在便于使用的位置。按摩用品、保健品应摆放在明显的位置,以供宾客选购。

3.接待及咨询　参与必要的接待,与受术者进行简要的交流,说明有关事项,融洽气氛。交流时应注意礼节,积极回答相关咨询。

(二)操作中,注意操作程序

施术顺序,一般从头面做起,然后按上肢、胸、腹、下肢前部、颈项、肩、背、腰,最后下肢后部的顺序依次进行,具体操作流程见表8-3。施术体位一般是先仰卧位、后俯卧位。也可根据需要适当调整。操作中应进行必要的交流,以融洽气氛。

表8-3　全身保健推拿操作流程一览表

操作顺序	部位	操作流程
1	头面部	摩浴面目→分抹前额→轻揉眼眶→摩擦鼻翼→轻揉口周→摩揉面颊→揉捏耳郭→梳理头皮→虚掌叩头→总收法
2	上肢部	推按上肢→拿揉上肢→点揉上肢腧穴→摇肩关节→抖动上肢→揉按腕关节→摇手腕→捻、捋手指
3	胸腹部	掌根按压双肩→分推胸胁→点揉胸部腧穴→搓摩双胁肋→全掌揉腹→揉拿腹直肌→摩腹→点揉腹部腧穴
4	下肢前侧	拿揉下肢前侧→推按下肢前侧→点揉下肢前、内、外侧各腧穴→抱揉膝关节→推摩足背→环摇髋、膝、踝关节→叩拍收式

续表

操作顺序	部位	操作流程
5	颈项及肩部	拿捏颈肩→掌揉颈肩→按压棘突两侧→点揉颈肩部腧穴→收式
6	背腰部	揉按背腰部→推抚背腰及两胁→点揉背腰部腧穴→捏脊→搓擦命门穴→叩拍收式
7	臀部及下肢后侧部	拿捏臀部及下肢后侧→推抚下肢后侧→揉按臀部及下肢后侧→点按下肢后侧腧穴→拍叩臀部及下肢后侧→捻捋足趾→推揉足底

（三）结束后，做好收尾工作

叮嘱受术者带好随身物品，与其他工作人员做好交接，做好收尾工作，保持保健按摩室环境及卫生，检查仪器、设备和用品、用具是否归位等。

一、头面部保健推拿

（一）手法要领

头面部推拿手法操作要轻而不浮，柔和深透，由上而下，由前至后，由中到侧，由点及面，整体连贯，按经络循行规律施术。整个过程可分为三个阶段：开始手法轻柔和缓；继而手法渐重，速度渐快；最后手法轻巧柔和，力度渐小，速度转缓。

（二）体位

受术者闭目仰卧，施术者站立或坐于其头后方。

（三）操作

1. 摩浴面目 施术者双手掌合拢搓至微热，分别轻放于受术者两侧面颊，沿面颊→眼眶→额面一线做3～5遍摩法。此手法宜轻巧，操作时间1～2分钟，旨在使受术者逐渐适应施术者的手法操作。

2. 分抹前额 施术者食指和中指靠拢，以两指螺纹面着力，沿受术者印堂穴→神庭穴一线做单向抹动6～8次；用双拇指螺纹面沿印堂穴→太阳穴方向做推抹法，用中指螺纹面点揉太阳穴，反复施术6～8次。起手时用力应稍重，分抹中力量逐渐减轻，并可稍行揉压。前额部可分为三条线，即额上线、额中线和额下线进行施术。

3. 轻揉眼眶 施术者双拇指桡侧或螺纹面着力，从睛明穴起，自内向外，由下至上轻揉眼眶3～5圈；续用双手中指螺纹面点揉受术者两侧睛明、鱼腰、丝竹空、四白等穴各约30秒。

4. 摩擦鼻翼 施术者用中、食指指面轻夹鼻翼两旁，做轻快擦法12～15次。指法要柔和，把握好“慢-快-慢”的节奏，操作时需微翘指尖以防指甲伤到皮肤。

5. 轻揉口周 施术者用双手拇指螺纹面分别在口唇两侧沿人中→地仓→承浆一线反复推揉6～8次。揉动速度宜缓慢，部位移动自然，无跳跃感。

6. 摩揉面颊 施术者先以双手拇指指端点按受术者两迎香穴约30秒，然后以拇指螺纹面自迎香穴起，经巨髎穴推摩至颧髎穴，反复施术3～5次；继以双手四指螺纹面着力，轻摩受术者下颌处，并沿下颌外缘，经大迎穴摩至颊车穴，然后用中指揉按颊车穴30秒；继上操作，术者双手食、中、环三指并拢，以中指为主着力，从颊车穴经下关穴轻揉至太阳穴，反复施术3～5次。

7. 揉捏耳郭 施术者以双手拇指和食指螺纹面相对着力，分别轻轻揉捏受术者两侧耳郭，反复施术1～2分钟，最后向下方轻轻牵拉耳垂3～5次；续将受术者耳郭从后推贴至面部，持续2～3秒后突然放开，反复操作3～5次。

8. 梳理头皮 施术者双手五指屈曲，并自然分开，以指端及指螺纹面交替着力，从受术者头部两侧耳上的发际处，向头发内对称做快速而节律地梳抓，并缓慢移到头顶正中线，双手十指交叉梳抓搓动，如洗头状。反复施术2～3分钟。

9. 虚掌叩头 施术者双手交叉做互握手状，掌内空虚，以下方手背为着力点，在受术者前额及头顶部上下轻轻叩击。施术时间为1~2分钟。

10. 总收法 施术者以双手拇指螺纹面或大鱼际着力，先行分抹前额，揉运太阳，分抹眼球，抹揉迎香，并掐人中、地仓；然后从耳前到耳上，推理至耳后；继以双手小鱼际着力，沿颈项斜方肌推理至双侧肩井穴，最后捏拿肩井穴2~3次收势。

（四）功效

施术后，受术者头目清爽，轻松舒适，精神焕发。

二、上肢部保健推拿

（一）手法要领

上肢部皮肤薄弱，推拿操作宜手法柔和轻快。点、掐应着重于腧穴，尤其是肩、肘、腕关节部位；揉、推须遵循经络；摇、抖灵巧到位，功力通臂贯肢；搓、理手臂要轻松灵活，柔和有技巧。诸法连贯配合，施术轻重有度，勿强拉硬扯。

（二）体位

受术者取仰卧位，上肢放松，自然下垂；施术者站立其一侧。

（三）操作

1. 推按上肢（图8-1） 施术者一手托住受术者一侧腕部，另一手全掌着力，从受术者腕部开始，向心推按至腋窝处，而后再离心推按至腕部。反复施术3~5次。

2. 拿揉上肢 施术者一手托住受术者一侧腕部，另一手拇指与其余四指相对着力，沿经脉循行或肌肉轮廓，拿揉上肢肌肉和腧穴，由肩至臂腕部。反复施术3~5遍。

3. 点揉上肢腧穴 施术者一手握住受术者对侧手掌，另一手托住其肘臂，用拇指指端或螺纹面分别点按并轻揉其曲池、手三里、内关、神门、合谷、劳宫等穴各30秒。

4. 摇肩关节（图8-2） 施术者一手扶持受术者肘部，另一手握其四指，先顺时针，后逆时针，环转摇动肩关节各3~5次。

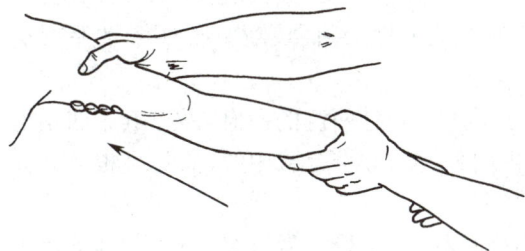

图8-1 推按上肢

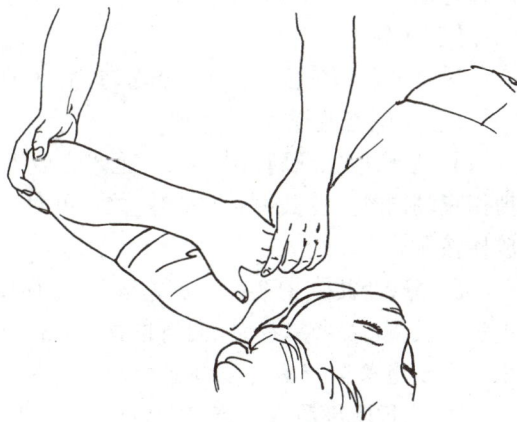

图8-2 摇肩关节

5. 抖动上肢 施术者以双手同时握住受术者一手的大、小鱼际部，在稍用力牵拉的基础上，上下抖动上肢2~3次。

6. 揉按腕关节 施术者一手握住受术者一手手指，另一手四指托住其腕部，以拇指螺纹面轻轻揉按腕关节1~2分钟。亦可两手托腕，双拇指同时对一侧腕关节施术。

7. 摇手腕 施术者一手握住受术者腕关节上部，以使之固定；另一手握其食、中、环和小指,并稍使之背屈,然后自内向外摇动手腕3～5周。

8.捻、捋手指(图8-3、图8-4) 施术者一手扶托受术者腕部,另一手拇、食指螺纹面相对着力,夹持其指根部,做快速捻动,并向指端方向移动,施术时应以捻动手指关节处为主,时间约30秒。然后再以屈曲的食、中指近侧关节的相对面着力,紧夹住受术者的手指根部,用力向指端方向迅速捋出,可听到术者两指相撞发出一"嗒"的响声。一般按拇指至小指的顺序逐指施术。

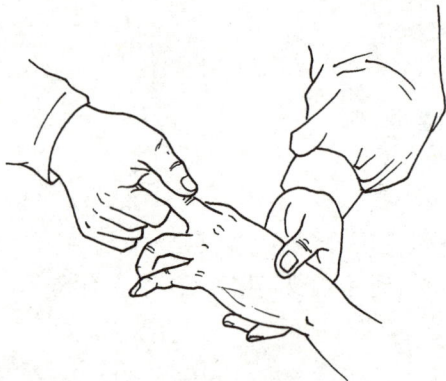

图8-3 捻手指

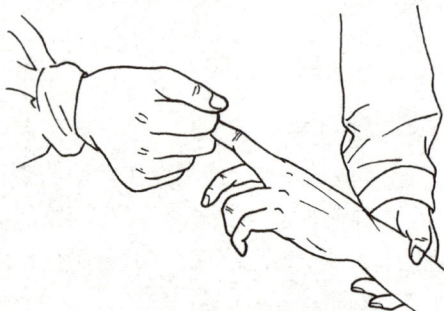

图8-4 捋手指

(四)功效

施术后,受术者感到上肢舒适轻松,活动灵活自如。

三、胸腹部保健推拿

(一)手法要领

胸腹部推拿手法操作应重视循经与取穴,配合呼吸节律,由胸及腹,条理连贯,左右照应。胸胁部施术宜轻巧灵活,速率均匀,勿施粗暴,女性应避开乳房部位;腹部施术应轻松柔和,均匀深透,摩运须热,按揉勿急,和缓顺应,勿伤脏器。

(二)体位

受术者取仰卧位,保持呼吸均匀,腹肌放松;施术者站立或坐于其侧。

(三)操作方法

1.掌根按压双肩(图8-5) 施术者以双手掌根同时着力,按压受术者双肩5～6次,并可用拇指指端同时点压其中府穴或缺盆穴30秒。起手时,应用力和缓,继而逐渐加强力度,然后缓缓放松按压。

2.分推胸胁(图8-6) 施术者以双手拇指分置于受术者胸骨两侧的俞府穴处,其余四指抱定胸廓两侧,以全掌着力,向下推抚,并沿肋间隙由内向外逐肋分推至腋中线,直达乳根穴高处止。反复施术3～5遍。女性应避开乳房区。

3.点揉胸部腧穴 施术者以一手或双手拇指螺纹面着力,从受术者天突穴开始,向下逐个点揉任脉诸穴至膻中穴;再从天突穴下的璇玑穴两侧俞府穴开始,向下逐个揉按足少阴经诸穴至神封穴;然后两手分别向外揉按俞府、气户各穴至中府穴和云门穴。反复施术2～3遍。

4.搓摩双胁肋(图8-7) 施术者双手对称性地分置于受术者两胁肋部,以五指的掌侧及全掌着力,从渊腋穴向下来回对搓其胁肋部至章门穴和京门穴之间,并可上下往返移动5～10遍。操作时压力不宜过重。

5.全掌揉腹(图8-8) 施术者双手叠掌,全掌着力,从受术者右下腹开始,沿升、横、降结肠的方向顺时针轻揉全腹,时间2～3分钟。手法要轻快,柔和,深透。

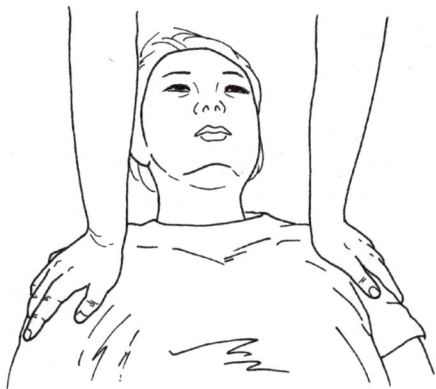

图 8-5　掌根按压双肩

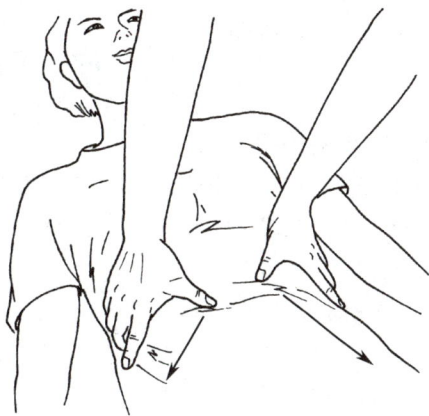

图 8-6　分推胸胁

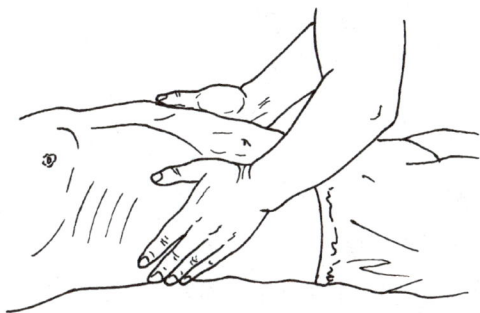

图 8-7　搓摩双胁肋

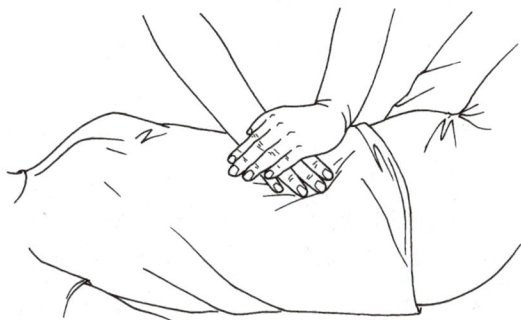

图 8-8　全掌揉腹

6. 拿揉腹直肌（图 8-9）　施术者以两手四指分别置于受术者腹部两侧，向内合力将腹肌挤起，然后两手交叉，以双掌归拢扣合腹肌，使双手拇指置于腹肌一侧，余四指于腹肌另一侧，自上而下，揉拿提抖腹肌 3～5 次。

7. 摩腹（图 8-10）　施术者以掌心置于受术者脐部，全掌着力，以脐为重心，先顺时针，后逆时针，各旋转轻抹脐部 30 次。

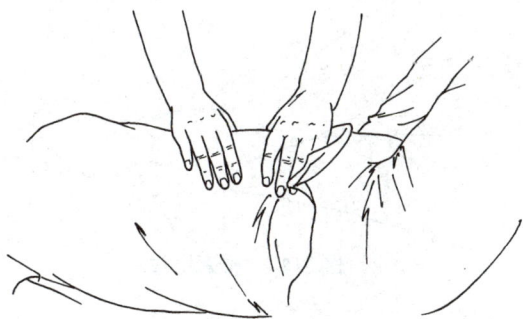

图 8-9　拿揉腹直肌

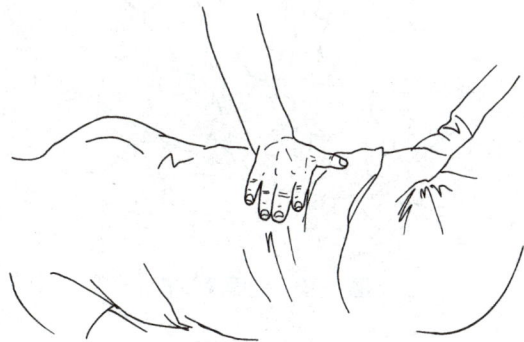

图 8-10　摩腹

8. 点揉腹部腧穴　施术者以拇指指端着力，或用食、中、环指指端，先沿受术者腹正中线任脉循行，由上至下分别点揉上脘、中脘、下脘及气海、关元各穴，然后点压脐旁天枢穴。每穴点压时间约 20 秒。

（四）功效

施术后，受术者心胸舒适，呼吸顺畅，脘腹感到温暖舒适，精神倍增。

四、下肢前侧部保健推拿

（一）手法要领

下肢部肌肉丰厚、韧带肌腱强劲，推拿操作手法宜深透有力，均匀持久。拿揉应遵经循筋，以线及面；推抚勿浮，搓摩须热，拍叩轻巧，运动准确有度。诸多手法配用灵活，技巧连贯，不可突施暴力。

（二）体位

受术者取仰卧位，双下肢放松，自然伸直；施术者站其一侧。

（三）操作方法

1．拿揉下肢前侧　施术者以双手拇指与其余四指螺纹面相对着力，于受术者下肢股部前、内、外侧循经脉自上而下拿揉至足踝部3～5遍。

2．推按下肢前侧（图8-11）　施术者以全掌着力，紧贴受术者大腿根部，分别离心推按大腿内侧、前侧、外侧各3～5次；接着，离心推按小腿内侧、前侧、外侧各3～5次。亦可酌情向心性推按。

3．点揉下肢前、内、外侧各腧穴　施术者以拇指螺纹面着力，循受术者下肢前、内、外侧经脉走向，分别点压并揉按各腧穴。其中足三里、血海、阴陵泉、阳陵泉、三阴交等重点腧穴各施术20秒。

图 8-11　推按下肢前侧

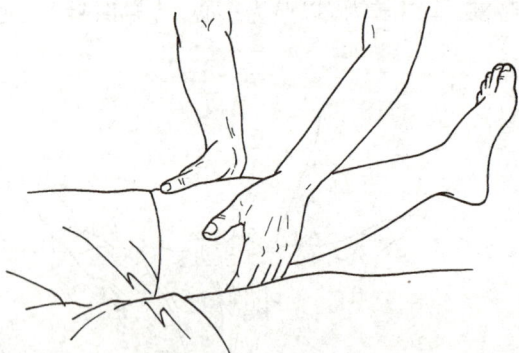

4．抱揉膝关节（图8-12）　施术者一手掌心着力，置受术者髌骨上施以轻轻揉压1～2分钟，然后双手掌心着力，如抱球状，抱住其膝关节两侧，相对用力，轻揉膝关节1～2分钟。

5．推摩足背（图8-13）　施术者一手托扶受术者足底，以另一手拇指螺纹面、大鱼际或掌根推摩其足背10～20次。

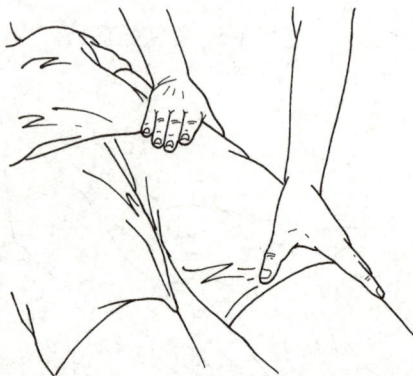

图 8-12　抱揉膝关节

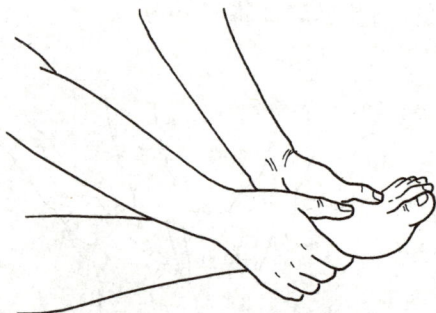

图 8-13　推摩足背

6．环摇髋、膝、踝关节　施术者先摇髋关节，做顺时针和逆时针环转摇动各5～10次；继而双手用力向胸部方向上推，使受术者髋、膝关节尽可能屈曲，然后用力将此下肢向远端牵拉成伸直状态，可施术2～3次；最后施术者摇踝关节，先顺时针，后逆时针，环转摇动各5～8次。

7．叩拍收式　施术者双手以空拳或虚拳有节奏地自上而下分别叩打或叩拍受术者下肢前、内、外侧各3～5遍。

（四）功效

施术后，受术者感到下肢轻松舒展，行走轻快有力。

五、颈项及肩部保健推拿

（一）手法要领

颈项及肩部肌肉韧带发达，张力较高，又为诸阳经脉汇聚之所。推拿操作手法要求稳定、灵活、有技巧，慢而不滞，快而有序，轻重适宜，柔和深透。并注意施术方向、角度分寸和手法变化，切忌生硬力猛。

（二）体位

受术者俯卧位，保持颈肩部放松。施术者站其一侧或身后。

（三）操作方法

1.拿捏颈肩　施术者分别沿受术者的风府穴→大椎穴、风池穴→肩井穴两线反复操作拿捏法3～5分钟。

2.掌揉颈肩　施术者分别以双手掌大、小鱼际或掌根部着力，沿受术者风府穴→大椎穴一线操作揉法和弹拨法，然后沿风池穴→肩井穴一线操作揉法。反复施术2～3分钟。

3.按压棘突两侧（图8-14）　施术者以双手拇指指端分别置于受术者项部棘突两侧，自上而下按压2～3遍。

4.点揉颈肩部腧穴　施术者以双手拇指螺纹面或指端着力，分别点揉受术者颈项及肩部的风池、风府、大椎、肩井、秉风、曲垣、天宗等腧穴各20秒左右。

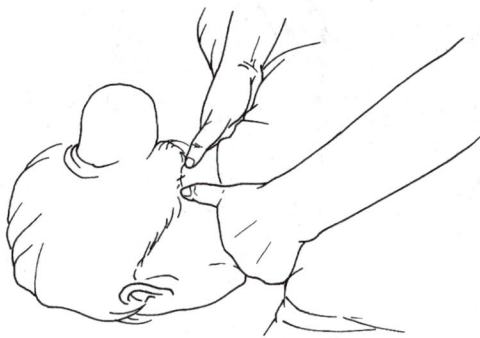

图8-14　按压棘突两侧

5.拿肩井穴收势　双手拇指螺纹面与其余四指相对着力，同时拿捏其两肩井穴。反复施术5～10次，缓缓收势。

（四）功效

施术后，受术者感颈项柔软舒适，肩部轻松舒展，头脑清爽，精神焕发。

六、背腰部保健推拿

（一）手法要领

背腰部肌肤丰厚宽阔，推拿操作手法大多接触面大，且要求力达深透。推抚宜广而不浮；按压要重而不滞；拿揉均匀有力，动而不涩；叩拍节奏规律，轻重有度。诸手法需循经取穴，着力准确。背部手法当柔和而深透；脊部手法要力重而勿暴；腰肾部手法要轻巧；腰骶部手法应透达。

（二）体位

受术者取俯卧位；施术者站其一侧，并面向其头部。

（三）操作方法

1.揉按背腰部　施术者以双手或一手全掌着力，沿受术者督脉和足太阳膀胱经，自上而下揉按3～5遍。对需要增加力量、增加刺激的部位，可叠掌施术或用肘揉法。

2.推抚背腰及两胁（图8-15）　施术者用掌推法或肘推法，从受术者脊柱两侧由上至下反复施术3～5次。然后自肩胛骨下缘开始，沿脊柱两旁由内斜向外，逐肋分推至腋中线，反复施术2～3遍。

3.点揉背腰部腧穴　施术者以双手拇指指端或螺纹面着力，从受术者大杼穴开始，沿足太阳膀胱经,向下逐穴点揉至膀胱俞;然后再沿督脉从大椎穴开始,向下逐穴揉压至腰俞。每穴施术约 20 秒,反复施术 2~3 遍。对肾俞等重点腧穴可增加点揉时间至 1 分钟左右。

4．捏脊　施术者沿受术者脊柱两旁,从下向上,自受术者尾骶部到枕项部,用拇指和食指操作捏法,边提捏边有节奏地向前推进,反复施术 3~5 遍。

5．搓擦命门穴(图 8-16)　施术者先对掌搓热双手,继而迅速以一手扶在受术者背部,另一手放置其命门穴处,快速搓擦命门穴及两侧肾俞穴,直至受术者自觉腰部温热为止,时间为 1~2分钟。搓擦后亦可缓揉命门穴片刻,以增加热感的渗透力。

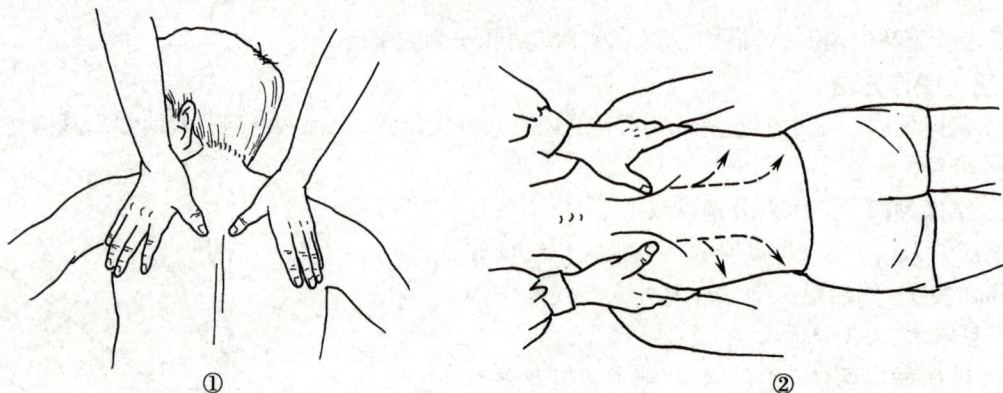

①　　　　　　　　　　　　　②

图 8-15　推抚背腰及两胁

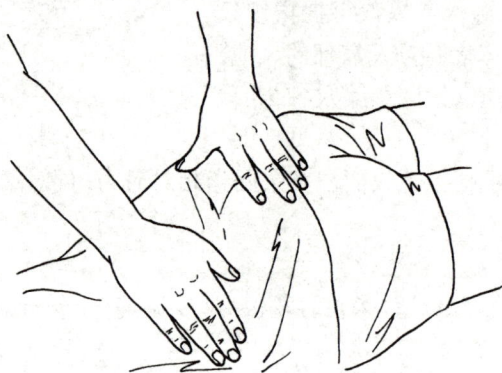

图 8-16　搓擦命门穴

6．叩拍收式　施术者可视受术者体质状况以及施术部位不同,分别采用拳叩、叩拍、切击、指弹等手法,于受术者背腰部反复施术 1~2 分钟。一般脊柱区宜拍叩,肩胛区及脊柱两侧宜拳叩,腰骶部宜切击,肾区叩击力量不宜过大。

（四）功效
施术后,受术者自觉腰背轻松舒适,头目清爽,心胸通畅,脘腹舒适。

七、臀部及下肢后侧部保健推拿

（一）手法要领
下肢后侧肌肉丰厚,经脉主要为足太阳膀胱经与足少阴肾经所过。推拿手法多以揉拿按为主,要领参见本节第四部分(下肢前侧部保健推拿)。

（二）体位
受术者取俯卧位,施术者站其一侧。

（三）操作方法

1. 拿捏臀部及下肢后侧（图8-17）　施术者自上而下拿捏受术者臀部及下肢后侧。反复施术3～5分钟。施术时以臀部、股后侧肌群及腓肠肌部为重点。

2. 推抚下肢后侧（图8-18）　施术者用掌推法或肘推法，从受术者臀横纹处开始，沿足太阳膀胱经和足少阴肾经，离心推抚至足跟部。反复施术3～5次。

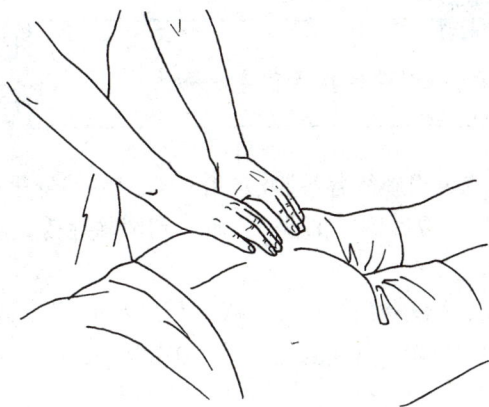

图8-17　拿捏臀部及下肢后侧

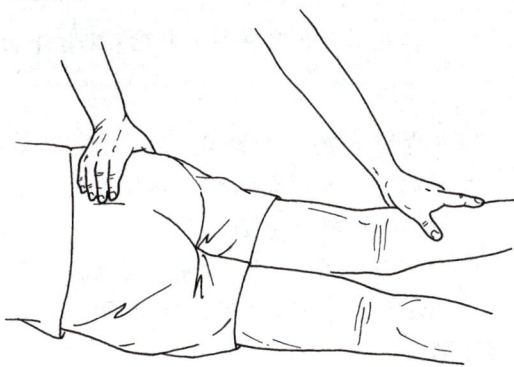

图8-18　推抚下肢后侧

3. 揉按臀部及下肢后侧　施术者用全掌揉或掌根揉法，揉按受术者臀部及下肢后侧，自上而下反复施术3～5分钟。其中臀部、股后侧及腓肠肌部应重点施术。

4. 点按下肢后侧腧穴　施术者用肘尖或指间关节点按法，自上而下分别点按受术者下肢足太阳膀胱经腧穴各约20秒。其中环跳、承扶、殷门等肌肉丰厚处腧穴，可用肘尖按压，昆仑、太溪等穴可用拿揉法。

5. 叩拍臀部及下肢后侧　施术者自上而下，有节奏地叩击或拍打受术者臀部及下肢后侧，时间1～2分钟。

6. 捻捋足趾（图8-19）　施术者以一手扶托受术者足背，另一手用捻法从足趾关节处向趾端方向捻动，每趾时间约30秒。然后在缓慢拔伸的基础上，向趾端方向迅速捋出，可听到术者两指发出碰撞的声音。一般按足大趾到小趾的顺序依次施术。

7. 推揉足底（图8-20）　施术者以单手鱼际、掌根或双手拇指螺纹面着力，推、搓、揉受术者足弓、足底各3～5遍；最后以空拳有节奏地叩打其足跟部3～5遍，时间3～5分钟。

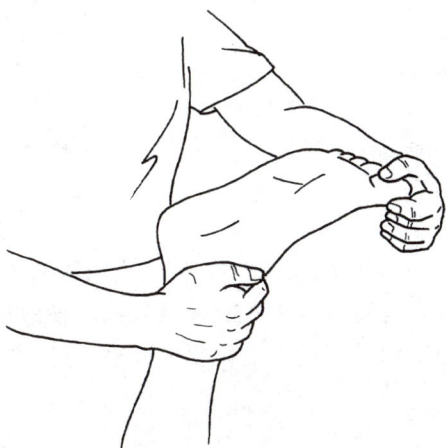

图8-19　捻捋足趾

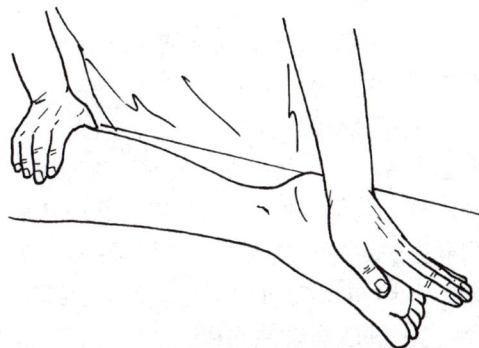

图8-20　推揉足底

（四）功效

施术后，受术者感到下肢舒适轻快，行走和负重轻松有力。

第二节　踩背保健按摩

踩背保健按摩，又称踩跷，是指术者以足趾、足掌或足跟施行各种脚法，并配合双手的悬吊、牵拉吊杠动作，辅助施行脚法，作用于受术者的背腰及下肢后侧等部位，从而达到消除疲劳、强身健体目的的一种保健按摩方法。

踩背法力度强劲，技巧性强，要求施术者态度认真，身法熟练，轻巧如燕；足法灵巧，运用自如；力度深透，均匀有度，操作重而不滞，轻而不浮；注意安全，力量由轻到重，勿用暴力，避免踩伤受术者。

踩背法适用于身体强健，肌肉发达，耐受力强的人，或在手法力度不够的情况下使用。对于年龄偏大，体质虚弱，少年儿童，或有心脑血管疾病、高血压、骨质疏松症及严重脊椎病变的人禁用。

踩背法应注意安全，施术前应检查器具，询问并确认受术者是否能承受，对操作做必要的说明以取得受术者的配合；施术过程中，还要随时询问受术者的感觉以及耐受情况，从而及时调整足法力度。若有明显不适，应立即停止操作。

全套踩背施术时间大约为 30 分钟。踩背操作程序包括：踩前准备和起始动作（2 分钟）→踩背、腰部（5 分钟）→踩腰、臀部（5 分钟）→踩臀、背、肩部（7 分钟）→滑推背腰及下肢部（3 分钟）→踩下肢部及踩背结束动作（8 分钟）等内容。

一、准 备 动 作

受术者取俯卧位，调匀呼吸。施术者面向前方，双足分别立于其下肢股部两侧，双手握住吊杠或踩床两侧横杆。然后双足缓而平稳地相继踩踏于受术者两股后侧承扶穴与殷门穴之间。要领是动作稳准，腿足不颤。时间约 2 分钟。

二、踩背、腰部

踩背、腰部，主要是施术者以单足施术于受术者背及腰部，双足在脊柱及两侧交替施术，操作面积大，时间约 5 分钟。

（一）双侧单足推擦法（图 8-21）

施术者以一足踏在受术者腰骶结合部，用另一足掌着力，由腰部沿脊柱一侧足太阳膀胱经向同侧肩部方向用力推擦，同时重心逐渐从后足转移至前足，反复施术 3～5 次。然后，交换双足，用同样方法对另一侧施术。要领是：双手握杠，随下肢足部移动及重心变化要求调整位置，动作要灵活协调，推擦时脚掌平行移动，力度均匀。

（二）推压脊柱法（图 8-22）

施术者以一足踏于受术者骶部，另一足掌着力，从腰部沿脊柱正中督脉循行走向，推压至大椎穴处,然后再从大椎穴边点压,边下滑回至腰部。反复施术 3～5 次。要领同上。

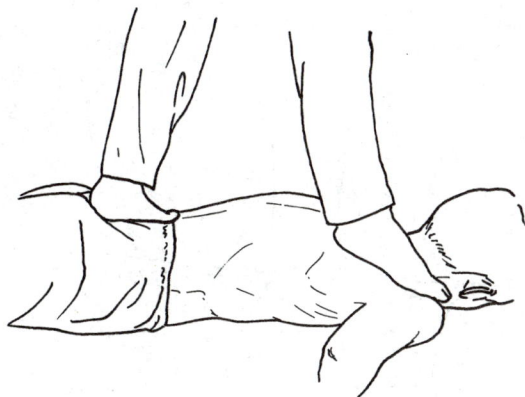

图 8-21　双侧单足推擦法

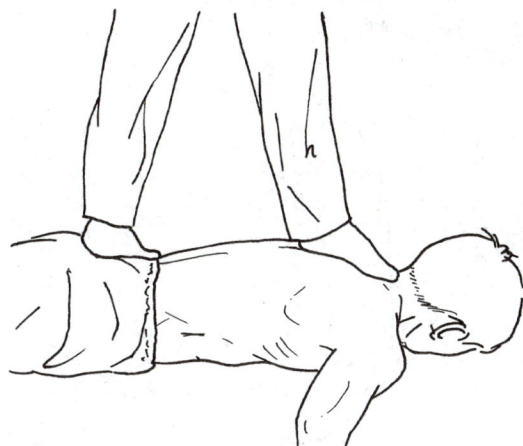

图 8-22　推压脊柱法

三、踩腰、臀部

踩腰、臀部,是以足趾或足跟点压、足掌踩压和足跟推擦为主,施术于腰臀部的踩法。对腰肌劳损及坐骨神经痛有很好的作用。时间约 5 分钟。

（一）踩腰臀法（图 8-23）

施术者双足横踏于受术者一侧腰臀部,上下往返踩压,并可轻轻抖颤数次。然后用同样方法踩压另一侧腰臀部。要领是:双手灵活运用吊杠控制踩压力度,动作和缓稳健。

（二）点腰眼法（图 8-24）

施术者两手握杠,以双臂支撑身体,两足尖同时用力,向内下方点压受术者两腰眼穴处,压力由轻渐重,时间约 15 秒。要领:以双臂调整控制压力,用力逐渐加重,切忌使用暴力,以得气为度。

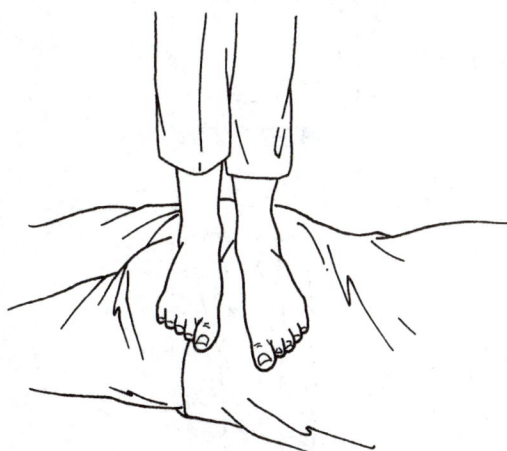

图 8-23　踩腰臀法

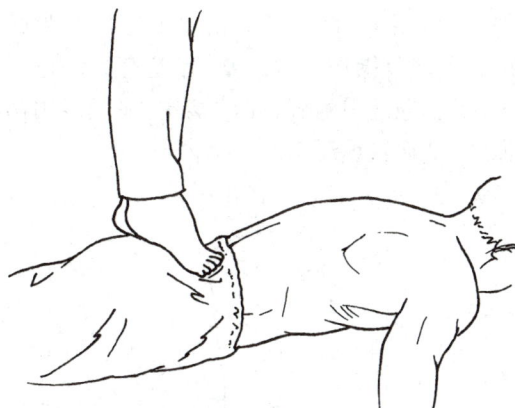

图 8-24　点腰眼法

（三）推腰法（图 8-25）

施术者两足跟并拢,踩压于受术者腰部两侧,以两足掌施力向两侧分别推压腰部。反复施术 3～5 次。要领:当足跟滑落时,双臂用力,控制足跟滑落压力,使双足缓慢落于两侧床面。

（四）点臀法（图8-26）

施术者以双足跟同时点压受术者臀部两环跳穴约15秒，然后以两足跟分别向两侧分推滑落。要领同推腰法。

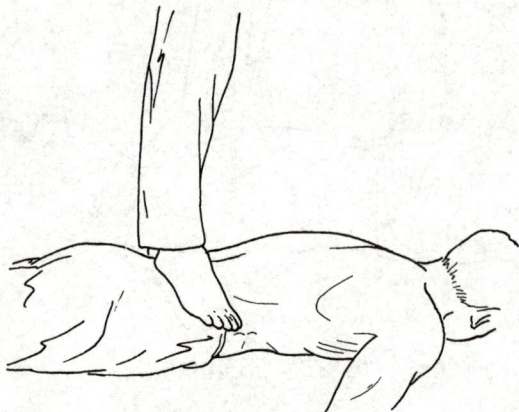

图8-25　推腰法

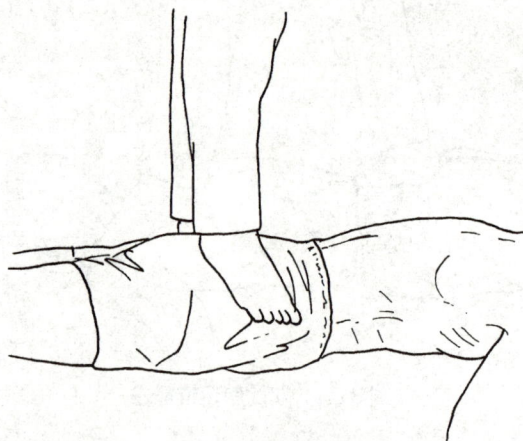

图8-26　点臀法

四、踩臀、背、肩部

踩臀、背、肩部，是用两足分推臀部、腰部、背部，推压肩臂为主的踩背方法。时间约7分钟。

施术者以两足掌着力，从受术者臀腰部开始（图8-27），向两侧做"倒八字"分推，然后两足掌向上移动成"正八字"形；以足趾着力，分别点压腰背部脊柱两侧后（图8-28）；再划"倒八字"向两侧分推滑行，如此自下而上至受术者肩部，双足成"八字"踩压其双肩（图8-29）。最后施术者以两足掌着力，自受术者两肩向两上臂部推压过去。压臂后结束动作，双臂用力，两足掌轻松滑至受术者两肩上方床边。可反复操作2遍。要领：整套足法包括推滑踩压，动作应连贯流畅，足法娴熟，正确运用吊杠控制力度，把握轻重缓急。

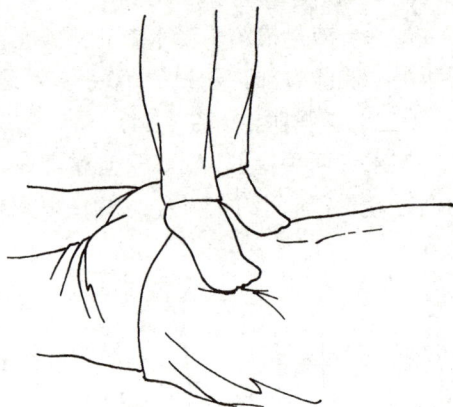

图8-27　踩臀

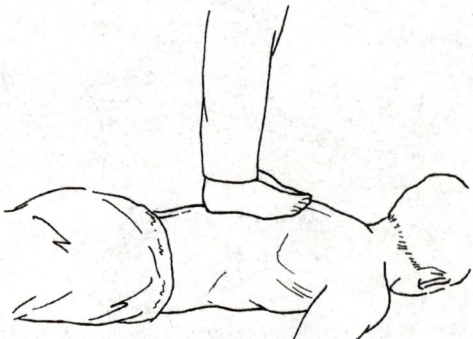

图8-28　踩背

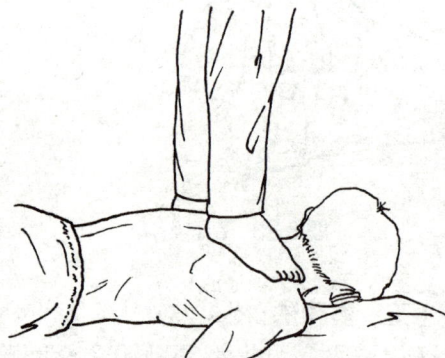

图8-29　踩肩

五、滑推背、腰、下肢部

滑推背、腰、下肢部,是推压、抖颤、滑摩等足法的综合运用,着力以足掌、足跟为主,并辅以双手大幅度换位动作,有促进腰背及下肢部血液循环的功能。时间约3分钟。

(一)滑推背腰法(图8-30)

施术者面向床尾,双足掌着力,呈"八"字形踏于受术者肩背部,沿脊柱两侧向下同时滑推至腰骶部。反复施术3～5次。要领:双手把握横杠不要变换位置,正确控制足下力度及整个滑推过程。

(二)抖颤腰臀法(图8-31)

继上操作,施术者以双足跟着力,紧抵受术者腰骶部,斜向下方用力,以双足跟抖颤来带动受术者腰臀部的颤动。要领:注意本法与上法动作应连接协调顺畅,抖颤时要双膝伸直。

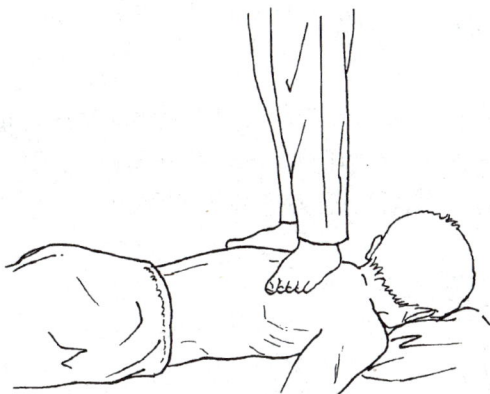

图8-30 滑推背腰法

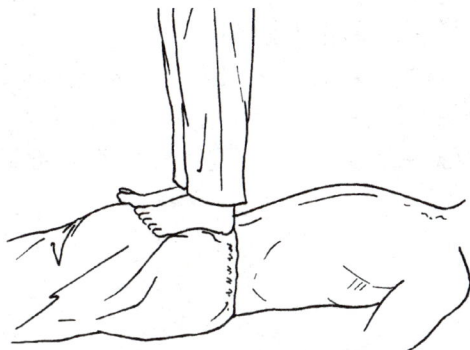

图8-31 抖颤腰臀法

(三)滑推下肢法(图8-32)

继上操作,施术者沿吊杠将双手大幅度前移,然后以双足掌着力,分别由受术者腰骶部沿两下肢后侧,向下滑推至足跟上方,然后以足心着力踩压1次,再踩压其双足掌,同时将双手再次迅速前移,保持身体直立并站稳双足。可重复施术3次。

要领:以上三法应是一连串操作过程,足法动作应连贯自如,一气呵成,滑而不浮,重而不滞,熟练把握重心的移动,双手换位要快而准确。

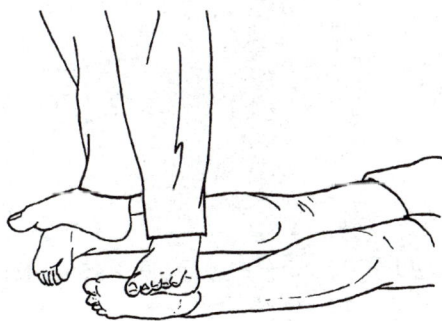

图8-32 滑推下肢法

六、踩 下 肢 部

踩下肢部对减轻和解除下肢疲劳,改善下肢血液循环有明显效果。时间约6分钟。

(一)踩压承扶法(图8-33)

施术者双手扶握一侧吊杠,双足掌着力往返踩压受术者一侧股后部承扶穴至委中穴间数遍;然后一足缓慢用力踩压承扶穴处,另一足叠压该足背之上,暂时阻断该下肢血流约1分钟,再缓慢收回双足,站立于床面,使受术者该下肢血流迅速向远端冲击。要领:踩压动作要和缓,并把握好阻断血流的时间。

（二）推压小腿法（图 8-34）

继上操作，施术者以一足踏于受术者一侧臀横纹处，另一足以足掌着力，自其小腿上部缓缓向下推压，直至跟腱部。可反复施术数遍。要领：身体重心在臀横纹处，另一足适度用力即可。

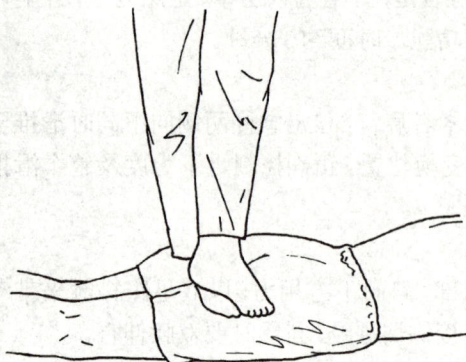

图 8-33 踩压承扶法

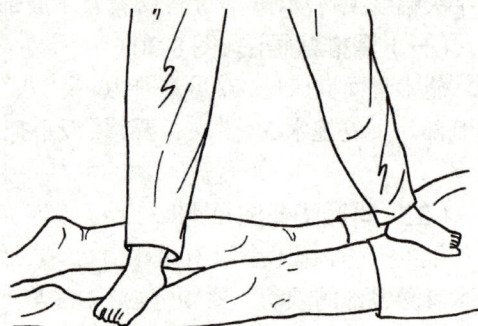

图 8-34 推压小腿法

（三）踩殷门法（图 8-35）

施术者双手扶握单侧吊杠，以一足踩压受术者一侧殷门穴处，另一足用脚面将其足部勾起，使膝关节屈曲，随即用足掌着力，反压住其脚背约 1 分钟，偶尔可听到受术者关节弹响声。要领：施压时着力要有弹性，不可用力过猛。听到弹响或施压到位后应迅速撤力，不可强求弹响。

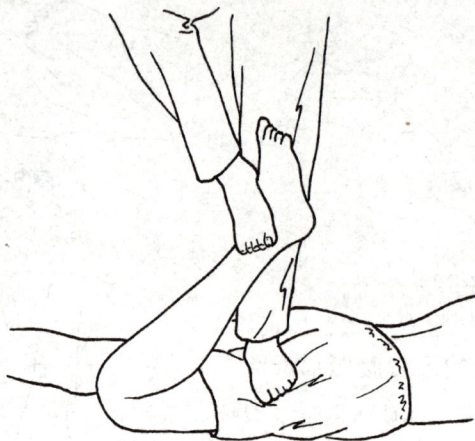

图 8-35 踩殷门法

以上三法可连贯进行，两下肢分别施术。

七、结 束 动 作

踩背结束动作以踩压、踢打、晃抖为主要足法。操作要轻松柔和，使受术者感到愉快舒适。时间约 2 分钟。

（一）晃抖下肢法

施术者一足踩踏床面，以另一足掌着力，由上而下分别晃抖、拍打受术者下肢后侧各 3～5 遍。要领：双手扶杠调节身体重心，足法轻快，力度适宜。

（二）踢打足掌法（图 8-36）

继上操作，施术者以双足足尖背部着力，分别交替施术，踢打受术者双侧脚掌及脚跟部。要领：用力适度，节奏感强。

（三）踩压足掌法（图8-37）

施术者以双足足掌着力，分别横踩、直踩受术者脚掌及脚跟数次结束操作。要领：双足同时交替踩压，重心随左右足施术轮流转移，压力大小以双手拉杠力度来把握。

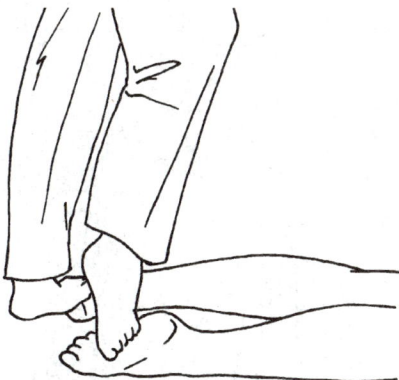

图8-36　踢打足掌法　　　　　图8-37　踩压足掌法

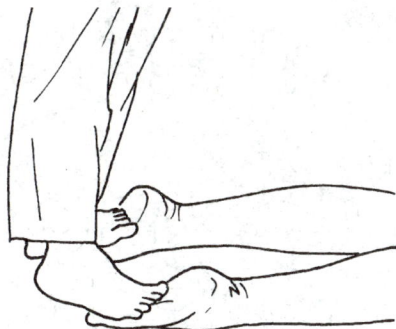

第三节　足部保健按摩

学习目标

掌握足部反射区的分布规律、特点、选区与配区；足部按摩手法；足部保健按摩的操作程序；足部保健按摩的注意事项。

足部保健按摩又称为足部反射区保健按摩、足部按摩、足道养生等，是施术者运用手指或指间关节的各种技巧动作，有效地刺激人体足部特定反射区，以调节全身脏腑组织器官生理功能，从而达到消除疲劳，缓解身心紧张状态，增强体质，防病延年目的的一种养生保健方法。本节主要介绍足部反射区、足部按摩基本手法及操作程序。

一、足部反射区

人体的每个脏腑组织器官在足部都有相对应的区域，可以反映相应脏腑组织器官的生理、病理信息，称为足部反射区。当人体某个器官发生病变时，就会在相应的足部反射区产生异常反应，同时，有效刺激反射区，也可对相应器官功能状态起到良性调节作用。足部按摩正是通过运用各种手法，有效刺激相应反射区来实现保健目的的。

（一）足部反射区的分布规律及特点

常用足部反射区共有62个，分别分布于双足底、足内侧、足外侧和足背，代表着人体的各个脏腑组织和器官。

1. 足部反射区分布规律　足部反射区分布具有一定规律。当双足并拢时，可以把足底看成是一个正坐着的人体（图8-38）。其中足大趾相当于人体的头部；足底的前半部相当于人体的胸部，其中包含有肺和心；足底的中部相当于人体腹部，有胃、肠、胰等器官，并且右足有肝与胆，左足有肾与脾；足跟部相当于人体的盆腔，分别有子宫（或前列腺）、卵巢（或睾丸）以及膀胱、尿道和肛门等。足的内、外侧面可看成是一个坐位人的侧面（图8-39）。足的内侧构成足弓的一条线,相当于人体的脊柱,有颈椎、胸椎、腰椎、骶椎及尾骨;足的外侧构成的一条线,分别有肩、臂、肘、腿、膝等。趾跖侧为人体头后部,趾根部相当于颈,向下依次为胸、腰、骶、臀等部位。踝关节处相当于人体髋关节。

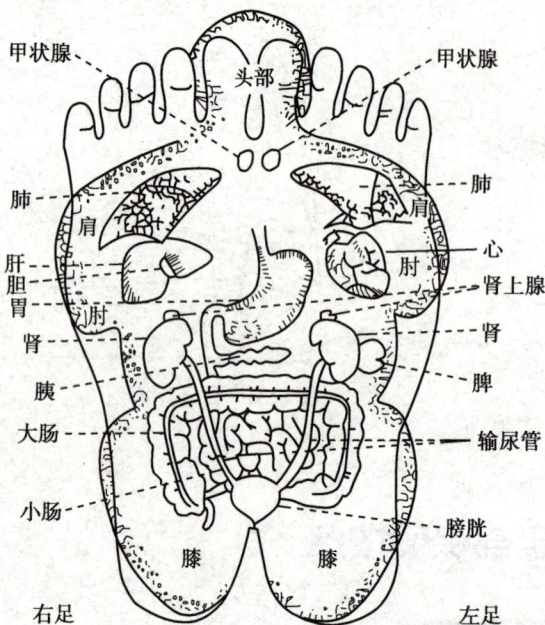

图 8-38 双足底反射区分布概况

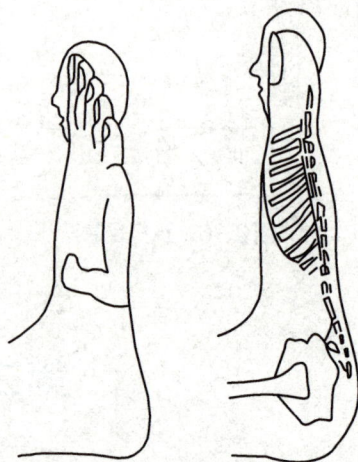

图 8-39 足部侧面反射区与人体关系示意图

2. 足部反射区分布特点

（1）人体的颈项以上组织器官在足部的反射区呈左右交叉分布,即左侧的额窦、三叉神经、小脑及脑干、鼻、大脑半球、颈项、眼、耳等反射区分布于右足上,而右侧头颈部的同名反射区分布在左足上。颈项以下组织器官的反射区不交叉分布。

（2）双足绝大多数反射区的分布相同,仅有少数反射区只分布于左足或右足上,如心、脾、降结肠、乙状结肠及直肠、肛门反射区只分布在左足上,而肝、胆囊、盲肠及阑尾、回盲瓣和升结肠反射区只分布于右足上。

（3）多数反射区在同一足部只有一个位置,少数反射区在同一足部有两个或两个以上的位置,如眼、耳、生殖腺、肛门和直肠、肋骨、尾骨、髋关节、坐骨神经、扁桃体、额窦等反射区有多个位置。

（二）足部反射区的位置

足部反射区是指足部一定范围内的区域,其边界并非绝对,有的反射区可相互重叠覆盖,可以从几个方面分别掌握,即左足底（图 8-40）、右足底（图 8-41）、足内侧（图 8-42）、足外侧（图 8-43）和足背（图 8-44）。在各反射区内有一个中心点,并可有一个或数个敏感点,一般中心点决定反射区的基本位置,而敏感点的手法刺激常与反射区按摩效果关系甚大。准确掌握足部各反射区的位置是实施足部按摩的首要环节,针对每个反射区合理的手法运用,则是施术效果的重要保障。

现将足部反射区的名称和位置按国际统一编号顺序予以分述。

1. 大脑 位于双足姆趾趾腹。大脑左半球反射区在右足,大脑右半球反射区在左足。

2. 额窦 位于 10 个足趾的趾端,直径约 1cm。左侧额窦反射区在右足,右侧额窦反射区在左足。

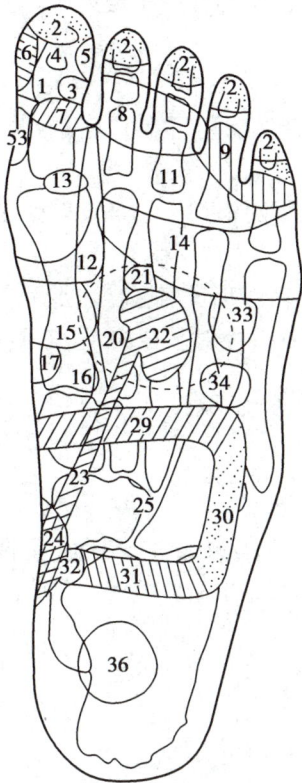

图 8-40　左足底反射区的位置

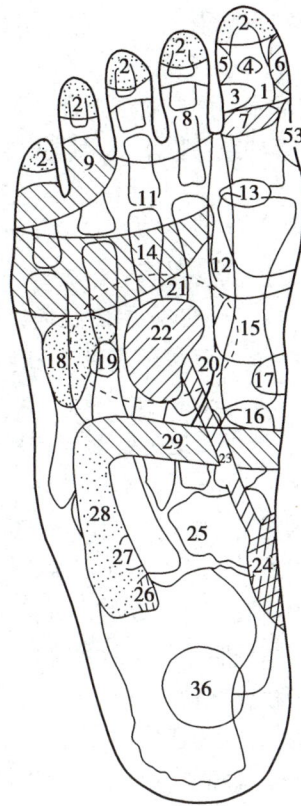

图 8-41　右足底反射区的位置

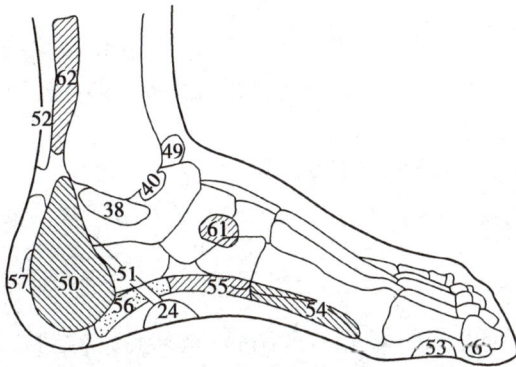

图 8-42　足内侧反射区的位置

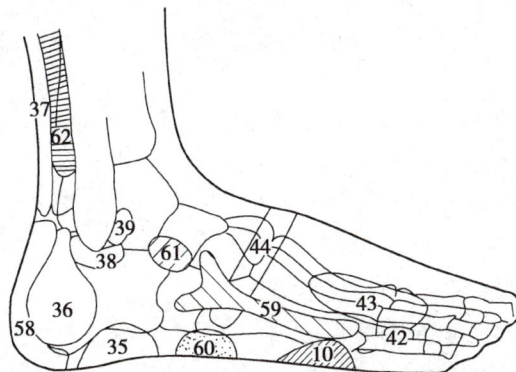

图 8-43　足外侧反射区的位置

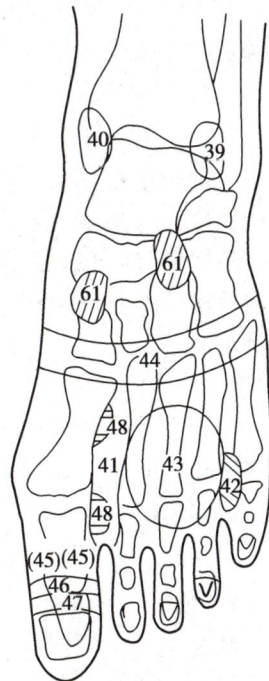

图 8-44　足背反射区的位置

3．小脑和脑干　位于双足蹬趾根部与近节趾骨底的外侧，小脑和脑干反射区，左反射区在右足，右反射区在左足。

4．脑垂体　位于双足蹬趾趾腹正中央。

5．三叉神经　位于双足蹬趾末节趾骨外侧。左侧三叉神经反射区在右足，右侧反射区在左足。

6．鼻　位于双足蹬趾末节趾骨前半内侧，延伸到蹬趾趾甲的根部。左鼻反射区在右足，右鼻反射区在左足。

7．颈项　位于双足蹬趾趾横纹处，左颈项反射区在右足，右颈项反射区在左足。

8．眼　位于双足足底第2、3趾骨近节和中节交界处。左眼反射区在右足，右眼反射区在左足。

9．耳　位于双足足底第4、5趾的近节趾骨和中节趾骨交界处。左耳反射区在右足，右耳反射区在左足。

10．肩关节　位于双足足外侧第5跖骨与第5趾骨近节交界处。

11．斜方肌　位于双足足底，在眼、耳反射区的后方，第2、3、4趾跖关节后面，呈带状区域。

12．甲状腺　位于双足足底第1、2跖骨前半部之间，并横跨第1跖骨中部。

13．甲状旁腺　位于双足掌内侧，第1跖趾关节处。

14．肺和支气管　位于双足掌斜方肌反射区后方，第2~5跖骨下方中部。

15．胃　位于双足第1跖骨中部，甲状腺反射区后。

16．十二指肠　位于双足第1跖骨底与骨关节处，胰和胃反射区后方。

17．胰　位于双足足掌内侧缘，第1跖骨体后端，胃与十二指肠反射区之间。

18．肝脏　位于右足足底第4、5跖骨体前段之间，肺反射区后方。相当于左足心脏反射区位置。

19．胆囊　位于右足足底第3、4跖骨体中段之间，肝反射区之后，部分被肝反射区覆盖。

20．腹腔神经　位于双足足底中心，在第1~5跖骨之间，第2、3、4跖骨体前半部，呈椭圆形。

21．肾上腺　位于双足足底第2~3跖趾关节的后内侧。

22．肾脏　位于双足足底第1与第3跖骨之间，第2跖骨后半段下方。

23．输尿管　位于双足足底，在肾反射区与膀胱反射区之间形成一条弧形的区域。前接肾反射区，后连膀胱反射区。

24．膀胱　位于双足足底内侧，足舟骨下方稍突起处。

25．小肠　位于双足足底，楔骨至跟骨前段的凹陷区域。被升结肠、横结肠、降结肠、乙状结肠和直肠反射区所包围。

26．盲肠和阑尾　位于右足足底跟骨外侧前缘，与升结肠相连。

27．回盲瓣　位于右足足底，距骨前缘外侧，盲肠区前方。

28．升结肠　位于右足足掌外侧，小肠反射区外围，跟骨前缘，骰骨外侧，前行至第5跖骨底呈竖条状区域。

29．横结肠　位于双足足底中间，小肠反射区前方，横越足掌，形成一条带状区域。

30．降结肠　位于左足足底外侧，沿骰骨外缘后行至跟骨前缘，呈竖条状区域。

31．乙状结肠和直肠　位于左足足掌跟骨前缘，呈横带区域。

32．肛门　位于左足足底跟骨前缘内侧，直肠反射区末端。

33．心脏　位于左足足底第4、5跖骨体前端之间，肺反射区后方。

34．脾脏　位于左足足底第4、5跖骨底之间，心脏反射区后方。

35．膝关节　位于双足外侧，骰骨与跟骨间的凹陷处。

36．生殖腺（卵巢或睾丸）　①位于双足足底跟骨的中央，呈扁圆形区域；②位于双足足外踝骨的后下方,呈三角形区域。

37. 下腹部 位于双足腓骨外侧后方,自外踝骨后方,向上延伸4横指,竖带状区域。

38. 髋关节 位于双足内、外踝骨下缘,呈月牙形区域,共4个。

39. 上身淋巴结 位于双足外踝前,由距骨与外踝构成的凹陷处。

40. 下身淋巴结 位于双足内踝前缘,距骨与内踝构成的凹陷区域。

41. 胸部淋巴结 位于双足足背第1、2跖骨之间。

42. 内耳迷路 位于双足第4、5跖骨骨缝的前段,止于第4、5足趾近侧关节。

43. 胸部 位于双足足背第2、3、4跖骨背侧,呈圆形的区域。

44. 横膈膜 位于双足足背跖骨后端,楔骨、骰骨上方,横跨足背呈横带状区域。

45. 扁桃体 位于双足足背蹬趾近侧趾骨上方,肌腱两侧。

46. 下颌 位于双足蹬趾背侧,趾间关节横纹后方,呈一条带状区域。

47. 上颌 位于双足蹬趾背侧,趾间关节横纹前方,呈一条带状区域。

48. 喉和气管 位于双足足背第1跖趾关节外侧。

49. 腹股沟 位于双足内踝上方偏前面,胫骨前肌腱内侧凹陷处。

50. 子宫或前列腺 位于双足内侧,内踝后下方,呈梨状的三角形区域。

51. 外生殖器和尿道 位于双足内侧,由膀胱反射区向上延伸至距骨、跟骨间骨缝处止。

52. 肛门和直肠 位于双腿胫骨内侧后方,趾长屈肌腱间,在踝骨后向上延伸的带状区域。

53. 颈椎 位于双足蹬趾跖趾关节内侧缘处。

54. 胸椎 位于双足足弓内侧,沿距骨内侧缘下方到楔骨前端止。

55. 腰椎 位于双足足弓内侧,在楔骨与舟骨内侧缘的下方,上接胸椎反射区,下连骶骨反射区。

56. 骶椎 位于双足足弓内侧,跟骨和距骨内侧缘下方。

57. 内尾骨 位于双足足跟内侧面,沿足跟后下方内侧转向上,呈L形带状区域。

58. 外尾骨 位于双足足跟外侧面,沿足跟外侧后下方转向上,呈L形带状区域。

59. 肩胛骨 位于双足足背第4、5跖骨之间,延伸至骰骨呈Y形区域。

60. 肘关节 位于双足外侧第5跖骨粗隆凸起处。

61.(内、外)肋 双足足背第1楔骨与舟骨背侧区域,为内侧肋骨反射区;第3楔骨与骰骨间的凹陷处为外侧肋骨反射区。

62. 坐骨神经(内、外侧) ①位于双足内踝的后下方,沿胫骨后缘向上约20cm处;②位于双足外踝的前上方,由踝关节起,沿腓骨向上延伸约20cm处。

(三)足部反射区的选区与配区

对于机体某一脏腑组织或器官功能失调引起的不适症状,足部按摩时一般也应采取"全身按摩,突出重点"的操作方式,即把足部所有反射区都常规按摩一遍,从而促进全身血液循环,增强各脏腑组织和器官的功能,并在此基础上,根据具体不适症状,选用重点反射区,包括相关反射区、主要反射区和基本反射区,适当增加按摩的次数与力度,以加强刺激量,从而收到较好的效果。对于突出的不适症状,只选取重点反射区进行重点施术,或对其采用较重手法刺激可获速效。

重点反射区一般包括基本反射区、主要反射区和相关反射区三部分。

1. 基本反射区 是指肾脏、输尿管、膀胱3个反射区,其主要作用是增强泌尿系统的排泄功能,目的是将体内有毒物质及代谢产物排出体外。无论是足部保健按摩,还是消除身体不适症状的足部按摩,在开始和结束时都应该反复按摩这3个基本反射区各3遍。

2. 主要反射区 是指产生不适症状的组织器官或系统在足部相对应的反射区。也就是说,只认反射区不认症状,如腰部的椎体、关节、韧带、肌肉等组织的结构或功能异常所出现的腰痛等不适症状可有很多种,无论是哪种腰部不适症状,其主要反射区都是腰椎反射区。

3.相关反射区　是指对不适症状有关联治疗作用的反射区,即除了根据不适症状的部位选用主要反射区外,还可根据其性质选用与之有密切关系的相关反射区,如对于各种炎症或发热等,可选用与免疫系统及内分泌系统有关的反射区;对胃病者,除选胃反射区外,还可配合使用脾脏、肝脏、胆囊、胰脏等反射区。

二、足部按摩基本手法

足部按摩的基本手法是以手部特定的技巧动作,在足部特定的反射区上进行的按摩操作技能。手法操作时,首先要选准反射区,选择正确的体位和姿势,其次在操作时注意把握好力度,控制好节奏,以受术者舒适为度。

(一)手法的基本要求

1.姿势正确　受术者一般取坐位或仰卧位,全身尽量放松,便于施术者能找准足部反射区和手法操作。施术者操作姿势要舒适自然,体位应能自由转动,要正确运用手法,注意保护手指等部位。

2.力度适宜　因各反射区的位置和局部解剖结构不同,对施力强度的接受能力也不同,要求施术力度适宜。一般施术力度以达到有酸胀感,稍痛但能忍受为度。

3.用力均匀　每个反射区一般要施术3~5次,力度应由轻逐次加重,或可保持施力基本一致,用力均匀,不可忽轻忽重。

4.节奏感强　施术者动作要有节奏,使被按摩的反射区接受有规律的刺激。同时,施术者有节奏而规律地用力,也不易感到疲劳。

(二)足部按摩常用手法

1.单食指叩拳法(图8-45)　手法要点是一手握扶足部,另一手半握拳,食指弯曲,拇指固定食指末节处,以食指的近侧指间关节为着力点,压刮足部反射区。

该手法应用最广,多用于点状和带状反射区。如额窦、垂体、头部、眼、耳、斜方肌、肺、胃、十二指肠、胰脏、肝脏、胆囊、肾上腺、肾脏、输尿管、膀胱、腹腔神经、大肠、心脏、脾脏、生殖腺、肩关节、肘关节、膝关节、上身淋巴结、下身淋巴结等。

2.单拇指指腹按压法　手法要领是一手握扶足部,另一手拇指指腹为着力点,按压足部反射区。

该手法多用于一些带状反射区,并常适用于年老体弱者及儿童。如:心脏(轻手法)、胸椎、腰椎、骶椎、外生殖器和尿道、髋关节、肛门和直肠、腹股沟、坐骨神经、下腹部等。

3.单食指刮压法(图8-46)　手法要点是一手握扶足部,另一手拇指固定,食指弯曲呈镰刀状,以食指桡侧缘为着力点,刮压足部反射区。

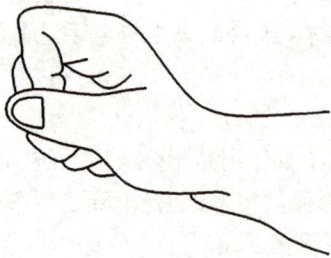

图8-45　单食指叩拳法　　　　　　　　**图8-46　单食指刮压法**

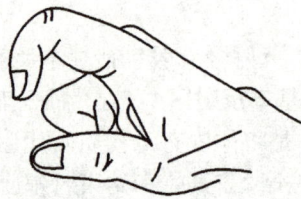

该手法多用于三角形及短带状反射区。如生殖腺、子宫或前列腺、尾骨（内侧和外侧）、胸部淋巴结、内耳迷路等。

4. 拇指尖端按压法 手法要点是一手握扶足部，另一手拇指指尖着力，按压足部反射区。

该法多用于点状反射区。如小脑及脑干、三叉神经、颈项、支气管、上颌、下颌、扁桃体等。

5. 双指钳法（图8-47） 手法要点是一手握扶足部，另一手食指、中指弯曲呈钳状，夹住被按摩的反射区部位，拇指置于食指中节桡侧，共同加压施力按摩足部反射区。

该法只用于少数反射区。如颈椎、甲状旁腺、肩关节等。

6. 双拇指指腹推压法 手法要点是双手拇指与其余4指相对着力握扶足部，以双手拇指指腹同时施力，推压足部反射区。

该法多用于某些片状或带状反射区。如肩胛骨、胸（乳腺）等。

7. 双指拳法（图8-48） 手法要点是一手握扶足部，另一手半握拳，以食指、中指的近侧指间关节顶点着力，按摩足部反射区。

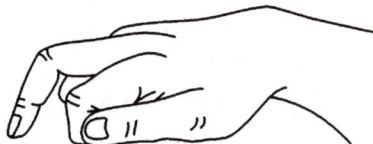

图 8-47　双指钳法

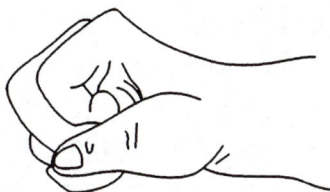

图 8-48　双指拳法

该法只用于少数反射区。如小肠、肘关节等。

8. 食指刮压法 手法要点是双手拇指与其余4指相对着力握扶足部，以双拇指固定足部，双食指弯曲呈镰刀状，分别以桡侧缘同时施力刮压足部反射区。

该法多用于足背横带状反射区，如膈（横膈）。

三、足部保健按摩操作程序

足部保健按摩操作，首先应做好相应准备，注意与受术者交流，促进对受术者的了解，交代必要的事项，然后按程序（套路）进行操作，一般按照先左足、后右足，并按足底部、足内侧、足外侧、足背部的顺序依次进行。

（一）准备工作

1. 备好用具 事先将足疗床、治疗巾、足疗盆，各种作用的药水、药膏等用具准备好，以便操作时根据需要选择使用。

2. 安排体位 将受术者安顿好，一般开始采用仰卧位，将双足充分暴露，调整好体位。

3. 注意安全 一是术者在按摩前应清洗双手，并保持手温，修剪指甲，防止抓伤受术者皮肤；受术者应清洗双足，修剪趾甲，防止按摩时划伤皮肤，引起交叉感染。二是按摩前应先探查心脏反射区，以轻、中、重3种不同力度在心脏反射区定向推按。从而了解心脏是否正常，决定按摩力度及施术方案，以免发生意外。

4. 轻松开始 开始操作时，先用治疗巾将右脚放好，待双手较温暖时对受术者左足施用摩法、捏法等，测试受术者对手法力度的承受能力，让受术者逐渐适应后按顺序操作。此时须与受术者进行必要的语言交流。

（二）左足部按摩操作程序

一般操作顺序为足底外侧→足底内侧→足趾→足外侧→足内侧。

1. 用拇指指腹或单食指扣拳,以轻、中、重3种不同力度,在心脏反射区处定点向足趾方向推按,定点按压3～5次,用于检查心脏功能。

2. 用拇指指端或单食指扣拳,在肾上腺反射区定点向足趾方向按压5～7次。

3. 用单食指扣拳,在肾反射区处定点按压,并由前向后推按5～7次。

4. 用单食指扣拳,在输尿管反射区处开始端深压,并从肾脏反射区推按至膀胱反射区5～7次。

5. 用单食指扣拳,在膀胱反射区处定点按压,并由前向后推按5～7次。

说明:实际操作中,肾上腺、肾脏、输尿管和膀胱4个反射区可作为一组反射区一次完成操作。

6. 用拇指指腹或拇指指间关节背侧屈曲,在三叉神经反射区处,由趾端向趾根部方向推按5～7次。

7. 用单食指扣拳,在踇趾额窦反射区由内向外推压5～7次,其余脚趾的额窦反射区由前向后推压5～7次。

8. 用拇指或单食指扣拳,在鼻反射区推压5～7次。

9. 用拇指指腹或单食指扣拳,在大脑反射区由前向后推压5～7次。

10. 用拇指指端或单食指扣拳,在小脑反射区定点按压,再由前向后推压5～7次。

11. 用双指钳法,在颈椎反射区由后向前推压5～7次。

12. 用拇指指端,在颈项反射区由外向内推压5～7次。

13. 用单食指扣拳,在眼、耳反射区定点按压5～7次,或由趾端向趾根方向推压5～7次。

14. 用单食指扣拳,在斜方肌反射区由内向外压刮5～7次。

15. 用单食指扣拳,在肺反射区由外向内压刮5～7次。

16. 用拇指桡侧,在甲状腺反射区由后向前推按5～7次。

17. 用单食指扣拳,在食管反射区由前向后推压5～7次。

18. 用单食指扣拳,分别在胃、胰脏、十二指肠反射区定点按压或由前向后推按5～7次。

说明:在实际操作中,胃、胰脏、十二指肠反射区可为一组反射区,一次完成操作。

19. 用单食指扣拳或拇指指腹,分别在横结肠、降结肠、乙状结肠及直肠反射区压刮5～7次。

20. 用单食指扣拳,在肛门反射区定点按压5～7次。

说明:在实际操作中,横结肠、降结肠、乙状结肠及直肠、肛门反射区,可作为一组反射区一次完成操作。

21. 用单食指扣拳,在小肠反射区定点按压,并由前向后刮压5～7次。

22. 用单食指扣拳,在生殖腺反射区定点按压5～7次。

23. 用单食指桡侧,在前列腺或子宫反射区,由后上向前下方刮推,或用单拇指指腹推压5～7次。

24. 用拇指指腹或拇指指端,在胸椎、腰椎、骶椎反射区由前向后推压5～7次。

说明:在实际操作中,胸椎、腰椎、骶椎反射区,可作为一组反射区一次完成操作。

25. 用双指桡侧,在横膈反射区,由反射区中点向两侧同时刮推5～7次。

26. 用单食指扣拳,在上身淋巴结反射区定点按压5～7次。

27. 用双食指桡侧,在生殖腺(输卵管)反射区,由反射区中点向两侧同时刮推5～7次。

28. 用单食指扣拳,在下身淋巴结反射区定点按压5～7次。

说明:实际操作中,上身淋巴结反射区与下身淋巴结反射区可作为一组反射区,双手同时完成操作。

29. 用食指桡侧,在尾骨(内、外侧)反射区,由上而下,再向前刮、点、推压5～7次。

30. 用单食指扣拳,在膝关节反射区定点按压,并环绕反射区半月形周边压刮5～7次。

31. 用单食指扣拳或双食指扣拳,在肘关节反射区第5跖骨基底部从前、后各向中部按压5～7次。

32．用单食指扣拳，在肩关节反射区，分侧、背、底 3 个部位由前向后各压刮 5～7 次，或双指钳法夹肩关节反射区的背部和底部 5～7 次。

33．用拇指指端在躯体淋巴结反射区背面点状反射区定点按压，以及用单食指扣拳在底面点状反射区定点按压各 5～7 次。

34．用双拇指指端或双食指指端，在扁桃体反射区同时定点向中点挤按 5～7 次。

35．用拇指指端或食指指端，在喉和气管反射区定点按压或按揉 5～7 次。

36．用双拇指指腹，在胸部反射区由前向后推按，双拇指平推 1 次，单拇指补推 1 次，各做 5～7 次。

37．用单食指桡侧，在内耳迷路反射区由后向前刮压 5～7 次。

38．用拇指指腹，在坐骨神经反射区（内、外侧）由下向上推按 5～7 次。

39．重复肾脏、输尿管和膀胱 3 个反射区手法操作 3～5 次。

（三）右足部按摩操作程序

右足与左足有相同的反射区，也有不同的反射区。相同反射区的按摩方法与左足相同，不同反射区的按摩方法如下：

1．用单食指扣拳，在肝脏反射区由后向前压刮 5～7 次。

2．用单食指扣拳，在胆囊反射区定点深压 5～7 次。

3．用单食指扣拳，在盲肠及阑尾、回盲瓣反射区定点按压 5～7 次。

4．用单食指扣拳或拇指指腹，在升结肠反射区由后向前推按 5～7 次。

四、足部保健按摩注意事项

1．按摩室应注意通风，室内整洁，保持空气新鲜，同时也要温度适宜，避免受术者受风着凉。夏季按摩时不可用风扇直接吹受术者双足。

2．饭前半小时及饭后 1 小时内不宜做足部按摩。因饥饿易引起低血糖、虚脱；进食后进行足部按摩会进一步刺激胃肠蠕动，从而加重胃肠负荷，易引起胃肠功能紊乱。

3．按摩中应全神贯注，注意观察受术者反应，并询问其耐受情况，从而把握操作力度。

4．按摩时要尽量避开骨骼突起处，以防损伤骨膜。对敏感点应避免刺激过度，对儿童及多数女性，手法刺激应适当减轻。若因手法不当引起局部红肿、瘀血的现象，可涂一些红花油等。

5．按摩时间一般以 45 分钟左右为宜，每周按摩 1～2 次。

6．按摩后半小时内，受术者可饮用温开水 300～500ml，以促进代谢产物及时排出体外。对于儿童、老年人、体弱多病者，以及严重心、肾功能不全者应适当减少饮水量。

7．少数受术者按摩后可出现短暂反应。如尿量增加、颜色变深、气味变浓，或低热、疲倦、全身不适等，属正常现象，仍可坚持按摩，数日后可自行消失。

8．长期接受足部按摩者痛觉等敏感性可逐渐降低，先用 40～45℃的热水或加适量食盐，浸泡双足 20～30 分钟，可增强足部按摩效果。

9．足部有外伤或感染时，应避开患处按摩，并可按摩对侧足部的相应部位或同侧手部的对应部位。对女性月经期及妊娠期，一般应慎用或禁用足部按摩。对急性传染病、局部皮肤感染、溃烂，出血性疾病，肺结核活动期，急性心肌梗死，脑血管病不稳定期以及严重的心、肾、肝疾病危重期患者等，禁用足部按摩。

10．每次按摩施术后，施术者宜用温水洗手或浸泡数分钟。冬季外出应戴手套，以保护好手部关节。每月可用活血通络、祛风除湿的中药煎汤熏洗和浸泡双手 1～2 次，每次 30 分钟。

第四节　运动保健按摩

学习目标

掌握运动前按摩的目的、操作手法；运动间歇按摩的目的、操作手法与特点；运动后按摩的目的、操作手法。

运动保健按摩简称运动按摩，是根据体育运动项目特点，以及运动员的生理、心理状况，将按摩技能合理运用于运动过程之中，以调节和改善运动者的心理状态和运动功能，提高运动成绩，预防或恢复运动损伤的按摩方法。

通过有效的运动按摩，可以促进运动者的血液和淋巴循环，改善机体状态，特别是运动器官的供氧，以及营养物质的利用，促进体内代谢产物的排泄。从而使运动者精神振奋，动作协调，充分发挥其竞技能力和水平，并防止和减少运动伤病的发生。实践证明，运动按摩对于运动者，在维护健康、增强体质和保持良好的训练和竞技状态，增进和发挥潜在体能，提高运动成绩方面，显示了特殊功效，并引起国内外体育界的高度重视。

根据运动过程的不同阶段，运动按摩可分为运动前按摩、运动间歇按摩和运动后按摩。

一、运动前按摩

运动前按摩的主要目的是使运动者保持良好的竞技状态。运动员在比赛前或多或少地呈现出赛前状态，即运动者在训练或比赛之前，某些器官就已经发生了变化，如心率加快，血压（主要是收缩压）升高，肺通气量加大，呼吸频率加快，耗氧量增加，血糖上升，血乳酸增加等。一般来讲，比赛规模越大，离比赛时间越近，赛前状态的反应就越明显。

当运动者处于不良的赛前状态时，就会影响体能及技术的正常发挥，尤其是赛前过度兴奋，会导致赛前焦虑，从而影响运动成绩。运动前按摩不仅可以调节运动器官的生理功能，增强肌肉收缩力量，提高韧带柔韧性和肢体关节灵活性，而且能够调整和改善运动者的精神状态、神经系统反应能力，使之适应运动实践的生理和心理要求。同时还能部分替代运动者赛前热身活动，减少部分体能消耗，从而保存体力，发挥最大运动能力。

实施运动前按摩应注意及时调整运动前运动者个体出现的精神和情绪偏差。一般有两种表现：一是过度兴奋，过分紧张，称为赛前亢奋状态，常伴有坐立不安，夜寐不宁，呼吸急促，情绪激动，甚至多尿，影响动作协调等。对于赛前亢奋状态，按摩手法宜轻巧柔和，节律缓慢，用力适中。二是精神不振，情绪抑郁，称为赛前冷漠状态，常伴有四肢乏力，动作迟钝，表情冷漠，脉搏缓慢等。对于赛前冷漠状态，按摩手法宜刚强重着，灵活快速，节律紧凑。

运动前按摩每次施术 10～30 分钟，一般要求在运动前 15 分钟完成。

（一）赛前安神法

本法适用于赛前亢奋状态，对手法的基本要求是轻巧柔和，节律缓慢，力量适中。

1. 推抹面额，捏拿头部　运动员坐位。

（1）两手食、中、环三指相并，扶持其两侧颞部，以拇指相继交替推抹前额，分推其额面四线：①攒竹、眉冲、头维、率谷段；②攒竹、鱼腰、太阳、率谷段；③晴明、四白、瞳子髎、率谷段；④分别由迎香、人中、承浆到地仓、颊车、耳门、率谷、翳风段。紧抹慢移，并顺势按揉上述腧穴。时间共 1～2 分钟。

（2）一手扶持其前额，另一手五指微屈捏拿头部，从前发际到头顶及后枕部。紧拿慢移 3～5 遍。

（3）两手微屈，以五指端叩击头部，从前发际到头顶、颞部至后枕部。紧叩慢移 3～5 遍。

2. 扫散头颞，按振头顶　运动员坐位。

（1）一手扶持其一侧颞部，另一手拇指伸直，其余四指并拢微屈，以拇指桡侧端和其余四指指端单向扫散其另一侧颞部，从头维、率谷至翳风。节奏明快，左右交替，两侧各 20～30 次。

（2）用拇指指腹按振百会穴 5～10 次；以虚掌拍击百会穴 2～3 次。

3. 揉太阳，振攒竹　运动员坐位或仰卧位。

（1）两手张开扶持其两侧头颞部，以拇指指腹着力，揉按其两侧太阳穴。用力轻柔和缓，各操作 10～20 次。

（2）两手拇、食指指端着力，按其两侧攒竹。有节奏地持续振颤 2～3 分钟。

4. 拿风池，推桥弓，拿肩井，按膏肓　操作同下文"赛前振奋法"。

5. 横推胸廓，揉摩脘腹　运动员仰卧位。

（1）用手掌面或虎口部横向推擦其胸胁部，从锁骨、胸骨至胁肋段。紧推慢移 3～5 分钟。

（2）用平掌着力，揉摩其脘腹部。顺时针方向，周而复始，升摩轻柔，降摩稳实。施术 2～3 分钟。

6. 推揉腰背，搓摩胸胁　运动员俯卧位。

（1）用手掌或虎口部、掌根部推、揉其腰背部，大椎至长强 2～3 遍。

（2）用擦法施术于腰背脊柱及其两侧，大椎穴至八髎穴。紧擦慢移 3～5 分钟。

（3）用双手全掌面相对着力，搓摩其胸胁两侧，腋下至胁肋部。紧搓慢移 3～5 遍。

7. 按揉神门、手三里、太冲等穴　运动员取坐位或仰卧位。用拇指和食、中指相对着力，按揉神门、内关、手三里、阴陵泉、三阴交、太冲各穴 5～10 次。左右同法。

（二）赛前振奋法

运动员赛前冷漠状态，对手法的基本要求是刚强重着，灵活快速，节律紧凑。

1. 推抹面额，捏拿头部　同"赛前安神法"。

2. 扫散头颞，按振头顶　同"赛前安神法"。

3. 拿风池，推桥弓，拿肩井，按膏肓　运动员坐位。

（1）先以拇、食指相对着力，拿两侧风池穴 3～5 次，继以推抹两侧桥弓、风池、翳风至缺盆穴。左右交替各 5～10 次。

（2）用两手拇指和食、中指相对着力揉捏，提拿两侧肩井穴。柔和快速，捏 3 提 1，左右交替施术各 3 次。

（3）用两手食、中、环三指扶持其肩端，拇指指腹着力按揉其两侧膏肓穴 5～10 次。

4. 推按颈肩，击腰背　运动员坐位或俯卧位。

（1）用手掌虎口部推擦其颈项、两侧肩背、风府、大椎及肩井穴段。紧推缓移 3～5 遍。

（2）用两手拇指指腹着力，推按颈椎两侧及肩井穴。由外向内着力，重按紧推 3～5 遍。

（3）以擦法施术于腰背脊柱及其两侧，大椎至八髎穴段。紧擦慢移 3～5 分钟。

（4）用虚掌、空拳叩击肩前、腰骶部各 3～5 次。

5. 捏按上肢，拿下肢　运动员坐位或卧位。

（1）拇指和食、中指相对着力，捏拿上肢两臂内、外侧。捏按极泉、臂臑、曲池、少海、手三里、内关、合谷、劳宫穴。紧捏慢移，左右交替各 2～3 遍。

（2）以擦法施术于大腿、小腿前后侧。自上而下，紧擦慢移，左右交替，各 2～3 分钟。

（3）用拇指和食、中指，或指掌鱼际相对着力，捏拿下肢大腿、小腿内外侧。自上而下，紧拿慢移。并按拿伏兔、风市、梁丘、血海、足三里、阴陵泉、承山、昆仑、太溪穴。左右交替各 2～3 遍。

6. 按环跳,点委中、太冲 运动员取侧卧位和俯卧位。

(1)用食指的指间关节突起部或肘端着力,点按其环跳穴。刚中见柔,左右同法2~3次。

(2)用拇指和食、中指相对着力,点按委中、太冲。左右同法,各3~5次。

二、运动间歇按摩

运动间歇按摩的主要目的是改善运动中的竞技状态,及时消除机体的紧张和疲劳,继续保持良好的竞技状态,加速完成对后阶段运动负荷的准备。运动生理学的研究表明,在运动和比赛间歇,所消耗的能量便开始有所恢复,只是恢复快慢有所不同。在运动间歇时,用按摩手法作用于人体相应的腧穴和局部肌肉,可以取代单纯的消极休息,积极恢复和改善运动员的竞技状态。

运动间歇按摩应根据运动项目的特点和间歇时间的长短,结合现场条件拟定按摩方案。通常可以不受规范程式的限制,灵活机动地采取应变措施,以局部为主施术,着重于运动负荷较大的组织与部位。手法强度宜轻快、柔和,手法使用宜少而精。时间一般3~5分钟即可。

运动间歇常用按摩方法分部位概述如下。

(一)头面及颈项部

运动员取坐位。

1. 揉太阳,拿五经,拿风池

(1)先以双手食指或中指指腹揉按其两侧太阳穴。

(2)以一手扶前额,另一手五指微屈曲,以五指指腹着力,捏拿其头部五经,从前发际至后枕部。紧拿慢移,左右同法,各0.5~1分钟。

(3)一手扶持其前额,另一手以拇指和食、中指相对着力按拿两侧风池穴。先上后下,由轻渐重,操作2~3次。

2. 抹前额,振眉头,啄头顶

(1)两手张开,以食、中、环指扶持头颞部,拇指指腹着力,相继交替推抹前额、攒竹至丝竹空穴10~15次。

(2)一手扶持其后枕部,另一手用拇指和食指相对用力,按其两侧眉头攒竹穴,并做节律性持续振颤0.5~1分钟。

(3)两手五指微屈,用指端着力,啄击头顶30秒。

(二)肩及上肢部

运动员坐位。

1. 拿肩井,搓肩臂

(1)用双手拇指和食、中指相对着力,同时提拿其两侧肩井穴处3~5次。先轻渐重,柔和明快,左右交替。

(2)用双手掌面相对着力,搓摩上肢肩、肘至腕段3~5遍。紧搓慢移,左右交替施术。

2. 抖上肢,捋五指

(1)用两手握持其腕掌部,做小幅度的上下持续颤抖0.5~1分钟。左右交替施术。

(2)用屈曲的食、中指指间相对着力,按照拇指至小指的顺序,紧夹并捋抖五指各1次。左右交替施术。

(三)胸胁及背腰部

运动员俯卧位。

1. 按背俞,搓胁腰

(1)用双手拇指指腹着力,自上而下按揉脊柱两侧背俞穴,着重施术于肺俞、心俞、脾俞、肾俞、大肠俞、八髎等穴。反复施术2~3遍。

（2）用两手掌面相对着力，搓摩其胸胁部及腰部两侧，自腋下至髂前上棘段。紧搓慢移 2～3 遍。

2.揉腰背，按脊柱，叩八髎

（1）用揉法施术于腰背脊柱及其两侧大椎至八髎穴段。施术 2～3 分钟。

（2）两掌相叠，以掌根、鱼际着力，按压其腰背脊柱，大椎穴至长强穴段 3～5 遍。手法稳实明快，富有弹性。

（3）用虚掌或空拳叩击腰、骶部各 3～5 次。

（四）臀及下肢部

1.屈髋膝，拔踝关节，搓下肢　运动员仰卧位。

（1）一手握持其踝上部，另一手扶其膝上，做髋、膝关节屈伸活动，并可做较小幅度的过伸扳动各 3～5 次。柔缓蓄劲，左右交替施术。

（2）用两手握持其足跟和足掌部，同时用力做环转旋摇和屈伸扳动各 3～5 次。稳实蓄劲，左右交替施术。

（3）用两手掌面相对着力，搓摩其下肢内外两侧。自上而下，各 2～3 遍。紧搓慢移，左右交替施术。

2.揉按臀，拿下肢，点要穴　运动员俯卧位。

（1）双手掌根或肘尖揉按臀部肌肉，从四周至中间，揉 3～5 遍。

（2）双手拿下肢，从上往下，分别拿下肢后、内、外侧，拿 3～5 遍，左右交替施术。

（3）点按承扶、环跳、委中、承山、昆仑等穴，每穴点按 5～8 秒。

（4）拍打或叩击双下肢 3～5 遍。

三、运动后按摩

运动后按摩又称恢复性按摩，主要目的是帮助运动者消除疲劳，恢复体力和消除伤痛。运动是人体内能量物质大量分解、能量大量消耗的过程。在激烈紧张的训练竞赛和表演后，通常会出现过度疲劳和过度兴奋状况。其一，大量消耗体力，过度劳累，主要表现在全身和局部肌肉酸痛，韧带紧张痉挛等。其二，大量耗神，过度兴奋，主要表现在心神不宁、精神紧张、失眠、头痛、纳呆等。

运动后按摩要注意全身系统按摩和主要运动部位局部按摩的密切结合，根据不同的运动项目，着重施术于负荷较大的器官和部位。对极度疲乏的运动机体，可实行全身系统性的恢复按摩，以全面消除疲劳和紧张状态，迅速恢复运动能力。手法强度和用量的掌握，及手法操作规程的选择，均应个别对待，即根据其所表现的疲劳和紧张状况酌定，通常以轻柔和缓的手法为宜。

运动后按摩一般每次施术 0.5～1 小时，于晚上睡觉前 2 小时内进行。按摩方法如下：

（一）推抹面额，捏拿头部
同赛前安神法。

（二）扫散头颞，按振头顶
同赛前安神法。

（三）拿风池，推桥弓，拿肩井，按膏肓
同赛前振奋法。

（四）横推胸廓，揉摩脘腹
同赛前安神法。

（五）摩背腰，压脊推腿
运动员俯卧位。

1.用四指螺纹面或掌根着力，揉摩背腰部大椎穴至长强穴段 2～3 遍。紧揉慢移。

2. 用揉法施术于腰背、臀腿部,大椎穴至两承山穴段,各2～3遍。缓慢移动,左右交替施术。

3. 用四指螺纹面或掌根着力,分别推按两下肢部环跳穴至承山穴段,各2～3遍。紧按慢推,左右交替施术。

(六)分推腰背,搓摩胸胁

运动员俯卧位。

1. 用两手全掌着力,分推背腰部,自大椎穴至长强穴段,各2～4次。

2. 用两手全掌着力,搓摩胸胁,自两侧腋下至胁肋段2～3遍。

(七)搓肩臂,抖上肢,捋五指

同运动间歇按摩。

(八)屈髋膝,拔踝关节,搓下肢

同运动间歇按摩。

(九)按揉足三里,击擦涌泉

运动员仰卧位。

1. 用拇指和食、中指相对着力,按揉足三里穴5～10次。左右交替施术。

2. 用一手握持其足部,另一手虚掌叩击足底涌泉穴3～5次。左右交替施术。

3. 用一手握持其足部,另一手用大鱼际着力,侧推其足底涌泉穴2～3分钟。左右交替施术。

(十)拍叩下肢

运动员取仰卧位。用虚掌、空拳拍叩下肢大腿前外侧和小腿外侧2～3分钟。

第五节　其他保健按摩

> **学习目标**
>
> 掌握美容保健按摩的手法、适用对象、操作程序;减肥保健按摩的分部位操作程序;自我保健按摩常用手法。

伴随着人们生活水平的逐步提高和对健康需求的日益增长,保健按摩方法也得到了相应发展。除了上述保健按摩方法外,以美容、减肥等为目的的保健按摩方法和自我保健按摩深受人们欢迎。本节将就几种常见的保健按摩方法予以简要介绍。

一、美容保健按摩

美容保健按摩是运用不同的按摩手法,作用于人体体表的特定部位,从而达到调节人体功能,保持皮肤等组织器官活力,实现人体美的呈现的按摩方法。因此,美容保健按摩不仅是指面部的美化,还包括形体美,更重要的是健康美。本节所涉及的主要内容是通过按摩手法美化面容。

面部美容按摩是激发皮肤新陈代谢,滋养皮肤的积极方法,既能使粗糙的皮肤恢复光滑柔细,又能延缓皮肤皱纹的出现,并使已出现的皮肤皱纹变浅、变少,防治面部色斑,延缓老年斑的出现。具有经济实用,简便易行,安全可靠,效果显著,防治结合的特点。

(一)面部美容按摩手法要求

1. 手法　以食指、中指、环指指腹操作为主,有时借用拇指或小指,有时也用指尖。

2. 施术　用指尖或指腹着力,在皮肤上进行按、揉、推、拍等,手法要轻柔、均匀、有节奏,不可拉、推皮肤。

3．手法要领　施旋转移动法,旋转的大小依部位而定。眼周围的皮肤需轻轻旋转;有鱼尾纹的眼角部,需用一个指腹按摩;眼部可用指尖轻轻敲打;额部及眉间部按摩时可稍用力;两鬓部位可做轻压按摩;鼻翼外皮脂分泌多的人可弹压;口周部可用画圈式按摩。

4．按摩方向　要顺肌肉、皮肤纹理走向进行,从下而上,由内向外,手按时或往前转时稍用力,抬手或转回时则放松。尤其是外眼角和口角按摩时,应由内下向外上施术。

5．按摩部位　以前额正中为起点,向左右同时按摩,然后从鼻翼两侧按摩,再从嘴角两侧按摩。

6．叩击面部　按摩时叩击面部要有节奏地由下向上,由中间向两边。

7．手法强度　以局部有温热感为宜。一般用力程度视体质、年龄而定。体质弱、皮肤苍白的人施力稍小些;30岁以下的人比30岁以上的人施力稍大些。

（二）面部美容按摩禁忌证

各种急性、烈性传染病,或有些具有传染性的皮肤病,以及按摩部位皮肤破损、溃疡或并发感染者;有严重心血管疾病者及孕妇;有急性面神经炎、静脉瘤、血管扩张者。

（三）面部美容按摩程序

1．准备

（1）物品准备:美容床(或按摩床)、洁面霜、按摩膏、化妆水、护肤品、纸巾、棉签、毛巾及冷水、热水等。

（2）施术者用温水洗净双手。

2．洁面

（1）取一块毛巾包好受术者头部,以保护头发。

（2）清水洗面:用37℃左右的温水把受术者面部清洗干净。

（3）洁面霜洁面:将洁面霜涂于受术者面部的前额、鼻尖、两面颊及下颏部这5点,并用中、环指轻轻抚摩涂匀于面部,再用纸巾或柔软毛巾揩去。

（4）用热毛巾热敷面部3次,每次2~3分钟,待面部温度升高,血管舒张,再用纸巾擦去水分。

（5）将按摩霜涂于上述面部5点,开始进行按摩。

3．按摩

（1）施术者双手中指与环指并拢,放于受术者前额正中,从印堂穴沿眉弓推揉至两侧太阳穴,反复施术10次。

（2）施术者用四指从受术者攒竹、印堂穴由下而上弹拨皱眉肌。反复施术10次,动作轻快。

（3）施术者用双手拇指螺纹面着力,由受术者攒竹穴向上沿足太阳膀胱经抹至前发际,再分别抹向两侧太阳穴。反复施术10次。

（4）施术者双手中指与环指并拢,分别放于受术者上眼睑内侧睛明穴、攒竹穴处,从内向外沿上眼睑轻轻推摩至太阳穴,再从睛明穴向外沿下眼睑轻轻推摩至太阳穴。反复施术10次。

（5）施术者双手食、中、环三指并拢,放于受术者鼻部两旁,由内向外推摩至两耳前。反复施术10次。

（6）施术者双手小鱼际着力,在受术者两太阳穴处,同时做由内向外的弧形揉摩1~2分钟。

（7）施术者双手中、环指并拢,放于受术者水沟穴(人中)处,同时向外侧推抹至两地仓穴处,再从地仓穴推抹至承浆穴。反复施术10次。

（8）施术者双手食、中、环三指略分开,先以右手食指放于受术者承浆穴,另两指成弧形托住受术者下颏,沿下颏向外侧轻推至耳下;左手以同样手法操作另一侧。两手交替反复施术10次。

（9）施术者两手食、中、环、小指四指螺纹面着力,由下而上有节奏地按摩受术者下颌部1分钟。

（10）施术者双手拇指放于受术者两太阳穴,其余四指并拢,螺纹面着力,按在其面颊部做四指按摩法。

（11）施术者以双手食指端着力，分别点按两侧攒竹、鱼腰、丝竹空、太阳、承泣、迎香、地仓、颊车、听宫及人中、承浆等穴各10秒。

（12）施术者以双手全掌着力，分别放于受术者两侧面部，做向外、向上平掌摩2分钟。

（13）施术者双手小鱼际着力，有节奏地自下而上颤摩受术者两颊。

（14）施术者双手指屈曲如鹰爪状，有节奏、轻快地由内向外，由下至上啄叩受术者双颊1分钟。

（15）施术者双手合掌，小鱼际侧着力，有节奏地左右来回轻击受术者面部。

4.面部护理

（1）按摩完毕，用热毛巾揩去过多的按摩霜，除去污垢，再用热毛巾敷面。

（2）移去热毛巾，再敷上冷毛巾。

（3）用化妆水涂于面部，并用食、中指及环指轻轻拍打，然后揩干。

（4）将护肤品均匀涂于受术者面部，整理好头发。

二、减肥保健按摩

肥胖，一般指单纯性肥胖症，是指原因未明的体脂增加使体重超过标准体重的20%，或体重指数大于24者。

🌐 知识链接

标准体重的计算公式如下：

1.成年人　男性：身高(cm)-105=标准体重(kg)；女性：身高(cm)-100=标准体重(kg)。

2.儿童

1～6个月：出生体重(kg)+月龄×0.6=标准体重(kg)；

7～12个月：出生体重(kg)+月龄×0.5=标准体重(kg)；

1岁以上：8+年龄×2=标准体重(kg)。

体重指数的计算公式：体重指数=体重(kg)÷身高(m)的平方。

肥胖症的原因及机制目前尚未明确，通常认为与家族遗传、饮食过多和运动过少等因素有关，热量摄入大于消耗使脂肪合成增加是其病理基础。中医学多责之于脾肾禀赋薄弱，或恣食肥甘，或多卧伤气，以致湿失运化，痰浊积聚。

多年来，肥胖症一直困扰着人们的正常生活，因而减肥已经成为当今的一个热门话题，各种减肥方法应运而生，其中保健按摩减肥，既有减肥的良好效果，又有理想的保健作用，已逐渐被人们所重视。实践证明，按摩能够大量消耗和去除血管壁的脂类物质，扩张毛细血管，增加血流量，改善微循环，不仅可减轻心脏负担，而且有利于增强机体的抗病能力。所以运用按摩减肥的方法，既能达到减肥目的，又能增强体质，是减肥者摆脱肥胖困扰，恢复健美身材的理想方法。

下面按部位简要介绍减肥保健按摩的基本方法和注意事项。

（一）颈部按摩

受术者坐位。

1.施术者一手扶持受术者头部，另一手置于其一侧风池穴上，用力来回推摩数次。

2.施术者以两手拇指与其余四指相配合，将颈部一侧斜方肌捏起，自风池穴由上而下，边捏边移动至肩中俞穴止。反复捏拿5～10次，然后再做另一侧。

3.施术者以一手拇指螺纹面着力，揉按大椎穴及其两侧数遍，然后令受术者头稍前倾，施术者立于其对面，双手五指交叉，置其颈部两侧，双手同时合掌用力，夹提颈项肌，一紧一松，交替进行数次。

4.施术者双手食、中指螺纹面着力,分别置于其对侧耳后乳突处,交替用力,抚摸到同侧缺盆穴。每侧操作 10 次。

(二)腹部按摩

受术者仰卧位。

1.施术者以双手叠掌着力于受术者脐部,由内向外顺时针团摩腹部 3～5 分钟。施术后局部有温热感。

2.施术者用两手拇指与其余四指相对着力,从上腹部至下腹部,将腹肌提起,轻轻揉捏 3～5 次。

3.施术者右手四指并拢,螺纹面着力,置于脐部,适当用力下压,左右各旋转揉动 10 次,再用指端向下逐穴点按至中极穴。

4.施术者一手拇指指端着力,点按上脘、中脘、下脘及天枢、关元、气海等穴,点压时左右各揉转 10 圈。

5.施术者右手掌着力,置于受术者右肋下缘,向斜下推至左下腹的归来穴、气冲穴,然后换另一侧,两侧交替施术,反复推摩 3～5 分钟,用力适中。

(三)腰部按摩

受术者俯卧位。

1.施术者用双手掌分别按于受术者两侧腰眼处,一起用力上下推摩其腰椎两侧 1～3 分钟,以腰有透热感为佳。

2.施术者一手拇指端着力,点揉膈俞、肝俞、胆俞、脾俞、胃俞、三焦俞、肾俞、膀胱俞等穴,点压时左右各揉转 10 圈。

3.施术者以双手全掌着力,置于腰骶部,重力向下按压数次。然后重力向左右两侧分推至臀部的胞肓穴处。反复施术 5 分钟。

4.施术者用一手掌根着力,用力推足太阳膀胱经,自大杼穴向下,推至下肢踝上部的跗阳穴。反复施术 20 次,左右分别施术。

5.施术者两手全掌着力,自大椎穴两侧,由上而下拍叩背部、腰部及大腿和小腿部。施术 2～3 分钟。

(四)注意事项

1.减肥保健按摩必须持之以恒,不能中断。

2.饭后 1 小时内不宜按摩;过度饥饿、过度疲劳时禁做按摩。

3.参加各种体育活动,加强锻炼,可增加减肥效果。

三、自我保健按摩

自我保健按摩又称自我按摩,是在推拿理论的指导下,根据自己的健康和疾病状况,自己用双手进行推拿手法操作,达到强身健体、防治疾病目的的一种保健方法。因其必须久习方能收效,故亦称自我保健按摩功。

自我按摩属主动性保健按摩类别,其特点是经济简便,易学易用,效果显著,安全可靠。长期以来,虽流派不一,练法繁多,但其目的和作用基本一致。对健康者,可以防病强身;对陈疾者,能够康复却病;对年老体弱者,则有延年益寿之功。

自我按摩一般多采用仰卧位(适用于头面、颈项、胸、腹部),侧卧位(适用于胁、腰、臀部)和坐位(适用于全身)。无论何种体位,都要求背腰在同一轴线上。按摩手法要求柔和,均匀,持久,轻而不浮,重而不滞。力度由轻渐重,由重渐轻;速度由慢渐快,由快渐慢;深度由浅渐深,由深渐浅。用于补虚强壮,手法要轻柔,逆经顺时针,向心向里,操作时间宜长;用于泻实通畅,手法宜重，顺经逆时针，离心向外，操作时间可短。

下面将就常用自我保健按摩功法予以简要介绍。

（一）颜面部保健按摩

1. 浴面功 又称擦面、摩面、干洗脸等。具有疏通气血，祛风散寒，提神醒脑的作用。

操作方法：两掌心相互搓热，前臂平举，两手伸平，中指螺纹面着力，自鼻翼两侧沿鼻梁上抹，经眉头至前额，然后四指放平同时着力，分推至两额角，再用两掌心自上而下摩面颊，中指达到鼻翼时为1次。反复施术20～30次。

2. 摩目功 又称熨眼、掩目、目功等。具有怡神悦目，预防目疾的作用。

操作方法：①端坐静思，闭目运睛，眼球向内眦方向转动7次，然后再向外眦方向转动7次；②两手相互搓热，四指并拢，螺纹面着力，分别置于左右眼的上眼睑，由内向外，由上而下做环形摩动20～30次；③两手轻握拳，拇指屈曲，用指间关节着力，分别按揉攒竹、睛明、四白、太阳等穴；④四指屈曲，用左右食指近节指间关节桡侧面着力，轻刮眼眶四周，使眼眶周围的攒竹、鱼腰、丝竹空、瞳子髎、承泣穴等都受到手法刺激，反复施术20～30次；⑤用一手拇指与食指相对着力，捏住两眉间印堂穴的皮肤，向外揪10～20次。

3. 搓鼻功 又称鼻功。具有宣肺理气，通鼻窍的作用。

操作方法：①两手拇指微屈曲，其余四指握拳，先将屈曲的拇指关节互相搓摩至微热，然后以之自两侧鼻翼开始向上，沿鼻梁搓至目内眦下20～30次；②用屈曲的拇指关节着力，分别按揉鼻翼两侧的迎香穴20～30次；③用一手拇、食指相对着力，揉捏两鼻翼至鼻梁根3～5遍；④用一手食、中指螺纹面着力，置两鼻孔下缘做上下揉动20～30次；⑤用一手拇指指甲着力，掐鼻中隔和人中穴各3～5次。

4. 叩齿功 具有清脑提神，强壮牙齿，帮助消化，充实胃津肾液，以及健美的作用。

操作方法：清晨起床前，静心凝神片刻，口轻闭，先上下门齿相互叩打36次，再叩打两侧白齿各36次。

5. 搅海功 又称赤龙搅海。具有生津固齿、清洁口腔的作用。

操作方法：舌前部上翘抵上齿龈外缘，再转向左上白齿龈、左下白齿龈、下门齿龈、右下白齿龈、右上白齿龈。如此沿牙龈4周为一次，反复3～5次。

6. 鼓漱 又称漱咽。具有助消化，健脾胃，提高胃肠道免疫功能等作用。

操作方法：搅海功后口内津液增多，轻轻闭口咬牙，口内如含水状，用两腮和舌做漱口动作，漱30余次。漱口时口内津液渐多，待满口时，分3次慢慢下咽。

7. 耳功 包括鸣天鼓、掩耳、摩耳轮、提耳郭、捋耳垂等。鸣天鼓有充肾阴、补真元之功；掩耳分别有益脑提神，消除疲劳，防治耳聋、失眠，和消肝火、解郁结之功；摩耳轮有通经络、和脏腑之功；提耳郭和捋耳垂有疏通经络，调和气血，补肾气，防聋聩之功。

操作方法：①鸣天鼓：两手掌根着力，将耳郭前后对折，再紧按耳孔，用两手食、中指指尖轮流轻叩枕骨下部相当于风池穴处20～30次。②掩耳：接上势，手指不动，掌心掩按耳孔后，再骤然抬离，如此接连开闭10～20次；两手食指或中指插入耳孔内转动3次，再骤然拔出。反复施术3～5次。③摩耳轮：两手掌同时摩擦两耳郭20～30次；两手食指屈曲，以近节指间关节桡侧着力，摩耳轮20～30次；两手食指螺纹面着力，同时揉按两侧耳郭的耳甲艇10～20次，再揉按耳甲腔20～30次。④提耳郭，捋耳垂：两手拇、食指相对着力，同时向下牵捋两侧耳垂20～30次；再同时向上提拉耳郭各20～30次。

（二）头颈部保健按摩

1. 头功 又称首功、摩头、梳头、浴头、摇头等。具有通畅任督二脉，祛风止痛，增强记忆，防止脱发的作用。

操作方法：①两手五指屈曲，从前额经头顶至枕部如梳头状推40～50次；②用一手五指指端自前额向项后部按揉3～5遍（亦可将手指分别按在足少阳胆经、足太阳膀胱经及督脉上进行按揉）；③两手五指屈曲，用指端着力，均匀地轻叩头顶部，或按照头针疗法定位叩击运动区、语言区等；④两手抓握头发向上提抖3～5次；⑤两手拇指置玉枕穴处，左右横向按揉20～30次，再按揉风池穴3～5次；⑥两手十字交叉，扣抱枕骨部，掌心相对用力，做一紧一松的挤压，施术10～20次；⑦缓慢将头部前屈、后伸、左侧屈、右侧屈、左旋转、右旋转、顺时针方向摇头、逆时针方向摇头，反复活动3～5次。

2．搓颈拿项 具有通气祛痰，防治咽喉炎的作用。

操作方法：①用一手拇指与其余四指分别置于颈部两侧，掌心贴喉结自上而下抹搓20～30遍；②一手中指揉天突穴5～10次。③左右手交替用手掌小鱼际和四指对称用力拿捏项部，施术3～5次。

3．推桥弓 具有降逆泻火的作用。

操作方法：左手推右颈部，自乳突向下至肩内侧，推时头向左侧稍倾。右手以同样方法在左侧施术。分别施术5～10次。

（三）胸部保健按摩

1．摩擦胸 古称浴胸。具有运气开积，消食化痰的作用。

操作方法：先用右手掌着力，按在右乳上方，手指并拢，向下用力推至左侧腹股沟处；然后再用左手从左乳上方，同样用力推至右腹股沟处。左右合为1次，反复施术10～20次。

2．按揉胸部 具有宽胸理气，宣肺平喘的作用。

操作方法：以一手中指螺纹面着力，从锁骨下肋间隙开始向下，由内向外，逐肋按揉，以有酸胀感为宜。

3．拿胸肌 具有宽胸理气，除痹止痛的作用。

操作方法：一手拇指紧贴胸前，食指、中指紧贴腋下，相对用力提拿。随呼吸一提一拿，慢慢由里向外松之，约5次。

4．摩心前区 具有强心缓急，平心静气的作用。

操作方法：左手按压心前区，右手叠按于左手背，做顺时针方向摩动40～50次，再做逆时针方向摩动40～50次。

5．拍胸 具有畅通气机，安神镇静，宣肺利气，止咳平喘的作用。

操作方法：调匀呼吸，一手五指张开，虚掌着力，从上往下拍击胸部，约10次。左右手可交替施术。

（四）腹部保健按摩

1．揉脘腹 具有健脾和胃，助运化湿的作用。

操作方法：一手四指并拢，螺纹面着力，或用大小鱼际着力，揉按中脘部20～30次。

2．摩脐轮 具有温阳固脱，益气壮元的作用。

左手掌心贴于脐部，右手叠按左手背上，两手同时用力，做顺时针方向旋揉100～200次。

3．疏肝胆 具有疏肝理气，调节冲任的作用。

操作方法：左手四指并拢，按于左腹股沟处，右手置腹部做顺时针方向揉动20～30次。

4．擦少腹 具有疏肝理气，补肾益精的作用。

操作方法：两手小鱼际着力，紧贴脐旁天枢穴上下，向腹股沟方向上下擦动，以发热为度，一般30～40次。

5．推上、中、下脘 具有消积除满的作用。

操作方法：两手四指并拢，螺纹面着力，交替施术，自上脘向下直推至耻骨联合处。反复施术20～30次。

6．摩腹 古称"封金匮"。具有固本益寿，强身健体的作用。

操作方法:右手掌心着力,贴住腹部做顺时针方向摩腹 20~30 次;再以左手掌心着力,贴住腹部做逆时针方向摩腹 20~30 次。反复施术 4~5 次。

(五)腰背部保健按摩

1. 搓肾俞　具有调和气血,舒经通络,补肾益精的作用。

操作方法:两手搓热后,分别紧按两肾俞穴处,稍停片刻,即用力向下搓至尾闾部。两手交替施术 50~100 次。

2. 按揉肾俞　具有温通腰肾,调和脏腑的作用。

操作方法:两手叉腰,拇指螺纹面着力,分别紧按两肾俞穴,并做旋转揉按,以有酸胀感为度。

3. 搓命门　具有补肾培元,益火生土,强壮腰肾的作用。

操作方法:以手掌心着力,按在命门穴处,做上下搓动 20~30 次。

4. 点按八髎　具有壮腰补肾,行气通便,调经止痛的作用。

操作方法:①食指屈曲,以近节指间关节着力,依次点按上、次、中、下髎穴各 3~5 次,左右交替施术;②两手握拳分别垫于两侧腰骶部相当于八髎穴处,并左右轻轻晃动腰部 2~3 次。

5. 推导腰骶椎　具有行气通滞的作用。

操作方法:以一手大鱼际着力,自第 2 腰椎向下推至骶骨嵴及尾椎部。反复施术 20~30 次,然后以中指按揉尾闾处长强穴 20 次。

6. 旋腰健肾法　具有调和气血,疏通经络的作用。

操作方法:受术者端坐于椅凳上,两脚与肩同宽,以腰椎为轴心做前俯、左旋、后伸、右旋的旋转运动,共 5~10 次。

(六)上肢部保健按摩

1. 擦手　又称干洗手。具有促使手部气血冲和,十指灵敏的作用。

操作方法:两手心相对互相搓热,左手紧握右手背用力摩擦 10~20 次;换右手紧握左手背摩擦 10~20 次,或以热为度。

2. 捻指　具有舒筋活络,顺经理指的作用。

操作方法:用一手拇食指螺纹面相对着力,分别捻另一手五指自指尖至指根,再从指根捻至指尖。每指施术 3~5 遍,左右手交替施术。

3. 按揉手部腧穴　具有养心安神,宣肺利气的作用。

操作方法:用一手拇指指端着力,分别掐另一手十宣穴,按揉外劳宫、神门、合谷等穴,然后做握拳动作 20 次。左右交替施术。

4. 两手弹指　具有舒筋通痹,滑利关节的作用。

操作方法:两足站立与肩同宽,身体直立,两臂由身前慢慢抬起,沉肩垂肘,腕背略屈,五指如握球状,十指同时做小幅度的屈伸运动 30~50 次。

5. 擦臂　又称干浴臂。具有通经活络,调和气血的作用。

操作方法:一手掌面着力,紧按对侧上肢前臂内侧,自腕向上擦至腋下,然后将上肢轻轻内旋,手掌按在肩外侧,自上向下擦至前臂外侧。如此往复施术 10~20 次。左右臂交替施术。

6. 左右扩胸　具有宽胸理气,振奋胸阳的作用。

操作方法:两脚站立与肩同宽,两膝微屈,两臂交替做左右拉弓姿势,同时头和眼睛都转向开弓方向,并配合深呼吸运动。左右各做 20~30 次。

7. 单手举托　具有调理下焦,舒筋活血的作用。

操作方法:身体端坐或直立,两臂交替上举,掌心向上,并伴随深呼吸运动。左右各做 10~20 次。

(七)下肢部保健按摩

1. 擦腿　又称干浴腿。具有祛风散寒,活血止痛,通经活络,滑利关节的作用。

操作方法：两手虎口相对，抱一侧大腿根部用力向下擦至踝部（经过小腿时两拇指应从胫骨前缘两侧擦过），然后再从踝部开始向上擦回大腿根部。如此来回为 1 次，反复施术 10～20 次。左右腿分别施术。

2. 按揉下肢腧穴　具有疏通经络，健步舒筋的作用。

操作方法：取端坐位或盘膝坐位，两手拇指螺纹面着力，同时按压并揉动两下肢伏兔、鹤顶、阴陵泉、阳陵泉、足三里、三阴交等穴。每穴按压 3～5 次，揉动 30～50 次。

3. 拿小腿　具有舒筋活血，去除疲劳，捷利下肢的作用。

操作方法：取坐势，以一手拇指与食、中指指端相对着力，自上而下捏拿腓肠肌。用力柔和，以轻度酸胀感为宜。

4. 拍击小腿　作用同上。

操作方法：以两手掌或掌根着力，由上而下相对拍叩下肢 20～30 次。

5. 摇踝关节　具有滑利关节，强筋健骨的作用。

操作方法：取正坐位，一腿置于另一腿膝上部，一手抓踝上，另一手握足掌，相对用力做向内或向外的旋转摇动 20～30 次。左右交替施术。

6. 擦涌泉　又称搓涌泉。具有引火归原，安神定志，滋阴育阳的作用。

操作方法：①盘坐位，将一腿置于另一腿膝上部，用对侧手拇指螺纹面着力，擦搓涌泉穴 100 次。左右交替施术。②或取一侧卧位，用位于上部的足趾跖趾关节内侧搓对侧足的涌泉穴 100 次。左右交替施术。

（八）自我保健按摩注意事项

1. 自我按摩应在推拿理论的指导下选择性地应用，操作手法要少而精，贵在坚持。

2. 自我按摩以早晚各 1 次为宜，如清晨起床前或夜间临睡前。

3. 自我按摩时间每次以 20 分钟为宜。

4. 做自我按摩时最好只穿背心和短裤，操作时手法尽量直接作用于皮肤。

5. 按摩后如有汗出，应注意避风，以免感冒。

6. 避免过饥、过饱、酗酒或过度疲劳时做自我按摩。

7. 凡局部皮肤破损、溃烂，骨折、结核、肿瘤、出血等处，禁用按摩。

8. 心脏病急性发作，高血压脑病急性期，暂不宜按摩。

9. 为了提高效果，防止皮肤破损，可选用一定药物作为润滑剂，如滑石粉、按摩乳、香油等。

10. 注意饮食有节，起居有常，节制房室，劳逸适度，保精宁神。

（刘　琳）

?　复习思考题

1. 保健推拿与医疗推拿有哪些区别和联系？
2. 试述全身保健推拿的操作程序。
3. 如何根据受术者的要求，灵活选择保健按摩的部位及体位？
4. 试述踩背保健按摩的适宜对象及注意事项。
5. 试述运动前、运动间歇、运动后保健按摩的特点。
6. 试述美容保健按摩的手法特点。

扫一扫，测一测

主要参考书目

[1] 罗才贵. 推拿治疗学 [M]. 北京：人民卫生出版社，2001.

[2] 俞大方. 推拿学 [M]. 上海：上海科学技术出版社，1985.

[3] 严隽陶. 推拿学 [M]. 北京：中国中医药出版社，2003.

[4] 朱文峰. 中医诊断与鉴别诊断学 [M]. 北京：人民卫生出版社，1999.

[5] 孙树椿，孙之镐. 中医伤筋学 [M]. 北京：人民卫生出版社，1990.

[6] 南登崑. 康复医学 [M]. 北京：人民卫生出版社，2004.

[7] 吴恩惠. 中华影像医学：中枢神经系统卷 [M]. 北京：人民卫生出版社，2004.

[8] 韦贵康，张志刚. 中国手法诊治大全 [M]. 北京：中国中医药出版社，2001.

[9] 王之虹. 中国推拿大成 [M]. 长春：长春出版社，1994.

[10] 王维治. 神经病学 [M]. 北京：人民卫生出版社，2006.

[11] 张雪林. 医学影像学 [M]. 北京：人民卫生出版社，2001.

[12] 陈廷明，刘怀清，闵苏. 颈肩腰背痛非手术治疗 [M]. 北京：人民卫生出版社，2006.

[13] 王吉耀，葛均波，邹和建. 实用内科学. 16 版 [M]. 北京：人民卫生出版社，2022.

复习思考题答案要点

模拟试卷

《推拿治疗》教学大纲